玉一斋临证推求

蒋健 著

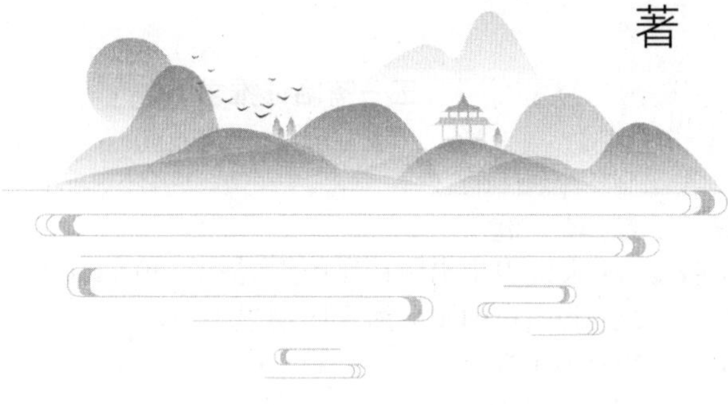

人民卫生出版社
·北 京·

图书在版编目(CIP)数据

玉一斋临证推求 / 蒋健著. —北京：人民卫生出版社，2022.8

ISBN 978-7-117-33293-4

Ⅰ. ①玉…　Ⅱ. ①蒋…　Ⅲ. ①中医学－临床医学－经验－中国－现代　Ⅳ. ①R249.7

中国版本图书馆 CIP 数据核字(2022)第 112404 号

玉一斋临证推求

Yuyizhai Linzheng Tuiqiu

著　　者：蒋　健
出版发行：人民卫生出版社（中继线 010-59780011）
地　　址：北京市朝阳区潘家园南里 19 号
邮　　编：100021
E - mail：pmph @ pmph.com
购书热线：010-59787592　010-59787584　010-65264830
印　　刷：北京华联印刷有限公司
经　　销：新华书店
开　　本：710 × 1000　1/16　　印张：25
字　　数：384 千字
版　　次：2022 年 8 月第 1 版
印　　次：2022 年 8 月第 1 次印刷
标准书号：ISBN 978-7-117-33293-4
定　　价：78.00 元
打击盗版举报电话：010-59787491　E-mail：WQ @ pmph.com
质量问题联系电话：010-59787234　E-mail：zhiliang @ pmph.com
数字融合服务电话：4001118166　E-mail：zengzhi @ pmph.com

内容提要

这是一本关于中医诊疗疾病的真实故事集，讲述了上百个鲜活案例的诊疗过程。有常见病、多发病，也有疑难杂症；有内科各系病证，也有妇科、外科、皮肤科病证；有一病而用多种治法者，也有一法而治多种病证者。因追求记录详细、全面、客观、真实，而成功经验又往往来自于误诊错治，故原始诊疗过程一并呈现，并不回避醇疵错陈。在基于疗效是硬道理的前提下，通过个案诊疗过程分析，执象求意，据果推因，重在展示临证思维。对传统中医理论有赓续发扬，有拾遗补缺，有质疑存惑，有发挥创新。书中介绍了部分经方时方、禁秘效验神方、外用方以及自拟经验方的临床运用经验，虽断管残沈，或有吉光片羽，裨使读者“渔”“鱼”兼得，幸莫大焉。

本书理论联系实际，传承创新并重，有作为当代中医人的一些新思考，适用于从事中医临床、教学、科研者，西医学习中医者及中医爱好者阅读参考。

著者简介

蒋健（1956年4月一　），字奕安，号石羽全人，1956年出生于苏州。医学博士，上海中医药大学附属曙光医院主任医师，二级教授，博士研究生导师。享受国务院政府特殊津贴。中医药传承与创新“百千万”人才工程（岐黄工程）岐黄学者，第六批、第七批全国老中医药专家学术经验继承工作指导老师，全国名老中医药专家传承工作室专家，上海市名中医，上海市领军人才，上海市重点学科中药临床药理学学科负责人。兼任全国中医药高等教育学会临床教育研究会副理事长，中华中医药学会中药临床药理分会副主任委员，世界中医药学会联合会消化病专业委员会、中药上市后再评价专业委员会、医案专业委员会、临床疗效评价专业委员会、伦理审查委员会副会长。上海市文史研究馆馆员，全国政协委员。

崇奉“大内科”理念，具有全科诊疗技能，中西融通，擅长疑难杂症的诊治，临证经验丰富。善用经方、时方与验方，注重经方新用，着力挖掘时方验方的临床运用价值。学术上开拓创新，发皇古义，融会新知，根据当今疾病谱的变化，系统地构建了郁证诊疗体系，提出了“郁证脾胃病学”“无郁不作眩”“怪症必有郁”“郁痛：不舒则痛，舒则不痛”“郁证虚劳论”“郁证亚健康论”“郁证痰瘀论”等一系列创新观点。志在努力创建“解郁派”，以期为现代中医发展注入新的时代元素。

连续承担科技部“十一五”“十二五”“十三五”重大新药创制项目（“十二五”为中国南方中医组组长）。主编国家卫生和计划生育委员会“十二五”“十三五”规划教材《中医临床经典概要》，担任全国中医药行业高等教育“十三五”规划教材、全国高等中医药院校规划教材（第十版）《中医内科学》[张伯礼、吴勉华主编，获首届全国教材建设奖全国优秀教材（高等教育类）特等奖]副主编。担任上海市重点图书 / 中医住院医师规范化培训指导丛书《中医内科应知应会手册》《中医妇科应知应会手册》《中医儿科应知应会手册》《中医全科应知应会手册》4 种图书的主审。出版《伤寒论汤证新解》《金匮要略汤证新解》等学术著作 30 部。获得新药发明专利授权 4 项。发表学术论文 351 篇。

严　序

今年“五一”长假中，我怀着十分钦佩的心情，与曙光医院原党委书记朱抗美教授一起去探望刚做完心脏移植手术、休养在家的蒋健教授。席间，除了简略地谈了病情和手术过程以外，他很快就把话题转到中医药学的问题上去了，他对中医事业信心和忧心共存的一番表达，使我感佩不已。一个人能对自己所从事的专业和事业如此执着情深，真可谓是难能可贵了。

我结识蒋健教授已近30年了，自1999年他从日本学成获得博士学位并在彼工作了几年回国后，与其接触交往不断增加，对他的感知逐渐深化。他是一位睿智、勤奋、锐意进取、敢于突破的学者。生性率直而重于情谊，身居高位而谦和待人，身患重病而追学不止，年逾花甲而不废使命，其为人格局，铸就了他的成功人生。

蒋健教授是一位追求传承中医精华，勤奋实践中医临床的学者。1985年，他获得上海中医学院（现为上海中医药大学）硕士学位之后，作为曙光医院内科主治医师二度赴日本进修、留学，获得日本山梨医科大学医学博士学位。回国后，先后在肝科、中医内科工作，并担任副主任、主任之职。这一经历，通过比较和反思，使他深感中国传统文化和中医学的深邃和博大，激发了他探赜索隐、钩玄致远的决心，矢志不渝，坚持“理论一实践一疗效一再理论”的路径，“以个案为载体，以疗效为前提，以推求为己任，务求心悟轩岐，启微灵素，有助于鱼渔兼得”的求学方法，强调“中医玄旨，当读万卷书……当重在参悟经纬……更需师法造化”，其妙思慧语颇具深意。中医学的生存基础就在于临床疗效，而疗效的关键就在于中医的临床思维，在于对病证的圆机活法，知常达变。反观当今中医临床状况，我以为中医临床医师亟待回归中医基础，温故知新，然后反哺临床，殚精医术，方能保持中医特色、优势，提高中医临床疗效。蒋健教授所言，切中肯綮，令人折服。他博览群书，又勤于临床实践，著书立说（含国家规划教材）30种，潜心探究鸿蒙之秘，遂得古人奥窔，故能于诊病中娴熟游逸，如鱼得水，疗效卓著。其传承精华，学理与实践并举之道，值得借鉴，也得到了同道们的赞赏，于2017年被评为上海市名中医。

他殚精竭虑，探索感悟，不断升华，是一位敢于突破的智者。蒋健面对临床问题总喜欢说“推求”，就是从中医学理论出发，结合当今社会疾病谱变化，不断求索临床各种病证的病因病机、病证诊断、辨病辨证辨症、治则治法方药、疗效分析评价等等规律及变化，其用意在使中医学临床能适应于当今，理论发展于当今，使之与时俱进和突破，逐步成为当今的中医学。拳拳之心，令人感佩。他以个案为抓手，多年来坚持为《上海中医药报》（周刊）每期撰写一个医案医话，由点到面，点面结合，边析边议，有针对性地提出个中的理论思考。以郁证为例，他以七情不遂所致气机郁滞为病机理论出发点，探讨了郁证在五脏六腑、气血津液等各个方面不同证候的表现及其治法方药，拓展了郁证的范畴和视野。记得我在参加国家中医药管理局组织的遴选岐黄学者评审工作时，蒋健教授汇报的内容主要就是郁证中医理论和临床的研究，得到了评委们的一致好评，并入选首届岐黄学者。为《上海中医药报》专栏撰稿这项工作，他坚持了近八年时间，笔耕不辍，先后写了近400个案例。近二年他从中选编加工了150篇，辑编成册，提名为《玉一斋临证推求》。他这种以厚实的中医步伐，于继承中着意创新，出新意于传统之中，确实是出色的治学风格。

同时，善于继承而不废汇通也是他的显著特点。他不仅积极开展中医临床研究，建立中医有关证候量表和疗效、安全性评价方法，还利用在日本学到的知识和技术，建成了在全国具有重要影响力的中药新药临床研究技术平台，承担了科技部三个五年计划的重大新药创新项目，建立了高灵敏中药成分检测技术与中药 - 药物代谢相互作用研究技术，获得科研经费三千多万，成为全国中医系统的一流学科。其厚重的学术造诣和良好的知识结构，由此可见一斑。

蒋健教授作为教学管理者，又是一位穷其心智，锐意改革，授道解惑，饱育桃李的师者。面对教育部推出医学高等教育后期实施临床住院医师规范化培训的改革，他作为医院教学副院长敏锐地思考怎么达到三年住院医师规范化培训目标？在分散于临床各科培训的情况下，如何提高学生的综合能力？通过他的有益探索和不懈努力，独辟蹊径，建立了综合性的学生实习平台——“传统中医诊疗中心”，整合中医内科、妇科、针灸、推拿及适宜技术等于一体，获得国家中医药管理局的充分肯定，并在全国推广；组织实习跟师抄方和总结老师的经验和验案，突显了更具中医特色的临床教学及综合能力培养；组织力量编写了体现中医临床实习培训目标的中医住院医师规范化培训指导丛书，包括中医内科、妇科、儿科、全科的应知应会手册等，其临床教学成果累累，获得上海市育才奖、上海市第九届教育科学研究成果教育奖改革实验奖、上海市高等教育教学成果奖、国家级教学成果奖等奖项，实至名归，不愧为中医临床教学出色的改革者和实践者。

对于培养硕士研究生、博士研究生，他也是呕心沥血，不仅倾囊而出地传授经验，并在分析病机、病理的同时，更注重其临床思维方法的培养，其研究生均感收获颇丰。而在指导研究生课题研究、论文写作方面，对每位研究生均不辞辛劳、悉心指导，从选题、开题、资料提取、研究方法和路径、观点提炼，到论文撰写和创新点总结、论文答辩等等，均把能力培养贯穿于全过程，其无私传授、深情寄予，充分体现了他为师的仁心，感人至深。

他是生命不息、耕耘不止，具有深重责任心和使命感的勇者。蒋健教授不仅曾任曙光医院副院长，还是上海市政协常委，全国政协委员，浦东新区政协副主席，中国国民党革命委员会（简称民革）中央委员及民革上海市委常委，全国多个学术团体副会长及专业委员会副主任……凡此，可想见其社会工作的繁重程度。我们都知道，从心脏发病到心脏移植是一个渐进加重的漫长过程，而且在很长一段日子里还要照料病重的妻子。然而，在使命感的驱使下，病而弥坚，忙而弥笃，从未因病和压力而放下自己的工作责任。不仅是医院的科研教学工作丝毫不放松，对政协、民革的工作也是从不懈怠。他不停地采访、调研，写出了一个又一个向政府工作建议和为发展中医事业、公共卫生事业呼吁的提案，其中有四个提案被评为优秀提案，催生了上海市进一步加快中医药事业发展三年行动计划中有关人才培养项目，以及为建设上海公共卫生临床中心起到添砖加瓦的作用……荣誉不负付出，他获得了上海统一战线为三个文明建设服务先进个人、民革全国参政议政先进个人、全国归侨侨眷先进个人称号。

在承担繁重的社会工作的同时，蒋健从未舍弃对中医学术的追逐。每天在工作之余，从无例外地在他的玉一斋书屋中带着临床问题和有效病例，读经典、学各家，不断总结、求索，法古开今，成就了他成为经验富足、医理深彻的中医临床学家。

有道是“芝兰有根，醴泉有源”。蒋健教授以其鸿鹄之志，勇毅笃行的精神，在孜孜追求中获得，在敏睿思索中升华，攀登出了一生的精彩。他又一部别具一格的医案力作《玉一斋临证推求》将付剞劂，嘱我作序，我得以先睹为快。其病证结合的精细辨证，病机分析的灵活贴切，法无定法的治则方药，颇具新见的医理阐释，起沉疴于经典之方，疗难证于精妙之剂，在在弋获。在此得其靓成之时，有感而发，遂成此文，权且为序，祈同道裁正。

上海中医药大学原校长
上海中医药大学终身教授
国医大师
全国高等学校教学名师　**严世芸**
上海市非物质文化遗产代表性传承人
上海市文史研究馆馆员
《辞海》副主编

2021年7月

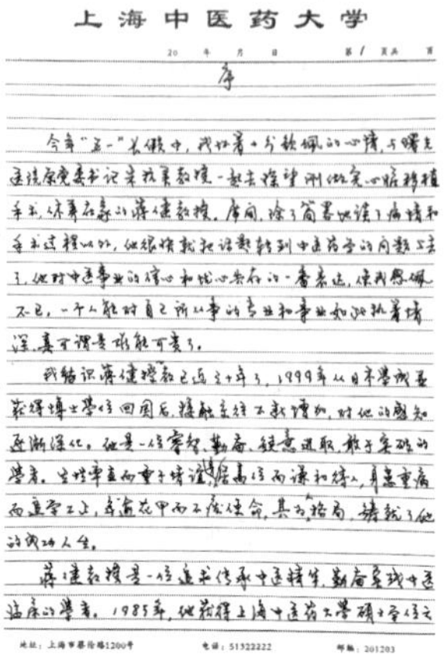
上海中医药大学

20 年 月 日 第1页共 页

序

今年"五一"长假中，我怀着十分钦佩的心情，与曙光医院原党委书记朱抗美教授一起去探望刚做完心脏移植手术、休养在家的蒋健教授。席间，除了简要地谈了病情和手术过程以外，他很快就把话题转到中医药学的问题上来了。他对中医事业的信心和忧心杂存的一番表述，使我感佩不已。一个人能对自己所从事的专业和事业如此执着情深，真可谓是难能可贵了。

我结识蒋健教授已近三十年了。1999年从日本学成并获得博士学位回国后，接触交往不断增加，对他的感知逐渐深化。他是一位睿智、勤奋、锐意进取、敢于突破的学者。生性率直而重于情谊，居高位而谦和待人，身患重病而坚守工作，身处花甲而不忘使命，其高格局，铸就了他的成功人生。

蒋健教授是一位追求传承中医精华、勤奋实践中医临床的学者。1985年，他获得上海中医药大学硕士学位之

地址：上海市蔡伦路1200号 电话：51322222 邮编：201203

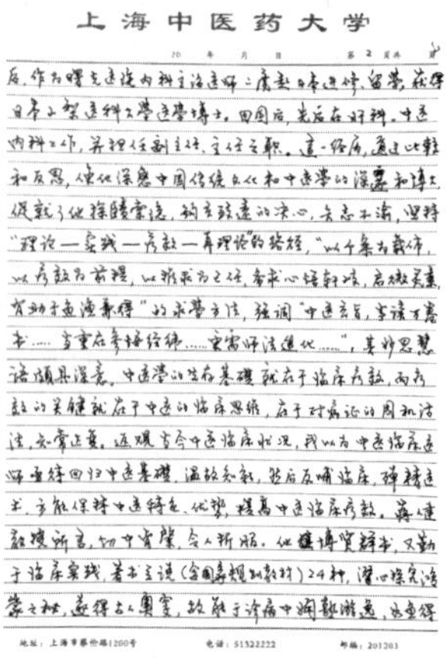
上海中医药大学

20 年 月 日 第2页共 页

后，作为曙光医院内科主治医师之一赴日本进修、留学，获得日本[illegible]科大学医学博士。回国后，先后在肝科、中医内科工作，并担任副主任、主任之职。这一经历，通过比较和反思，使他深感中国传统文化和中医学的深邃和博大，促就了他探赜索隐、钩玄致远的决心，矢志不渝，坚持"理论—实践—疗效—再理论"的路径，"以个案为载体，以疗效为前提，以辨证为主线，孜求心悟解惑，启微发蒙，贵动于涵泳兼得"的求学方法，强调"中医之旨，学读古书……要重在参悟经旨……灵活师法遗化……"，其妙思慧语颇具深意。中医学的生存基础就在于临床疗效，而疗效的关键就在于中医的临床思维，在于对病证的因机治法，知常达变。通观当今中医临床状况，我以为中医临床医师亟须回归中医基础，涵泳知识，然后反哺临床，弹精医术，方能保持中医特色、优势，提高中医临床疗效。蒋健教授所言，切中肯綮，令人折服。他既博览群书，又勤于临床实践，著书立说（全国高校规划教材）24种，潜心探究岐黄之秘，遂得古人奥窍，故能于诊病中洞彻微远，出奇制

地址：上海市蔡伦路1200号 电话：51322222 邮编：201203

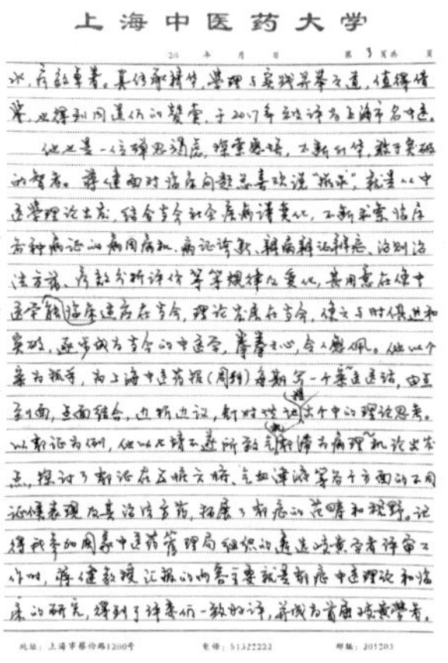
上海中医药大学

20 年 月 日 第3页共 页

胜，疗效卓著。其传承精华、学理与实践并举之道，值得借鉴，也得到同道们的赞誉，于2017年被评为上海市名中医。

他也是一位锐思深虑、探索创新、不断创新、敢于突破的智者。蒋健面对临床问题总喜欢说"探求"，就是以中医学理论出发，结合当今社会疾病谱变化，不断探索临床各种病证的病因病机、病证诊断、辨病辨证辨症、治则治法方药、疗效分析评价等等规律及变化，其用意在使中医学临床适应当今，理论发展在当今，使之与时俱进和突破，逐步成为当今的中医学，其拳拳之心，令人感佩。他以个案为抓手，为上海中医药报（周刊）每期写一个案医话，由点到面，点面结合，边析边议，剖析蕴涵其中的理论思考。以郁证为例，他从大脑不适所致气郁情志病理机论出发，探讨了郁证在五脏六腑、气血津液等各个方面的不同证候表现及其治法方药，拓展了郁病的范畴和视野。记得我参加国家中医药管理局组织的岐黄学者评审工作时，蒋健教授汇报的内容主要就是郁病中医理论和临床的研究，得到了评委们一致的好评，并成为首届岐黄学者。

地址：上海市蔡伦路1200号 电话：51322222 邮编：201203

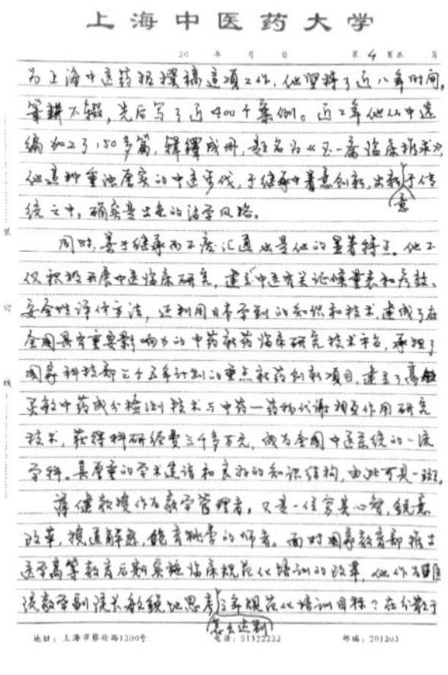
上海中医药大学

20 年 月 日 第4页共 页

为上海中医药报撰稿这项工作，他坚持了近八年时间，笔耕不辍，先后写了近400个案例。近三年他从中选编加工了150多篇，辑撰成册，题名为《玉一斋临床探求》。他这种重视应用的中医学风，于继承中着意创新，出新意于传统之中，确实是大家的治学风格。

同时，善于继承而不忘汇通也是他的显著特点。他不仅积极开展中医临床研究，建立中医有关证候量表和疗效、安全性评价方法，还利用日本学到的知识和技术，建成了在全国具有重要影响力的中药新药临床研究技术平台，承担了国家科技部三个五年计划的重点新药创制项目，建立了高效灵敏中药成分检测技术与中药—药物代谢相互作用研究技术，获得科研经费三千多万元，成为全国中医系统的一流学科。其厚重的学术造诣和丰富的知识结构，由此可见一斑。

蒋健教授作为教学管理者，又是一位富于智慧、锐意改革、授道解惑、能育桃李的师者。面对国家教育部将中医学高等教育后期实施临床规范化培训的改革，他作为医院教学副院长敏锐地思考：如何基本达到规范化培训目标？在分散于

地址：上海市蔡伦路1200号 电话：51322222 邮编：201203

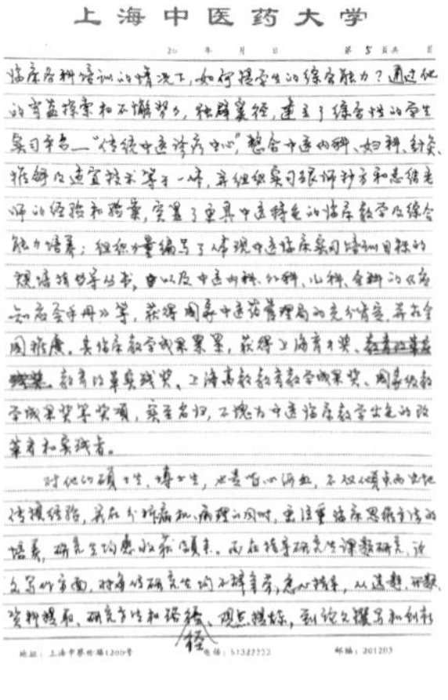
上海中医药大学

20 年 月 日 第5页共 页

临床各科培训的情况下，如何提高学生的综合能力？通过他的有益探索和不懈努力，独辟蹊径，建立了综合性的学生实习平台——"传统中医诊疗中心"，融合中医内科、妇科、针灸、推拿及适宜技术等于一体，并组织实习跟师抄方和总结老师的经验和特长，完善了更具中医特色的临床教学及综合能力培养；组织力量编写了体现中医临床实习培训目标的规培指导等丛书，以及中医内科、外科、儿科、全科的《应知应会手册》等，获得国家中医药管理局的充分肯定，并在全国推广。其临床教学成果累累，获得上海市育才奖、[illegible]教育改革实践奖、上海高校教育教学成果奖、国家级教学成果奖等奖项，实至名归，不愧为中医临床教学出色的改革者和实践者。

对他的硕士生、博士生，也是呕心沥血，不但倾囊而出地传授经验，而在分析病机、病理的同时，更注重临床思维方法的培养，研究生均感收获颇丰。而在指导研究生课题研究、论文写作方面，对每个研究生均不辞辛劳，悉心指导，从选题、研究、资料搜集、研究方法和路径、观点提炼，到论文撰写和创新

地址：上海市蔡伦路1200号 电话：51322222 邮编：201203

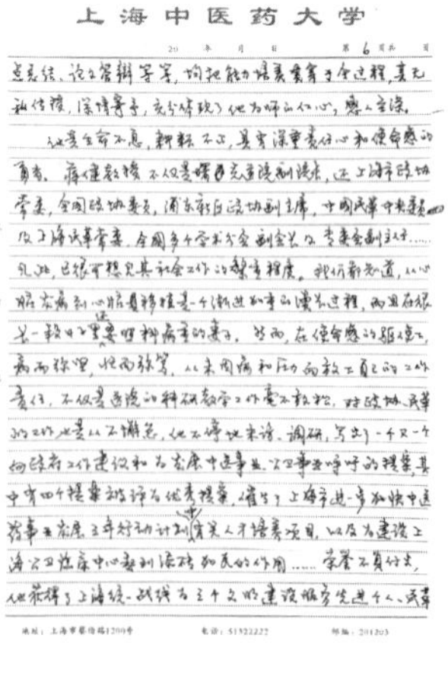
上海中医药大学

20 年 月 日 第6页共 页

点总结、论文答辩等等，均把能力培养贯穿于全过程，其无私传授，深情寄予，充分体现了他为师的仁心，感人至深。

他是生命不息、耕耘不止，是有深重责任心和使命感的勇者。蒋健教授不仅是曙光医院副院长，还是上海市政协常委、全国政协委员、浦东新区政协副主席、中国民主促进会……及上海民进常委、全国多个学术分会副会长及专委会副主任……凡此，已经可想见其社会工作的繁重程度。我们都知道，从心脏发病到心脏移植是一个渐进和难以逆转的漫长过程，而且在很长一段时间里还要坚持带病的重负。然而，在使命感的驱使下，病而弥坚，忙而弥笃，从未因病和压力而放下自己的工作责任，不仅是医院的科研教学工作毫不放松，对政协、民进的工作也是从不懈怠，他不停地走访、调研，写出了一个又一个的政府工作建议和为发展中医事业、卫生事业呼吁的提案，其中有四个提案被评为优秀提案，催生了上海市进一步加快中医药事业发展三年行动计划中的有关人才培养项目，以及为建设上海六大中医临床中心起到决定性和良好的作用……荣誉不负付出，他获得了上海统一战线为三个文明建设服务先进个人、民进

地址：上海市蔡伦路1200号 电话：51322222 邮编：201203

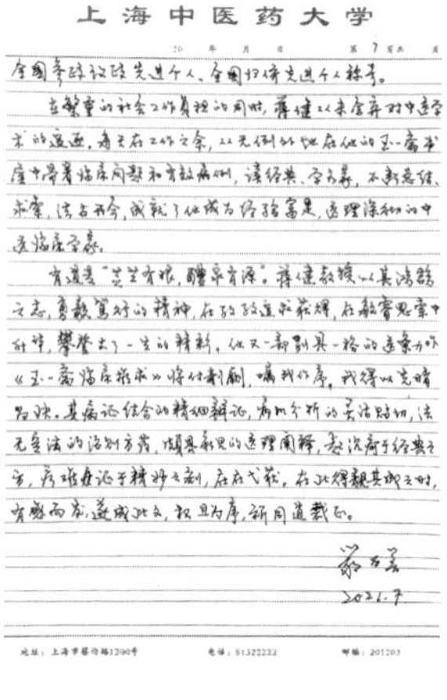
上海中医药大学

20 年 月 日 第7页共 页

全国参政议政先进个人、全国归侨先进个人称号。

在繁重的社会工作负担的同时，蒋健从未舍弃对中医学术的追求，每天在工作之余，以[illegible]在他的玉一斋书屋中思考着临床问题和有效病例，读经典、学方书，不断总结、求索，法古开今，成就了他成为经验丰富、医理深邃的中医临床学家。

有道是"芝兰有根，醴泉有源"。蒋健教授以其鸿鹄之志，勇毅笃行的精神，在孜孜追求中获得，在融会思索中升华，攀登出了一生的精彩。他又一部别具一格的医案力作《玉一斋临床探求》将付剞劂，嘱我作序。我得以先睹为快。其病证结合的精细辨证，病机分析的关注贴切，法无定法的治则方药，颇具新见的医理阐释，无不沉浸于经典之旨，疗难疾证于精妙之剂，存在于斯。在此得观其成之时，有感而发，遂成此文，权且为序，祈同道教正。

严世芸

2021.7

地址：上海市蔡伦路1200号 电话：51322222 邮编：201203

蔡 序

岐黄学者蒋健教授长期从事中医内科的医疗、教学和科研工作，治学严谨，医术精湛，学贯中西。善于诊治疑难杂症，抽丝剥茧，于繁杂纷乱中辨识病机；善于从诊疗过程中总结经验和教训，探索中医临证思维规律；发皇古义、融会新知，创新性地提出了“郁病”“滞泻”等病证的概念及其因机证治诊疗体系。

本书所载案例均来自蒋健教授的门诊病案，内容涉及内、外、妇、儿各科病证。难能可贵的是，每一案例的诊疗均展示了其临证思维及思辨的具体步骤过程，或衷中参西，或引经据典，分析丝丝入扣，揣摩推求无不验之于治疗结果，充分体现出蒋健教授用心体悟的临证态度。余尝谓：中医临床经验的积累在很大程度上需靠悟性。本书通过临床案例实际诊疗过程的分析，把蒋健教授的学术思想和临证经验深入浅出地展现了出来，为中医学习者授道解惑提供了很好的资料，从中可以得到不少有益的启迪。

蒋健教授治疗疾病有时并不总是囿于现有中医一般的常规思维范畴，尤其当以常规中医理论指导临床实践无效时。他善于思考，总结失败的教训，遇疑难顽证时统筹考虑，将中医基础理论和西医发病机制相结合、辨证治疗与辨病治疗相结合，并擅长结合利用现代药理学研究成果于处方之中，多收意外之效。读后每每令人茅塞顿开，拍手称赞。而且，蒋健教授临证用方博采众长，无论经方、时方、古方、验方，皆应用自如，用药简练，主次分明，切中病机，故可屡挽怪病而起重疾。

医案是中医历代医家进行经验传承的重要载体和手段。本书记载医案的诊疗过程体现了传统中医与现代中医相结合的临证思维，其辨证之精细、施药之斟酌，充分体现了蒋健教授深厚的医学造诣。实为同道之枕鉴，后学之圭臬！

全国名中医
上海中医药大学终身教授 **蔡 淦**

2021年1月

石　序

无论中西医学都十分重视临床病证诊疗的实录，它能反映临床症情的新变化，并交流各方治疗的新经验，是不断提高临床医师诊疗水平极有价值的活教材。因此，我常建议同仁关注阅读手边可得的医学报刊中的这一部分内容，往往费时不多而收益不少。蒋健教授发表在《上海中医药报》“临床荟萃”专栏上的“名医手记”(多在第九版)可谓是我多年来每周必读的功课。今悉这些内容将结集出版，甚为欣喜，相信当能推动中医药学在当代的新发展，并非言过其实。

这些年浏览上海书城或医学书店，中医学书籍不可谓不多。除了中医经典著作外，动辄冠名为“大全”“全书”“集成”的医书占了相当大的比例，临床医生工作忙碌，一般无可能集大块时间阅读这些大部头著作，至多购备以便日后需要时查阅。至于临床实践经验丰富的医案著录则多以二十世纪八十年代后期出版者较为实用，篇幅精炼，所反映的医疗实践内容也十分客观。数位现当代著名大家当年的著作篇幅都并不太大，所录贴近临床实际工作。一些内科大师的著述中或还记录其同时应用针刺、简要手法等非药物治疗内容。那时临床分科界限也不像现在那么细化明确，内科医生也能治疗现在归属其他科属的疾病，且疗效亦颇不错。

在当代中西医学专科分化越来越细微的情况下，保持与发扬传统中医诊疗的整体观显得特别重要。其实，中医诊疗历来以兼科或全科为主要特色优势。即观《丁甘仁医案》，最后二卷分别是妇女病、外科病及膏方，这充分反映以全科为基础正是传统中医诊疗的本色之所在。中医诊疗之际其所强调的是，医者所面对的必须是一个人的整体而非一个人的局部；这个“整体”，既是指对人体整体组织的了解，也是指医学对病患整体的认识。惟其如此，才能最大限度地发挥出中医的治疗优势。内科大师丁甘仁诊疗妇女病、外科病同样具有深厚的造诣，道理概在于此。

蒋健教授有志于秉承“大内科”这一优良传统。其所著《玉一斋临证推求》篇目由头面为始，而后脾胃，而后肝胆，而后肺心，而后肾脑，而后气血津液系统病证，更有妇科、外科病证甚至涉及中医药现代化的一些命题，林林总总，比较客观地反映出了当前中医临床所直面的诸多实际问题。

《玉一斋临证推求》中所有医案病历记载严谨客观完整，时间脉络清晰，必有治疗结果的呈现并随着治疗方药的变化而异，因果可溯，反映了著者在临床诊疗过程中的缜密思考、逻辑推理、古今求证、中西探索，甚或推敲、推断、推求。这种医案结合医话、点面结合、夹叙夹议的体裁，不同于以往一般医案记载的体裁，是一种形式上的创新，借此可以充分展露出其临证思维的渊源、模式及其切换过程。书名取“临证推求”者，恐即出于此意吧。

还有一点值得注目的是，书中所载医案诊疗过程分析基于多彩丰富的中医理论（与教科书内容相比），涉猎古籍医书多达数十上百种，其中还包括一些现今已罕被提及的“少见的”“非主流的”医籍，广征繁引，互资比对，博采众长，反映了著者丰厚扎实的学问功底。博览群书使人学识广博，加之临证用心体悟，勤于思考，善于总结经验汲取教训，如此才能凝练成既取众家之长而又独树一帜的医家成就。这其实也正是历代中医能独成一家的现代版。

本书尤其适合由本科毕业或经硕士、博士研究生阶段学习而进入临床工作的中青年医生阅读，于中不仅可以临渴掘井而得一汪清泉之宝见，更能启迪中青年一代中医的学术道路究竟宜怎么走。

感谢蒋教授奉献的临床经验集录，相信中医学会更好地发展，呈现出既不失传统特色又具有时代发展特征的高水平的新面貌。

全国名中医
第五批国家级非物质文化遗产代表性项目
（上海石氏伤科疗法）代表性传承人
上海中医药大学附属曙光医院原院长
上海市中医药研究院骨伤研究所原所长
上海市文史研究馆馆员
石印玉

2021年1月

王 序

粗读蒋健君新著佳作《玉一斋临证推求》一书，受益匪浅，感触颇多。

蒋君出身于姑苏，其父是西医外科医生，故从小受家风熏陶，热爱医学。于江苏省木渎中学高中毕业后曾赴苏州吴县东山五七农场“上山下乡”三年多。1977 年考入南京中医学院本科班，1982 年以优异成绩考取上海中医学院（现为上海中医药大学）研究生，成为沪上名医夏德馨（夏应堂之堂侄孙）教授的第一位硕士研究生，从事肝病研究。1987 年后，曾先后两次赴日本山梨医科大学从事消化系统疾病与病理形态学的研究，在彼获得医学博士学位后，被聘为厚生省文部教官医学助手（日本国家公务员），留在山梨医科大学任教，总共滞留日本长达九年之久。1999 年时任曙光医院院长的我，写信劝其归国返院工作，彼弃高薪而从之。后因工作需要离开肝病科，先后任中医内科教研室主任、科研教学处处长、副院长（分管科研、教学及药物临床试验），创立上海市教育委员会重点学科中药临床药理学科并兼任主任。无论处在什么职位，蒋君总是潜心于中医临床、科研与教学工作，以其执着的信念和逐渐积累的深厚功底，终于在中医学术上取得了优秀的成就。近年来又专攻郁证诊治体系，认为临床上存在不少隐性郁证，从郁论治可以获效，这在中医学术理论界称得上是独树一帜的。继成为上海市名中医后，于 2018 年又荣获中医药传承与创新“百千万”人才工程“岐黄学者”称号，余认为其实至名归，确为中医界后起之秀。

《玉一斋临证推求》乃蒋君积数十年之临证经验而成，涉及临床各科病证凡数十种。虽洋洋洒洒数十万字，但因皆由短小精悍独立的小“故事”组成，故读后并无冗长乏味之感；相反，作者临证思维酝酿之心得体会、加减进退之遣方用药经验以及诸多新见新解之学术观点，读后颇有启示。本人认为本书有不少亮点：

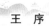

其一，书中所有案例皆系作者亲诊亲记，虽疗程长短不一，但病案记录完整，且跨时廿余年，病历资料保持之多、之细、之久，足见作者之有心、苦心、恒心。盖因均为诊疗当时的“原货”记录而少加工，故其可信度较高。这是最为难能可贵的。

其二，内容较为齐全，见解独到。全书共十二章，涉及病证百余种，诚可供临床医师诊疗之参考。部分病证除以中医理论阐述外，尚添加了西医学原理加以分析，衷中参西，洋为中用，增添了不少中医“现代化”的气息。大部分病例均有类按语评价，多为其实践经验之结晶，而非“人云亦云”或“移花接木”式的“老生常谈”。愚以为此乃中医类著作中最为可贵和较难做到之处。

其三，随手翻阅书中一些案例，见有起先诊治谬误或不效者，对此，著者不但能自曝其误，并能改弦更张而终获良效。这种客观、科学的态度是难能可贵的。与之相较，有一些医案报道多为报喜不报忧者，诊疗过程既无挫折又无变化，似乎顺理成章一气呵成，事实上既不可能，亦于读者无益甚或可能误导读者。医者怀抱解除患者病痛的坦然之心，知错善改，才能将教训转变为经验，于己于人进一步提高学术水平与临证经验都是有帮助的。

其四，书中多数病证从不同角度、不同侧面对病因、病机、阴阳、气血、脏腑以及辨证论治等内容作了阐述和解说，体现了著者在学术上兼收并蓄的“包容”风格，这对于进一步探索与拓展辨证论治的思路和方法也有较大的启发。事实上，中医不同流派都各有所长和特色，不持门户之见，彼此交流融合，互相取长补短，这对促进中医药的发展是大有裨益的。例如书中“细辛一味治怪症”“怪异肋痛用古方”，既有用《医旨绪余》“胁痛神方”与《寿世保元》“神效瓜蒌散”，又有以单味药收效者，体现了著者深厚的中医学功底，读来较有趣味。

其五，基于医案诊疗过程中的“临证推求”是本书的“灵魂”，尤其在最后章节又集中列出了证候辨证、证候转换、方证对应、以方测证、病证合参、辨病论治、同病异治、处方原则及其剂量运用等问题，这些都是涉及中医基本理论和临床疗效的原则问题。中医基础理论历经两千年发展但迄今仍有部分未能形成共识，各种学派和中医大师各显神通各抒己见说法不一，往往使青年学者无所适从或产生疑问，实为中医药传承软肋之一。即便是专业学术团体组织集全国知名专家拟订之“诊疗指南”或“专家共识”，实际上亦很难统一推广和贯彻落实。蒋君在书中结合实际案例的临床观察，对相关问题阐述了其见解，且不论其观点如何，能积极地提出自己的看法或大胆质疑，为开拓临证思路提供有价值的参考，此足可列为本书的亮点之一。

古云：好书一册可作枕。古今中医著作多如牛毛，但能令人拍案叫绝的好书为数不多。希望有更多的中医学家写出更多、更高水平的中医书籍。

陋见浅识，权为蒋君力作之序。

上海市名中医
上海中医药大学附属曙光医院原院长 **王灵台**

2021年3月

编写说明与思路（代自序）

本书系由著者持续八九年在《上海中医药报·临床荟萃·名医手记》（周报）发表400余篇次专栏文章中选出150篇而成，除个别处润色外，保留原来题目与内容不变。各篇相对独立，之间或有呼应，值此付梓之际，每篇予一编号，便于前后参阅。

按病证分门别类颇伤脑筋。著者历来尊奉“大内科”理念，主张中医分科不宜照西医那般过细，即便专科也应以全科知识为基础。否则，必然影响中医整体观念及辨证论治特色优势的发挥，必然影响中医临床人才的全面发展与成长。何况中医病证异彩纷呈，难以西医之病统辖。然本书为适应已然形成的阅读习惯，最终还是自投以系统病证分类之窠臼，难免差强人意。分类蹩脚实出无奈。

本书不欲以介绍临证经验为标榜，此“鱼”也；但愿以展示临证思维为追求，此“渔”也。临床工作几十年者，谁没验案可晒？然则对于同一病例的诊疗，治则方药、配伍、剂量、取效显微及快慢却多因人而异，相互之间难比高下。其中最重要的关键在于：疗效在多大程度能得到重复？辨治思维规律是什么？抱着这一宗旨，本书基于个案的诊疗过程，或引经据典发皇古义，或穷源溯流纵横剖析，或罗列各说归纳比照，或深化挖掘补遗拾缺，或衷中参西融会新知，或存疑质疑拓展创新。要之，遵循“理论—实践—疗效—理论思辨”或“疗效—治则方药—理论思辨”路径，以个案为载体，以疗效为前提，以推求为己任，务求心悟轩岐，启微素灵，倘能有助于“渔”“鱼”兼得，乃吾之大愿。是以本书名为“临证推求”。“推求”即是“理论思辨”。

1. 病因病机推求　在病因方面，根据七情不遂所致气机郁滞的病证为郁证的经典定义，则诸如嘈杂（30，指书中序号，下同）、尿频（77）、遗精早泄（85）、不寐（101）、心悸（102）、盗汗（103）、嗳气（104）、奔豚气（107、108）等皆可由七情不遂所致，均可属郁证性病证的范畴。瘀血是导致癫痫(88)、奔豚气病(108)、乳癖(126)、刀疤疼痛(128、129)、带状疱疹(133)、神经纤维瘤(120)等病的主要病机之一。

2. 病证诊断推求　唇瞤与唇风(19)、疰夏与湿阻(25)、气鼓与鼓胀(33)既有联系又有不同。泄泻(37)可由痰饮所致，五更泻远非只有肾虚证候(39、40)，胆源性泄泻(41)值得重视。肠道梗阻亦属“关格”(44)病证。积聚是两个完全不同的病证，聚证(49)既有腹中聚起者又有腹部塌陷者，并存在与鼓胀(48)、泄泻(50)并存的复杂情况。胰腺疾病根据不同类型与阶段，既有属于脏病者又有属于腑病者(57)。胸痛不仅是心病(68)表现，凡肺病(69)、食管病(70)、肝病(71)、脾胃病(72)均可发生胸痛，需加甄别。不可将腰酸痛动辄归咎于肾亏(87)，骨伤科、内科及妇科多种疾病皆可导致，非补肾所能统治。畏寒怕冷(96)何止于阳虚阴盛病机一端！

3. 辨证辨病(症)推求　辨证论治是由辨症论治、辨病论治发展而来。当相同病(症)存在不同病机证候时需要辨证论治，如口苦(1～3)、口酸(4～6)、口咸(7)等。但中医完全可以辨病(症)论治，例如古来治疗内伤头痛(20)及胃痛(31)都有其相对固定的基本方药。当今时代还需辨知西医疾病，如若不了解食管反流病可致咳喘，则中医治疗难以有的放矢(54)，也很可能会对部分并无尿频急痛的慢性尿路感染陷于无从治疗的尴尬境地(80)，而明确肾结石的诊断便可用金钱草为主进行治疗(82)。辨证论治也离不开辨症识症(138)，处方的“药物加减”其实就具有“辨症论治”的属性(145)；承认中医能够辨病论治，才能使辨证论治与辨病论治相结合以使得进一步提高疗效成为可能(141)。

4. 方证对应推求　结合具体案例分析了“证候转换”与“方随证变”(136、137)、“方证对应”与“以方测证(139、140)”等中医复杂的理论问题，这些学术问题值得见仁见智、百花齐放地深入探讨下去。但在动物身上进行方证对应或以方测证的做法，不免令人存在疑惑之处。迄今“同病异治”“异病同治”理论的核心观点是“证同治同”“证异治异”，但似乎仍未能充分说清楚其中的规律或逻辑，可能存在诸多解释的可能性(1～6、143、144)。

5. 治法方药推求　治疗方法内容涉及药物加减(145)、大剂量用药(146)、复杂干预(147)及成方化裁运用的诀窍(148)。一方面，历代有许多良方验方未能在教科书中得到介绍，如治疗口疮的清胃升麻汤(15)，治疗风火牙疼的漱口方(16)，治疗唇风方(19)，治疗头痛的清空膏(21)，治疗耳痛的荆芥连翘汤(22)，治疗腹胀的神仙一块气(35)，治疗胁痛的胁痛神方与神效瓜蒌散(59)，治疗疝气胀痛的疝气方(60)，治疗咳喘的苏沈九宝汤(62～64)，治疗怪症的细辛敷脐法(91)，治疗闭经的血枯经闭神效方(121)，治疗崩漏的墨宝斋血崩验方(123)等等，需要我们读原著，去寻找发现收集、去推广验证运用。另一方面，我们应该汇通中西，大胆创新，研究探讨古方今用、经方新用。如根据芍药甘草汤的现代药理以治疗嗳气(26、27)、通腑通便(46)、小腿腓肠肌痉挛(117、118)以及阴吹正喧(124)等病证。以上都是当代中医人的职责所在。

6. 疗效评析推求　一是，通过疗效分析与评价，有助于加深对药物性能作用的认识，如通过附子的加减可判知其治疗"阳微阴弦"胸痹胸闷的特效(65、66)，通过地鳖虫的取舍可判知其对于足脱疽止痛的非凡疗效(145)。二是，通过疗效分析与评价，有助于提炼出经验方，如治疗胆源性泄泻(41)、溃疡性结肠炎(42)及治疗唇风(17、18)的验方。三是，从病证结合疗效评价，是时代对当今中医提出的新要求。例如，当泌尿系感染相关症状消失以后，假如尿液检查或细菌培养仍有异常，应该探索该如何使实验室检查项目恢复正常的治疗方药(81)。四是，应该积极探索中医个案疗效评价的科学方法，诸如证实证伪的方法(12)、简单的A-B时序设计、经典的A-B-A反转设计、A-B-A-B两个以上的时序设计(21)以及多基线设计(122、31)等。五是，客观科学地面对中医疗效评价中存在的诸多实际问题。例如，治疗某病的有效处方通常根据多种治疗原则由多类药物构成，临床能否通过精简或拆方(127)以搞清楚真正发挥主要治疗作用的治则方药？搞清楚复方中的有效成分还有很长的路要走(149)，有时一旦搞清楚了有效部位或成分，用于临床可能反而不再有效。中药的不良反应也应该加以关注(150)。

"推求"需要在中医理论的指导下质疑修正。老子曾云：知不知，尚矣；不知知，病也。圣人不病，以其病病。夫唯病病，是以不病。随着时代的变化与进步，一些中医理论确有过时或欠妥之处，需要我们重新思考，大胆修正，创新发挥。例如，《素问•上古天真论》有关男女生理随年龄变化原来是这样描述的：

女子七岁，肾气盛，齿更发长。

二七而天癸至，任脉通，太冲脉盛，月事以时下，故有子。

三七，肾气平均，故真牙生而长极。

四七，筋骨坚，发长极，身体盛壮。

五七，阳明脉衰，面始焦，发始堕。

六七，三阳脉衰于上，面皆焦，发始白。

七七，任脉虚，太冲脉衰少，天癸竭，地道不通，故形坏而无子也。

丈夫八岁，肾气实，发长齿更。

二八，肾气盛，天癸至，精气溢泻，阴阳和，故能有子。

三八，肾气平均，筋骨劲强，故真牙生而长极。

四八，筋骨隆盛，肌肉满壮。

五八，肾气衰，发堕齿槁。

六八，阳气衰竭于上，面焦，发鬓斑白。

七八，肝气衰，筋不能动。

八八，天癸竭，精少，肾脏衰，形体皆极，则齿发去。

余每阅此段，未尝不掩卷窃思，倘以此验之于今则相差远矣。时代变迁，今人不同于古人，其德全不危者，女子延寿四十有二(91岁)、男子延寿二十有四(88岁)亦并非不可期待。是以七七八八之后需要续新补充：

女子七岁，肾气盛，齿更发长。

二七而任脉通，太冲脉盛，月事以时下，故有子。

三七肾气平均，故真牙生而长极。

四七筋骨坚，发长极，身体盛壮。

五七太阴脉盛，肌始丰，体始腴。

六七血海见浅于下，皱始起，发始白。

七七任脉虚，太冲脉衰少，月经绝，地道不通，故形安而无子也。

八七足厥阴沿途枯萎，心烦，阵热，易汗。

九七乙癸不足，目糊头昏，肢麻膝痛。

十七阳明脉衰，面始焦，发始堕。

十一七心脾肝肾皆亏，故寐艰食少，爪枯尿频。

十二七三阳脉衰于上，面皆焦，肌肤甲错，形坏。

十三七天癸竭，起立颤巍，神萎喜忘，亲疏一时难辨。

丈夫八岁，肾气实，发长齿更。

二八肾气盛，天癸至，精气溢泻，阴阳和，故能有子。

三八肾气平均，筋骨劲强，故真牙生而长极。

四八筋骨隆盛，肌肉满壮。

五八形神俱足。

六八肚腹渐隆于下，力减，视远难近。

七八肝肾亏，阳杀阴藏，筋软弛，精少，决渎弱，溲短不远。

八八则肝气衰。

九八阳气衰竭于上，发鬓斑白，昼坐欲寐，早卧早醒。

十八肾气衰，筋不能动，面焦布斑，耳远，发堕齿槁。

十一八天癸竭，肾脏衰，齿发去，气短而喘，形体皆极。

“推求”需要在全面综合中医理论的基础上发挥创新。《素问·上古天真论》强调精神不散则形体不蔽，精神内守则形与神俱，是以中医看病察体之外尚需观人勇怯。因此我们还需要了解饮食男女各年龄阶段的社会生物学特征：

女子七岁爱撒娇，聪明伶俐。

二七而豆蔻绽，始腼腆，烂漫天真，月事以时下，偶怀春。

三七花容巧笑，故顾盼倩兮待字。

四七育儿女，母爱发，女之为女。

五七色艺双追，上厅堂，下厨房。

六七贵子不薄丈夫，娴静表，幽兰里。

七七止半老，风韵显尔雅，珠翠绕，地道不通，虽无子翻紫摇红。

丈夫八岁，始立志，好好学习。

二八意气盛，精力旺，天天向上，阳偏强，血脉偾张。

三八位卑职微，勤勉吞声，故野心藏而蓄力。

四八初露头角，一意孤行。

五八渐不惑，基础奠定。

六八志满意得于上，微胖，气高意傲。

七八气始静，江湖父兄，天地神，友谊，均反省，形神一统。

八八唯求上善。

传说一官员让仆从请名裁缝做衣服，裁缝问仆从：官员是新上任、正待升官，还是已为官多年？初尝权势新官必挺胸以示威风，裁衣时襟裾（前襟后襟）尺寸当有所不同，仅仅根据身材高矮胖瘦裁剪是不够的。同样道理，高明的医生诊病看人，必须把握诊疗对象的心理精神状态及其体质禀赋，观体察心，身心兼治而臻形神兼备，这才是个体化治疗的最高境界。这就要求医生必须懂得"人情练达即文章，世事通晓皆学问"的道理。

"推求"需要以"发现之眼"探求真理。马塞尔•普鲁斯特在《追忆逝水年华》中说："真正的发现之旅，不在于找寻新天地，而在于拥有新的眼光（Marcel Proust: The real voyage of discovery consists not in seeking new lands but seeing with new eyes）。"因此，创新不仅是指凭空发现新大陆，更多是指以新的眼光发现惯见事物中所蕴含的新真理。显然这并非易事一桩。子曰："吾尝终日不食，终夜不寝，以思，无益，不如学也。""学而不思则罔，思而不学则殆。"这与康德"感性无知性则盲，知性无感性则空"是一个道理。欲知中医奥旨，必当上稽内难，旁摭奇道，知晓各家学说及其传承发展脉络，有实其积是守正创新的根本前提。

"推求"需要一种新的心智模式。言语文字难尽中医玄旨之绪，当需重在执象求意，参悟经纬；师法古人，更需师法造化。造化也者，指自然及自然界的创造者，指创造、化育与演化的"新天地"。"参悟"并"师法造化"属于一种心智模式，即将博览群书所得见识，在临证中边运用边消化，边积累边沉淀，边琢磨边取舍，最终形成简便效验的临证思维。子曰："博学而笃志，切问而近思，仁在其中矣。"明代裴一中《裴子言医》更指出："学不贯今古，识不通天人，才不近仙，心不近佛者，宁耕田织布取衣食耳，断不可作医以误世！医，故神圣之业，非后世读书未成，生计未就，择术而居之具也。是必慧有夙因，念有专习，穷致天人之理，精思竭虑于古今之书，而后可言医。"强调博学、审问、慎思、明辨、笃行缺一不可，这是临证推求所必须具备的素养与素质。

著者自2002年至2018年担任曙光医院科教副院长，行政工作繁杂。在工作十分繁忙的情况下，著者长年坚持门诊，并利用业余时间或休息日，在家中自名为“玉一斋”的小小书房中读书、参悟、写作。仿刘禹锡《陋室铭》为“玉一斋”赋曰：

山缘仙名，水因龙灵。

陋室德馨，斋不嫌窄。

层高廿九，明窗找北。

眺望高远，离绝凡尘。

伏案难得时，局促正宜举手探书。

苦思不解处，抬头适见风云际会。

目无所障，览尽春秋。

心无所拘，推求岐黄。

可以舒胸臆、宽思绪、迸灵感。

虽无菖兰之清雅，何妨著文而立言。

《上海中医药报》有一个特殊的读者群——资深上海市名中医前辈老师们及临床一线医生，他们长期关注我的专栏并不吝鼓励鞭策，深受鼓舞，遂竟不揣才疏学浅付梓此书。把握好论点的公允性与创新性之间的关系确非易事，囿于浅薄与狭隘，管窥未必妥当，推求未必贴切，甚至可能错误，权供同道饭余茶后一笑；倘能投石激浪或泛涟漪，引发讨论探究，活跃学术氛围，众煦漂山，聚蚊成雷，推进学术不断进步，吾亦不辞为刀俎。

海上蒋健奕安甫别号石羽全人题于玉一斋

2021 年

目　录

第一章　口腔头面系病证

第一节　口　苦

1. 龙胆泻肝治口苦

近年，来中医门诊诉说口苦的患者越来越多了。绝大多数口苦是属于精神性的，即与精神压抑或神经衰弱有关。现在虽然生活水平提高了，但许多人难以适应太快的社会变化，背负着一定的精神压力，在物质上可以过上甜美的生活了，可就是嘴里有苦味，尤其在早晨起来时明显，吐之不去，吞之不消，甚是恼人。

按照五行学说，心属火，在味为苦，苦为心味。但口苦在《黄帝内经》中称为“胆瘅”，《医学心悟》解释道：“口苦者，胆之汁也，热泄胆汁，故口苦。”笔者以为，多种脏腑内热均可引起口苦，但一般多与肝胆之热有关。肝与胆相表里，胆热常以肝热的形式表现出来；肝主疏泄，与心情是否愉快有密切的关系。因此，治疗口苦多从肝胆着手。

案　陈女，18岁，2008年2月5日就诊，诉口苦，胸闷，胃胀，舌淡红，苔薄黄，脉细弦。根据笔者临床经验，百分之八十的口苦患者，用龙胆泻肝汤治疗有效。结合患者胃胀、胸闷，可合丹参饮与香砂六君子汤一起使用。

处方：山栀12g，黄芩12g，柴胡12g，车前子15g，泽泻12g，香附15g，丹参20g，檀香6g，砂仁3g，党参12g，白术12g，茯苓12g，半夏12g，青陈皮各10g，煅瓦楞30g，7剂。

服药仅二剂口苦即止，五剂胸闷消，七剂胃胀减。

龙胆草是龙胆泻肝汤中主药，弃龙胆草不用仍多有效。原方尚有木通，但因关木通所含马兜铃酸可导致患者发生肾衰竭的严重不良反应，今多以通草代之，但通草又经常缺货。就本人经验而言，本方不用通草对治疗口苦也有效。一般而言，龙胆泻肝汤治疗口苦的有效率在百分之七八十，一般用一二周即可见效。

2. 治疗口苦有多法

口苦主要可以从肝胆论治，但龙胆泻肝汤并不是对所有的口苦都有效。

案 1 秦女，48 岁，主妇，2006 年 6 月 13 日就诊。主诉：口苦数月。素有胃肠疾病，胃胀，泛酸，嗳气，时便秘与腹泻交替出现。经一段时间治疗以后，患者脾胃病诸症均有改善，唯独口苦一症，虽一直以龙胆泻肝汤加减治疗，却始终不见效果。顷诊口苦，泛酸，大便 1 日 2～3 次，头热汗出，心烦，精神抑郁，纳寐尚可，舌淡红，苔黄腻，脉细弦。胃镜检查示浅表性胃炎伴慢性萎缩性胃炎糜烂，淋巴滤泡形成，不完全性肠上皮化生（简称肠化），轻度异常增生，幽门螺杆菌（Hp）(−)。有慢性结肠炎病史。口苦兼有郁证，肝气郁结日久化火上炎；治疗原则改为疏肝清热兼养心安神。

丹栀逍遥散合甘麦大枣汤加味：丹皮 10g，山栀 12g，柴胡 12g，当归 12g，白芍 15g，茯苓 12g，薄荷 5g，白术 10g，淮小麦 30g，炙甘草 15g，大枣 15 枚，车前子 10g，泽泻 12g，黄芩 12g，半夏 12g，煅瓦楞 30g，7 剂。

服上药 7 剂后，口苦终于消失，其他诸症随之若失。9 月 26 日因他症来诊时随访得知，之后再未有过苦口发生，亦无烦热诸症。

本案口苦以龙胆泻肝汤加减治疗无效，以丹栀逍遥散合甘麦大枣汤加味治疗见效。

案 2 崔女，54 岁。2007 年 5 月 11 日就诊。主诉：晨起口苦。脘腹疼痛隐隐，纳呆，舌淡红，苔薄黄而厚腻，脉细弦。根据脉症，本案可以用龙胆泻肝汤进行治疗；但苔色浅黄而厚腻，似湿重于热。治疗当以化湿为主。

以平胃散合三仁汤、保和丸加减处方：苍白术各 12g，厚朴 12g，陈皮 6g，藿佩各 12g，薏苡仁 15g，砂蔻仁各 3g，大豆卷 12g，麦芽 12g，神曲 12g，白芍 40g，甘草 12g，元胡 30g，7 剂。

二诊（5 月 18 日）：口苦消失，纳呆依然，脘腹但痞不痛，不喜冷饮，舌脉同上。

改以平胃散、三仁汤、半夏泻心汤为主加减处方：半夏 12g，黄连 6g，黄芩 12g，甘草 9g，干姜 9g，党参 12g，苍白术各 12g，陈皮 12g，茯苓 12g，薏苡仁 15g，砂蔻仁各 3g，藿佩各 12g，厚朴 12g，泽泻 12g，滑石 12g，麦芽 15g，神曲 12g，鸡内金 12g，7 剂。

三诊（6 月 1 日）：口苦无有，食欲倍增，脘腹不痞不痛；原有下肢疼痛及颈椎不适亦居然明显减轻，舌淡红，苔腻化薄，脉细。仍以化湿理气为主处方：苍白术各 12g，茯苓 12g，薏苡仁 15g，藿佩各 9g，泽泻 12g，滑石 12g，郁金 12g，黄连 9g，青陈皮各 12g，枳壳 12g，苏梗 12g，木蝴蝶 5g，甘松 10g，麦芽 15g，7 剂。

四诊（6 月 8 日）：口不苦，纳食增，脘不痞，下肢不痛。原方加鸡血藤 15g，威灵仙 12g，14 剂。

2009 年 12 月 25 日因陪女儿前来就诊时随访得知：自服上药以来，口苦等症再未有过。

案 1 口苦乃缘于肝郁化火所致，治以清肝泻火、疏肝解郁、养心安神为主；案 2 口苦见湿蕴食滞，故从脾胃论治，着重化湿，对口苦亦取得了疗效。提示虽然龙胆泻肝汤治疗大部分口苦有效，但临床同症百态，难以一方统治，需要圆机活法。当然另一方面，通过不断实践积累资料，找出并掌握辨证论治的规律性，也还是需要继续加以探索的。

3. 活血化瘀愈口苦

笔者曾报道口苦症可以龙胆泻肝汤清利肝胆湿热（见前文“1. 龙胆泻肝治口苦”），可以丹栀逍遥散合甘麦大枣汤疏肝养心安神，可以平胃散、三仁汤及保和丸化湿健胃（见前文“2. 治疗口苦有多法”）进行治疗。今再报道以血府逐瘀汤活血化瘀治疗口苦的案例。

案 1 王女，73 岁。2013 年 1 月 15 日就诊。主诉：口苦半年余。患者曾于 2012 年 10 月因口苦我处求诊，曾以龙胆泻肝汤泻肝胆实火、保和丸健脾消食等方法治疗，口苦时轻时重，病情缠绵，未有根本性好转。平素时觉胃中酸，口干，头晕，易饱胀。顷诊口苦，胃脘偶有隐痛，舌偏红，苔薄，脉细弦。素有慢性萎缩性胃炎病史。口苦本多属肝胆有热，但因考虑到患者曾几番使用龙胆泻肝汤而疗效不著，故试从瘀论治。

处方投以血府逐瘀汤加减：当归 12g，生地 12g，桃仁 12g，赤白芍各 12g，红花 12g，枳壳 12g，柴胡 12g，甘草 6g，川芎 12g，川牛膝 15g，煅瓦楞 30g，黄芩 30g，山栀 12g，苍术 12g，厚朴 9g，7 剂。

二诊（1 月 22 日）：药后口苦几消，舌偏红，苔黄腻，脉细弦。守上方加茯苓 20g，7 剂。

三诊（1 月 29 日）：口苦止。续予上方 7 剂，以资巩固。

案 2　刘男，68 岁。2013 年 5 月 17 日就诊。主诉：口苦、口干数年。时有口臭，余无不适。舌淡红，苔黄腻，脉细弦。

龙胆泻肝汤加减处方：龙胆草 12g，山栀 12g，黄芩 12g，柴胡 12g，生地 12g，当归 12g，泽泻 12g，车前子 15g，川石斛 30g，芦根 30g，天花粉 9g，7 剂。

二诊（5 月 31 日）：自行续服上方 7 剂，计 14 剂。口干苦稍有些许减轻而已，舌脉同上。上方加黄连 12g，石膏 15g，丹皮 12g，升麻 12g，人中白 10g，7 剂。

三诊（6 月 7 日）：口干苦减轻约三分之一，舌淡红，苔黄腻，舌下静脉迂曲，脉细弦。改以血府逐瘀汤加减处方：当归 12g，生地 12g，桃仁 12g，红花 12g，赤芍 12g，枳壳 12g，川牛膝 15g，川芎 12g，天麦冬各 12g，黄芩 30g，黄连 12g，半夏 12g，14 剂。

四诊（11 月 12 日）：自服用三诊方后，患者自觉口苦减轻大半，故未再复诊。近日口苦又加重，伴口臭、口干，舌淡红，苔黄腻，舌下静脉迂曲，脉细弦。继用三诊方，将当归、生地之剂量增至 30g，加天花粉 12g、芦根 30g，7 剂。

五诊（11 月 22 日）：诉服药后口苦止，口臭轻，今唯觉口干，舌淡红，苔白黄腻，脉细弦。

处方：苍术 12g，厚朴 6g，茯苓 12g，半夏 12g，藿佩各 12g，砂蔻仁各 3g，芦根 30g，川石斛 15g，天花粉 12g，黄连 15g，7 剂。

临床以活血化瘀之法治口苦的报道并不多见，仅见少数文献报道在以活血化瘀方药治疗瘀血证的过程中，发现其对患者伴见的口苦也有一定的疗效[1]。案2舌下静脉迂曲显露，多少有一些瘀血之象，但案1并无明显瘀血证据，试探性从瘀论治而效。临证存在类此难解无解的事实，需要我们去深入探究。

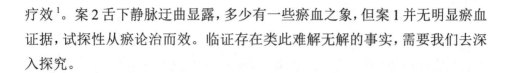

第二节　口　　酸

4. 消食导滞纠口酸

临床不时可以遇到诉说口酸的患者。在诊疗时，首先应该搞清楚口酸与吐酸、吞酸、泛酸的区别。胃中酸水上泛而吐出者为吐酸；胃中酸水上泛至咽随即咽下者为吞酸；胃中有酸水上泛、不吞不吐为泛酸。一般而言，泛酸可包括吞酸与吐酸，但不包括口酸。

口酸与泛酸不同，并不是胃中有酸水上泛至口，而是口中感觉有酸味，属于味觉异常，与口苦、口甜、口淡、口咸，甚至还有食甜为酸、食咸为苦者等一样。其他味觉异常难以测定，但口酸则易客观测定。笔者曾用测试酸碱度的pH试纸测试过口酸患者的唾液，结果表明：与正常人相比，口酸患者口中唾液并不呈酸性。可见口酸并非口中唾液pH值低下，只是患者的一种自我感觉罢了。

历代古贤对泛酸的病因病机论述颇详。肝属木，在味为酸，因此古人十分强调吐酸为肝病。如高鼓峰《四明心法·吞酸》说："凡为吞酸尽属肝木，曲直作酸也……总是木气所致。"关于泛酸的病因病机，刘完素认为属热，李杲则主张属寒，朱丹溪则调和之。临床需审证求因，不可一概而论。

但是，历代古贤对口酸的病因病机以及治疗论述甚少。据笔者观察，如果说口苦属于精神性较多，则口酸多因脾胃功能不良、饮食积滞所致。因而对口酸患者用消积导滞和 / 或消食和胃的药物进行治疗，多能取效，方如枳实导滞丸、木香槟榔丸及保和丸类。

案1　张男，61岁，2007年9月25日就诊。主诉：口酸半个月，伴纳差。

---

[1] 崔晶波. 活血化瘀治疗妇科杂病 [J]. 基层医学论坛，2012，16（13）：1730-1731.
胡进之. 浅谈活血化瘀法在治疗慢性乙型肝炎中的应用 [J]. 中国乡村医药，1994，（2）：26.

无脘腹痞胀，大便正常，舌淡红，苔中黄腻，脉弦滑。患者除了口酸与纳差外，别无所苦。诊断属于消化不良。

枳实导滞丸加味：枳实 12g，制大黄 6g，黄芩 12g，黄连 6g，泽泻 12g，茯苓 12g，神曲 12g，木香 12g，槟榔 12g，莱菔子 12g，鸡内金 12g，10 剂。

此后患者一直未来就诊。至 12 月 25 日因他病来诊时随访得知：当时服上药后，口即酸消；至今未再有口酸发生。

以上处方实际上是综合了枳实导滞丸、木香槟榔丸和保和丸的主要药物。饶有兴趣的是，本案仅仅表现为口酸、纳差，照理用保和丸治疗即可；但笔者据经验以为，胃肠同治，要比单纯治疗（脾）胃为好。

案 2　徐女，55 岁，2008 年 8 月 1 日就诊。主诉：口酸两周。食甜物亦感觉其味为酸，口干，胃脘痞胀隐痛，食冷着凉尤易胃痛，怕冷，自觉足底冒冷气，大便欠畅，夜间手麻，耳鸣时作，舌淡红，苔薄，脉细弦。有慢性萎缩性胃炎、结石性胆囊炎以及颈椎病病史。治以理气和胃，导滞通肠为主。

处方：苏梗 12g，青陈皮各 9g，枳壳 12g，麦芽 15g，川连 6g，煅瓦楞 30g，白芷 40g，肉桂 10g，木香 12g，槟榔 12g，厚朴 12g，7 剂。

二诊（8 月 8 日）：药后口不酸，食甜为酸感亦消失，胃不痛，足底知热，胃脘仍有痞胀感，大便仍欠通畅，夜间手麻未除；后调治余症。

笔者曾用上述消积导滞或消食和胃的方法治疗多例口酸，效果多不错。

5. 化痰化瘀疗口酸

临床上遇到某些顽固口酸患者，一般概以消积导滞或消食和胃的方法治疗并非总能得手。深感口酸症的治疗并非简单，可能存在不同证型，需用不同的治疗原则和方药。在此笔者再介绍 1 例口酸症的治疗经过，目的是为中医治疗口酸症积累临床资料。待大家共同积累资料到一定程度，分析异同，整理归纳，总有一天一定能够找出可以针对不同证型口酸症的相对比较全面、完整的治疗方案。

案　陆男，36 岁，2009 年 8 月 21 日就诊。主诉：食后即觉口酸，已有 10 个月。胃中常有不适感约有 8 年左右，晨起或午睡醒来时易发胃痛，有时食后觉恶心，大便一直不成形、质稀薄，1日3次。从2000年开始，常觉胸闷，前胸重紧感，双手时有抖动(把脉时可看出双手抖动明显)。从去年开始，从手腕逐渐发展至整个上臂疼痛，右甚于左。面色皖白虚浮，舌黯红，苔白厚腻，舌下静脉曲张显露，脉细弦。1年前胃镜检查示慢性浅表性胃炎。尿酸偏高。未婚。仍在读书，学业压力甚大。

年龄36岁却仍未婚，仍在读书，自感学习压力大。凭一般印象，这类患者易有神经衰弱的性格特征或人格特征。虽然症状繁多而杂，但舌诊结合临床表现，可以判断为痰瘀互阻。或许病初起于肝气郁滞、肝气犯胃，气滞导致痰凝血瘀。治疗原则采用理气化痰并活血化瘀；从二陈汤、平胃散、温胆汤、小陷胸汤以及血府逐瘀汤一带寻方组合。

处方：茯苓15g，半夏12g，厚朴12g，枳实12g，橘皮12g，竹茹10g，苍术12g，白术12g，白豆蔻6g，南星12g，白芥子9g，郁金12g，黄连6g，瓜蒌皮12g，丹参30g，砂仁6g，桑枝30g，丝瓜络30g，川芎30g，当归12g，赤芍12g，白芍12g，天麻12g，珍珠母30g，7剂。

二诊(8月28日)：诉服药1剂之后，不仅持续已10个月的口酸之症迅即消失，而且感觉全身状况均有明显好转，包括便溏改善，胸闷、前胸重紧感、双手抖动均有明显改善；手臂痛亦明显减轻，以前不拎重物时即觉手臂疼痛，现在只有在拎重物时才觉臂痛；面色显红润而不浮。服药仅仅1剂，即多方面获如此奇效，实出意外。今增诉前天夜间开始出现头痛及目，胃痛。原方去珍珠母、竹茹，加细辛3g、蜈蚣2条、全蝎10g，7剂。

三诊(9月18日)：仍无口酸，头痛消停，大便质黏尚不甚成形，手基本不抖，晨起仍时有胃脘隐痛；易激动，激动时觉手臂肌肉发紧感，但手臂已不痛，时有腰痛。

调整处方如下：党参15g，白术20g，茯苓30g，黄芪30g，川芎20g，当归12g，地龙12g，桃仁9g，南星10g，丹参30g，郁金12g，白芷30g，白芍40g，川断12g，金银花9g，红花6g，砂仁3g，檀香3g，7剂。

2010年4月3日电话随访：患者因学业繁忙未能继续来诊。当时服完中药后，诸症明显改善。口酸自服药1剂以来至今未再有过。但当学习压力大时仍时有胸闷、口苦、胃中不适、手抖臂痛等症状发生。

一般而言，绝大多数的病证病浅易治，病久难疗。上案口酸已经持续有 10 个月，病程不短，不意竟然 1 剂而愈。首诊症状虽多，但有两条清楚的脉络：一是脾虚痰湿，如面皖虚浮、胃痛、恶心、便薄、胸闷、手抖、舌苔白厚腻；二是瘀血，如舌下静脉曲张显露、臂痛、前胸重紧感、胸闷、手抖（胸闷与手抖可以见于痰瘀互阻）。

首诊以茯苓、半夏、厚朴、枳实、橘皮、竹茹、苍白术、白豆蔻、砂仁、南星、白芥子、郁金、黄连、瓜蒌皮等理气化痰，以丹参、桑枝、丝瓜络、川芎、当归、赤白芍活血化瘀，稍佐天麻、珍珠母息风。由于症状多彩，笔者难得投以较“大”处方。

本案服药 1 剂口酸即止，提示化痰湿合化瘀血的方法可以纠正口酸。看来，化痰湿药纠正口酸的疗效似可重复，活血化瘀药纠正口酸的可能性也不能排除，正如王清任认为血府逐瘀汤可以治疗口苦一样。今后有必要对经一般治疗无效的顽固口酸症，分别单独或合并施以化痰、化瘀的方药再试之。

似乎有理由可以假设：大部分口酸、口苦等口腔异味症患者也许具有精神性的原因。对化痰、化瘀有效的口酸患者似乎具有易紧张、焦虑等神经衰弱的人格倾向。大量文献及先辈的临床经验也提示，温胆汤类化痰方药以及血府逐瘀汤类活血化瘀方药可以有效地治疗失眠、郁证等与神经衰弱有关的病证。从这一视角来看，从痰、从瘀、从痰瘀互阻论治口酸取效，也许并非偶然。

6. 活血化瘀治口酸

发现活血化瘀可以治疗口味异常中的口酸，有一个逐渐明白的过程。

案 1　2008 年 4 月遇到一例怪异胁痛患者，右侧第 8 肋与锁骨中线交点处疼痛，逐渐蔓延至第 9、10 肋间胀痛，并有轻微压痛，逐渐加重，后来凡深呼吸、转侧以及稍动作时皆可引起疼痛加剧，连及背部亦疼痛，夜间常因疼痛而无法入睡，晨起辄觉背部与肩周疼痛，痛苦异常。患者乏力倦怠，口酸，小便如茶，大便质稀，咽不适，舌黯红、两边有瘀斑，舌下静脉显露，苔薄白腻，脉涩。有乙型肝炎（简称乙肝）病史。

以活血化瘀止痛并疏肝理气、清热解毒处方：五灵脂9g，炙乳没各6g，红花6g，当归9g，川芎12g，赤白芍各20g，苏梗12g，青皮12g，金银花15g，连翘12g，黄柏12g，蒲公英12g，黄芪12g，防风6g，桔梗12g，甘草6g，7剂。

患者诉服2剂即小便色清，服4剂即觉口不酸，胁痛明显减轻。当时以上方治疗胁痛为主而并非口酸，不意口酸因活血化瘀而消失（见“59. 怪异胁痛用古方”文）或得效于偶然？但前文“化痰化瘀疗口酸”中陆男之口酸亦因化痰祛瘀而去，莫非也属偶然？通过下案诊疗过程可知活血化瘀确实可以治疗口酸之症。

案2 韩男，75岁。2014年4月22日就诊。主诉：口酸3个月余，时轻时重，近日口酸明显加重，易饥。伴见头昏沉，下肢轻微浮肿，神疲乏力。舌淡红，苔薄黄腻，脉细弦。根据苔腻、浮肿，判为湿浊内蕴；治以健脾化湿为主。

处方：党参12g，炒白术12g，茯苓12g，山药20g，半夏12g，苍术9g，陈皮6g，甘草3g，川芎40g，茯苓皮30g，珍珠母30g，7剂。

二诊（4月29日）：服上药后，口酸依旧，头昏头痛，傍晚足肿，诸症未见明显改善，舌脉同上。遵循“怪症从瘀论治”之说，处方改拟血府逐瘀汤为主：当归12g，生地12g，桃仁12g，红花12g，白芍30g，甘草12g，川芎15g，川牛膝12g，柴胡12g，香附12g，吴茱萸10g，泽泻30g，10剂。

三诊（5月9日）：服药后口酸即止，头昏头痛不再。顷刻觉腰酸，夜尿频，改以补肾为主处方：熟地12g，山药12g，萸肉12g，当归12g，杜仲12g，泽泻30g，王不留行10g，茯苓皮30g，车前子15g，丹参30g，蒲公英30g，丹皮12g，瞿麦12g，7剂。

此后患者转治他症，口酸不再。

本案实际并无明显瘀血内停之象，只是因为常规辨证论治无效，遂试探性地采用活血化瘀方药（血府逐瘀汤）进行治疗，不意口酸即愈。本案的诊疗用药可以充分证明活血化瘀方药可以治疗口酸。至于究竟什么类型的口酸应该采用活血化瘀方药进行治疗尚不清楚，有待于进一步积累资料加以观察和总结。

第三节 口 咸

7. 口咸非肾亦昭然

中医根据五行学说，认为口咸属肾。

案1 口咸补肾有效 于男，34岁，2007年5月4日就诊。患者口咸而酸，伴腰膝酸软、背痛，常易感冒，有长期饮酒史，体胖；舌嫩红、苔白腻，脉细弦。口咸属于肾亏而兼有湿滞；治疗当以益气补肾、化湿。

处方：黄芪30g，黄精30g，杜仲15g，续断12g，怀牛膝30g，威灵仙12g，苍术12g，白术12g，木瓜12g。7剂。

二诊（5月11日）：患者药后口咸酸感并腰膝酸软症状消失，因仍有背痛，后改用他药调治，2周后背痛亦消失。

《张氏医通》云："口咸，肾液上乘也。"故口咸多责之于肾。本例因肾虚影响水液蒸化，兼酒湿之体，致使湿阻于体内，当以补肾益气化湿为治。方中黄芪、黄精益气补脾；苍术、白术健脾化湿；木瓜化湿和胃、舒筋活络；杜仲、续断、怀牛膝补肝肾强筋骨，配以威灵仙祛风湿通经络，《太平圣惠方》以威灵仙单味治疗腰脚疼痛。诸药性味皆温，具有益气补肾、健脾化湿之功，故口咸及其他诸症得除。

那么，这是否就意味着凡是口咸均应从肾论治呢？非也！

案2 口咸补肾未必有效 邹女，56岁，2009年6月26日就诊。主诉：口咸已有4个多月。口咸甚，甚至需用白开水漱口以图缓解。在他处多方求诊，服用逍遥散、甘麦大枣汤等类方剂无效。伴头晕，腰酸，夜尿频繁2～3次，两下肢胫骨前浮肿，睡眠欠佳，舌淡红，边有齿痕，苔黄腻，脉细弦。2003年行乳腺癌手术。有慢性萎缩性胃炎、子宫肌瘤。口咸并眩晕、腰酸、夜尿频繁、两下肢胫骨前浮肿，综合以上病情，似可判为肾虚。治疗以补肾为主，清热利湿为辅。

处方用济生肾气丸和知柏地黄丸加味：生熟地各25g，山药15g，山茱萸12g，茯苓15g，丹皮12g，泽泻12g，车前草15g，川牛膝15g，黄柏12g，知母

12g，淡竹叶 10g，橘皮 12g，7 剂。

二诊（7 月 3 日）：腰酸好转，夜尿亦减少至 1～2 次，下肢已不浮肿，但口咸减轻不明显，头晕、睡眠欠佳依旧，又添诉胃脘痞堵。原方去淡竹叶，加枣仁 30g，枳壳 12g，木香 12g，7 剂。

三诊（7 月 10 日）：服药已 2 周，口咸减轻仅约三成，仍整天觉口中咸，但已不需用白开水漱口以缓解，腰酸进一步减轻，夜尿 2 次，下肢不肿，仍头晕、睡眠欠佳，近日又觉舌热烫，时脐下胀痛，午后矢气多，胸骨后痞满。济生肾气丸和知柏地黄丸加白芍 30g、半夏 12g、甘草 12g、瓜蒌皮 12g、蒲公英 20g，14 剂。后经询问，口咸并没有进一步减轻。

以上案例病机基本属于肾亏，加之口咸，采用补肾为主方药进行治疗并无大误。从治疗结果来看，补肾的确减轻了肾虚的表现，唯独对口咸效果不著。这就不禁令人产生怀疑：难道口咸必定属肾，非要从肾论治不可吗？

案 3　口咸不补肾未必无效案　刘女，59 岁，2009 年 3 月 24 日就诊。主诉：口咸并感黏腻。夜间舌麻、手足麻，夜寐噩梦，头及右肩背痛，胸闷气短，喜叹息，舌质淡胖，边有齿痕，苔白腻，脉细弦。症状多样：一是口中黏腻、舌苔白腻，提示湿浊中阻；二是夜间舌麻、手足麻、头及肩背疼痛，既可提示气血失和、脉络痹阻，也可提示痰滞经络，而后者与前湿浊中阻在病机上有内在相通之处；三是胸闷气短、喜叹息、噩梦多，既可提示肝气郁结、心神不宁，其中胸闷也可提示痰浊内蕴，而后者与前湿浊中阻在病机上也有内在相通之处。无论如何，痰湿内阻是其主要病机；虽然口咸，并无半点肾亏迹象。治疗当以化湿祛痰立法；处方应从平胃散、二陈汤、小陷胸汤、瓜蒌薤白白酒汤、三仁汤、藿朴夏苓汤类方中寻药。

处方：苍白术各 12g，厚朴 12g，橘皮 9g，茯苓 12g，半夏 12g，藿香 12g，佩兰 12g，砂蔻仁各 3g，生熟薏苡仁各 15g，胆南星 12g，石菖蒲 12g，黄连 6g，瓜蒌皮 15g，薤白 12g，郁金 12g，芦根 30g，川石斛 30g，川芎 30g，牡蛎 30g，龙骨 30g，7 剂。

二诊（4 月 7 日）：服药之后，上述诸症均减。服一剂，即觉口不咸、口中不再黏腻，他如舌麻、手足麻、胸闷气短、叹息、头痛、噩梦等症均减轻。因疗效明显、痛苦减少，自行停药。今因右肩连及上臂、耳、面颊部疼痛前来再诊。原方去芦根、龙骨、牡蛎，加细辛 3g，地龙 12g，鸡血藤 30g，桑枝 30g，7 剂。此且表过不提。

仅服一剂药，口咸顿消，口中不再黏腻，奇效喜出望外，得益于病机分析及选方用药正确。本案口咸与口腻一起出现，经化痰湿后口咸与口腻同时消止，强烈提示痰湿可致口咸，化痰湿可治口咸。

反思案 2 的诊治经过，患者两下肢胫骨前浮肿、苔黄腻也提示体内存在痰湿，甚至眩晕也不可排除痰湿作祟的可能性。如果对该案也结合采用化痰祛湿的方药进行治疗，说不定会有效果。

再看案 1，该男本是酒湿之体，之所以经治后口咸有效，也可能是因为在补肾的同时未忘化湿之故。

由此可见，仅仅根据五行学说认为“口咸属肾”，至多只是为临证提供了一个大概的判断方向，绝对不能机械化和公式化。通过以上案例分析，口咸与痰湿有关，非独属肾，此已昭然。

长期以来，一些中医基础理论浸淫于简单的线性思维表达方式。中医学术界也存在以下情况：如果在某种理论指导下临证取得了疗效，便有可能夸大了这种理论的真理性和普遍性；另一方面，如果在某种理论指导下并没有得到疗效的重复和验证，则要么不去反思反省，要么噤若寒蝉而沉默不语。这应该引起我们这一代中医人的思考。

第四节　口　甘

8. 口甘先从脾论治

众人恶苦喜甜，但口中并无甘饴而整日感觉甜丝丝的，却也腻味不爽口。口甘在《黄帝内经》中被称为“脾瘅”，可见于慢性胃炎、慢性肝炎、糖尿病、胃神经官能症等多种疾病。西医对此并无特殊认识，因而也无特效治疗方法。中医按照五行学说，认为脾属土，在色为黄，在味为甘，所以历来主张口甘多从脾（胃）论治。

笔者在临证实践中从脾论治口甘，确实屡获效验。

案1　付女，56岁，2005年11月4日就诊。主诉：夏季七八月贪食冷饮后出现口甘，伴食后胃脘胀满疼痛，迄今已有三个多月。饮食冷物辄易泛酸、嗳气，胸闷并牵及背部不适，口臭，大便质干，舌淡红，苔薄白腻，脉细弦。有慢性浅表性胃炎史。口甘兼口臭且大便干结，脾经蕴热无疑；苔薄白腻示湿。

以泻黄散为主泻脾经湿火为大法：山栀12g，藿香10g，石膏10g，防风10g，连翘30g，苏梗12g，路路通12g，枳实15g，煅瓦楞30g，白芍30g，甘草10g，肉桂10g，予7剂。

服2剂药后，口甘、口臭及胃脘痛即消失，大便通畅。

连翘治口臭有特效，合泻黄散可增强清脾经火热之力，一举两得；以苏梗、路路通、枳实行气消痞，针对胃脘痞胀；煅瓦楞止酸治泛酸；配合芍药甘草汤加肉桂缓急止胃痛。或谓，既然脾经有热，怎么还用热性的肉桂？笔者以为，肉桂与他药同经半小时煎煮，热性大失；况有芍药甘草汤酸甘化阴可以制约肉桂的热性，使肉桂发挥止痛、燥湿的作用。事实证明以上组方收效迅捷，并无弊端。

泻黄散可以治疗大部分口甘，但仍贵在辨证论治，不可一概而言。

案2　周女，53岁，2008年2月29日就诊。主诉：口甘。伴有胃胀，喜用热水袋热敷胃脘则舒，嗳气亦舒，怕冷，舌偏红，苔黄腻，脉细。尽管患者舌偏红，苔黄腻，但症状呈现出一派脾胃中阳式微的气象。《世医得效方》卷十七曾谓："脾冷则口甜。"

处方：高良姜12g，香附15g，附子12g，吴茱萸6g，荜茇12g，荜澄茄10g，肉桂10g，甘松10g，九香虫10g，莪术10g，佛手10g，枳壳12g，苏梗12g，砂仁3g，山栀15g，藿香15g，7剂。

所用药物主要为温阳散寒、理气消痞之品。笔者认为泻黄散中最主要的药物是山栀和藿香，一清热，一化湿，一搭一档治湿火。患者除了中阳不足外，究竟有没有湿火存在呢？从舌质偏红、苔黄腻来看，不能完全排除。所以在上述大队温阳散寒药中，配合使用了山栀和藿香。

二诊（3月7日）：服药3～4剂后，口即不甘，胃脘不再怕冷，不再需要用热水袋敷胃脘，其他各种症状也相应减轻。

以上可知，脾热可以令人口甘，脾冷也可以令人口甘。但总的说来，临床似以前者为多见。

第五节　口　臭

9. 口臭证治细分辨

世人在某一阶段有口臭的着实不少。虽说口臭本身病痛感极轻近无，但是人间是经常需要语言交流的，哪怕口吐莲花说得花好道好，周围的人听香闻臭，总归要被别人所“嫌弃”，或许连话中道理都要被打折扣。这对口臭者本人来说就是最大的痛苦。尤其对于谈恋爱的年轻人来说，口臭简直就是致命大敌，可因此招致挫折感，挫伤自信心。

引起口臭的原因很多。一是口腔疾病，如龋齿、牙龈炎、口腔糜烂、口腔溃疡；二是鼻子的疾病，如慢性鼻炎、鼻窦炎；三是咽喉的疾病，如扁桃体炎、咽喉炎；四是重症患者如糖尿病酮症酸中毒患者口中的烂苹果味、尿毒症患者口中的氨水味。在日常生活中最为多见的口臭是由中医所谓的脾胃等脏腑功能失调所引起的，对此类口臭，由于西医没有什么脏腑功能失调这一说，所以也就没有什么好的治疗办法，而运用中医中药治疗的效果还是相当不错的。

脏腑功能失调所致口臭又有多种情况，治疗方药各异，不能不辨。

一般来讲，口臭多由脾胃蕴热所致。明代李梴《医学入门》说：“脾热，口甘或臭。”又指出：“口臭者，胃热也。”对脾胃蕴热的口臭，可用清胃散、泻黄散、三黄汤等治疗。这类情况临床比较常见，不必赘述。

笔者十分感佩明代张景岳所提出的“口臭非热”的高见，他在《景岳全书·杂证谟·口舌》中英明地指出：“口臭虽由胃火，而亦有非火之异……若无火脉火证而臭如馊腐，或如酸胖，及胃口吞酸，饮食嗳滞等证，亦犹阴湿留垢之臭，自与热臭者不同，是必思虑不遂及脾弱不能化食者多有之。此则一为阳证，宜清胃火；一为阴证，宜调补心脾。”即口臭虽然多责之于脾胃，非独火热证，还有无火无热的“阴证”，除“思虑不遂”外，还有与脾胃虚弱、不能运化有关等情况存在。临床情况多端，岂仅是内热所致，兹举数例如下。

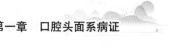

案1　消化不良用六君子汤、保和丸　祝男，56岁，2008年6月10日就诊。主诉：15年前因胃溃疡行胃3/4切除术，多食则胃胀。2005年7月起突发腹泻后，出现嗳腐臭如同粪便气味，嗳气之际，口中有粪便味，大便不易成形，时有水样泻，肠鸣，小便量少。通常，嗳气带有粪便臭味与水样泻同时出现。舌黯红，苔薄黄，脉细弦。胃镜检查示残胃炎。病机：残胃近肠，肠中浊气上逆；治疗原则：健脾和胃，消食导滞，理气降逆，清热祛湿。

处方用六君子汤、保和丸加减：党参30g，茯苓30g，山药12g，半夏12g，青陈皮各6g，神曲12g，麦芽15g，鸡内金12g，焦山楂15g，泽泻30g，车前子15g（包），枳壳12g，苏梗12g，蒲公英15g，连翘30g，川连3g，旋覆花10g，7剂。

二诊（6月17日）：服药当日即见效。本来服药前，每日嗳腐粪便臭味约有10余次，但在服药7日之内仅有1日嗳腐臭味并伴水样泻，该日明显由饮食不慎所致。现纳增，无胃胀，大便1日1次，无水样泻，小便量增多。上方再予7剂以资巩固。

脾胃运化不良所导致的口臭，一般并没有如上案那样严重到臭如粪便的地步，但六君子汤、保和丸的确可以治疗因消化不良引起的口臭，临床应用甚为广泛。

隋代巢元方《诸病源候论·唇口病诸候·口臭候》说："口臭，由五脏六腑不调，气上胸膈。然腑脏气臊腐不同，蕴积胸膈之间而生于热，冲发于口，故令臭也。"是以五脏六腑蕴热均可致口臭，虽然比较多见的是脾胃蕴热，但由肝胆蕴热所致的亦不少见。

案2　肝胆湿热用龙胆泻肝汤　许男，69岁，2008年9月23日就诊。主诉：口臭、口苦、口干。大便干结，睡眠欠佳，舌偏红，苔黄腻，脉弦滑。病机：肝胆湿热；治疗原则：清利肝胆湿热。

以龙胆泻肝汤为主加减治疗：龙胆草10g，生栀子12g，黄芩12g，生地15g，泽泻12g，车前草15g，当归15g，连翘30g，黄连10g，大黄5g，芦根30g，川石斛15g，九节菖蒲12g，茯苓12g，枣仁15g，14剂。

二诊（10月28日）：服药后口臭几消，口苦止，大便通畅。因见效，患者自行停药。停药后又便秘，口干而黏，舌偏红，苔黄腻，脉弦滑。湿热未尽清，继续以龙胆泻肝汤合平胃散加减治疗而愈。

既然脾胃、肝胆蕴热可致口臭，那么肝胃失和导致口臭亦属自然。

案3 肝胃失和用柴胡汤类 喻女，41岁，2008年9月2日就诊。主诉：口臭，泛酸，中腹餐前隐痛得食稍减，病已2年。舌淡红，苔薄黄腻，脉细弦。胃镜示浅表性胃炎伴胆汁反流；幽门螺杆菌阳性。14年前行胆囊摘除术。病机：胆汁反流多属肝胃失和；治疗原则：疏肝和胃。

以小柴胡汤及四逆散为主处方：柴胡12g，枳壳12g，白芍30g，黄芩12g，半夏12g，大枣7枚，炙甘草10g，煅瓦楞60g，金钱草30g，元胡30g，7剂。

二诊（9月9日）：口臭减轻，泛酸止，胃脘隐痛持续时间减半。顷诊胃痞嗳气。原方去元胡，加苏梗12g，佛手10g，厚朴12g，白术30g，7剂。

三诊（9月1日）：口臭几止；嗳气、胃脘隐痛未尽，后以旋覆代赭汤加减治疗。

一般难以想到的是，瘀血也可导致口臭。清代王清任《医林改错•通窍活血汤所治证目•出气臭》指出，口气臭是血瘀所致。提出早服血府逐瘀汤，晚服通窍活血汤，三五日必效。初，笔者对王氏这段说话颇不以为然。心想：古今中外学者做学问多有一个毛病，但凡是本人所创的学术观点，必过于强调而有言过其实之嫌。王清任先生给我的印象是，凡病均提倡用活血化瘀的方药来进行治疗，连口臭也是如此。但要不是笔者在临床遭遇下例，还真难以相信瘀血导致口臭——“这个可以有”。

案4 瘀血内停用活血化瘀 荆男，47岁，2009年5月19日就诊。主诉：口臭。午后说话欠乏宗气，舌淡红，苔黄腻，脉细弦。心脏搭桥术后；脂肪肝。病机：湿困脾胃；治疗原则：化湿醒脾。

以平胃散、二陈汤为主处方：苍白术各12g，黄连10g，厚朴12g，茯苓12g，半夏12g，橘皮9g，连翘30g，黄芩12g，白豆蔻10g，贯众12g，佩兰10g，大豆卷15g，薏苡仁15g，14剂。

二诊（6月2日）：口臭，说话宗气依然不足，舌淡红，苔黄腻，脉细弦。处方：黄芪30g，丹参30g，郁金12g，姜黄12g，泽兰12g，首乌30g，山楂30g，蒲黄10g，14剂。

三诊（6月16日）：口臭几止，宗气足，舌脉同上。再予原方14剂。

上案舌苔黄腻提示湿热中阻，用平胃散、二陈汤为主治疗并无大误，但口臭改善并不明显。二诊处方之际，原意准备忽略口臭而专治宗气不足，考虑到患者有过心脏搭桥术，遂试图用活血化瘀方药改善宗气不足的问题。岂知服药以后，不仅宗气明显得到提高，并且口臭竟然也几乎同时消止。用活血化瘀药提高宗气本属预料之中，但口臭消除似属“无意插柳柳成荫”之意外收获。患者除了心脏搭桥术后以外，并无其他明显的瘀血征象，用活血化瘀药物治疗难说是属于辨证论治，只能说是属于试探性的，带有偶然性。对此只得借用“以方测证”的观点，可以据此认为本案口臭属于瘀血所致。通过此案，方信王清任所言不虚。今后尚需进一步加强临证实践，努力找出运用活血化瘀药治疗口臭的证治规律。

走笔至此，忆及“6. 活血化瘀治口酸”文中，曾报道一例患者肋痛并有“口酸”一症，经用活血化瘀为主方药（五灵脂 9g，炙乳没各 6g，红花 6g，当归 9g，川芎 12g，赤白芍各 20g，苏梗 12g，青皮 12g，金银花 15g，连翘 12g，黄柏 12g，蒲公英 12g，黄芪 12g，防风 6g，桔梗 12g，甘草 6g）治疗以后，在肋痛明显减轻的同时，当服至第 4 剂时即觉“口不酸”。如此看来，活血化瘀不仅能够治疗口酸，似乎还能治疗口臭。

古人论口臭，还有以下几家之言不可忽视。元代危亦林《世医得效方·口齿兼咽喉科·总论》说：“劳郁则口臭。”清代沈金鳌《杂病源流犀烛·口齿唇舌病源流》言：“或心劳味厚之人亦口臭，宜加减泻白散；或肺为火烁亦口臭，宜消风散、加减泻白散。”

写到这里，现在可以归纳口臭的病因病机计有脾热、胃热、肝胆热、肺热、脾虚、湿困、食滞、气郁、血瘀、劳倦等多种。不免感叹：口臭一症的病机，多乎哉？多也！中医难乎哉？难也！

第六节　口　干

10. 口干何妨补肾阳

干燥综合征（Sjögren syndrome），是一个以外分泌腺高度淋巴细胞浸润为特征的自身免疫病，最常见的症状是口眼干燥。本病分为原发性和继发性两类，前者指单纯干燥综合征，后者常见于系统性红斑狼疮、类风湿关节炎等结缔组织病。2008 年，笔者作为博士论文答辩委员会成员，先后参加了上海中医药大学和南京中医药大学两位博士研究生论文的评审，这两位博士研究生均研究用中药治疗干燥综合征，均不约而同地认为本病病机在于阴虚津枯，“理所当然”地主张要用养阴生津的方药进行治疗，所不同的是，一位主张用宣肺布津法，另一位主张用补益肝肾之阴法。

干燥综合征多见于中老年。《素问·阴阳应象大论》说：“年四十，而阴气自半也。”故人到中年以后，肾气逐渐衰少，不能正常输布津液，上承于口眼，就会出现干燥的症状。乍一看，口眼干燥最容易与阴津亏损联系在一起。其实，情况远非如此简单。从气与津液的关系来看，气旺生津，气化布津；气有肺气、脾气、肾气之分，其中最重要的就是肾气；肾精属阴，肾气属阳，肾气旺足可以生津布津，怎知干燥与肾中阳气亏虚无关？因此，治疗应当补阴增液生津润燥与补肺脾肾气并举，未必概以养阴生津独为治。

笔者在阅读、收集文献资料时得一专治干燥方，观其方药组成，越看越觉得有道理，不觉运用于临床。

案 1　瞿男，75 岁，2006 年 6 月 16 日就诊。主诉：口干 4 个月余。唇红，大便调，小便较频，舌红中有裂纹，苔少，脉细弦。无糖尿病。

处方：生地 30g，玄参 12g，麦冬 12g，白芍 12g，甘草 5g，知母 12g，天花粉 15g，枸杞子 12g，覆盆子 12g，肉苁蓉 12g，仙灵脾 10g，补骨脂 12g，黄精 12g，7 剂。

二诊（6 月 23 日）：口干减去三分之一，原方继服 14 剂继续调理。

案 2　何女，61 岁，2006 年 11 月 14 日就诊。主诉：口中干燥无津近半年。从春夏之交起出现口干，口中无津液，咽干，皮肤干燥甚至皮肤开裂，舌麻，腰酸痛，尿频，舌质淡红，脉细弦。无糖尿病。

处方：生地 20g，玄参 15g，麦冬 15g，白芍 15g，甘草 5g，知母 12g，天花粉 9g，枸杞子 12g，覆盆子 12g，肉苁蓉 12g，仙灵脾 12g，补骨脂 12g，黄精 12g，杜仲 15g，7 剂。

二诊（11 月 21 日）：口干减三分之一，腰背酸痛减轻，尿频减半。

以上两个案例有几个共同之处：均为老年，均有口干、尿频，均用上方治疗，服药7剂均使口干症状减轻三分之一。

观是方，以增液汤养阴增液，以芍药甘草汤酸甘化阴，知母、天花粉润燥，合前药以养阴生津润燥；枸杞子补益肝肾，覆盆子益肾固精缩泉，有利于保存阴津；肉苁蓉、仙灵脾、补骨脂温补肾气，阳中求阴，使气旺而能生津布液；黄精滋肾润肺、补脾益气，一药而入肺、脾、肾三脏，而此三脏皆关乎气化津液的代谢，正合“其标在肺，其制在脾，其本在肾”的机制。由于配伍精当，并未见温药伤阴之弊，尤其瞿某唇红、舌红中有裂纹，用之亦无妨。以上两例虽未治愈，但仅服药1周即有见效之端倪，或非偶然。

当然，口干、目干未必就是干燥综合征，干燥综合征的诊断需依靠腺体组织活检证实。但干燥综合征多有口干、目干的症状，可以根据需要运用或辅助运用温补肾阳的方药进行治疗；因为口干、目干就必须养阴生津，恐有教条主义和本本主义之虞。

第七节　口　　黏

11. 口中黏腻化痰湿

口中黏腻或称口腻或口黏，是指口中黏腻不爽。由于口为脾胃之入门，故多将之看作是脾胃病的表现。此区区小疾为多数医书所不齿，只有《实用中医内科学》（上海科学技术出版社，2009年1月第2版）将之作为一个病证附在“脾胃病证”条下，记其病机为：多由于脾蕴湿热所致，少数亦可由脾虚失运，或肾液外泄，口中唾液分泌过多所致。可将口腻分为虚实两端：实证为脾胃湿热，治以甘露消毒丹；虚证若为脾虚，治以六君子汤，若为肾虚，治以六味地黄丸云云。

临床上口腻者并不少见，化痰湿往往是可以取效的主要治法。

案　马女，50岁，2005年6月17日就诊。主诉：口淡黏腻。纳少，便秘，平时大便靠服芦荟胶囊保持1日1次大便，夜寐差，乏力，舌淡红，苔黄腻，脉濡。病机分析：湿热困脾。治疗原则：养阴清热，芳香化湿，兼润肠通便。

处方：太子参15g，川石斛15g，芦根30g，藿香12g，佩兰12g，砂仁5g（后下），白豆蔻5g（后下），郁金10g，厚朴15g，川连3g，神曲12g，麦芽15g，焦山楂15g，莱菔子30g，生首乌30g，火麻仁30g，枳实30g，瓜蒌皮10g，酸枣仁15g，柏子仁15g，7剂。

二诊（6月28日）：口腻消失，大便亦畅。

时属南方夏令梅雨季节，气候潮湿，易感湿邪。湿性重浊黏腻，郁积脾胃熏蒸于口，即易发生口腻。处方一方面选用藿香、佩兰、砂仁、白豆蔻、郁金、厚朴等芳香化湿运脾；另一方面以太子参、川石斛、芦根甘寒养阴生津。这是什么道理呢？

先师夏德馨为沪上中医肝病大家，20世纪80年代，学生在随师学习过程中，每见其喜在化湿药中参入甘寒濡润养阴生津之品。曾讨教其故，曰：生津之品可以使胶着黏腻之湿浊之邪"稀释化薄"，这样便使得化湿药物更容易发挥作用；另外，化湿药物大都芳香辛温，易于伤阴，配伍生津益阴之品可防伤阴。导师这段话，学生记忆犹新，竟如昨日。要之，化湿药不可过于温燥，养阴药不可过于滋腻。上案少佐黄连清热泻火燥湿，麦芽、神曲、焦山楂消食健脾，枳实、莱菔子、生首乌、火麻仁、瓜蒌皮导滞通便，酸枣仁、柏子仁养心安神润肠通便。化湿加上消导，使痰湿积滞尽去，断源清流，所以大便通畅而口腻消除。

在"7. 口咸非肾亦昭然·口咸不补肾未必无效案（刘女）"中，口中黏腻与口咸同时并存，舌苔白腻，服用平胃散、二陈汤、三仁汤、藿朴夏苓汤加减，彼时也配伍了芦根、川石斛等生津养阴之品，只服药1剂便口腻消失。

黏为痰之征，腻为湿之象，从痰湿论治口中黏腻或可愈大半；根据需要适当配伍生津益阴之品，非但无滋腻助湿之弊，反而使得黏滞之湿更易流化得去。多年来，我运用导师的这一经验，已有反复多次的临床验证。

第八节　流　涎

12. "证实""证伪"治流涎

流涎症是指因涎腺分泌旺盛或吞咽障碍等造成唾液溢出口角或吞咽、

外吐频繁不适的一组症候群。它是帕金森病患者的常见症状，大约每十个帕金森病患者就有七个出现流涎。患者口中残留的唾液亦可以成为吸入物，引起呛咳和吸入性肺炎。故流涎比起运动迟缓、肌强直、静止性震颤等运动障碍更易导致患者生活质量低下。除帕金森病外，流涎还可见于中风、重症肌无力、幼儿脑性瘫痪等疾病。

流涎的病理机制常由神经肌肉功能障碍（帕金森病、中风、幼儿脑性瘫痪、重症肌无力）、唾液分泌增多（帕金森病、口腔炎症、胃食管疾病、抗精神失常药物副作用、中毒）、感觉障碍（儿童智力发育迟缓、阿尔茨海默病）以及解剖结构异常（巨舌、颌骨畸形等）等引起。西医对因治疗包括消除口腔炎症、纠正畸形、抑制唾液分泌（阿托品类M-胆碱受体阻断剂，A型肉毒毒素）以及放射和手术治疗（摘除大涎腺、腮腺或副交感神经切断术）。中医应该如何进行治疗？且看下例。

案1　陈男，75岁。2013年12月17日就诊。主诉：患帕金森病4年余，日间流涎1年余，逐渐加重。流涎与言语无明显关联，夜间无流涎；兼有呃逆4个月余，发作时呃声连连，隔天发作1次，每次持续1小时左右。伴有咽痛，平素手抖。服用多巴丝肼片（美多巴）治疗中。舌黯红，苔薄黄，脉细弦。

以四君子汤、芍药甘草汤、缩泉丸、水陆二仙丹加味处方：党参30g，炒白术12g，茯苓12g，白芍40g，炙甘草12g，益智仁15g，乌药9g，金樱子12g，芡实30g，艾叶10g，菖蒲12g，射干12g，7剂。

二诊（2013年12月24日）：流涎减半，呃逆同前，咽痛减轻。原方去射干，加怀牛膝30g，14剂。

三诊（2014年1月21日）：患者自行续服上方2周。流涎停留减半同上，呃逆依旧隔日1次，但每次持续时间减少至半小时。初诊方加生黄芪30g，去射干；白芍减至30g、益智仁增至30g，7剂。

四诊（2014年2月11日）：患者自行续服上方2周。顷诊流涎减轻三分之二（原先居家所处地上可见较大一滩涎水，现仅稍有湿地），呃逆几止，偶有几声而已。处方去缩泉丸、水陆二仙丹，仅用四君子汤、芍药甘草汤加味：党参30g，炒白术9g，茯苓9g，白芍30g，甘草12g，生黄芪30g，艾叶10g，7剂。

五诊（2014年2月18日）家人代诊：流涎未增未减。上方党参、白芍、生黄芪各增至50g，加附子6g，7剂。

六诊（2014年2月25日）家人代诊：流涎进一步减少至三分之一，呃逆止。改以缩泉丸、水陆二仙丹加味处方：益智仁30g，乌药9g，金樱子15g，芡实30g，菖蒲12g，7剂。

七诊（2014年3月4日）：流涎反增加，且伴膝软乏力。患者反映六诊效果不如四诊方。遂再用四君子汤、芍药甘草汤加味处方：党参30g，炒白术15g，茯苓15g，白芍30g，炙甘草12g，生黄芪30g，艾叶10g，怀牛膝30g，川牛膝12g，杜仲15g，7剂。

2014年5月随访：流涎总体减少约七成，呃逆未再发。

本案有以下几点值得讨论。

（1）通过药物（或药物群、方剂）加减变化结合疗效反应，可以探知有效治疗用药与无效治疗用药：在三诊以前（含三诊），本案基本采用四君子汤、芍药甘草汤、缩泉丸、水陆二仙丹加味治疗，流涎减少三分之二。但由于投用了数个方剂，不知哪些方剂真正在发挥治疗作用。通过四诊、五诊仅用四君子汤和芍药甘草汤治疗，通过六诊仅用缩泉丸和水陆二仙丹治疗，结果清楚地表明：四君子汤合用芍药甘草汤对流涎（及呃逆）有效，而缩泉丸、水陆二仙丹对流涎无效。

数千年来，中医治疗只有“证实”研究，缺乏“证伪”研究和/或临床拆方研究。中医的验案（假设排除病情自然缓解）存在两种可能：其一，也许是处方全方用药发挥了“君臣佐使”的协同作用（包括相辅相成作用、相乘作用），从而发挥了治疗作用；其二，也许是处方中的部分药物（或药物群、方剂）发挥了治疗作用。对于这一点，不能不察。

（2）四君子汤、芍药甘草汤治疗流涎的传统方解：中医虽无“流涎”之病名，但《素问·宣明五气》明确指出“脾为涎”。脾主运化，若脾气虚弱，水湿不运，升降失常，则津液溢于口外而为流涎。从中医理论来看，四君子汤健脾益气，自有摄津止涎作用。加黄芪也是出于这个目的。

芍药甘草汤缓急止痉，本为呃逆而设，是否如四君子同样对流涎有效？笔者以为是有可能的。当然，真要搞清楚芍药甘草汤是否对流涎有效，尚需要通过分别单独使用芍药甘草汤和四君子汤进行比较，才能予以说明。

（3）四君子汤、芍药甘草汤治疗流涎的现代方解：帕金森病流涎的现代病理学机制：帕金森病流涎多与神经肌肉功能障碍（吞咽困难）和唾液分泌过多有关，且近年来的观点更偏向于前者。一方面，帕金森病患者的吞咽困难不仅与中枢神经病变引起的中枢性吞咽障碍有关，还与食管本身存在着严重的运动功能紊乱有关，如食管上段括约肌及食管壁的反复收缩导致肌张力的增强。食管平滑肌的收缩依赖于乙酰胆碱的介导。另一方面，唾液腺是由副交感神经纤维介导的，副交感神经兴奋时神经末梢释放乙酰胆碱，当乙酰胆碱过量时可引起流涎。抑制乙酰胆碱的作用可能使帕金森病相关性流涎得到改善。西医学应用A型肉毒毒素（阻断神经-肌肉接头处乙酰胆碱的释放）及阿托品、东莨菪碱（竞争性拮抗乙酰胆碱对M-胆碱受体的激动作用，抑制唾液腺分泌）都能治疗流涎。

有报道四君子汤水煎剂能够抑制家兔离体小肠的自发活动，有明显的抗乙酰胆碱作用[2]。

芍药甘草汤的现代药理研究发现其对乙酰胆碱所致肠管痉挛性收缩有明显拮抗作用[3]。芍药甘草汤全方及单味芍药、甘草均能抑制副交感神经末梢乙酰胆碱的游离[4]。芍药抑制副交感神经末梢乙酰胆碱的游离，为突触前抑制；甘草能对抗乙酰胆碱，为突触后抑制。综合全方是通过突触前后两个途径来发挥其解痉作用[5]。

以上现代药理研究成果提示芍药甘草汤（和四君子汤）可能是通过抑制乙酰胆碱作用，调节平滑肌收缩，从而改善了帕金森病患者的流涎症状。

现代药理研究认为艾叶油能直接松弛豚鼠离体气管平滑肌，对抗乙酰胆碱（与流涎有关）引起的支气管收缩，增加豚鼠肺灌流量。也许其对流涎也有一定的作用。

（4）初诊运用缩泉丸、水陆二仙丹的理由：中医谓脾气通于口，肾主水，为先天之本，主持和调节人体津液代谢。本案患者年老体弱，肾精渐亏，脾

---

[2] 叶富强，陈蔚文．四君子汤对胃肠道作用的药理研究[J]．时珍国医国药，2005，16（1）：73-74.

[3] 王均宁，刘更生．芍药甘草汤及其制剂止痛作用的药理与临床研究[J]．中成药，1999，21（9）：483-485.

[4] 阮耀，岳兴如，郝洪．芍药甘草汤对有机磷中毒小鼠的解救作用[J]．郑州大学学报（医学版），2005，40（2）：348-350.

[5] 蔡宛如．芍药甘草汤治疗呼吸系统疾病的临床和药理研究进展[J]．中医药信息，1998，（6）：5-6.

肾气虚不能固摄津液，津液运行失常，导致口津外泄而致流涎。缩泉丸本治尿频及小儿遗尿症，但现代研究发现其有治疗流冷泪、流涎、流清涕、滑精、白浊、五更泻、过敏性鼻炎、肾积水等新的作用。现代药理学研究发现益智仁具有减少唾液分泌的作用。水陆二仙丹本治遗精，但现代研究发现其对血尿、蛋白尿、腹泻、遗尿、崩漏、带下等病亦有较好疗效。故笔者初诊投以缩泉丸和水陆二仙丹，欲借其温肾固涩、益气摄津的作用治疗流涎，惜未臻目的。无论如何，任何治疗方药必须经过临床疗效的“证实”与“证伪”。

整理以上医案的时间为 2014 年 6 月，期间恰逢又一例有流涎症状的帕金森病患者前来就诊，何不再投以四君子汤合芍药甘草汤试之？临床治疗经过如下。

案 2　俞女，72 岁。2014 年 6 月 17 日就诊。患者素有帕金森病病史 12 年，正在服用多巴丝肼片（美多巴）、盐酸普拉克索片（森福罗）中。先因自汗盗汗、大便欠畅于笔者处求诊，以固涩止汗、养心安神、润肠通便为主要原则处方调治近 1 个月，诸症悉平。现因正在整理以上案例过程中，遂追问患者有无流涎之症，不料患者诉确有夜间流涎，每晚流涎湿枕直径约 6～8cm，此疾已长达半年，但日间无流涎症状发生。手抖甚，睡眠欠佳。舌淡红，苔薄黄，脉细弦。

今停用前药，但以四君子汤合芍药甘草汤为主处方：党参 30g，炒白术 12g，茯苓 12g，白芍 50g，炙甘草 12g，五味子 9g，枣仁 12g，7 剂。

二诊（6 月 24 日）：上药仅服 2 剂，持续半年之久的夜间流涎之症居然戛然而止。顷诊唯觉手抖较甚，睡眠时欠佳。舌脉同上。改投处方：熟地 15g，制首乌 12g，丹参 30g，白芍 15g，木瓜 9g，淫羊藿 12g，钩藤 15g，僵蚕 12g，夜交藤 30g，枣仁 15g，桑寄生 30g，7 剂。

第九节　乳　蛾

13. 扶正祛邪治乳蛾

中医治疗能够扶正祛邪同时并举，将扶正的药物与祛邪的药物通过配伍融于一方之中，特别适用于由于正气虚弱(免疫抵抗力低下)造成病情反复发作或复发的疾病。这一点，是西医治疗所无法比拟的。例如临床上经常遭遇的慢性扁桃体炎患者，常常在疲劳或抵抗力低下时呈反复急性样发作，西医在急性发作时可急投抗生素杀菌治疗，至于在缓解期如何提高机体抵抗力以预防急性样发作却缺少办法。以下结合2例扁桃体炎的中医治疗予以讨论。

案1　董女，30岁，2006年6月16日初诊。主诉：自幼反复发作扁桃体炎，每年发作1次，持续数年。但今年2月以来发作频繁，平均每月1～2次，每于倦怠时更易发作。发作时咽喉疼痛难忍，难以吞咽，曾数次化脓。刻诊：扁桃体红肿，咽痛甚，咽干。平素易乏力、头胀痛，并有痛经；舌红，舌下络脉迂曲，苔黄腻，脉细弦。中医诊断：乳蛾(火毒蕴结)；西医诊断：慢性扁桃体炎急性发作。治法：清热解毒，益气养阴。

处方(1)：金银花60g，蒲公英30g，黄芩30g，桔梗10g，甘草10g。予6剂，嘱现在并以后扁桃体炎急性发作时服用，1日1剂，煎煮2次，1日内分4次服用。

处方(2)：生地15g，玄参15g，麦冬15g，熟地15g，山药15g，山萸肉12g，黄精30g，黄芪30g，金银花15g，开金锁30g，予7剂。嘱平时或扁桃体炎不发作时服用。

患者服用处方(1)2～3剂后咽痛即止，唯略有头昏；继而二诊后停服处方(1)，改服处方(2)，直至7月11日三诊：扁桃体炎3周未发作，咽干、头胀痛、疲劳诸症均有好转，头昏亦止，舌转淡红，苔转薄，脉细弦。续服处方(2)至10月20日八诊，其时就诊已有4个月余，自觉服用处方(2)则不易疲劳，精神倍增，扁桃体炎几无发作。唯7月20日略有咽痛、扁桃体炎似有发作时即服处方(1)加射干10g、山豆根6g，3剂即镇住发作。2007年10月随访得知自此以后再未有过发作。2012年因他病前来就诊，问及往事，告之自此之后，慢性扁桃体炎再无发作过。

本案充分体现了中医“未病先防”“急则治其标，缓则治其本”以及“扶正不忘祛邪”的学术思想。急性发作期以清热解毒治标为主[处方(1)]，重用金银花至60g，蒲公英和黄芩亦重用至30g，配合桔梗汤利咽止痛。其处方特点是药味少，剂量大，每日服用次数多。缓解期则以益气养阴扶正治本为主［处方（2）］，用增液汤并六味地黄丸中三补之品滋阴清热润燥，更以黄芪、黄精益气；仍用金银花、开金锁清解余邪，扶正不忘祛邪，防患于未然。

案2 周女，44岁。2014年5月13日就诊。主诉：素有慢性扁桃体炎。近来感冒后咽痛已有6天，呈持续性疼痛，痛甚则吞咽困难。查体见扁桃体Ⅱ°肿大，咽后壁充血。平素神疲乏力，自汗多，大便每日2～3次，质稀不成形，舌淡红，苔灰，脉细弦。

处方：生黄芪50g，金银花50g，射干10g，山豆根3g，制大黄6g，7剂。

5月20日：服上药至第5剂，咽痛即止。查体未见扁桃体肿大，咽后壁充血消失。故转治自汗。

案2与案1治疗略有不同，案1是予两个处方，其中一个处方以清热解毒祛邪为主，在发作期服用；另一个处方以益气养阴扶助正气为主，在平时服用。案2则将扶正药和祛邪药合于一方之内，扶正祛邪同时并举。尽管有所不同，但扶正祛邪的治疗策略是相同的。对于这样的案例，单纯运用中药清热解毒也许比不过西药抗生素，但扶正祛邪组方治疗正是中医药的特色优势之一。

第十节 舌 痛

14. 舌痛多因胃火炎

舌知五味，一日三餐，外加美酒、副食，生活中的甜美皆离不开舌的品尝功劳。临床上舌病不少，如口苦、口酸、口甜、口辛、口咸、口干、口腻，都关乎舌的感觉；口疮舌疮、舌麻、舌痛更使人烦恼痛苦。但西医对这些似乎并不“重视”，倒是古代中医对舌病证治论述颇详细，包括“舌痛”，常与舌破、舌肿、舌疔、舌疮等一起描述。

舌为心之苗，心气通于舌；足阳明胃经连舌本络唇口；肝经支脉环唇内，其筋脉络于舌本；足太阴脾经夹食道两旁连舌本散舌下；足少阴肾经上行沿喉咙，夹于舌根两侧。因此，在生理上，舌与其他脏腑均有关系；在病理上，舌与心、胃的关系尤为密切，多为心火、胃热循经上冲而致。

案1　周女，61 岁，2004 年 12 月 14 日就诊。主诉：舌痛而麻木。口干，小腿抽筋，手麻，肩胛部板紧感，舌黯红，苔薄白，脉细弦。

处方：石膏 12g，生地 20g，太子参 15g，玄参 12g，天麦冬各 12g，川石斛 15g，芦根 30g，荆芥 12g，通草 10g，白芍 15g，甘草 12g，生米仁 15g，怀牛膝 15g，木瓜 15g，当归 12g，淫羊藿 12g，14 剂。

二诊：舌痛麻及手麻均明显好转，小腿不再抽筋。

足阳明胃经连舌本络唇口，舌痛多关乎胃经有热。舌痛、舌麻而口干，治宜以石膏清胃热；生地、太子参、玄参、天麦冬、川石斛、芦根养胃阴。张寿颐谓“荆芥……入血分，清血热，能治咽喉口舌发颐，大头诸症”，可助石膏疏散风热；通草淡渗清降，引热下行从尿而出。另以白芍、甘草、生米仁、怀牛膝、木瓜为治疗小腿抽筋之验方，屡用屡效；当归、淫羊藿为治痹证之古方，亦颇效验。

案2　临床上常可遇单纯舌痛症。支女，79 岁，2006 年 3 月 21 日就诊。主诉：舌痛。余无不适，舌质偏红，苔薄黄，脉细弦。

处方：生地 15g，石膏 15g，3 剂，煎煮后代茶饮用，频频呷服。

二诊（3 月 24 日）：舌痛明显减轻。患者除舌痛以外，别无其他症状，辨证论治较为困难。舌质偏红，示有内热，胃火炽热，上逆舌络。石膏入肺胃二经，走气分清热泻火；热易伤阴，生地入心肝肾经，进血分清热凉血、养阴生津。药仅两味，此乃《太平圣惠方》石膏煎，也是清胃散之骨干药物。

笔者以此方治疗多例舌痛均有一定效果，且本方服用简单而方便。

案3　卞女，60 岁，2006 年 2 月 24 日初诊。舌痛，伴心悸、怔忡、胸闷、口苦、夜寐欠安，多梦；舌淡红，苔薄黄中剥，脉细数。西医诊断：灼口综合征。中医诊断：舌痛属于心胃火盛；清心胃火为治，《太平圣惠方》石膏煎主之。

处方：生地 15g，石膏 15g。予 7 剂，煎煮后代茶饮用。

二诊（3 月 17 日）：舌痛不再。

灼口综合征是以舌部为主要发病部位，以烧灼样疼痛为主要表现的一组综合征，又称舌痛症、舌感觉异常、口腔黏膜感觉异常等，常不伴有明显的临床损害体征，亦无特征性的组织病理变化，但常有明显的精神因素，在更年期或绝经后期妇女中发病率高。其病因复杂，但精神因素占有突出位置，临床上较难治愈。舌为心之苗，心气通于舌，足阳明胃经连舌本络唇口，因此舌与心、胃关系密切。心胃火盛，上逆舌络，发为舌痛。苔黄或剥，是为火证。石膏入肺胃二经，走气分而清热泻火；生地入心肝肾经，走血分而清热凉血、养阴生津。心胃火除，则舌痛自止。小方剂代茶饮用，充分体现了简、验、便、廉的中药特点。

案 4 治疗舌痛还有更为简便的方法可以试用。2005 年 8 月 16 日，笔者对一例 57 岁的徐女施行了以下的治疗方法。患者主诉舌面疼痛经时，有火辣感，伴胃脘嘈杂、痞胀，舌黯红，苔薄，脉细弦。

处方：明矾 10g，嘱其研磨成细粉，但涂于舌，一日数次。

二诊 8 月 23 日时，患者诉舌痛已去大半。嘱停止使用，后余痛消失。

《本草求真》云明矾“气味酸寒，则其清热收热可知”。李时珍《本草纲目》说：“矾石之用有四：吐利风热之痰涎，取其酸苦涌泄也；治诸血痛，脱肛，阴挺，疮疡，取其酸涩而收也；治痰饮，泄痢，崩，带，风眼，取其收而燥湿也；治喉痹痈疽，蛇虫伤螫，取其解毒也。”所谓“血痛”，在本案体现为胃热循经上炎所致的舌痛。明矾性味酸、涩、寒，具有清热解毒的作用，虽然不归胃经，但直接敷于舌上，是必入胃经，清泻胃火。

一般舌痛多与缺乏维生素以及微量元素有关，应当予以适当补充，对防治舌痛也有效果。

第十一节 口 疮

15. 口疮清胃升麻汤

口疮为口腔黏膜或舌的浅表性溃疡，有周期性、复发性及自限性等特点。若口疮经常发作，此起彼伏，则称为复发性口疮。历代医家有认为外感六淫燥火，或脏腑内伤热盛是其致病主因；亦有如《景岳全书》所云：“口疮，连年不愈者，此虚火也。”病因病机以实火、虚火居多。此疾虽小，颇不易除。

笔者治疗口疮喜用清胃升麻汤，此方出自《万病回春》，由升麻、山栀、防风、白芷、茯苓、川石斛、甘草七味组成，功效在于清热解毒、疏风散邪。

口为足阳明胃经所处之所，口疮为胃经伏火循经上炎。对此，主用升麻、山栀清泄胃中伏火积热。或曰升麻有升而能散的作用，使郁遏之伏火易于宣达而熄灭。联想灶中伏火或煤炉中伏火，柴草或煤灰壅塞于下，通过爬灰，使气透而升，不仅不易灭火，反而使火愈壮而已。如欲灭火，趁火郁伏之际，直接浇水，或以密不透风之物压之，使郁火更郁、伏火更伏，岂非更易灭火？笔者从大量其他使用升麻的古方中体会到，升麻本身具有清热解毒的作用，古人常用于发表透疹，岂非清热解毒在起作用？古籍早有记载升麻对口疮有效验，《名医别录》谓升麻主"中恶腹痛，时气毒疠，头痛寒热，风肿诸毒，喉痛，口疮"。《药性论》曰："升麻……除心肺风毒热壅闭不通，口疮，烦闷。"口腔溃疡反复发作，来去如风，其状类"风邪"。据此，清胃升麻汤中白芷、防风疏散风邪。口疮局部有（炎性）液体渗出，有"湿胜"参与为患，白芷正可燥湿排脓，生肌止痛。口疮反复发作，必致气阴两伤，故以茯苓、川石斛、甘草健脾益气，养阴生津，扶正以祛邪。值得一提的是，方中甘草并非仅仅扮演"调和药性"之"国老"作用，甘草泻心汤以此为主药，也是治疗口疮的常用有效方，是以知甘草亦是治疗口疮之要药。甘草除了经常扮演和事"国老"角色以外，其本身具有不可忽视的清热解毒、祛痰止咳、缓急止痛以及益气补中的作用；甘草的这些作用往往可以"独当一面"，其用绝对不可小觑。总之，清胃升麻汤药味精简，组方严密，祛邪扶正兼顾。不仅可用于复发性口疮的治疗，亦可用于预防其发作。该方不宜随意加减，尤其不宜减味，可收桴鼓之效。

案1　口疮并口干　沈男，76岁，2011年5月27日初诊。口疮反复发作，神疲乏力。患者口干多饮，年轻时即如此，随年岁增长而加重，经反复检查无糖尿病等内分泌疾病。舌淡红，苔薄黄，脉细弦。中医诊断：口疮（复发性口腔溃疡）证属阴虚风热型；治以益气养阴，疏风清热。

清胃升麻汤合泻黄散加减：升麻15g，山栀15g，防风12g，白芷12g，川石斛30g，茯苓12g，甘草12g，桑白皮12g，地骨皮12g，藿香12g，石膏20g，芦根30g，党参15g，黄精30g，黄芪30g，7剂。

二诊（6月7日）：口疮愈，唯仍口干，舌红，苔薄黄，脉细弦。

改投增液汤加味：生地 30g，麦冬 15g，玄参 15g，枸杞子 12g，天花粉 12g，葛根 30g，知母 12g，白芍 12g，芦根 30g，川石斛 15g，补骨脂 12g，覆盆子 15g，黄精 30g，淫羊藿 15g，予 7 剂以善后。

患者口疮反复发作、神疲乏力、口干欲饮，为气阴两伤。清胃升麻汤合泻黄散泻脾胃积热，加桑白皮、地骨皮清解虚热，加黄芪、党参、黄精、芦根益气养阴。二诊口疮已愈，唯口干未解，故改用养阴生津、补气益肾药方扶助正气，以图减少今后口疮复发。

案 2　口疮并自汗　柳男，33 岁，2012 年 8 月 24 日初诊。主诉：唇内口疮四只，反复发作 4 个月余。白昼易汗出，运动后汗出尤甚。舌淡红，苔薄白，脉细弦。口疮证属气虚；治以益气敛汗，疏风清热。

处方(1)：清胃升麻汤加减：升麻 15g，山栀 15g，白芷 12g，防风 12g，茯苓 12g，川石斛 15g，甘草 12g，车前草 15g，生黄芪 30g，炒白术 12g，麻黄根 12g，浮小麦 12g，14 剂；

处方(2)：万应胶囊 2 盒，一次两粒，一日两次(嘱口疮愈后停服)。

二诊(9 月 11 日)：口疮愈，舌脉同上。处方：①原处方生黄芪增至 50g，7 剂；②万应胶囊 2 盒(备用，嘱口疮复发时用)。

患者口疮反复发作 4 个月余且伴自汗，故在清胃升麻汤方基础上加益气敛汗之品治之。口疮常有“湿胜”，加车前草渗湿于前，并使原方敛中有泻，以防敛汗太过而留湿。二诊口疮愈，加重黄芪用量至 50g，意在益气敛汗，更在提高机体免疫能力以防口疮复发。

案 3　口疮并口苦、寐差　张女，42 岁，2011 年 5 月 3 日初诊。主诉：易发口疮，尤其于乏力时或经前易发。患有有子宫肌瘤，经带正常。睡眠易醒，每夜达 3～4 次；面部色素沉着，口苦，少腹偶有隐痛，舌淡红，苔薄白，舌下静脉迂曲，脉细弦。口疮证属肝经湿热；治以清肝利湿，安神。

处方(1)清胃升麻汤合龙胆泻肝汤加减：升麻 15g，白芷 15g，石斛 15g，防风 12g，茯苓 12g，甘草 12g，栀子 12g，黄芩 12g，柴胡 12g，生地 12g，泽泻 12g，车前子 15g，当归 12g，7 剂。

处方(2)三七方(自拟方)：鸡血藤 30g，小蓟草 6g，枣仁 15g，三七粉 0.5g(吞服)，7 剂，于睡前半小时煎汤服用。

处方（3）：万应胶囊2盒，服法同上。

二诊（5月10日）：口疮愈而未有复发，半夜醒来次数明显减少，仍口苦，小腹胀痛，舌脉同上。处方以龙胆泻肝汤合芍药甘草汤加减：栀子15g，黄芩12g，柴胡12g，生地12g，泽泻12g，车前子15g，当归12g，白芍30g，甘草12g，元胡30g，7剂；三七方续服7剂。

三诊（5月17日）代诊：家人告之患者未有口疮复发，睡眠良好，口苦减少，继予处方（1）7剂。

本案为复发性口疮伴口苦，口苦往往提示肝胆经（湿）热，故以清胃升麻汤合龙胆泻肝汤加减治疗。由于患者睡眠障碍，且舌下静脉迂曲，瘀热明显，故予三七方化瘀养血、安神助眠，嘱临睡前服用。

以上两案均加用了万应胶囊。万应胶囊由胡黄连、黄连、儿茶、冰片、香墨、熊胆、麝香、牛黄、牛胆汁组成；功效清热、镇惊、解毒；主治小儿高热、烦躁易惊、口舌生疮、牙龈咽喉肿痛。用以治疗口疮疗效颇佳，配合服用中药汤药，可加快口疮愈合。只是可惜，后来万应胶囊从市场上消失了。原因不是很清楚，听说处方中既然写了用牛黄，就必须用真牛黄而不该用人工牛黄，用了人工牛黄就以“假药”论处，至于临床效果好不好是不管的。如果不用人工牛黄而用天然牛黄，药物来源罕少不说，价格必将昂贵起来；药价又不能随意提价，不提价则生产亏本。于是乎，万应胶囊便从市场消失了。还有很多中成药都是如此这般消失了，令人扼腕。

第十二节 牙 疼

16. 风火牙疼漱口止

牙疼怎么办？

《素问·缪刺论》有“齿龋，刺手阳阴，不已，刺其脉人齿中，立已”，即为针灸治疗龋齿的方法。

汉代著名史学家司马迁的名著《史记·仓公列传》中有“齐中大夫病龋齿，臣意灸其左太阳脉，即为苦参汤，日漱三升，出入五六日，病已”，记载了齐国名医太仓公用针灸和苦参汤给齐中大夫治疗龋齿。

宋代苏轼在《茶说》中记载："吾有一法，常自珍之，每食已，辄以浓茶漱口，烦腻即去，而脾胃不知，凡肉之在齿间，得茶浸漱之，及消缩不觉脱也……"苏轼认为饮茶并餐后用茶水漱口，有助于保护齿龈并预防龋病。

《诸病源候论》云："牙齿痛者，是牙齿相引痛，牙齿是骨之所终，髓之所养。手阳明之支脉入于齿，若髓气不足，阳明脉虚，不能荣于牙齿，为风冷所伤，故疼痛也。"指出齿为骨之余，赖髓所养，凡肾虚髓空，或为风冷所伤，易病齿疾。

马王堆汉墓出土帛书《足臂十一脉灸经》中还提到用灸法治疗牙病："病齿痛……皆久（灸）臂阳明温（脉）"。

明代薛己著有口齿科疾病专著《口齿类要》，其言："齿者肾之标，口者肾之窍。诸经多有会于口者，齿牙是也。徐用诚先生云：齿恶寒热等症，杂之邪，与外因为患。治法：湿热甚而痛者，承气汤下之，轻者清胃散调之；大肠热而龈肿痛者，清胃散治之，重则调胃丸清之；六郁而痛者，越鞠丸解之；中气虚而痛者，补中益气汤补之；思虑伤脾而痛者，归脾汤调之；肾经虚热而痛者，六味丸补之；肾经虚寒而痛者，还少丹补之，重则八味丸主之；其属风热者，独活散；大寒犯脑者，血芷散；风寒入脑者，羌活附子汤。病症多端，当临症制宜。"薛己提出了针对牙齿疼痛的内科治疗方法。

但是俗语讲"牙疼不是病，疼起来真要命"。牙痛对生活有很大影响，轻则不能吃食物，重则无法学习与工作。治疗牙痛，最求速效，虽可服用西药止痛药，但往往有引起胃中不适等副作用。牙痛在中医称为牙痈又名牙齐风，用漱口法治疗牙痛自古有之。相比较中药汤剂内服，以中药煎汤漱口有直达病所、起效迅速、简便易行、价廉效优等独特优势。

案1　朱男，72岁，2006年4月17日初诊。牙龈肿痛已有数日，口臭，便秘，腹胀，面红，舌红，苔黄，脉细弦。西医诊断为齿龈炎。中医诊断为牙痈，证属胃热壅盛；治宜清胃凉血。

处方以清胃散加味：川连6g，石膏15g，升麻6g，生地30g，丹皮15g，生大黄10g，予3剂。

二诊（4月25日）：服上药3剂，牙龈肿痛缓解，便秘、腹胀减轻。停药

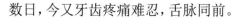

数日，今又牙齿疼痛难忍，舌脉同前。

处方：细辛 10g，艾叶 10g，花椒 15g，浮小麦 30g，予 3 剂，趁温漱口；漱口时可以尽量含在口中靠近患侧面并保持须臾，然后吐出，不拘次数。不可吞下内服。

三诊（5 月 9 日）：牙龈肿痛尽失。

案 2　陈女，57 岁，2005 年 7 月 5 日初诊。患者牙齿疼痛数日。舌红，舌下静脉迂曲显露，苔黄，脉细弦。风火牙疼，但以漱口法治之。

处方：细辛 15g，艾叶 10g，花椒 15g，浮小麦 30g。3 剂，煎煮后，趁温频频漱口。

二诊（7 月 11 日）：漱口 3 日，牙痛消失。

牙疼是口腔疾病中最常见的症状之一，多由牙龈炎、牙周炎、龋齿（蛀牙）或折裂牙而导致牙髓（牙神经）感染所引起。本方适用于各种牙体、牙髓、牙周病变引起的牙疼。

中医认为牙疼多为风、火、虫、虚。胃足阳明之脉入上齿中，大肠手阳明之脉入下齿中，故实证多属阳明风火；肾主骨，齿为骨之余，故虚证多肾虚火炎。实证宜祛风泻火，虚证宜滋阴降火。牙疼发作甚为痛苦，药物内服起效甚慢，对于实证牙疼，笔者用此漱口方莫不应手，取效快捷，简易方便。

细辛在《御药院方》之细辛散、《吉林中草药》中均记载其煎汤漱口可治齿痛；《圣济总录》也有将细辛与荜茇同煎含漱治风冷牙痛的细辛汤。花椒在《太平圣惠方》《食疗本草》中均记载其漱口可治齿痛，民间也有直接将花椒粒纳于龋齿洞中止痛的方法。艾叶具有温经止血、散寒止痛作用，具有抗菌、抗病毒及镇痛作用。浮小麦在《本草纲目》中记载其有散血止痛作用。我曾在古书中读到“治风火虫牙疼神方歌——一撮花椒水一盅，白芷细辛与防风，浓煎漱齿三更后，不论疼牙风火虫”。根据古代本草有关记载及民间单秘方，笔者综合精简了由此四味药组成的验方。考现代药理研究，花椒、细辛均有局部麻醉作用，可使牙痛缓解迅速；艾叶、花椒、细辛均有抑菌作用；煎汤含漱不仅止痛，还可维护口腔局部微环境平衡。

第十三节　唇　　风

17. 验便廉简治唇风

案　田女，69 岁，医生，长期患唇炎，曾去一些大城市医院求治，久治不愈。2001 年 4 月 20 日再次从外地来上海医院求治，并顺便探望其在上海工作的儿子。21 日下午，经西医同道介绍，遂由其儿子陪同前来找余诊治。

一年零八个月前，起先因外伤致下唇破裂，伤口久久不愈，进而下唇干裂溃烂，流出黄白色脓液，嘴唇破裂时出血如注，疼痛时无法张口说话或进食。在当地医院进行了各项检查，唇部病理活检仅示一般炎症，未见有癌变。曾口服激素、抗生素以及氦、氮激光照射治疗，均告罔效。

刻下唇肿胀溃烂，可见黄白脓液从溃烂处渗出，张口困难，只能“半张着嘴”说话，唇部感觉不甚灵敏，但疼痛、触痛明显，食热或咸的食物则疼痛甚，神疲乏力，胃纳不馨，舌质红，苔薄黄腻，脉细弦。

此病名“唇风”，又称“唇疮”“驴嘴风”。古方书云：“凡下唇肿痛，或生疮，名驴嘴风；上唇肿痛生疮，名鱼口风。”该病以唇部红肿、痛痒、日久破裂流水为特征，与剥脱性唇炎相似。多因过食辛辣厚味，脾胃湿热内生，复受风邪外袭，风热相搏，引动湿热之邪上蒸唇部，气血凝滞而成。《医宗金鉴》对此有生动描述：“唇风多在下唇生，阳明胃经风火攻，初起发痒色红肿，久裂流水火燎疼”。此属难治性顽症，出具处方如下。

处方（1）：黄芩 15g，荆芥 12g，金银花 15g，山栀 12g，通草 6g，薄荷 6g，玄参 5g，牛蒡子 9g，天花粉 12g，芦根 30g，14 剂，煎服。

处方（2）：明矾每用 3g，用滚开水冲一茶盏，候温外洗唇部。

处方（3）：蒲黄 30g，槐花 30g，研极细末，混合，外敷唇部。

处方（4）：黄柏 24g，黄连 15g，儿茶 3g，研极细末，混合，外敷唇部[与处方（3）交替使用]。

处方（5）：吴茱萸 60g，研末，临睡前用热醋调后，敷于两足涌泉穴处，用胶布固定，次晨揭去。

以上除了口服与足底外敷以外，每日处方（2）不拘次数搽洗后，交替使用处方（3）与处方（4），同样不拘次数。

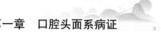

病虽已久，基本病机仍属湿热蕴蒸不散。

处方（1）清热解毒，疏散风邪。

处方（2）明矾主含硫酸铝钾，明矾水有强烈凝固蛋白的作用，低浓度有消炎解毒、收敛、防腐作用。《本草新编》说："或疑矾石味酸，宜敛毒，而不宜化毒，何以痈疡之症用之毒易化耶？不知矾石之化毒，正在味酸。矾石有形之物也，入之汤药之中，则有形化无形矣，存酸之味于散中，而行散于酸内，既消毒而又不散气，此功效之所以更神也。"

处方（3）与（4）所用药物解毒敛疮。

处方（5）吴茱萸敷足为引火下行。

以上组方，皆从治疗口疮、唇疮的古方中化裁而来。

不相识的西医同道介绍患者来就诊，也许彼认为可以让中医想想办法。笔者以前并没有治疗这一类疾病的临床经验，说实话，能否治好心中并无把握。3 个月后的 2001 年 7 月 10 日，患者寄来一封感谢信，现摘录其中部分内容如下："（用药）半个月后，局部症状明显减轻，一个半月后唇部痂皮脱落，唇黏膜光滑，触痛减轻，唇呈斑片状暗紫红色，对温热仍敏感。口服、足底外敷药用完（后），坚持唇部外搽，并常涂抗生素软膏，现已痊愈，仅以前病理活检处尚有硬结，有压痛，其他部位与正常口唇无异"云云，欣喜感谢之情溢于纸上。通过此案，可以充分体会到中医治疗的验、廉、便、简、神。

18. 唇风效药需探究

"唇风"即唇炎，是一种难治性疾病。在"17. 验便廉简治唇风"文中介绍过同时用 5 张处方治愈 1 例唇炎的经过。当时，用这么多的处方治疗唇炎的理由如下：一是由于该田姓（女，69 岁）患者为外地患者，往来就诊十分不方便，难以边治疗边观察疗效以调整治疗方药；二是患者"经并不相识的西医同道介绍"而来，荣誉感和"虚荣心"都使笔者压力陡增，想方设法欲治好该病；三是乃属笔者首次运用中药治疗唇炎，彼时尚无经验，为确保疗效或以求保险而为之。虽然说结果是治愈了，但由于所用方药太多，况且患者还"常涂抗生素软膏"，搞不清楚究竟是哪些方药发挥了关键的治疗作用。再说了，要是别人说这是偶然的、自愈的病例，我也无言以对。所以多年以来，此心结一直存在着未解。

案　光阴荏苒，一晃不觉到了2009年12月15日。是日在门诊时，忽觉身边亭亭玉立站着一位美丽女子，服装时尚，身材苗条修长，瓜子脸，皮肤白皙，唯独上下嘴唇又红又肿，像是被黄蜂螫过一般，又像嘟着嘴在生气似的。轮到她就诊时，得知芳年29岁，诉：上下唇红、肿、疼痛，反复蜕皮，并易裂纹出血，同时嘴唇不断发出小水疱，疱破裂则出水，疼痛时张口困难，妨碍饮食，此疾已有一年，近来加重，历经中西医治疗皆无效。另还有肛裂痔疮疼痛。舌淡红，苔薄，脉细弦。诊断：唇风；治疗原则：疏风清热利湿。

处方（1）：生薏苡仁30g，防己12g，赤小豆30g，黄芩12g，荆芥12g，金银花15g，生栀子15g，通草10g，薄荷6g，牛蒡子12g，天花粉12g，芦根30g，7剂，水煎服；

处方（2）：黄柏24g，黄连15g，儿茶3g，研极细末，混合。嘱其自行购买1瓶某药妆品牌喷雾剂，喷雾湿润后，将上药外敷唇部。

二诊（2009年12月22日）：内服外敷上述药物后，上下唇红肿疼痛、出血均有明显改善，嘴唇无小水疱发出。但近日吃了少许虾仁后，嘴唇又发出小水疱，舌脉同上。处方（1）予14剂继续内服；嘱其继续用处方（2）外敷唇部。

三诊（2010年1月5日）：外敷内服经治3周，唇风近愈。唇红、肿、痛、出血、出水诸症均明显好转。但是，由于患者药物外敷范围过广，致使唇周正常皮肤过敏而显微红。处方（1）予7剂继续内服；继续用处方（2）外敷唇部。

四诊（2010年1月12日）：口唇无红，无肿，无皲裂，无水疱，无蜕皮，仅唇微痛。处方（1）去薄荷，加天麦冬各20g，7剂；继续用处方（2）外敷唇部。

五诊（2010年1月26日）：症情向愈，但因上周又食少许虾仁，上唇发出一小块唇炎，其色稍红；近来大便1天2～3次，质稀而不成形。处方（1）去芦根，加茯苓20g，7剂；继续用处方（2）外敷唇部。

六诊（2010年2月2日）：其母代诊说唇微红微痛，但新发唇炎处已不蜕皮，增诉梦多，晨起头痛（有偏头痛史）。上方加川芎15g，7剂；继续用处方（2）外敷唇部。

七诊（2010 年 2 月 9 日）：唇干微红，几不痛，仅食咸时感唇痛，梦多。处方（1）加天麦冬各 30g，川石斛 15g，桑叶 12g，14 剂；继续用处方（2）外敷唇部。

八诊（2010 年 3 月 2 日）：春节期间已停药。无红肿脱皮，上下唇外观已完全正常，唯有时在吃东西时感唇微痛而已。患者说自患病以来，从未达此状态。至此，可以认为唇风已基本治愈。只需今后加以随访。

“唇风”在《太平圣惠方》中称为“紧唇”，在《普济方》中称为“唇疮”；西医学称为剥脱性唇炎，以口唇及唇周局部红赤、痛痒、干燥、日久开裂、溃烂为临床特征。

《素问·五脏生成》云：“脾之合肉也，其荣唇也。”唇为脾之外候，脾开窍于口，其华在唇；胃与脾相表里，胃经挟口环唇。故病虽在唇，实为脾胃火热亢盛循经上炎，合外感风热之邪于唇而发病。对此患者，仅用了内服和外用处方各一，相当于“17. 验便廉简治唇风”中田姓患者的处方（1）和处方（4）。当然，本患者处方（1）中多了薏苡仁，赤小豆，防己三味药。这是因为古人曾谓：“风湿入脾，口唇瞤动皴揭，苡仁，赤小豆，防己，甘草，煎服。”

通过以上可以确定：以本案内服和外用药治疗唇风是有效的，是经得起重复的。用以上方药治疗本病至少需要 2～3 个月或更长时间。据此推测，“17. 验便廉简治唇风”中治疗田姓患者唇风是处方（1）和处方（4）在起关键的治疗作用。

19. 唇瞤可以从脾治

在“17. 验便廉简治唇风”及“18. 唇风效药需探究”文中举例介绍了唇风的治疗方法。唇风之名出自《外科正宗》卷四：“唇风，阳明胃火上攻，其患下唇发痒作肿，破裂流水，不疼难愈。宜铜粉丸泡洗，内服六味地黄丸自愈。”可见唇风以唇部红肿、痛痒、日久破裂流水为特征。还有一种情况，以嘴唇不时瞤动为特征，名为唇瞤。在古代文献中，常将唇瞤看作是唇风病情日久不愈变化的结果，甚至有认为唇风又名唇瞤，两者是一回事。对不对？请先看以下案例。

案　杨女，62 岁，2009 年 4 月 21 日就诊。主诉：4 月 16 日在无明显诱因的情况下开始出现时时双手震颤抖动，17 日开始出现嘴唇时时瞤动，呈阵发性，发作无规律，时而出现时而消止。舌淡红，苔薄黄，脉细弦。素患高血压，一直服用西药降压药，血压得到有效控制。于西医医院行头颅 CT 检查，无异常发现。西医在未明确诊断的情况下，予以营养神经类药物静脉滴注 4 天，双手颤动及嘴唇瞤动症状没有丝毫改善。另外 B 超检查示轻度脂肪肝，胆、胰、脾未见异常。心电图示窦性心律，ST-T 改变。

首先，关于病证诊断。嘴唇时时瞤动，不妨可以看作是唇瞤。尽管古人认为嘴唇瞤动可以看作是唇风的表现，但患者从未出现过唇痒痛、红肿、破裂出血、皲裂脱屑等与唇风相符合的临床表现，因此难以诊断为唇风。此外，由于患者还有双手震颤的情况存在，合之不妨可以考虑诊断为震颤。震颤是以头部或肢体摇动、颤抖为主要临床表现的一种病证，笔者认为嘴唇部位颤抖也可以包括在内。

其次，关于病因病机。一般而言，震颤的病因病机包括风阳内动、肝肾不足、气血亏虚、痰热动风等。上案似与以上病因病机不甚符合，应该说病因病机不详。临床上很多疾病的病因病机并不容易确认，这也是客观事实。

既然病因病机不详，那么，究竟应该用什么原则来进行治疗呢？考虑到《素问·五脏生成》云“脾之合肉也，其荣唇也”，唇为脾之外候，唇病当责之于脾，以此似可初步确定脏腑辨证的定位。再说《伤寒论·辨太阳病脉证并治》中提到有一种“筋惕肉瞤”的症状，指的是筋肉抽掣跳动，乃缘于血虚津伤导致筋脉失养或寒湿伤阳导致水气不化所致。唇瞤不妨可以看作是属于筋惕肉瞤在唇部的局部表现。脾易生湿，患者舌苔薄黄，似乎夹热。合之，本案唇瞤莫非因于脾胃湿热内生，循经上蒸于唇而使然？

笔者曾读清代胡其重集、汪锡光增编之《急救危症简便验方》（刘振远、康晓梅点校，中国医药科技出版社，1992 年 9 月第 1 版）续集下卷中“救头目耳鼻口舌唇齿危急诸方”中有如下记载：“治唇动乃风湿入脾，口唇瞤动皱揭。苡仁，赤小豆，防己，甘草，煎服。”笔者曾以此方加味治愈过唇风患者（见“18. 唇风效药需探究”文）。在本案，虽然患者仅仅表现为嘴唇瞤动而并无唇炎，但或同为风热夹湿病机，遂确立化湿清热为治疗原则，借鉴《急救危症简便验方》治口唇瞤动方并《小儿药证直诀》泻黄散，疏方于下：

薏苡仁 15g，赤小豆 30g，防己 12g，甘草 10g，藿香 12g，栀子 12g，地骨

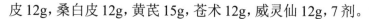

皮 12g，桑白皮 12g，黄芪 15g，苍术 12g，威灵仙 12g，7 剂。

二诊（4 月 28 日）：唇瞤止，手抖明显减轻。今又增诉双下肢肌肉时不时会跳动，时有头晕，大便难成形。

服药一周唇瞤已愈而双手震颤尚未尽愈。从增诉的情况来看，双下肢肌肉跳动可以进一步证实存在湿滞经络致“筋惕肉瞤”的病机；大便难成形可以进一步证实存在脾湿内生的病机；头晕或许提示存在肝阳上亢的病机。治疗宜改为化湿、潜阳为主，益肝肾为辅；处方改为：薏苡仁 15g，白芍 15g，木瓜 12g，川牛膝 15g，苍术 12g，威灵仙 12g，白术 18g，茯苓 18g，天麻 12g，珍珠母 30g，南星 12g，川芎 15g，当归 12g，潼蒺藜 12g，炙甘草 10g，7 剂。

三诊（5 月 5 日）：仍无唇瞤发生；手抖、下肢肌肉跳动皆止。

后来患者转治胸闷、黄汗等其他病证，一直就诊至 2010 年 9 月 7 日为止（见“134. 辨证调态中医神”），期间再未出现过唇瞤、手抖及下肢肌肉跳动现象。

通过以上案例分析，想要表达以下几个观点：

（1）如果以嘴唇不时瞤动为特征可以诊断为唇瞤的话，那么，唇瞤可以是唇风（唇炎）日久不愈的变化，也可以是与唇风无关的表现，后者属于“震颤”或“筋惕肉瞤”类，不应看作是唇风的表现。

（2）根据唇为脾之外候理论，唇瞤多可从脾论治，疏风清热化湿或可取效。

（3）震颤与筋惕肉瞤一样，除了风阳内动、肝肾不足、气血亏虚、痰热动风等病机外，尚有可能存在痰湿滞留于经络筋脉的病机。

（4）有时在临床上明确分析病因病机而后辨证施治并不十分容易，但借助扎实的文献功底并将所知知识融会贯通，有助于制定出能够期待有效的治疗方案。

第十四节　头　痛

20. 治疗头痛基本方

1988 年国际头痛协会首次制订了头痛疾患的分类及其诊断标准，将头痛分为偏头痛、紧张性头痛、丛集性头痛和慢性发作性头痛等 13 类，2004

年该协会又发表了《头痛疾患的国际分类》，将头痛分为14类。

在中医学中，金元时期的李杲对头痛的辨证论治作出了重要贡献，在《兰室秘藏·头痛门》中将头痛分成外感与内伤两类，并创立了分经用药的方法，提倡用引经药："头痛需用川芎，如不愈者各加引经药。太阳川芎，阳明白芷，少阳柴胡，太阴苍术，少阴细辛，厥阴吴茱萸。"现在有关头痛的中医证治基本上还是按照李杲的学术思想，外感头痛分风寒、风热、风湿，内伤头痛分肝阳、气虚、血虚、痰浊、瘀血等证型。头痛中有一种为偏头痛，指头痛在一侧，多在颞部或头角，或左或右，或左右移换，常连目痛，痛甚则伴有恶心呕吐。中医称之为头偏痛、偏头风、边头风，与以上各种头痛统称为偏正头痛。

古代有中医认为偏头痛存在比较特殊的病理机制，谓头痛偏左者，其病机属风、属血虚或属血虚火盛；头痛偏右者，其病机属痰、属热或属气虚夹瘀。在类似理论影响下，如古方"清上蠲痛汤"的临床应用加减方法为：左边痛加红花、柴胡、龙胆草、生地，右边痛加黄芪、葛根云云。此外还有眉棱骨痛等头痛类型。

综上所述，中医有关头痛的学术思想及其理论相当丰富多彩，甚至还显得有些复杂。一是，多彩复杂的理论比较难以掌握，临床上很少有典型证型，分经络也不是一件容易的事情。二是，头痛总应有基础病机存在，如西医认为系头部感觉末梢感受器受到刺激产生异常的神经冲动传达到脑部所致。中医认为头乃诸阳之会，凡六淫、痰浊、瘀血上犯清空，痹阻血脉，或气血不足无以濡养，皆可致头痛。三是，中医也有辨病论治或专病专治的情况存在，如上述李杲所说"头痛需用川芎，如不愈者各加引经药……"这是否意味着暗示我们，通过设计一个可以涵盖头痛基础病机的处方，可用以覆盖治疗大部分的头痛呢？

带着这个问题，笔者查阅了大量古代医著，结果获得了一个不小的发现：许多治疗头痛的方剂，无问外感内伤、风寒风热、气虚血虚、精亏痰浊，几乎都出现了一些使用频次甚高的药物。就以明代周文采所编集《医方选要·头痛门》（中国中医药出版社，1993年第1版）所列治疗各种头痛的19个方剂来看，诸如芎术汤、天香散，芎辛导痰汤、小芎辛汤、川芎散、川芎羌活散、川芎茶调散、如圣饼子、都梁丸、定风饼子、抽刀一字散、芎辛丸、川芎石膏汤、调中一气汤、止痛升阳丹等大部分方剂，几乎都用到了川芎、白芷、细

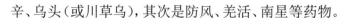

辛、乌头（或川草乌），其次是防风、羌活、南星等药物。

其中，天香散“治年久头风不得愈者”，川芎羌活散“专治头疼、头风”，如圣饼子治“一切头痛”，定风饼子“治偏正头风，脑顶头痛不可忍者”，川芎散“治头风，偏正头痛”，抽刀一字散“治偏正头痛、头风”，这些方剂都没有给出具体的辨证要求，就是用来治疗头痛。

清代龚白璋所辑《家用良方》（中医古籍出版社，1999 年第 2 版）甚至记载：“偏正头痛，凡百药不愈者，此方只需一服，神效无比”，其处方是“香白芷、川芎、甘草、川乌头（生熟均用）”。

虽然我们在具体运用这些方剂时，对古人的表述要有正确理解，但是有一点是不难看出的，即古人治病其实有时十分简单，不像现今之人，必定要把每一种病证都不分青红皂白地分成若干证型，治疗随着证型而定而变。把中医的辨证论治搞得十二分的机械主义和教条主义。从表面看，方方面面无缺漏，头头是道似真理。其实，临床上很难看到典型证候，比及临证遭遇不按书本而生病的患者，如同遭遇滑铁卢，就傻眼了，仓促之间只得胡乱处方了。这也许就是我们要提倡攻读古代中医原著的原因之一。

以上说了一大通，目的是想为在临床治疗头痛的处方理念寻找依据。首先，就外感头痛而言，一般病程较短，当外感六淫病因去除之后，头痛自愈，中医治疗只是为了进一步缩短病程而已。内伤头痛最为多见，有些甚至可持续数十年而痛苦不堪，治疗应力求攻克。

笔者通过阅读古书发现了治疗头痛常用药后，在治疗各种头痛时喜用川芎、白芷、细辛，常规剂量不效则增大用量；顽固性头痛再加用止痉散取粉剂吞服，获效受益无算。

案 1　2010 年笔者随上海市留学归国人员联谊会去某医院义诊时，有来自外地的 45 岁马男前来咨询偏头痛的中医治疗。因头痛严重，且因前来咨询的人比较多，无法仔细加以诊疗，遂请其到我门诊看病。2010 年 11 月 9 日前来就诊，主诉：右半偏头痛 20 余年，阵发性发作，发作时间无规律。近来发作较前频繁，头痛头胀影响到右半个头，有时刺痛，有时胀痛，伴头晕，或有飘然感或有沉重感，最近两年来大便不成形但排出困难，小便无力。舌淡红，苔薄，舌下静脉迂曲显露，脉细弦。一直在西医医院服用西药（具体药物不详）但效果不佳。脑血流图示脑供血不足。头颅CT、心电图检查正常。血压正常。病久多瘀入络，况有舌象佐证；头痛胀晕有飘然感，是肝风存在之象。治以活血化瘀通络、兼平肝风。

处方：川芎40g，白芷30g，白芍30g，当归15g，威灵仙12g，僵蚕12g，蜈蚣2条，全蝎粉2g（每日分两次吞服），天麻12g，钩藤12g，川牛膝15g，茯苓15g，7剂。

二诊（12月3日）：患者老家在安徽，来上海就诊不方便，今日特地赶来。告上次服药之后，头痛几止，仅偶轻微头痛而已；停药后亦无明显回复。大便排出困难及小便无力依旧。原方加山药15g，蒲公英30g，14剂。

2011年2月20日，学生出于关心打电话随访。患者诉自去年服中药三周，至今病情稳定，再无偏头痛发作，仅在事多烦心时偶有轻痛，三个多月未发作偏头痛，实为服中药前所未曾有。大便依旧不成形，小便无力已有改善。

案2　张女，52岁，2005年11月24日初诊。患高血压10年，间断性左侧太阳穴痛3年余，近日加重。发作持续1～2周，整日疼痛，难以忍耐。顷诊头痛甚，失眠，舌红，苔薄，脉弦细。中医诊断：头痛（肝阳头痛）；西医诊断：偏头痛，高血压。治则：平肝息风止痛。

处方（自拟方）：川芎30g，白芷18g，全虫粉2g（吞服），天麻9g，威灵仙10g，鸡血藤30g，三七粉1g（吞服），小蓟草10g，予7剂。

二诊（12月27日）：诉服药2～3剂头痛即止，睡眠亦佳。2006年4月20日因他疾来诊，告知头痛此后未再复发。

笔者治疗头痛，如遇难以辨证论治者，以养血活血化瘀为基本原则，以川芎、白芷、芍药、当归等为基本药物；不行则加大这些药物的剂量；不行再加全蝎、蜈蚣、僵蚕等虫类搜风剔络；不行再加乌头、细辛、吴茱萸等温阳散寒止痛。倘若兼见肝气郁结则加柴胡、香附等疏肝理气；兼见肝阳肝风则加天麻、钩藤、石决明等平肝息风；兼见痰浊则加天南星、半夏、白附子等蠲痰祛浊；兼见风热则加防风、石膏、菊花等疏风清热；兼见寒湿则加羌活、独活、蔓荆子等散寒胜湿……临证以此思维论治，少有不克者。

21. 阳明头痛清空膏

“随机双盲对照试验”是获得较高等级证据的临床研究方法，通过观察足够数量的具有相同性质的患病人群，以获得数据对某种因果关联的命题做出符合客观实际的推断，以解决疾病治疗中存在的共性问题。但是，中医辨证论治是一种典型的“个体化诊疗”方法，在绝大多数场合下，随机对照试验方法并不完全适用于中医“个体化诊疗”。尽管如此，个案研究也应该需要采取更为科学的方法进行疗效评价，一般有以下几种方法：

（1）简单的 A-B 时序设计（simplest single-case design）：将治疗前的临床表现作为基线期的“A”阶段，将治疗过程中的临床变化作为“B”阶段，将两个不同阶段的临床表现进行对照比较，由此可以得出药物治疗的效果结论。

（2）经典的 A-B-A 反转设计（classic reversal）：包括 A-B-A 设计和 A-B-A-B 设计。A-B-A 设计是在 A-B 时序设计基础上的扩展，即首先收集治疗前的基线数据（A），然后进行治疗（B），得出疗效结论；随后又中止治疗，再次观察停止治疗后的临床表现。因此，经典的 A-B-A 设计假设治疗的效果是短暂的或可逆的；如果治疗有效，撤除治疗后病情就又会回到或接近治疗开始前的状况。

A-B-A-B 设计不妨可以理解为对同一患者进行了两个 A-B 时序设计，中间需要经过一个洗脱期；也可以理解为对患者进行了 A-B-A 反转设计后，再引入一个相同的进一步的治疗阶段。该设计的主要特点是治疗与停止治疗在试验过程中反复交替出现，通过患者的病情变化来证明治疗的效应。从伦理学角度来看，为了证明治疗的有效性而撤消治疗多少存在一些问题，但如果病情允许或是患者自行停止服药，则又当别论了。

以上个案研究方法不需作统计学处理，只是通过对治疗措施的控制和对患者病情的反复测量，就可以有效地说明试验的结果，为个案研究提供了良好的范式。显而易见，以上个案研究设计方案等级依次为 A-B-A-B、A-B-A、A-B。试举例说明如下。

案　黄女，57 岁，主妇，2004 年 11 月 5 日就诊时诉：前额部头痛反复发作 10 余年，时发时止，近期又起，痛甚时双目有掉下感觉，舌淡红，苔薄，脉细。辨证：阳明头痛；治疗原则：祛风活血止痛。

清空膏加减：川芎 15g，羌活 10g，防风 9g，黄芩 6g，半夏 12g，生甘草 6g，当归 15g，白芷 15g，7 剂。

同年 11 月 18 日：服药后头痛即止。

2006 年 2 月 24 日就诊时又诉：前额部头痛发作 2 日，痛甚时双目有掉下感觉，胃脘痞胀，舌淡红，苔薄，脉细弦。辨证仍然以阳明头痛为主；治疗原则：祛风活血止痛，兼疏肝理气和胃。

清空膏加减：川芎 15g，羌活 9g，防风 9g，黄芩 12g，半夏 12g，柴胡 12g，香附 12g，佛手 6g，枳壳 12g，大枣 10 枚，7 剂。

同年 3 月 3 日：服药 2 剂即头痛止。

患者的临床表现特点是前额部头痛，反复发作。2004 年 11 月 5 日与 2006 年 2 月 24 日头痛发作的病情是一样的，治疗也基本相同，均采用了李杲《兰室秘藏》中的清空膏（川芎、羌活、防风、柴胡、黄芩、黄连、炙甘草）为主进行治疗，前次清空膏去柴胡、黄连，加当归、白芷；后次清空膏去黄连、甘草，加香附、佛手、枳壳、大枣以针对气滞胃脘。

2004 年 11 月 5 日初诊前的头痛发作阶段可以看成是“A”，11 月 5 日开始的治疗阶段可以看成是“B”，以上构成了一个“简单的 A-B 时序设计”。同理，2006 年 2 月 24 日之前的头痛发作阶段可以看成是又一个“A”，2 月 24 日开始的治疗阶段可以看成是又一个“B”，以上构成了又一个“简单的 A-B 时序设计”。两个“A-B 时序设计”叠加在一起，且中间经过了一个长达年余的“洗脱期”，总结起来相当于是“A-B-A-B 设计”。

以个案的方式总结中医临床经验是可行的。如果以“A-B-A 设计”或“A-B-A-B 设计”模式来总结中医个体化的治疗经验，则较之属于“简单的 A-B 时序设计”的传统医案，可信度更高。就本案来讲，以清空膏治疗阳明头痛、尤其是眉棱骨疼痛，是经得起临床检验和重复的。假如能够证明一种治疗方法（药）的疗效经得起“A-B-A-B 设计”模式的检验，就能说明该方药的有效性。

第十五节　耳　　痛

22. 莫名耳痛有妙方

尝读《良朋汇集经验神方》(清代孙伟撰，齐馨点校，中医古籍出版社，1993年12月第1版)卷三耳病门载:“荆芥连翘汤　治两耳肿痛神效。荆芥　连翘　防风　当归　川芎　白芷　白芍　柴胡　枳壳　黄芩　山栀　桔梗　甘草各一钱　水三钟煎一钟，食后服”。因深感组方有妙意，记于笔记，以备不时之需。

案1　罗女，67岁，2007年3月20日初诊。主诉：感冒后咽喉疼痛，咽痛牵及右侧耳痛。有异物感梗阻感在喉，情绪不佳时更甚，舌淡红，苔白腻，脉濡。中医诊断：耳(咽)痛，风热阻窍型；治则：祛风清热，疏肝利胆。

处方以荆芥连翘汤加减：荆芥10g，连翘12g，防风10g，当归10g，川芎10g，白芷10g，柴胡10g，枳壳10g，黄芩12g，山栀12g，桔梗10g，甘草10g，射干10g，山豆根6g，金银花15g，7剂。上方即荆芥连翘汤去白芍，加射干、山豆根、金银花而成。

二诊(3月27日)：服药三剂即耳痛、咽痛均止，唯咽部稍有不适而已。

案2　赵女，53岁，2006年11月24日初诊。主诉耳部疼痛。素有原发性胆汁性肝硬化，1年前因乳腺癌接受手术和化疗以来，颌下淋巴肿大疼痛，头痛，易自汗，经中药调理后已愈。唯刻下两耳疼痛已有相当时日，右上腹刺痛，大便欠通畅；舌淡红，苔薄黄，脉细弦。中医诊断：耳痛(风热阻窍)；西医诊断：原发性耳痛；治则：清疏肝胆风热，行气活血止痛。

处方以荆芥连翘汤加味：荆芥12g，防风12g，白芷12g，连翘12g，黄芩12g，山栀12g，桔梗10g，当归30g，川芎15g，元胡30g，柴胡12g，枳壳12g，白芍30g，甘草10g，瓜蒌皮40g，虎杖30g，桑叶30g，予7剂。

二诊(12月1日)：耳痛昨日止，右上腹不痛，大便较为通畅，舌脉同前。再予原方10剂以资巩固。后随访再无耳痛发生。

引起耳痛的原因众多，可分为两大类：一类是耳部本身疾病所致的原发性耳痛；另一类是耳部周围或远处器官病变通过神经反射引起的继发性耳痛（牵涉性耳痛）。据文献报道，约95%病例的耳痛原因是由炎症引起的，仅5%是属于反射性痛或称神经痛。西医所谓反射性痛或称神经痛，与中医经络理论有相合之处。耳为清窍，乃清阳上通之处。《灵枢·脉度》："肾气通于耳，肾和则耳能闻五音矣"；《素问·缪刺论》："手少阴之脉络于耳中"；《素问·六元正纪大论》："木郁之发……甚则耳鸣眩转"；《医学心悟·伤寒六经见证法》："足少阳胆经，上络于耳，邪在少阳，则耳聋也"；《素问·玉机真脏论》："脾为孤脏……其不及，则令人九窍不通"；《素问·气交变大论》："肺金受邪……嗌燥耳聋"。总之，正如《灵枢·口问》所说："耳者，宗脉之所聚也"，其中有手足少阳、足阳明、手足太阳经直接循行抵耳。

手（三焦）足（胆）少阳经均由耳后入耳中，出走于耳前，经过咽喉。肝与胆互为表里，若肝胆经气不利，内有郁热，或被风热侵袭，则内外交感，邪结于耳，可致耳窍之经气痞塞不宣，不宣则痛。案1本有梅核气肝郁之证，肝胆经气不利、郁热于内，外加感冒之后，风热侵袭未除于外，内外相搏故致耳痛。正如《外科大成》所说："耳者，心肾之窍，肝胆之经，宗脉所聚也……肝胆主外，如风热有余，或胀痛或脓痒，邪气客也。"

处方中荆芥、连翘、防风、白芷疏解外在风热，亦清"肺金受邪"；柴胡、枳壳疏利肝胆郁滞经气，黄芩、山栀清解肝胆内在郁热，当归、川芎养血柔肝以调肝体而肃肝用；咽耳之间有手足少阳经通过，因咽痛引致耳痛，故以桔梗汤解毒利咽，以治"原发病灶"。荆芥连翘汤中含有桔梗汤，是古人早知咽耳相连。是方使药有二，桔梗引药上行，柴胡引药入肝胆之经，不可不用。值此，余每感叹古方神奇。古籍浩瀚，今之中医岂可不读！后以荆芥连翘汤治疗多例耳痛，无不应手而效。

第十六节　目　疾

23. 杞菊四物疗目疾

四物汤加枸杞、菊花，即为杞菊四物汤，为自拟方，主要用于目胀、目糊、目花、目干涩、目痛以及视物疲劳。

案1　钱女，61岁，2007年9月11日初诊。主诉：两目发胀年余。两目时刻觉胀，恚怒时则更甚，平素喜欢唱歌唱戏，以前，每日必去公园练唱，但近1年多来，稍多唱久甚至多言时殊觉两目胀甚，伴耳鸣，面时麻木，舌淡红，苔薄黄，脉细。因不能唱，患者自言“生活质量大受影响”。曾在西医医院眼科检查无任何异常发现，服用西药治疗无效。有脑梗死病史。治宜疏散肝经风热为主。

处方：当归12g，川芎12g，夏枯草30g，香附12g，柴胡12g，防风10g，黄芩12g，牛蒡子12g，荆芥12g，连翘12g，枳壳12g，山栀12g，白芷12g，桔梗6g，甘草6g，7剂。

二诊（9月18日）：服药1周，目胀及其他症状丝毫无减，舌脉依然如前。治则改变为养血补肝，通窍，疏散阳明风热；重新处方：当归12g，川芎12g，生熟地各12g，赤白芍各15g，枸杞12g，菊花6g，夏枯草30g，香附12g，柴胡12g，防风9g，黄芩9g，羌活9g，半夏9g，甘草6g，路路通12g，菖蒲12g，细辛3g，7剂。

三诊（9月25日）：上药服至第2剂，持续年余之目胀居然霍然减轻九成，面无麻木，耳鸣减少减轻。

以二诊方服至10月8日，以后予杞菊地黄丸服用，至10月16日诉目胀全除，仅偶有极轻耳鸣。

本案例的有趣之处在于，二诊与初诊的疗效有云泥之差，而药物的加减变化却十分微妙。二诊的用药有以下变化：

（1）去初诊疏散风热之药（牛蒡子、荆芥、连翘、枳壳、山栀、白芷、桔梗）。

（2）加生熟地、赤白芍（如此则与初诊当归、川芎构成四物汤）、枸杞、菊花。

（3）在初诊通气散（清代王清任《医林改错》：柴胡、香附、川芎）的基础上，再加路路通、菖蒲、细辛。

（4）在初诊柴胡、防风、黄芩、甘草的基础上，再加羌活、半夏，基本构成清空膏方（金元李杲《兰室秘藏》：川芎、羌活、防风、柴胡、黄芩、黄连、炙甘草）。

（5）肝藏血，开窍于目，肝血不足则目失所养，致生目胀，怒伤肝故目胀甚，所以用四物汤加杞菊补血养肝明目以治其本。目胀、耳鸣亦由病久血郁气滞，导致清窍闭塞，通气散本治“耳聋不闻雷声”，本方再加路路通、菖蒲、细辛等品，加强行气活血通窍之力，使耳、目之脉得以灌注，目窍、耳窍得以充养，有利于目胀耳鸣的消除。清空膏原“治偏正头痛，年深不愈者。善疗风湿热头痛，上壅损目，及脑痛不止”，笔者以之治疗阳明前额眉棱骨痛，所用皆验。考目与经络的关系，《灵枢·经脉》说：“胃足阳明之脉……至额颅。”额颅者，即前额眉棱骨处，亦目之所处也，既然清空膏治前额头痛有效，则对眉棱骨下的目胀（“上壅损目”）理应也有效，用之果然。

如此看来，初诊疏散风热不了了之，而二诊药物加减方为有效治疗，其中尤其“杞菊四物汤”似对肝血不足所致目胀发挥了重要的治疗作用。

案2　瞿女，37岁，2008年7月18日就诊时诉易疲劳，两目觉酸。舌偏红，苔薄，脉细弦。

处方：生熟地各15g，赤白芍各12g，川芎12g，当归12g，枸杞12g，杭菊花10g，青葙子12g，密蒙花10g，木贼12g，黄芪15g，14剂。

8月1日：易疲劳几止（唯月经前两天感觉疲劳），目酸愈；经量有所增多。

肝藏血以养目。肝脏阴血不足，无以濡养双目，则易导致目胀、目酸、目糊、目干、视物昏花等目疾。“杞菊四物汤”以四物汤补血和血，以枸杞、菊花养肝明目，全方功效补血养肝明目。以此为基本方适当加减，可以主治肝血肝阴亏虚所致多种目疾。笔者屡用此方获效匪浅，长服更佳。

第十七节　三叉神经痛

24. 辨治三叉神经痛

三叉神经痛多发于50岁以上的中老年人，以颜面部三叉神经分布区内反复发作的、短暂的、剧烈的、闪电样剧痛为主。属于中医“头痛”“偏头痛”“面痛”“牙痛”等范畴。本病多因三叉神经受血管搏动性压迫、缺血、牙齿或鼻旁窦的炎症感染刺激，或中枢神经产生过度兴奋的病理性冲动而引起。

中医在治疗本病时以“通则不痛”为基本原则，多采用活血化瘀祛瘀、祛邪通络、益气活血、平肝潜阳、息风止痉等治疗方法。

案　杨男，55岁，2012年2月21日初诊。主诉：右侧耳前、面部及头部疼痛10余天，呈闪电式放射痛，一昼夜疼痛发作20余次，每次持续半小时左右，着冷着热或食甜食酸时皆可引起疼痛或加重。曾于西医医院行牙神经抽取术，术后用抗生素治疗，效果不佳。2012年2月17日查颌面部MRTA（磁共振体层成像脑血管显影术）示："右侧三叉神经与血管关系密切"。得到西医医生的处方药物是卡马西平、美洛昔康（莫比可）、甲钴胺（怡神保）、维生素B_1、祖师麻片等口服治疗，但仍效果不佳。遂前来寻求中医治疗。顷诊患者以手掩面，疼痛难忍。舌红，苔黄腻，脉细弦。胆经湿热，风邪瘀阻络脉；治宜清利肝胆湿热、祛风通络、化瘀止痛。

以龙胆泻肝汤加味处方：龙胆草12g，柴胡12g，山栀15g，黄芩15g，生地12g，当归12g，泽泻15g，车前子15g，白芍30g，羌活12g，防风12g，牛蒡子30g，川芎9g，炙乳没各9g，白僵蚕粉2g，地龙粉2g，全蝎粉2g，蝉衣10g，予4剂。

三叉神经痛分布在右侧耳前、面部，并牵连至头部，为足少阳胆经所经之处，又舌红苔黄腻，肝与胆相表里，示肝胆经湿热，故以龙胆泻肝汤为主方清肝泻火，有助于消除局部炎症，减少炎症因子对于三叉神经根的刺激，使神经纤维及其间质水肿得以吸收，从而缓解神经内高压状态。全蝎、僵蚕、地龙、蝉衣、牛蒡子、川芎、炙乳没、羌活、防风搜风剔络，镇痉止痛，可改善因三叉神经脊髓束核受刺激而产生过度兴奋的病理性冲动所引起的疼痛，促进血液循环，对于因炎症刺激引起的三叉神经支周围血管痉挛具有一定效果。

二诊（2月24日）：诉服药3剂起，疼痛程度、疼痛持续时间以及疼痛发作频度均减少三成，舌红，苔黄腻，脉细弦。首诊方再加羚羊角粉0.6g（吞服），白芷12g，独活12g，细辛10g，五灵脂12g，炙甘草12g；白芍增量至50g，炙乳没各增量至12g，予4剂。

是方通过加载药物或增加剂量，以图进一步增强祛风通络、活血止痛的作用。

三诊（2月28日）：疼痛发作频度未见减少，但疼痛程度及疼痛持续时间均进一步减少至五成，舌红，苔黄腻，脉细弦。二诊方再予7剂。

四诊（3 月 6 日）：3 月 1 日发热至 38.8℃，伴畏风、咳嗽。当日拍胸片示肺炎；胸部 CT 示右肺下叶轻度炎症。静脉滴注抗生素三天，现热退咳减。三叉神经痛之疼痛程度、频度、持续时间均仍处于减半程度，舌红，苔黄腻，脉细弦。处方：当归 12g，生地 12g，桃仁 12g，红花 12g，赤芍 12g，枳壳 6g，柴胡 12g，川芎 15g，甘草 6g，山栀 12g，黄芩 30g，泽泻 12g，车前子 15g，鱼腥草 30g，蒲公英 30g，细辛 10g，炙乳没各 12g，五灵脂 12g，地鳖虫 12g，羚羊角粉 0.6g（吞服），全蝎粉 2g（吞服），地龙粉 2g（吞服），予 7 剂。

是方乃三诊方去龙胆草、柴胡、羌活、防风、牛蒡子、蝉衣，加血府逐瘀汤和鱼腥草、蒲公英而成。三叉神经痛发病以来病程经历半月，外风虽已去势，络脉瘀阻遗留，为提高疗效，合用血府逐瘀汤活血化瘀，通其不通，增强局部神经、血管的抗挤压能力。由于肺部炎症，故加大剂量鱼腥草、蒲公英清热解毒。

五诊（3 月 13 日）：在四诊期间，患者又去另一家西医医院神经内科就诊，被建议停服先前所有的西药，换服加巴喷丁（抗癫痫药）每日 2 次，每次 2 粒；草乌甲素（止痛药），每日 3 次，每次 1 粒；阿米替林（抗抑郁药），每日 3 次，每次 1 粒。顷诊疼痛程度减去七成，疼痛持续时间由原先半小时左右减少至 5～10 分钟，疼痛频度由起病时每天发作 20 余次，减为现每天发作 15 次左右。舌脉同上，四诊方再予 7 剂。

随访：将近三月底起三叉神经痛消失，仅于触碰患处尚有轻微疼痛而已。四诊以后的疗效，与中西药物并用有关。

以上提示，按照中医辨证论治思路处方用药，其药理作用与改善三叉神经痛之西医学病理机制颇多不期相通吻合之处。

中医传统辨证论治的疗效机制无非存在两种情况：一是所用中药的药效药理与疾病的现代医学发病机制相通吻合；二是所用中药的药效药理或与疾病的现代医学发病机制并不相通吻合。后者无法以现代医学科学进行解释，又存在两种可能：一是目前一时尚无法解释，不等于永远无法解释；二是虽然得不到现代医学科学解释，但只要有效，就说明中医药治疗自有其道理。故与其空论中医科学与否，莫若但看中医是否有临床疗效。

第二章　脾胃系病证

第一节　疰　　夏

25. 疰夏湿阻有不同

疰夏与湿阻有疑似之处，同中有异，异中有同，需要仔细鉴别。

（1）发病时间：疰夏一定发病于夏令。湿阻虽可见于四季，但也多见于夏令梅雨季节。

（2）既往病史：疰夏虽然有轻有重，几乎每年夏季都发。湿阻无此规律。

（3）症状特点：疰夏主要表现为脾胃虚弱或气阴两虚的全身性症状，湿阻中焦主要表现为湿困脾胃的消化道症状。

（4）治疗异同：疰夏治宜益气养阴，祛暑清热，如白虎加人参汤，清暑益气汤。湿阻治宜化湿运脾，如平胃散、藿香正气散。

（5）疾病转归：疰夏夏令至而发病，夏令去而自瘥。湿阻不会因夏令去而自瘥。

尽管如此，由于长夏多湿，疰夏者脾胃本虚，容易感受外湿及生内湿，与夏令湿阻的鉴别有时并不容易。

案 1　湿阻　王女，70 岁，2006 年 9 月 29 日就诊。主诉：疲劳乏力已有 2 个月余。自觉无力，下肢困重，时有头晕，心慌，怕热，口干甚，喜冷饮，纳寐可，二便调，面色黄，半年内体重减轻 5kg 左右，舌质红，苔厚白腻、局部剥苔，脉弦。9 月 27 日肝功能检查：ALT 96IU/L，AST 60IU/L，γ-GT 56IU/L，HBsAb（+），HBcAb（+）。有糖尿病、肝囊肿，胆囊切除术后。治宜化湿运脾。

平胃散、二陈汤合四妙丸加味：苍白术各 12g，厚朴 12g，半夏 12g，陈皮

12g，茯苓 9g，黄柏 12g，怀牛膝 30g，薏苡仁 15g，木瓜 12g，大豆卷 12g，黄芩 12g，垂盆草 30g，7 剂。

二诊（10 月 6 日），药后诸症减轻，继服原方 7 剂。

三诊时诸症均瘥，面色红润，体重增加，纳佳，精神良好，肝功能恢复正常。

脾主四肢肌肉，湿浊困脾，故见倦怠乏力、下肢困重，治疗当以祛湿运脾为主，不可乱补。平胃散、二陈汤燥湿运脾，配合四妙丸清利下焦湿热，木瓜舒筋活络化湿，《神农本草经》谓大豆卷“主湿痹、筋挛、膝痛”；黄芩、垂盆草清热解毒，针对异常之肝功能。

案 2　疰夏　孙男，78 岁，2005 年 6 月 21 日就诊。主诉：年年疰夏，今年又欲作。乏力，疲劳，纳呆，舌淡红，苔干黄，脉弦。患者要求现在服药以防变甚。治宜清暑益气。

王孟英和李杲清暑益气汤加减：生黄芪 30g，太子参 12g，川石斛 15g，芦根 30g，麦冬 12g，苍白术 6g，陈皮 6g，白豆蔻 5g，厚朴花 6g，扁豆 12g，干荷叶 5g，川连 3g，六一散 12g，麦芽 10g，神曲 12g，14 剂。

二诊（7 月 5 日）：诉服药后较舒坦，疰夏程度明显比往年轻，续方 14 剂。

李杲认为暑病为“夏热”与“长夏湿”交结而为溽暑，治疗注重益气健脾燥湿。而王孟英反对“暑必夹湿”之说，认为李杲方中药多辛燥，为治疗暑证所不利，以暑损气阴立论，治疗主张清暑热，益津液。现将两者精华结合：黄芪补中益气，太子参、麦冬、石斛、芦根益气养阴生津，苍白术、陈皮、白豆蔻、厚朴花、扁豆化湿醒脾，荷叶、黄连、六一散祛暑利湿，麦芽、神曲消食、助运。诸药合用，补而不滞，滋而不腻，清热而不碍脾，化湿而不伤阴。

第二节　嗳　　气

26. 整日嗳气轻可取

嗳气作为胃病常见伴随症状，一般不将此作为独立病证，中医治疗不难取得效果。但是在临床上，部分以“嗳气”为主诉的病情却十分顽固，治疗比较棘手，其中一种是肝气郁结所导致的嗳气，属于《素问·宣明五气》所说的

“心为噫”(详见“104. 肝气郁结心为噫”文)。

一般的嗳气，轻则一日十数次，重则数十次而已。但笔者遇见一位患者则表现为持续数年的整日嗳气，连连不休，白昼几乎从没有间断的时候。因觉其奇，记录如下。

案　薛男，52岁，2010年3月19日就诊。诉最近4～5年来，每日嗳气频繁异常，连连不休，音声洪亮，冲力十足。每日白昼至少持续嗳气7～8个小时，一年365天，嗳气没有1天“休息”。自觉气自胃中上冲，无法抑制，仅在夜间睡眠时不嗳气。伴胃胀，纳呆，口臭，大便1日2～3次，量少而有不尽感，舌淡红，苔中根黄，脉细弦。胃镜检查示慢性胃炎。患者在旁待诊以及在就诊过程中，嗳气一声接一声，声声接续，连成一片。一边诉说病情，一边不间断嗳气，嗳气竟比说话不少。平常无论做什么，总要嗳气，即使专注于自己感兴趣的事情时也是这样。患者性格尚属开朗，未有明显心理障碍或情绪抑郁的迹象可以捕获。望之体格、体质均可。患者曾因此疾去本市主要几家中医医院就诊，服用中药3个月，未见任何效果。亦曾去西医医院就诊，服多潘立酮(吗丁啉)等促胃肠动力药亦无效果。

患者是因为看到笔者发表于《上海中医药报》的《胃逆嗳气顺肠道》这篇文章而来求诊的。但笔者在临床上从未遇到如此严重并顽固的嗳气患者，心想无论症情如何严重，治疗原则应该是一样的。本案嗳气，胃胀，大便日2～3次，松散不成形且量少而有不尽感，乃胃肠有积滞而致胃逆。参照旋覆代赭汤和木香槟榔丸和胃降逆，导滞通肠。

处方如下：旋覆花10g，代赭石15g，柿蒂15g，刀豆子12g，橘皮12g，半夏15g，木香15g，槟榔15g，青皮12g，枳实15g，莱菔子15g，牵牛子15g，生大黄5g(后下)，10剂。

二诊(3月30日)：患者服上药至第2剂，嗳气即戛然而止，大便每日1～2次，成条通畅；但服至第3～4剂药后，嗳气又有所回复，总的来说嗳气减少四成左右。原方加白芍60g，甘草20g，柴胡12g，当归12g，7剂。

三诊(4月13日)：患者欣喜诉说，嗳气继续减少至一成，且程度明显轻微。以前白天1天要持续嗳气7～8个小时，现在1天的嗳气量加在一起，仅有半小时许；与此同时，胃胀、纳呆、口臭等症均得到明显改善，食欲增加，大便1日1～2次，量多而成条，精神状态较之以前不知好几多。患者今天就诊显得精神特别兴奋，所苦顽疾数年，不意服用2周中药基本告愈。患者说如果继续保持目前的这样的状态，即使不治疗也可以忍受了。今增诉平素痰多。舌淡红，苔白腻，脉细弦。用初诊处方去牵牛子，加苍白术各12g，茯苓12g，厚朴12g，连翘30g，予14剂以巩固疗效。

这个案例进一步证实了笔者所强调的一个观点，即凡是治疗胃气上逆不降的病证，在和胃降逆的同时，不要忘了胃与大肠相连而用通腑的方法进行治疗，通腑导滞即所以和胃降逆。观本案前医用药，只知和胃降逆，忽略了患者大便有后重感的症状，并没有用通腑导滞之药。就是这点看似微不足道的差别，致使疗效有如云泥。

在诊治嗳气、呃逆、泛酸、呕吐、反胃、胃痛、胃痞等胃疾时，必细问其大便情况。大便次数多并不就是腹泻，尤其当大便并不溏薄且有不尽感或后重感时，这种情况往往是缘于肠道痰凝积滞。患者在三诊时补述“平素痰多”，即是证明。所以，治疗时应该采用祛痰消食化积导滞“通因通用”。如此则患者排便通畅，大便次数反而会减少。

仲景早就指出：“哕而腹满，视其前后，知何部不利，利之即愈。”这种哕与腹满并见，是实邪内阻，气机壅逆所致。实邪内阻于下，则腹满；气逆于上，则嗳气呃逆。“视其前后”是指有无小便不利或大便不通。如大便不通或欠畅，提示胃肠积滞并导致胃气不降，治当通畅腑气；如有小便不利，是水湿停聚于下，水阻气逆而出现哕而腹满，应治以利湿降浊。如此则邪去气顺，哕止腹满自去，可收事半功倍之效。至于为什么二诊时加入大剂量的芍药、甘草后嗳气明显缓解，持续阅读本书，自有解答。

27. 嗳气何必降胃气

中医理论认为，脾气宜升，胃气宜降，则脾胃相和。如若脾胃不和，胃气该降不降而反上逆，可以导致出现恶心呕吐、反胃泛酸、嗳气呃逆等一系列病证。其中就嗳气的治疗而言，一般采取消食导滞、清热化痰（包括除湿、蠲饮）、疏肝理气和胃、健脾温中等治疗原则及其方药，目的就是为了祛除病因，使胃气恢复下降。

其实，治疗嗳气未必限于以上诸般治疗原则及其方药，还有更“现代”、非“常规”的治疗方法。在某些场合下，芍药甘草汤可以用来治疗嗳气。从传统中医医理来看，芍药甘草汤具有缓急止痛、酸甘化阴的功效，无论从哪个角度都难以论证其有和胃降逆的作用。但是，笔者在临床实践中发现，该方似乎可以治疗嗳气。

可参见“141. 证病合参可增效”中的案例。患者颜女为贲门失弛缓症，胃痞嗳气，先以四君子汤、旋覆代赭汤及木香槟榔丸加减治疗 2 周，嗳气并无改善。三诊处方以四君子汤合芍药甘草汤为主：党参 50g，黄芪 50g，白术 12g，茯苓 12g，白芍 50g，炙甘草 12g，木香 12g，莪术 12g，枳壳 30g，佛手 10g，木蝴蝶 5g，六神曲 12g，麦芽 15g，鸡内金 12g，焦山楂 15g，服 7 剂后即嗳气止，中脘痞胀明显减轻。四君子汤和黄芪以及理气药在一、二诊时也用过，但并未取效。三诊取效的不同之处就是投予了大剂量芍药甘草汤。

再看“26. 整日嗳气轻可取”文中的案例。患者薛男每日嗳气平均 7～8 个小时、连连不休、已持续有 4～5 年，伴胃胀，纳呆，大便不尽感。胃镜检查示慢性胃炎。先以旋覆代赭汤和木香槟榔丸加减处方予之，服至第 2 剂嗳气即止，但服至第 3～4 剂药以后，嗳气又有所回复，总的来说嗳气减少四成左右。二诊再加白芍 60g，甘草 20g，柴胡 12g，当归 12g，7 剂。三诊时患者欣喜诉说，嗳气继续减少至一成，嗳气程度轻微，一天的嗳气累计仅半小时许，且胃胀明显改善，食欲增加，大便通畅，精神状态之佳为数年所未曾有。

或曰：以上芍药甘草汤合用其他方药，安知其功为其所有？最近又遇到一例类似患者。

案　孔男，74 岁。2013 年 8 月 20 日就诊。主诉：频发呃逆已 6 年有余，后 3 年在呃逆的同时并发嗳气。患者 6 年前无明显诱因下出现呃逆频发，每天呃逆数百次，每次发作持续 1～2 周，夏季、冬季尤易发作，曾用过中药、针灸等治疗，皆罔效。3 年前出现呃逆并发嗳气，每日嗳气多达 30 余次，每日均发，尤以饥饿时嗳气频发，餐后则较少；其所嗳之气并无明显异味，亦无脘腹痞胀等不适，大便基本正常，稍感纳呆，舌淡红，苔薄黄，脉细弦。诊断：呃逆、嗳气。

以芍药甘草汤加味处方：白芍 60g，炙甘草 12g，党参 30g，7 剂。

二诊（8 月 27 日）：服上药仅 1 剂，呃逆即减大半；服至第 3 剂，持续 6 年之呃逆戛然而止，同时嗳气亦减轻五成；大便正常，每日1次，胃纳开。舌脉同上。

原处方用药适当减量并再参以健脾理气、消食和胃之品：白芍30g，炙甘草12g，党参12g，炒白术9g，茯苓9g，半夏9g，陈皮9g，焦山楂12g，煅瓦楞30g，香附12g，砂仁3g，14剂。

患者之后一直未再来就诊，直至2014年2月21日因左半侧肢体乏力疼痛前来求诊时随访：自从治疗之后，呃逆、嗳气均消止至今，半年内未有复发。

嗳气通常是功能性胃肠病的一种表现，可分为吞气症和非特异性过度嗳气症两个亚型（见罗马Ⅲ功能性胃肠病诊断标准），前者是由吞咽气体后并未进入胃内，后者则是由胃内引发，基本是因胃动力不足导致胃内存积过多气体所造成。有研究者通过食管通道腔内阻抗技术联合pH监测对嗳气症的发病机制进行研究，结果表明吞气症的嗳气可能是由于瞬间下食管括约肌松弛所致，与非特异性嗳气症可能是由于食管下括约肌松弛所致略有不同。贲门迟缓症乃因食管下端和胃窦门括约肌缺乏肌张力，致食管缺乏蠕动。呃逆是膈肌短暂的异常痉挛现象，系由一侧或两侧横膈阵发性痉挛性收缩所引起，一般有一过性呃逆和连续性（顽固性）呃逆两种。

现代药理研究证实，芍药甘草汤对于平滑肌具有双向调节作用：一方面通过影响脑内与痉挛相关的抑制性和调节性神经递质而起到缓解平滑肌痉挛的作用；另一方面兴奋平滑肌，促进其收缩的作用。因此，芍药甘草汤可能通过促进松弛的食管下（贲门）括约肌蠕动或调整食管、胃平滑肌蠕动节律而使其恢复至正常，从而发挥了制止嗳气的作用。膈肌亦属平滑肌，芍药甘草汤具有缓解膈肌痉挛的作用。

芍药甘草汤对肠道平滑肌也有药理学方面的影响。临床一些案例表明，服用大剂量芍药甘草汤后可致患者大便增多或变稀。为此，笔者曾提出芍药甘草汤具有类似“通腑”的作用。从现象上来看，芍药甘草汤治疗嗳气类似于起到了“和胃降逆”的作用，而“和胃降逆”与“通腑”的作用在中医理论上有相通之处，正如张仲景早就指出：“哕而腹满，视其前后，知何部不利，利之即愈。”但将芍药甘草汤看作是具有和胃降逆和/或通腑作用的方剂，按传统中医理论并不能解释得通。

这就引出一个问题：目前中医药学术界主流多主张在传统中医药基础（经典）理论指导下进行辨证论治，反对按西医学疾病的发病机制和/或现代中药药理实验的研究结果指导治疗用药，反对辨病论治，认为那是中医的“异化”或“中药西用”，有“废医存药”之嫌，将有可能葬送中医。可现实情况是，各级各类的中医药研究课题及中药新药研发又都在清一色地致力于搞清楚中医药治疗疾病的现代医学机制和药理学机制，强调与国际接轨，实际就是鼓吹与西医接轨，呈现出荒唐悖论的景象。

笔者认为，按照中医基础理论辨证论治与参照现代医药学研究成果治疗疾病，这两种方法都需要，甚至可以结合起来。管它白猫与黑猫，逮住老鼠就是好猫；管它辨证与辨病，管它现代与传统，只要临床有效就好。我们应该只从一个立场来看待问题，那便是站在患者求医治、求蠲疾的立场上，设身处地地为患者着想。

28. 胃逆嗳气顺肠腑

嗳气之病机主要由于脾胃升清降浊功能失常，导致胃气上逆所致；治疗可选用旋覆代赭汤、橘皮竹茹汤、丁香柿蒂散等方剂。由于胃与大肠相连，肠道积滞也可影响胃气下降。《景岳全书》指出：“嗳气多由滞逆，滞逆多由气不行。”“滞逆”也者，当包括肠道积滞不去，影响胃气下降的病机。因此，治疗嗳气有时需要酌用导滞通腑的方法。

案1　秦女，48岁，2007年7月3日初诊。主诉：嗳气，泛酸。口苦，大便日2～3次、量少不畅，舌质淡红，苔黄，脉细弦。胃镜检查示中度慢性浅表性胃炎，幽门螺杆菌阳性；子宫肌瘤术后。

处方：旋覆花10g，代赭石15g，党参15g，半夏12g，青陈皮各6g，大腹皮30g，黄芩连各12g，蒲公英12g，白芍30g，煅瓦楞40g，生姜3片，7剂。

二诊（7月10日）：嗳气泛酸止，大便畅通。

大便虽然1日2～3次，反量少而不畅，乃积滞在肠，导致胃气上逆。故治疗用旋覆代赭汤和胃降逆，加大剂量大腹皮通肠腑之滞。大便通畅，则嗳气泛酸止。

案2　刘女，50岁，2007年11月6日就诊。主诉：嗳气。偶尔泛酸，食后胃脘痞堵感，饮食无味而胃纳尚可，大便2～3日1次，舌淡红，苔腻，脉细弦。胃镜示慢性浅表性胃炎；胆囊切除术后。

处方：苍白术各12g，厚朴12g，青陈皮各12g，枳实15g，木香15g，槟榔15g，莱菔子15g，瓜蒌皮20g，柿蒂30g，苏梗12g，佛手6g，神曲12g，麦芽15g，7剂。

二诊（11月13日）：嗳气明显好转，中脘痞堵感改善，唯大便仍艰，上方去木香、槟榔、柿蒂；将莱菔子、瓜蒌皮分别增至30g和40g；另加决明子30g，7剂。

三诊（11月27日）：嗳气止，大便较前通畅。

痰湿阻遏中焦气机，使清阳不升，浊阴不降。苔腻脘堵，以平胃散加白术燥湿和中；大便秘结，是痰食互结肠道，以木香槟榔丸加消食之品导滞通腑。肠道得通，胃气得降，嗳气自止。

案3　陈男，86岁，2008年3月18日就诊。主诉：嗳气响亮有力，冲劲十足竟似呃逆，咽痒则咳，痰多质黏色白，已有2～3个月。口臭，便秘，大便2～3日1次，舌淡红，苔黄白腻，脉弦滑。胃镜示慢性萎缩性胃炎；病理示胃窦部萎缩（++～+++），肠化（++～+++）。练习太极拳30余年，虽高年，但精神状态甚佳。

处方：礞石12g，生大黄10g，黄芩15g，沉香6g，木香6g，寒水石15g，石膏15g，4剂。

二诊（3月21日）：服药后翌日及以来大便每日2次，量多，脘腹觉舒坦；服药3剂嗳气止，痰亦减少，苔黄白腻化薄。

《丹溪心法·嗳气》认为嗳气是因“胃中有痰火”。本案噫气有力非凡，口臭便秘、咳嗽痰多，胃中痰火上冲，腑气不通，肺失肃降。虽然年迈，由于练习太极拳30余年，体质甚好，以滚痰丸合双玉散加味泻火逐痰泻之何妨。处方味专力宏，仅3剂便力挫冲噫，充分显示了化痰通腑以降逆息噫的整体观念。

以上案例表明，和胃固然可以降逆，通腑同样可以降逆；腑气通则胃中腐熟水谷得以下，胃气自然随而降之。导滞通肠法的代表方剂有木香槟榔丸、枳实导滞丸、四磨汤、五磨饮子等。临床上更多的是联合运用降逆和胃法与导滞通肠法，可收事半功倍之效。如能理解“六腑以通为用”的含义，则治嗳气知大半矣。

第三节 泛 酸

29. 泛酸证治有多端

“泛酸”，或称“吞酸”，或称“吐酸”。一般而言，胃中酸水上泛而吐出者为吐酸，上泛至咽随即咽下者为吞酸，不吞不吐为泛酸。泛酸似较吐酸、吞酸略轻，是吐酸和吞酸的前提，比较多见，因此病名似应以“泛酸”为妥。

长期以来，受河间、东垣影响，一般对“泛酸”仅仅列出“寒证”与“热证”两种。证之临床，并非如此简单，尚有以下多种证治。

案 1 饮食积滞 赵女，27 岁，2006 年 1 月 24 日就诊。主诉：经常泛酸，嗳气，近 1 个月加重。胸骨后并背部疼痛，脘腹胀满不适，大便干结、1 周 1 次，腰酸，白带多，舌淡红，苔薄白，脉细。有慢性胃炎、习惯性便秘、痛经史。饮食积滞；行气导滞。

木香槟榔丸化裁：木香 15g，槟榔 15g，青陈皮各 12g，枳实 30g，厚朴 15g，大腹皮 30g，佛手 10g，元胡 30g，白芍 15g，丹参 30g，降香 10g，蒲公英 30g，煅瓦楞 30g，14 剂。

二诊（2 月 7 日）：泛酸止，胸骨后不疼痛，嗳气减而未尽，大便 3 日 1 次，背部仍疼痛。后以上方治疗 4 周，除大便依然 3 日 1 次外，泛酸消除，其他症状均明显改善。

案 2 痰湿内阻 方女，60 岁，2007 年 8 月 14 日就诊。主诉：泛酸，嗳气，恶心，呕吐，胃脘痞胀，食后更甚，大便欠通畅，病已 2 个月余，形体偏胖，舌质淡红，边有齿痕，苔黄腻，脉细弦。有慢性萎缩性胃炎、脂肪肝。湿阻脾胃；燥湿健脾，降逆和胃。

平胃散合香薷散加味：苍术 10g，厚朴 15g，陈皮 10g，半夏 12g，藿香 15g，香薷 12g，扁豆 12g，苏梗 12g，竹茹 10g，槟榔 15g，柿蒂 30g，煅瓦楞 30g，甘草 6g，大枣 3 枚，7 剂。

二诊（9月11日）：服药后诸症均瘥；停药3周后，泛酸、嗳气、恶心等旧症复作，但其程度均轻于初诊，再予原方7剂而愈。

案3 肝气犯胃 钟男，29岁，2007年2月16日就诊。主诉：泛酸，右胁隐痛，夜间胃痛，胃痛甚则呕吐，大便溏薄，膝酸软，舌质红，舌苔白，脉细弦。有脂肪肝。肝气犯胃克脾；疏肝健脾和胃。

柴胡疏肝散加减：柴胡10g，香附15g，白芍30g，当归10g，虎杖12g，姜黄12g，五味子9g，黄芪15g，茯苓30g，白术20g，败酱草20g，白芷50g，甘草12g，煅瓦楞40g，10剂。

二诊（2月27日）：服药3剂即泛酸止，胃不痛，右胁隐痛亦止，大便仍溏，原方加车前子30g，泽泻15g，再予10剂。

刘完素《素问玄机原病式·六气为病·吐酸》说："或言吐酸为寒者，误也。"但据程杏轩《医述·吞酸》引李杲语："吐酸者……若以病机之法，作热攻之，误也。"刘主乎热，李主乎寒，各执一词。朱丹溪则出面调和之，《丹溪心法·吞酸》"附录"中指出："《素问》言热，言其本也；东垣言寒，言其末也。"因其持论中庸，后人便沿袭至今。

其实历代先贤还有许多高见未被重视。

例如隋代巢元方《诸病源候沦·噫醋候》云："噫醋者，由上焦有停痰，脾胃有宿冷，故不能消谷，谷不消则胀满而气逆，所以好噫而吞酸，气息醋臭。"明确提出痰湿、脾胃虚寒（弱）、饮食停滞同样可以导致泛酸。

明代秦景明在《症因脉治·外感吐酸水·内伤吐酸水》云："呕吐酸水之因，恼怒忧郁，伤肝胆之气，木能生火，乘胃克脾，则饮食不能消化，停积于胃，遂成酸水浸淫之患矣。"对恼怒伤肝，肝气犯胃，食积不化导致吐酸有进一步的发挥。

至清代张璐《张氏医通·呕吐哕·吐酸》论及治法甚详，足堪遵守："若胃中湿气郁而成积，则湿中生热，从木化而为吐酸，久而不化，肝木日肆，胃土日衰，当平肝扶胃，逍遥散服左金丸；若宿食滞于中脘，平胃散加白豆蔻、藿香、砂仁、神曲。"这些论述甚合临床实际。可见在采撷各家学说时，不能因为敬重"大家"而被其言论所囿，"中小家"的观点亦不容忽视。

关于泛酸的脏腑病位，因肝属木，在味为酸，因此古人十分强调吐酸为肝病。这些论述均过于拘泥五行学说。如同上述案例所示，泛酸存在多种情况，并非皆关乎肝木，酸味并非均出自肝脏。“酸源”主要来自于胃，病位主要在胃，并与肝、脾、肠有密切的生理病理关系。临床上需审证求因，不可一概而论。

在继承中医时，不能因为敬重古人而被其言论所囿，当尊重来自临床实践的验证经验。泛酸作为脾胃病的常见症状之一，常伴随胃痛、胃痞、恶心、呕吐、嘈杂、嗳气等证候一同出现。不难发现，泛酸的证治与胃痛、胃痞、呕吐等胃病相似，至少存在饮食积滞、痰湿内阻、肝气犯胃、邪热内结、脾胃虚弱（寒）等胃病证型，有实有虚，也有虚实夹杂，并非仅止于寒热两端。

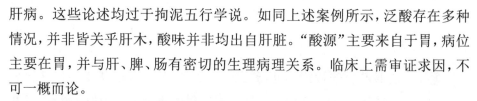

第四节　嘈　　杂

30. 嘈杂属胃亦涉肝

嘈杂这一症状的特点，有如《景岳全书·杂证谟·嘈杂》所说：“嘈杂一证，或作或止，其为病也，则腹中空空若无一物，似饥非饥，似辣非辣，似痛非痛，而胸膈懊侬，莫可名状，或得食而暂止，或食已而复嘈，或兼恶心而渐见胃脘作痛。”嘈杂作为胃病最常见的临床表现之一，既可单独出现，也可伴随嗳气、恶心、泛酸、胃脘痞胀疼痛等症状一同出现。所以《临证指南医案》指出“嘈有虚实真伪，其病总在于胃”。林珮琴《类证治裁》亦完全同意此说。现代中医内科学均将“嘈杂”看作是属于脾胃病，常附于“胃痛”之后，仅仅列出胃热、胃虚、血虚三种证治。令笔者颇不以为然的是：既然嘈杂是胃病的症状之一，何以胃痛、胃痞证治甚多而独嘈杂证治如此简单？这不仅脱离临床实际，而且也不符合逻辑。

2012 年 5 月得上海科学技术出版社厚谊赠送笔者重刊全国中医学院二版教材《中医内科学》（中医老课本系列，1964 年版），始知嘈杂三证滥觞于此。毕竟那是 20 世纪 60 年代的事了，半个多世纪过去了，如今《中医内科学》教材嘈杂证治依然不变如故！每思及此，笔者心中顿生嘈杂，有一种“胸膈懊侬，莫可名状”的感觉。

根据临床观察，胃痛、胃痞有多少证治类型，嘈杂也有多少证治类型。

而且不仅如此，是证虽小，从胃论治未必皆易应手；而从肝论治，取效者亦颇不少。兹举数例并讨论如下。

案1　逍遥散合安神定志丸汤证　高女，56岁，2005年12月27日就诊。主诉：胃脘嘈杂、痞胀数年，近期加重。每于进食后则胃胀、嗳气，时悲伤欲哭，喜叹气，略口臭，咽部不适，寐差，舌红，苔薄，脉滑。胃镜示糜烂性胃炎。嘈杂属于肝气犯胃；疏肝解郁，安神定志。

逍遥散合安神定志丸加减：柴胡12g，当归12g，白芍12g，茯苓12g，黄连10g，黄芩12g，远志9g，石菖蒲12g，酸枣仁15g，生龙牡各30g，厚朴12g，枳壳12g，青陈皮各12g，苏梗12g，7剂。

二诊（2006年1月3日）：诉服药期间悲伤叹气减少，嘈杂胃痞明显减轻，唯嗳气减而未除。原方去生龙牡，加旋覆花10g，代赭石15g，7剂。

三诊（2006年1月10日）：诸症悉除，再予上方14剂巩固疗效。

悲伤欲哭、喜叹气乃肝郁不疏；参合口臭、舌红，睡眠欠佳恐由肝郁化火，扰动心神所致。逍遥散中主要药物加芩、连疏肝解郁泻火为君，合安神定志丸中主要药物加枣仁安神定志为辅。“木火郁而不泄，阳明无有不受其戕”，脾胃气机升降受到影响而生胃脘痞胀，以理气药行气消痞、畅其气机，是为佐使。二诊因嗳气未尽，故加旋覆花、代赭石降逆下气。又，胃镜示糜烂性胃炎，用芩、连兼有清热解毒的作用。

案2　甘麦大枣汤、越鞠丸合左金丸汤证　费女，59岁，2006年6月22日就诊。主诉：胃脘嘈杂不适3周余。伴泛酸，时时悲伤欲哭，情绪不舒则嘈杂更甚，寐差，已绝经。舌偏红，苔薄黄，脉细弦。素有慢性胃窦炎。心虚肝郁；养心安神，疏肝解郁。

甘麦大枣汤、越鞠丸合左金丸：淮小麦30g，炙甘草9g，大枣15枚，酸枣仁15g，柴胡9g，白芍15g，香附15g，山栀9g，川芎10g，苍术6g，神曲9g，旋覆花9g，砂仁3g，川连6g，吴茱萸6g，煅瓦楞30g，7剂。

二诊（6月29日）：服药1剂即感觉舒坦，情绪好转，嘈杂、泛酸均瘥。继服7剂。

三诊（7月6日），无嘈杂泛酸，自觉情绪明显好转，睡眠亦改善；唯咽喉不适，后以他药调治而轻。

甘麦大枣汤加枣仁养心安神；越鞠丸加柴胡、白芍解郁疏肝，旋覆花、砂仁之用在于助苍术加强化痰湿。与上案略有不同之处在于：上案胃脘痞胀、嗳气，故投理气药；本案有泛酸，故合左金丸加煅瓦楞制酸泄热。令人意想不到的是，患者诉服药1剂即感觉舒服，嘈杂、泛酸均愈。疗效缘于辨证紧紧抓住肝郁，组方遣药紧扣病机。

案3　柴胡疏肝散汤证　周女，59岁，2006年2月14日就诊。主诉：平时进食油腻或着冷则右上腹隐痛不适及胃脘易感嘈杂，已有数年。春节期饮食不慎则出现胃脘嘈杂、隐痛，嗳气，至今已半个月余，舌淡红，中有裂纹，边有齿痕，苔薄白，脉细弦。有慢性萎缩性胃炎及慢性胆囊炎史。肝郁胃寒；疏肝暖胃止痛。

柴胡疏肝散合良附丸加味：柴胡12g，枳壳12g，白芍30g，川芎12g，当归12g，香附12g，高良姜10g，白芷30g，肉桂10g，黄芩12g，神曲12g，甘草12g，大枣7枚，7剂。

二诊（2月28日）：嘈杂止，胃脘隐痛减半；尚有嗳气、早醒、舌辣感，后以香砂六君子汤、芍药甘草汤、旋覆代赭汤等加减收功。

右上腹为肝胆所在之处，该部隐痛不适，责之肝郁气滞，用柴胡疏肝散疏理肝胃气滞。感冷胃脘隐痛嘈杂，参合舌边有齿痕、苔薄白，是久病中阳式微，以良附丸、芍药甘草汤加白芷、肉桂温阳散寒，缓急止痛。大剂量白芷止胃痛疗效甚佳，其与肉桂虽性温，但既有芍药甘草汤酸甘化阴，又有黄芩苦寒制约。黄芩、神曲清热消食。

案4　龙胆泻肝汤合半夏泻心汤证　刘女，51岁，2007年11月6日就诊。主诉：胃脘嘈杂不适。痞胀，喜温喜按，口苦，舌质黯红，苔薄，脉细弦。有慢性胃炎。寒热错杂；清肝泄热，辛开苦降。

龙胆泻肝汤合半夏泻心汤加减：龙胆草9g，山栀12g，黄芩12g，柴胡12g，生地12g，车前子15g，泽泻12g，当归12g，甘草6g，半夏12g，川连3g，党参15g，干姜12g，香附15g，枳壳12g，7剂。

二诊（11月13）：嘈杂无，脘胀消，口苦止。

口苦为肝胆有热，胃脘喜温喜按为脾胃阳虚，本质上属于寒热错杂。以龙胆泻肝汤清肝泄热；半夏泻心汤辛开苦降，消痞散结。是方寒温并用，清肝热，除口苦，暖中宫，消痞胀，去嘈杂，各司其职相互为用。

以上嘈杂数案，均主要从疏肝解郁、清肝理气及养心安神原则入手进行治疗，均取得了一定的疗效。这是什么道理呢？

首先，从脏腑关系来讲，肝属木主疏泄，脾胃属土主消化，凡性情抑郁，肝失调达，肝木横逆犯土，或肝气郁久化火犯胃，中医谓之“木克土”，皆可引发嘈杂。明代王肯堂《证治准绳•嘈杂》指出：“嘈杂与吞酸一类，皆由肺受火伤，不能平木，木挟相火乘脾，则脾冲和之气索矣；谷之精微不行，浊液攒聚为痰为饮，其痰亦或从火木之成化酸，肝木摇动中土，故中土扰扰不宁而为嘈杂如饥状，每求食以自救，苟得少食则嘈杂亦少止，止而复作，盖土虚不禁木所摇，故治法必当补土伐木，治痰饮，若不以补土为君，务攻其邪，久久而虚，必变为反胃、为泻，为痞满，为眩运等病矣。”王先生清楚地指出嘈杂可由“肝木摇动中土”所致，治当“补土伐木”。事实上如前已述，嘈杂作为胃病的表现之一，在其他胃病有“肝气犯胃”“肝胃郁热”等证治，岂嘈杂独可阙如从肝论治哉！

其次，从病因病机角度来讲，除了《证治准绳》谈到痰饮所致以外，《景岳全书》还谈到有“火嘈、有痰嘈、有酸水浸心而嘈”；“又有误用消伐等药，以致脾胃亏虚，血少嘈杂”。元代朱丹溪《丹溪心法•嘈杂》指出，凡痰湿、气郁、食积、热邪皆是嘈杂病因。以上指出嘈杂病因种种，其中包括了肝郁肝火，岂嘈杂独可阙如从肝论治哉！

第三，从嘈杂的临床表现来讲，“胸膈懊侬”，“难以名状”，“扰扰不宁”，“戚戚膨膨”（《景岳全书》），“躁扰不宁之貌”（清代程钟龄《医学心悟》），这些似什么又不似什么的症状特征，其与“意欲食复不能食，常默默，欲卧不能卧，欲行不能行，饮食或有美时，或有不用闻食臭时……如有神灵者”之百合病等情志不遂一类的疾病有“神似”之处，故不能排除部分由肝郁、心神不宁所致郁证性嘈杂的可能性，岂嘈杂独可阙如从肝论治哉！

结论是，嘈杂可以是脾胃病，也可以是肝病；治疗嘈杂之症，除了治疗脾胃以外，有时尚需从郁论治，包括疏肝理气、或清肝泻火、或养心安神。如此方为周全。

第五节　胃　痛

31. 胃痛良方启示多

治疗胃痛以缓急止痛法、温阳散寒止痛法的运用机会最多、止痛效果最明显。这是因为无问虚实，以胃寒性质的疼痛居多；且诱发或加重胃痛的因素多与着冷受寒当风、饮食生冷有关。另一方面，相当部分患者除了胃痛以外，其他主诉较少，缺乏支持辨证分型的足够证据，造成辨证论治有一定的困难。在此种无奈情况下，运用缓急止痛法、温阳散寒法加以治疗，往往可以获效。

笔者运用缓急止痛、温阳散寒法组方治疗胃痛，常用以下四味药组成核心方剂：白芍 30g～60g，肉桂 6g～10g，白芷 30g～50g，炙甘草 9g～12g。因屡用屡效，姑命名其为“胃痛良方”。兹将其各种具体用法展示如下。

案 1　陈女，77 岁，2008 年 11 月 25 日就诊。主诉：胃脘疼痛月余。伴头晕，舌暗红，苔薄黄，脉细。

处方：白芍 30g，肉桂 10g，白芷 50g，炙甘草 12g，7 剂。

二诊（12 月 9 日）：服药 3～4 剂后，胃痛即止。

本案除胃痛外，只有头晕，症状过少，难以判断为何种证型。

案 2　周女，55 岁，2005 年 11 月 15 日就诊。主诉：胃痛已有 7 个月余。素有胃痛史，今年 4 月起加重，每遇寒或饮冷食硬辄发胃痛，每晚因胃痛甚剧而醒，剑突下及左上腹呈冷痛，易嘈杂，嗳气，泛酸，胃肠中时常辘辘有声，舌痛，口腔溃疡，平素易怒，舌淡紫，苔黄腻，脉细。胃镜示慢性胃炎，十二指肠球部溃疡（陈旧性）。

处方：白芍 30g，肉桂 10g，白芷 50g，甘草 15g，7 剂。

二诊（11 月 22 日）：服至第 4 剂，胃痛即大减，近 2 天胃不痛，嗳气止，泛酸减，口腔溃疡愈。

舌痛、口疮、泛酸、易怒、苔黄腻，当辨证为热；另一方面，胃痛遇寒或冷食加重，剑突下及左上腹呈冷痛，夜间痛醒，当辨证为寒。辨证当为寒热错杂。但以胃痛良方治疗之后，不仅胃痛止，口疮亦愈。白芷、甘草亦是治疗口疮的“要药”，加之肉桂“引火归原”，故能愈口疮。

案3　许女，56岁，2006年9月1日就诊。主诉：胃脘隐痛痞胀1年半。食后尤甚，神疲乏力，面萎黄，怕冷，大便2～3日一行、质干，寐差，舌淡红，苔薄，脉细弦。胃镜示慢性萎缩性胃炎。

处方：白芍30g，肉桂10g，白芷50g，甘草15g，木香15g，大腹皮15g，麦芽15g，4剂。

二诊（9月5日）：胃脘隐痛程度减轻八成，疼痛时间缩短，大便正常化，失眠明显改善，唯仍胃痞胀。上方去木香，加神曲12g，枳壳10g，青陈皮各12g，佛手10g，木蝴蝶5g，14剂。

三诊（9月19日）：胃痛不再，但仍有纳呆、寐差、乏力。

胃脘隐痛、神疲、面色萎黄、怕冷，辨证属脾胃虚寒，可用黄芪建中汤类治疗，也可用胃痛良方治疗，止痛效应更明显。

案4　俞女，29岁，2008年3月4日就诊。主诉：胃脘胀痛，饱食后为甚，冷食亦痛，自觉胃中有气不通，大便质稀，面色㿠白，舌质淡红，边有齿痕，苔薄白，脉细弦。未行胃镜检查。

处方：白芍30g，肉桂10g，炙甘草12g，炮姜10g，黄芪15g，大枣10枚，苏梗12g，枳实12g，麦芽15g，7剂。

二诊（3月11日）：胃胀痛止，觉胃中气通。

本案临床表现与上案类似，可联合运用黄芪建中汤。

案5　陈女，25岁，2007年12月18日就诊。主诉：胃痛，伴嗳气，脐左疼痛，舌淡红，苔薄，脉细弦。

处方：白芍30g，甘草12g，肉桂10g，白芷50g，柴胡9g，枳壳12g，香附12g，元胡30g，枇杷叶10g，7剂。

二诊（12月28日）：胃痛止，脐左少腹疼痛减而未尽。

胃痛兼腹痛，以胃痛良方配伍理气止痛之品兼治腹痛。胃痛良方止胃痛似优于止腹痛。

案6　钟男，29岁，2008年3月14日就诊。主诉：每日胃脘隐痛，痞胀。

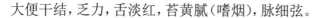

大便干结，乏力，舌淡红，苔黄腻（嗜烟），脉细弦。

处方：白芍 30g，白芷 50g，甘草 10g，当归 30g，白术 12g，茯苓 12g，半夏 12g，青陈皮各 12g，砂仁 3g（后下），香附 15g，枳壳 12g，苏梗 12g，7 剂。

二诊（3 月 21 日）：服药 4 剂胃即不痛，痞胀减轻。

胃痛兼有胃痞，胃痛良方配伍理气药物治疗。

案 7　林女，40 岁，2008 年 5 月 20 日就诊。主诉：胃脘疼痛、痞胀。矢气则痞胀得舒，纳呆，舌淡红，苔薄白腻，脉细弦。

处方：白芍 30g，肉桂 10g，甘草 12g，苍白术各 12g，砂仁 6g（后下），香附 15g，苏梗 12g，佛手 10g，枳壳 12g，神曲 12g，麦芽 15g，7 剂。

二诊（5 月 27 日）：服至第 2 剂，胃痛即止。

胃痛伴有气滞湿蕴，胃痛良方配伍理气化湿药物治疗。

案 8　郑女，28 岁，2007 年 11 月 13 日就诊。主诉：胃痛。天气冷时易发生胃痛，易饥，舌淡红，苔黄腻，脉细弦。

处方：白芍 30g，白芷 50g，肉桂 10g，甘草 10g，吴茱萸 6g，半夏 12g，青陈皮各 12g，枳壳 12g，苍白术各 12g，7 剂。

二诊（11 月 27 日）：胃不痛，不易饥，上方加香附 12g，高良姜 12g，再予 7 剂，以资巩固。

本案苔腻，以胃痛良方配伍化痰湿药物治疗。

案 9　姚女，37 岁，2006 年 10 月 20 日就诊。主诉：近期胃脘疼痛。大便溏薄夹少许黏冻，月经提前，经期延长，舌淡红，苔白，脉细弦。素有慢性盆腔炎，肠易激综合征。

处方：白芍 30g，肉挂 6g，白芷 50g，甘草 12g，甘松 10g，茯苓 30g，白术 12g，泽泻 15g，车前子 30g，连翘 30g，金银花 20g，7 剂。

二诊（10 月 31 日）：胃脘疼痛几除，精神明显好转，大便成形，黏冻明显减少。

大便夹杂黏冻，且素患慢性盆腔炎，以胃痛良方配伍清热化湿药物治疗，亦无碍。

案 10　郭女，41 岁，2006 年 3 月 14 日就诊。主诉：胃脘隐痛 2 周。自觉畏寒，嗳气频仍，舌淡红，苔薄黄，脉细。胃镜检查示慢性浅表性胃炎。

处方：白芍 30g，白芷 50g，肉桂 10g，甘草 15g，旋覆花 10g，代赭石 15g，降香 10g，煅瓦楞 30g，佛手 6g，枳壳 10g，7 剂。

二诊（3 月 21 日）：服药 2 剂胃即不痛。

嗳气频仍，以胃痛良方配伍和胃降逆药物治疗。

案 11　庄女，75 岁，2006 年 9 月 22 日就诊。主诉：胃脘隐隐疼痛半年余。遇冷或食冷则痛甚，喜热饮食、喜温按，疼痛时持续半小时左右，隔 3～4 小时胃痛又作，得食则痛减，泛酸，嗳气，胃纳可，大便溏薄，舌偏红、裂纹，苔薄黄，脉细弦。胃镜示慢性浅表性胃炎。有血吸虫病病史。

处方：白芍 30g，肉桂 10g，白芷 50g，炙甘草 12g，川连 6g，吴茱萸 6g，7 剂。

二诊（9 月 29 日）：痛去七、八成，无泛酸，偶尔嗳气，顷诊口干。原方加芦根 30g，麦冬 12g，继服 7 剂。

三诊（10 月 6 日）：胃痛止，余症悉平。

泛酸，以胃痛良方配伍制酸药物（左金丸）治疗；初诊后诉口干，故二诊加芦根、麦冬生津益阴，以求处方药性平衡。

案 12　王女，55 岁，2008 年 1 月 11 日就诊。主诉：胃脘刺痛。时呈痉挛痛，家务劳动等受累时痛甚，恶心，多食易吐，舌淡红，苔薄，脉细弦。慢性浅表性胃炎病史。

处方：白芍 45g，肉桂 10g，白芷 60g，甘草 15g，姜半夏 12g，姜竹茹 10g，麦芽 12g，煅瓦楞 30g，7 剂。

二诊（1 月 18 日）：胃痛程度减轻、胃痛持续时间减少，恶心、呕吐亦减少。顷诊诉胸骨后灼热疼痛，泛酸，舌脉同上。上方加党参 15g，吴茱萸 6g，大枣 10 枚，厚朴 12g，枳壳 12g，海螵蛸 30g，7 剂。

三诊（1 月 25 日）：胃痛几止，恶心、呕吐、泛酸均止，胸骨后灼热疼痛明显减轻。

初用胃痛良方治疗后，胃痛等症减而未尽，二诊添诉胸骨后灼热疼痛、泛酸，乍看是热，实则初诊显现阳明寒呕之象，既然初见成效，何必轻易改弦更辙？更添吴茱萸汤助胃痛良方温中散寒降逆，加降逆、制酸药物治疗。不仅胃痛近止，泛酸、胸骨后灼热疼痛亦随之递减，提示泛酸、胸骨后灼热并非郁热所致。

案 13　庄女，54 岁，2009 年 1 月 23 日就诊。主诉：胃脘隐痛。饥饿时易痛，喜热食，得食胃痛稍减，纳呆，恶寒，舌淡红，苔黄，脉细弦。

处方：白芍 30g，肉桂 10g，白芷 50g，炙甘草 12g，枳壳 10g，神曲 12g，麦芽 15g，10 剂。

二诊（2 月 6 日）：胃痛止。

本案纳呆，以胃痛良方配伍理气消食药物治疗。

案 14　龚男，28 岁，2006 年 11 月 17 日就诊。主诉：反复胃痛 4 年，近年加重。呈绞痛，每周疼痛发作至少 4～5 次，易腹泻，时有胁痛，舌偏红，边有齿痕，苔薄，脉细涩。有慢性胃炎，胆囊炎。

处方：白芍 30g，肉桂 10g，白芷 40g，甘草 15g，茯苓 30g，白术 15g，柴胡 12g，香附 12g，片姜黄 12g，郁金 12g，神曲 12g，7 剂。

二诊（11 月 24 日）：服药 1 周内胃绞痛仅发作 1～2 次，胁痛止，大便每日 1 次仍不成形，空腹时觉胃冷。上方去柴胡、香附、片姜黄、郁金、神曲，加吴茱萸 6g，炮姜 12g，山药 30g，陈皮 15g，藿香 15g，车前子 30g，泽泻 15g，7 剂。

三诊（12 月 1 日）：胃脘痛消失，大便 1 日 1 次，仍不成形。

肝胃（脾）不和，以胃痛良方配伍疏肝理气、健脾化湿药物治疗。

案 15　陈男，49 岁，2005 年 11 月 8 日就诊。主诉：空腹时剑突下隐痛，已有 2 个月。得食后胃痛稍缓，伴嗳气，大便质溏，一日 1～2 次，肝区时觉痞胀，舌红，苔黄腻，脉细弦。胃镜检查示慢性浅表性胃炎伴糜烂，Hp（+）；B 超检查示胆囊息肉及结石。

处方：白芍 30g，肉桂 10g，甘草 12g，蒲公英 20g，茯苓 30g，7 剂。

二诊（11 月 15 日）：胃痛减半，大便成形，继服原方 7 剂。

三诊（11 月 22 日）：胃痛几除。

脾胃不和，以胃痛良方配伍蒲公英清胃热（胃炎糜烂）、茯苓健脾实便。

案 16　林女，38 岁，2008 年 7 月 22 日就诊。主诉：胃脘胀痛。舌淡红，苔薄黄腻，脉细弦。

处方：白芍 40g，白芷 40g，炙甘草 12g，柴胡 12g，半夏 12g，枳壳 12g，

苏梗12g，黄芩12g，苍白术各12g，7剂。

二诊（7月29日）：胃痛止。

同案1一样，症状少而难以分型辨证，但以胃痛良方为主进行治疗。

案17 张女，69岁，2007年9月21日就诊。主诉：中脘胀痛数月。泛酸，头痛、头胀，头皮发麻，心悸，舌质淡红，边有齿痕，苔白腻，脉细弦滑。

处方：白芍30g，肉桂6g，白芷30g，甘草10g，煅瓦楞30g，香附15g，丹参30g，檀香6g，砂仁3g（后下），川芎30g，7剂。

二诊（9月28日）：中脘胀痛止，泛酸未见明显减轻。头痛、头胀、头皮麻减轻三分之一。

胃痛兼有头痛、头胀、头皮发麻，以胃痛良方针对胃痛，以丹参饮加川芎活血化瘀针对头痛等症。

案18 凌男，62岁，2008年2月15日就诊。主诉：胃脘隐痛，放射至后背。另患慢性前列腺炎，夜尿3～4次，余沥不尽，舌嫩红，苔薄，脉细弦。胃镜示浅表性胃炎伴胆汁反流，胃窦黄色斑块，幽门螺杆菌（+）。

处方：白芍30g，肉桂12g，甘草15g，瞿麦12g，败酱草20g，蒲公英40g，川牛膝20g，赤芍12g，丹参30g，枳壳12g，川楝子12g，14剂。

二诊（3月4日）：胃痛止。夜尿减少为2次，但仍余沥不尽。后专调治前列腺炎而安。

胃痛与慢性前列腺炎夜余沥不尽并存，以胃痛良方针对胃痛，以笔者经验方针对慢性前列腺炎。

案19 陈女，62岁，2006年2月28日就诊。主诉：胃脘胀痛已有2个月。曾寻求中医诊治，疗效不佳，今转来试诊。伴泛酸，嗳气，多食则腹胀，大便量少、质干、有黏冻2～3日一行，口干而苦，舌偏红，苔薄，脉细弦。有慢性胃炎、结肠炎病史。

处方：白芍30g，白芷50g，肉桂10g，甘草12g，甘松10g，枳壳12g，大腹皮15g，佛手10g，蒲公英20g，川连6g，神曲12g，麦芽15g，7剂。

二诊（3月7日）：他症未除，独胃痛止。

患者口干而苦、舌偏红，按照常规辨证不应以胃痛良方进行治疗。但是患者已经过几位大家高诊，而胃痛依然不减。如按常规辨证施治，恐重蹈覆辙而难奏效。且先以胃痛良方止其胃痛。对有热象的患者用胃痛良方，对胃痛以外的症状无效，但似乎也未见其害。

胃痛良方中白芷、肉桂性温热，功效温胃散寒，适合用于治疗寒性胃痛；但本方妙在芍药甘草汤在缓急止痛同时，还有酸甘化阴作用，有助于制约白芷、肉桂温热燥之性，使该方除了治疗胃寒疼痛外，还可较广泛地用于胃寒不明显或甚至没有明显胃寒的胃痛患者。胃痛良方治疗胃痛止痛起效快，通常在数剂之间而已，止痛疗效确凿，并且疗效经得起重复。

硬要分出胃痛良方的君臣佐使是有困难的。这是因为本方治疗胃痛，不仅芍药甘草汤有效，白芷与甘草也有效，肉桂与甘草也有效，芍药与白芷也有效，芍药与肉桂也有效，白芷与肉桂也有效；甚至单味芍药、单味白芷、单味肉桂、单味甘草治疗胃痛也都有效。胃痛良方中四味药包括四味药以下任意组合都有一定的效果。

胃痛良方虽是小方，但芍药与白芷的剂量须大方易见效，一般未见不良反应。肉桂研粉末更好，吞服 1～2g 即可。

综上所述，对于难以辨证分型者单用胃痛良方即效（如案 1、案 2）；胃痛良方适用于脾胃虚弱（寒）（如案 3、案 4）；胃痛良方通过配伍可适用于多种证候的胃痛（如案 5～案 15），胃痛良方治疗胃痛具有一定的“辨病论治”功能（如案 16～案 19）。案 18 胃痛与慢性前列腺炎两者之间并不存在内在的病机逻辑关系，以胃痛良方与治疗前列腺炎的两路药物合方共用，都属辨病论治策略。尽管如此，不主张对阴虚内热的胃痛患者用胃痛良方。胃痛良方除了能够治疗胃痛以外，对部分头痛、胁痛、腹痛、痛经等痛证也有相当不错的止痛效果。

本文之所以列举了较多案例，主要是想借此说明中医个案多基线疗效评价的客观性及可重复性（参见“122. 多重基线治闭经”文）。以上结果与朱蕾蕾等研究结果亦基本符合，详见《基于数据库及数据挖掘的中医医案方法学研究——蒋健教授治疗胃痛的临床经验总结》[6]。此文获评第二届《中华中医药杂志》百篇高影响学术论文。

---

[6] 朱蕾蕾，孙继佳，金采映，等. 基于数据库及数据挖掘的中医医案方法学研究——蒋健教授治疗胃痛的临床经验总结 [J]. 中华中医药杂志，2013（28）10：2888-2893.

第六节　痞　满

32. 导滞通肠除胃痞

有一种胃痞，病位、病机主要在肠道气机郁滞。

胃与肠相连，胃主受纳，腐熟水谷，下传于肠。若胃气郁滞，影响受纳与腐熟的功能，无以下传至肠，则肠道气机亦必随之而郁滞不通；反之，若肠道气机郁滞，无法有效接受胃中腐熟的水谷，胃中之物不能及时下传，则亦必导致胃气郁滞。胃肠同属六腑，均“以通为用”，通则不满，不通则满。治疗当以疏导气机为原则。但由于这类患者常常表现为仅有胃痞而无腹胀，易使医生在治疗时只注意理气和胃而忽略了导滞通肠，影响疗效获得。

案 1　何男，58 岁，2008 年 2 月 5 日就诊。胃镜证实患有慢性浅表性胃炎，每日胃脘痞胀，已经年累月，大便虽日行 2～3 次、但成形，失眠，舌淡红，苔黄薄腻，脉细弦。在外地中医医院已服中药 200 多剂，丝毫未见好转。今经人介绍，特意从外地赴沪求治。证属气滞胃痞，但查阅病历所载外地前医用药，已用尽理气和胃、健脾疏肝、消食化湿等属；也许虞其大便偏多，未曾敢用导滞通肠之品。若用药重蹈覆辙，岂非飞蛾赴火？

遂处方：木香 15g，槟榔 15g，莪术 12g，牵牛子 12g，莱菔子 12g，甘松 10g，枳壳 12g，佛手 10g，木蝴蝶 5g，香附 12g，麦芽 12g，7 剂。

二诊（2 月 12 日）：胃脘痞胀减半，大便反成 1 次，此乃“通因通用”之功；不仅如此，居然失眠亦除。患者说胃胀减轻之后，睡眠自然转佳。古云“胃不和则卧不安”，此胃和而卧安矣。上方再予 7 剂。

三诊（2 月 19 日）：诉胃脘痞胀几止，大约隔日在左中腹略觉痞胀而已，大便每日 1 次，夜寐安，胃纳佳。患者不禁喜形于色，说在当地服药 200 多剂无效，在此初诊初见成效，2 周大效。上方去麦芽，加三棱 12g，再予 14 剂以资巩固。

四诊（3 月 4 日）：前述诸症均除，判若两人。

上案主要用了木香槟榔丸中的主要药物导滞通肠，配合理气和胃之品，充分说明了同时理气和胃与消导肠中积滞以治疗胃痞的有效性。

如果胃痞兼有腹胀和/或便秘，一般都会联合投用导滞通肠之品。但上案非但没有腹胀便秘，大便反多；因前医之药罔效，才启发结合运用导滞通肠以胃肠并治的。似本案大便虽多，但成行而不稀溏，所以敢用导滞通肠之品。通过大便情况可以判断肠道是否有气机阻滞。

案2　陈男，45岁，2005年9月20日就诊。主诉：胃脘不适1个月余。近1个多月以来，感胃脘不适，时胀时痛，食后尤甚，伴有嗳气，纳呆，口酸，大便1日1次、质干；时有心悸，气急，寐差，乏力，舌胖紫红，苔黄厚腻，脉数弦。因胃痞见大便质干，病机主要在于胃肠气滞，致痰湿食阻，并有郁而生热之象。治以理气导滞为主，兼消食清热。

处方：木香15g，槟榔15g，枳实30g，莱菔子15g，苏梗12g，香附15g，蒲公英15g，连翘30g，白芍15g，神曲15g，麦芽15g，焦山楂15g，鸡内金12g，艾叶3g，龙胆草3g，合欢皮15g，夜交藤30g，远志6g，14剂。

二诊（9月27日）：服药后，胃脘痞胀疼痛均止。本案还有一个症状即“口酸”，根据笔者观察，口酸属于胃肠积滞者较多，这也是确立导滞通肠原则的依据之一（参见“4. 消食导滞纠口酸”文）。处方中小剂量艾叶和龙胆草有健胃增纳作用。

案3　张女，35岁，2007年7月31日就诊。主诉：中脘痞闷。咽部痞堵不适，胃纳不佳，大便不畅，舌淡红，苔薄黄腻，脉细。今年6月8日胃镜检查示：胆汁反流性胃炎，十二指肠球炎，幽门螺杆菌阳性。病理组织学检查示：胃窦部黏膜慢性重度浅表性胃炎，活动性。

处方：木香15g，槟榔15g，瓜蒌皮40g，枳实15g，厚朴12g，莪术12g，香附15g，青陈皮各12g，苏梗12g，半夏12g，茯苓12g，黄芩12g，神曲15g，麦芽15g，煅瓦楞30g，14剂。

9月11日再诊：服上药后，诸症均瘥。

由上述三个案例可知，导滞通肠法不仅用以治疗腹胀便秘，也可用以治疗胃痞；胃痞治肠属“上病下治”，充分体现了中医脏腑整体观念的优越性。

33. 气鼓并非鼓胀病

中医自古将“风、痨、鼓、膈”视为难治性疾病。其中“鼓”即鼓胀病，其有“水蛊”“蛊胀”“膨脝”“蜘蛛鼓”“单腹蛊”等多种名称，相当于腹水病。古书根据病因病机，将鼓胀分为“气鼓”“血鼓”“水鼓”“虫鼓”。鼓胀的病机主要由于肝、脾、肾三脏受病，导致气、血、水瘀积腹内。但是笔者以为，单纯气滞所致的“气鼓”却并非属于鼓胀病，而是属于胃肠气机郁滞，相当于胃肠功能紊乱。

气鼓作为病证名，最早见于《杂病源流犀烛•肿胀源流》，指气机郁滞所致的腹部鼓胀，中空无物，外皮绷急，叩之有声，腹中无水。腹水鼓胀病的特点正如晋代葛洪《肘后备急方•治卒大腹水病方》所说：“唯腹大，动摇水声，皮肤黑，名曰水蛊。”鼓胀病除“动摇水声”外，还可有胸腹部脉络暴露、蟹爪纹路、小便难以及面黄柴瘦等症，而气鼓则全无这些见症。

气鼓与鼓胀的临床表现不同，但都有气滞病机存在。明代李梴《医学入门•鼓胀》说：“凡胀初起是气，久则成水。”但是，不能因为鼓胀病的初期阶段多有气机郁滞，便将单纯气鼓纳入鼓胀的初级阶段，只要腹中没有水，便不能称其为鼓胀。明代李中梓在《医宗必读•水肿胀满》将此区分得很清楚：“在病名有膨胀与蛊胀之殊，膨胀者，中空无物，腹绷急，多属于气也。蛊胀者，中实有物，腹形充大，非虫即血也。”所说的膨胀即是单纯的气鼓，不可与腹水鼓胀混淆。

气鼓还需与痞满区别。痞满是指腹中自觉有胀满之感，但腹部并无鼓起之状，腹部皮肤无绷急感，按之柔软。气鼓有腹中胀满的感觉，但腹部呈现鼓起状、腹皮绷急，两者明显不同。

气鼓要与肠覃区别。肠覃属于妇科病，病名首见于《灵枢•水胀》，其病机是由于寒邪客于冲任、肠脉之间，结而成块，由下腹部逐渐向上增大，最后可大如足月怀胎之状，按之坚硬，推之可动，其生成需要经过比较漫长的岁月，生成之后不会自动消退。气鼓则由于气滞胃肠，无结无块，按之柔软，推之无形，其来也快，其消也速。

气鼓还需与聚证区别。气鼓与聚证都是属于肠道功能紊乱范畴的疾病，都是病在气分、都属腑病、都是聚散无常的无形之病，甚至治疗原则方

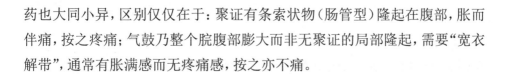

药也大同小异，区别仅仅在于：聚证有条索状物（肠管型）隆起在腹部，胀而伴痛，按之疼痛；气鼓乃整个脘腹部膨大而非无聚证的局部隆起，需要“宽衣解带”，通常有胀满感而无疼痛感，按之亦不痛。

案　殷女，40 岁，2008 年 8 月 19 日就诊。诉每于餐后 15 分钟左右，即脐下腹部渐胀大，逐渐向上向脘部发展，脘腹部终如圆鼓膨大，腹皮绷急，辄需宽带松衣，有痞胀感而无疼痛感，几乎每日均有此现象，大便秘结，3～4 日 1 行，大便后鼓腹可消，胃纳可，病已 7 个月有余。舌淡红，苔薄，脉细弦。无肝病史。病属气鼓，缘于肠道积滞阻塞气机，无形之气无从宣泄，渐积渐多，终成鼓腹。治疗原则类同聚证，可仿木香槟榔丸理气消胀、导滞通便、消食助运。

处方：木香 15g，槟榔 15g，青皮 12g，陈皮 12g，枳实 15g，厚朴 12g，三棱 12g，莪术 12g，生大黄 15g（后下），路路通 12g，神曲 12g，麦芽 15g，7 剂。

二诊（9 月 9 日）：服上药后，大便次数增多，最多可日行 3 次，服至第 5 剂，餐后再不见腹胀如鼓，亦无痞满之感，诸症顿瘥。因诸症顿瘥，遂自行停药 1 周，停药期间亦无大碍，大便 2 日 1 行，再无腹大腹胀。原方去生大黄，加大腹皮 15g，再予 7 剂以资巩固。后随访气鼓再无发生过。

34. 寒热错杂胃肠病

关于中医的治疗原大法，《黄帝内经》告诉我们“寒者热之”“热者寒之”，一直沿用至今。但在汉代，张仲景在临床实践中发现实际情况并非如此简单。有些疾病寒中有热，热中有寒，上寒下热，上热下寒，外寒内热，外热内寒，真寒假热，真热假寒，或寒多而热少，或热多而寒少，或先寒而后热，或先热而后寒，万千表现，万千变化。为此，张仲景创制了一系列调和寒热的方剂，即将具有清热和散寒功能的药物共同组合在同一处方之中，用以治疗寒热错杂的复杂病证。

这类方剂有很多，代表性名方主要有半夏泻心汤、生姜泻心汤、甘草泻心汤、附子泻心汤、黄连汤及乌梅丸等。关于半夏、生姜、甘草三泻心汤的功用，程门雪论述甚精：“三泻心汤，名异实同，无甚分别，其中以半夏泻心汤为主。甘草泻心汤则减人参一味，生姜泻心汤则多生姜一味，仅此为不同耳。再以立论之分，则生姜散水气，半夏降逆气，甘草缓中气，观其何者为重，则以何方为主可耳。半夏泻心汤之半夏分量，并未增多于二方，故知半夏泻心汤先出主方。因缓中而增甘草，因心烦而减人参，因胁下有水气，胃有秽浊而加生姜。甘草、生姜二泻心汤，则后出加减方也。学者但紧认干姜、黄连、半夏、黄芩四物二对，一辛温开通，一苦寒降逆，为痞结主剂，或单用或复用，随症轻重而施，其他因症加减，但通其意，变化从心，不必拘泥于三方原则也。简言之，寒可加附子，热可加芩、连，虚可加人参，实可加大黄，兼表可参柴、桂等等。其为用之广，率一例百，一以贯之，妙矣。"

黄连汤即半夏泻心汤去黄芩加桂枝，虽无泻心名，仍有泻心实。喻嘉言《医门法律》中另有进退黄连汤，即《伤寒论》黄连汤去甘草，治疗关格。附子泻心汤（大黄、黄芩、黄连、附子）虽有泻心名，却少泻心实，主治"心下痞，而复恶寒汗出者"，此乃属于热痞兼表阳虚者。

《方剂学》将乌梅丸归入"驱虫剂"类，笔者颇不以为然。没错，《伤寒论》厥阴病篇云："蛔厥者，乌梅丸主之。又主久利。"但诚如柯韵伯所云："仲景此方，本为厥阴诸证之法，叔和编于吐蛔条下，令人不知有厥阴之主方。观其用药，与诸症符合，岂止吐蛔一症耶。"凡是临床医生谁都知道，乌梅丸治疗蛔厥以外病证的作用要远远超过其治疗蛔厥的作用。其实乌梅丸是最典型的治疗寒热错杂证的寒热兼治方。方中乌梅为君，味酸入肝能敛阴柔肝以制木；配炮姜、附子、细辛、肉桂、川椒辛温之品，能温脏祛寒；黄连、黄柏苦寒之品，能燥湿清肠；党参、当归补养气血。《医宗金鉴》云："此药之性，酸辛甘苦、寒热并用，故能解阴阳错杂，寒热混淆之邪也。"

笔者在临床实践中深深体会到，运用寒热兼治的方法治疗胃肠病所取得的疗效，其疗效超过我们的想象。兹介绍2则以半夏泻心汤与乌梅丸合并治疗胃肠病的医案。

案1　刘男，66岁，2006年6月27日就诊。主诉：脐周疼痛。大便2日1次，腹痛则大便、便后痛减，受寒则胃痛腹痛，食后胃脘撑胀、嗳气，口苦而腻，平素怕冷。舌偏红，局部淡红，苔黄腻，脉软弦。

半夏泻心汤合乌梅丸加味：半夏12g，黄连10g，黄芩12g，党参15g，甘草6g，炮姜12g，大枣10枚，乌梅15g，当归10g，肉桂10g，细辛3g，附子

3g，川椒 6g，山栀 12g，柴胡 12g，车前草 15g，泽泻 15g，元胡 20g，7 剂。

二诊（7 月 4 日）：药后诸症均有明显改善，大便 1 日 1 次，唯嗳气未除，原方继服 7 剂以资巩固。

半夏泻心汤与乌梅丸均是张仲景治疗寒热错杂而又有虚实相兼的方剂，前者多用于胃病，后者多用于肠病。临床上胃肠同时存在寒热错杂的情况并不鲜见。患者口苦、舌红、苔黄为热象，平素怕冷、受寒食冷则腹痛胃痛为寒象，胃肠寒热错杂，所以二方并用。

案 2　朱男，31 岁，2006 年 3 月 3 日就诊。主诉：胃脘疼痛灼热感。有时却又觉胃寒，易饥，中脘压痛明显，大便 1 日 1 次，质松散而伴有黏冻，晨起口臭。舌红，苔黄，脉细弦。

半夏泻心汤合乌梅丸加味：半夏 12g，黄连 6g，黄芩 10g，党参 12g，干姜 9g，大枣 7 枚，甘草 10g，当归 10g，黄柏 10g，乌梅 15g，细辛 3g，肉桂 6g，附子 5g，川椒 12g，白芍 15g，元胡 30g，连翘 30g，7 剂。

二诊（6 月 11 日）：服药后诸症均除。

本案与上例类似。口臭、胃痛灼热、舌红、苔黄为有热；有时又觉胃寒，为中阳不足之明证。半夏泻心汤和乌梅丸，一主胃，一主肠，胃肠寒热并治，切中病机，故服药 1 周即诸症均除。

笔者为什么要强调胃肠病中寒热错杂的病机以及推荐寒热兼治方的疗效呢？黄芩、黄连、黄柏是清理胃肠郁热的要药；半夏、炮姜（含生姜和干姜）、附子、细辛、肉桂（含桂枝）、川椒是温中散寒止痛的要药。根据国医大师张镜人治疗慢性胃炎的经验，在辨证用药的基础上稍投清热解毒之品被证明对改善胃部炎症有效。腹泻多由肠道湿热作祟，用苦寒清热药有利于清除肠道湿热、调整肠道菌群。另一方面，由于寒邪为痛证的重要原因，胃痛腹痛以寒邪作祟居多，“温”法是治疗胃痛与腹痛的最常用的重要法则之一。此外，寒热并用的药物大多具有辛开苦降的作用，有利于恢复脾胃升降的功能及缓解脘腹痞胀的症状。

《中医内科学》五版教材以来，在“胃痞”一节大多有提到以半夏泻心汤治疗寒热错杂型的内容，但均一带而过，并未给其设独立证治之条目。在 2017 年编写全国中医药行业高等教育“十三五”规划教材 / 全国高等中医药院校规划教材《中医内科学》(第十版)时，笔者有机会成为副主编并负责脾胃系、肝胆系病证的编写及责任副主编，于是向主编张伯礼院士进言：半夏泻心汤为治疗胃痞的效方剂，甚至对并无明显寒热错杂证候者也有效，建议为其设独立证治以抬高其地位云云。张伯礼院士答曰他在临证中亦有此感，认为半夏泻心汤治疗胃痞疗效显著，完全同意笔者的观点，并采用了笔者的建议。顺便一提，这版《中医内科学》教材获得了首届全国教材建设奖全国优秀教材(高等教育类)特等奖。

35. 腹胀神仙一块气

导滞通腑法是指通过通利大便、消除痰食积滞，从而条畅肠腑气机的一种治法，主要为肠腑积滞病机而设，症见脘腹胀满疼痛，大便秘结或里急后重，或食积证及赤白痢疾。诚如张从正所云："陈莝去而肠胃洁，癥瘕尽而荣卫昌"，"病在下者，皆可下而去之"。除木香槟榔丸、枳实导滞丸、四磨汤、五磨饮子等以外，尚有以下古方值得一提。

(1)《普济方》香槟散：木香、槟榔、黑牵牛、青皮、商陆，面糊为丸，如小豆大。功效理气导滞，消胀逐水；主治小儿疳食气，腹大气粗，浮肿，并治气滞胃痛，呕吐，腹痛，大便秘结。

(2)《万病回春》神仙一块气：青皮、陈皮、三棱、莪术、香附、神曲、麦芽、白丑(头末)、槟榔、萝卜子、郁金、黄连、枳实、皂角、百草霜。功效理气除满；主治诸气食积及噎膈痞满，胸胁刺痛、癥瘕、疝气并皆治之。

(3)《全生指迷方》指迷七气汤：青皮、陈皮、桔梗、京三棱、蓬莪术、辣桂、益智仁、香附子、甘草、制半夏(一方有藿香、肉桂)。锉细，每服三钱，清水一盏，加生姜四片，大枣一枚，煎至七分，不拘时服。功效主治：治七情相干，气道壅滞，攻冲作痛；七情相干，气道壅滞，致成六聚，状如癥瘕，随气上下，发作有时，心腹痛，攻刺腰胁，上气窒塞，喘咳满闷，小腹䐜胀，大小便不利，或复泄泻，淋沥无度。

(4)《回生集》消痞神丸：香附、枳实、陈皮、麦芽、半夏、厚朴、苍术、神曲、山楂、乌药、白术、木香、当归、沉香、砂仁。老米和为丸。梧桐子大。食远服二钱，五分。白滚汤下。功效理气消痞；主治食积壅滞，脘腹痞满、胀闷不舒。

（5）《增补万病回春》沉香化滞丸：沉香五钱，莪术（醋炒）、炒香附、陈皮、木香、砂仁、藿香、炒麦芽、炒神曲、炙甘草。为细末，酒糊为丸，绿豆大。每服五十丸，空腹开水送下。功效消积滞，化痰饮，去恶气，解酒积；主治中满呕哕恶心。

（6）《龚廷贤医学全书》破郁丹：香附、栀子仁、黄连、槟榔、枳实、莪术、青皮、瓜蒌仁、苏子。上共为末，水丸，如梧桐子大，每服三十丸。功效主治：饮食失宜，胸膈膨胀，嗳气吞酸；治妇人嗳气，胸紧，连嗳十余声不尽，嗳出气，心头略宽，不嗳即紧。

（7）《古今医鉴》沉香丸：沉香、牙皂、广木香、槟榔。功效理气消胀，利水消肿；主治鼓胀、积滞。

（8）《济阳纲目》千金不换内消丸：苍术、枳壳、青皮、三棱、莪术、香附、大茴香、干漆、藿香、陈皮、砂仁、厚朴、破故纸、猪牙皂角、黑牵牛、草果、百草霜。上为细末，面糊为丸，如梧桐子大。功效理气化湿，导滞除满；主治积聚，气蛊，胸膈膨胀，肚腹饱满，心肋紧束及小儿饮食停滞饱满等证。

（9）《御药院方》木香分气丸：木香、槟榔、青皮（汤浸，去白）、陈皮（汤浸，去白、瓤）、姜黄、玄胡、京三棱（湿纸裹炮，香为度，捶碎）、蓬莪术（炮制）、干生姜、当归（切，炒）、白术、赤茯苓（去皮）、肉豆蔻各等分。为细末，白面糊为丸，如小豆大，每服30～40丸，食后生姜汤送下，日进3服。功效宽胸消胀；主治脾胃不和，心腹胀满，两胁膨胀，胸膈注闷，痰嗽喘息，恶心干呕，咽喉不利，饮食不化。

以上这类方剂可广泛用于治疗消化不良、细菌性痢疾、溃疡性结肠炎、肠易激综合征、肠功能紊乱、习惯性便秘、抗生素相关性肠炎、不完全性肠梗阻等器质性及功能性疾病肠病。也可用于危重症患者胃肠功能障碍等肠道功能的纠正。大多具有解除胃肠道痉挛、抑菌抗炎或调整肠道菌群、减轻全身炎症反应、保护胃肠道黏膜屏障、免疫调节、调节自主神经功能、抑制应激反应损害、抗溃疡以及镇定、镇痛等中枢抑制作用。现代医学在许多全身性及多器官功能障碍综合征的研究中，正在逐渐认识到导滞通腑法除导滞通腑的局部性作用以外，尚具有更为广泛的全身性的作用。

临床上常遇有一类腹胀患者，长年累月痞满不解，肠腑积滞不甚明显，也无明显七情相干之郁证存在，治疗比较棘手，不易取得疗效。对于此类患者，笔者对运用“神仙一块气”方治疗情有独钟。

案　张女，46岁，为外地患者。2001年7月22日初诊。诉脘腹痞满4年余，食后尤甚，矢气后无明减轻，苦不堪言，纳谷不馨，无泛酸嘈杂、恶心呕吐，大便2～3日一行。平素喜食辛辣肥甘。在当地多处医院求治，长期服用“吗丁啉（多潘立酮片）”等促胃肠动力药，非但均未获效，且渐有加重趋势。见形体健壮，声高有力，舌淡红，边有齿痕，苔薄黄腻，脉弦滑。投理气化湿之品试治4剂。

二诊：诉腹胀毫无减轻。

遂以神仙一块气处方：青陈皮各15g，三棱12g，莪术12g，香附12g，神曲15g，麦芽15g，槟榔15g，莱菔子10g，枳实9g，皂角5g，郁金12g，黄连3g，牵牛子3g，沉香3g，半夏9g，砂仁3g（后下），苏子9g，水煎分两次口服，4剂。

三诊：诉腹胀减半，大便一日一行、仍干结难解，矢气频多，无腹痛。再追穷寇，上方枳实增至12g，槟榔增至30g，牵牛子增至12g，并加火麻仁30g，木香18g，再予4剂。

四诊：欣然告知腹胀消失，大便一日二行，质偏烂，余无不适。后以健脾行气等之品善后，半月后高兴地离沪返乡了。

对本例顽固性腹胀患者用了《万病回春》“神仙一块气”及《幼科指掌》中“神仙一块痛”之方义，可主治五积六聚，食滞水滞，气闷不通，心胸胀满，胃脘痛之症。此方对于无名腹胀痞满有一定疗效。笔者相信在神仙一块气方中，百草霜是一味重要的药。可惜的是，不要说在城市里，现如今在农村也难找到这味药了。笔者有时适当选用一些炭类药以作为此药之弥补。

第七节　肠　　鸣

36. 肠鸣证治有微妙

肠鸣可由肠功能紊乱或肠道菌群失调引起，多见于肠易激综合征以及功能性消化不良。《金匮要略》有关肠鸣证治的论述主要有以下几条：“水走肠间，沥沥有声，谓之痰饮”；“病痰饮者，当以温药和之”；“心下有痰饮，胸胁支满，目眩，苓桂术甘汤主之”；“夫短气有微饮，当从小便去之，苓桂术甘汤主之，肾气丸亦主之”；“腹满，口舌干燥，此肠间有水气，己椒苈黄丸主之”等。

笔者认为苓桂术甘汤与己椒苈黄丸的证治有以下区别：苓桂术甘汤证主要在胃（“心下有痰饮”），由痰饮引起，以脾虚为主，其证较轻（“微饮”），无腹部胀满，大便稀薄；己椒苈黄丸汤证主要在肠（“此肠间有水气”），由痰饮水气与饮食积滞引起，以邪实为主，其证稍重，有腹部胀满，大便秘结。兹结合具体案例，说明如下。

案1　苓桂术甘汤证　沈男，41岁，2005年9月2日就诊。主诉：肠鸣1周。大便日行1次，便质稀软，腰痛，肝硬化、脾切除术后。舌嫩红，边有齿痕，苔薄黄腻，脉细。证属脾阳不足，治宜温阳化饮。

处方：茯苓20g，桂枝10g，白术15g，甘草6g，黄芪30g，杜仲15g，川断12g，狗脊12g，补骨脂12g，7剂。

方中黄芪益气健脾以助苓桂术甘汤化饮，余药补肾强腰。二诊时肠鸣止，腰酸明显改善。

案2　己椒苈黄丸证　王女，36岁，2006年12月8日就诊。主诉：肠鸣、腹胀3周余。大便里急后重，矢气频，胃脘亦痞胀，体瘦，舌偏红，苔薄，脉细弦。慢性萎缩性胃炎7～8年。证属气滞食阻，肠间水气；治宜消食理气，化饮导滞。

处方：防己10g，椒目6g，葶苈子9g，制大黄6g，枳壳12g，青陈皮各12g，佛手6g，木蝴蝶6g，木香6g，莪术12g，神曲12g，麦芽12g，莱菔子9g，7剂。

方中己椒苈黄丸逐饮导滞；枳壳、青陈皮、佛手、木蝴蝶、木香、莪术理气；神曲、麦芽、莱菔子消食。二诊时腹胀、肠鸣、大便里急后重明显减少至几无，唯胃脘仍有些许不适，以香砂六君子汤合保和丸巩固疗效。

用己椒苈黄丸治疗肠鸣有效，是有一次与严世芸老校长闲谈时他告诉我的。我临床运用下来果然应手。我向严校长汇报时问他：“您是怎么知道己椒苈黄丸治疗肠鸣有效的？”他说是他的老师张伯臾老先生教的。与老师及同道交流，有时可获得“意外的”医道医术，只要你足够谦虚并愿意洗耳聆听。

案3　苓桂术甘汤合己椒苈黄丸证　杨女，50岁，2007年11月2日就诊。主诉：肠鸣。大便不成形而量少，胃脘痞堵，头晕，舌淡红，苔薄润，脉细弦。证属饮停胃肠；治宜利尿化饮。

处方：防己10g，椒目6g，葶苈子6g，桂枝12g，茯苓15g，白术12g，泽泻15g，车前子15g，炮姜12g，7剂。

方中泽泻、车前子助渗湿利尿，炮姜助温阳化饮。二诊：肠鸣止，大便稍成形，胃脘痞堵减而未尽。

后人根据《金匮要略》有关论述，认为肠鸣乃肠间痰饮水气所致，固然无错。但笔者根据己椒苈黄丸中葶苈子与大黄的药物性能，认为凡胃肠气滞、饮食积滞也可引起肠鸣，非独痰饮水气。大黄的功能众所周知，毋庸赘述。葶苈子有泻肺平喘作用，肺与大肠相表里，提示葶苈子既能降肺气，亦能顺大肠逆气，肠鸣可以理解为肠中气滞不顺。古书有载：“腹内气胀满喘息不得卧，葶苈子一升炒紫色，酒浸七日，研烂，每服三匙，温酒调服无时，大效。”己椒苈黄丸能够治疗“腹满”，其中应有葶苈子的功劳。从案例2似可窥见葶苈子及其他理气药在肠鸣中的作用。

以下案例可以证明“凡胃肠气滞、饮食积滞也可引起肠鸣，非独痰饮水气”的观点。

案4　木香槟榔丸　夏女，73岁，2007年4月3日就诊。主诉：近来肠鸣、矢气。伴脘腹痞胀，泛酸、烧心。舌黯红，边有齿痕，苔薄黄，脉细弦。胃镜检查示有慢性浅表性胃炎。

处方：党参12g，白术12g，茯苓12g，青陈皮各10g，木香10g，槟榔10g，莪术10g，路路通10g，乌药10g，枳壳10g，连翘30g，川连6g，吴茱萸2g，煅瓦楞40g，甘草3g，7剂。

二诊肠鸣止，脘腹痞胀减半，轻微泛酸及烧心。

第八节　泄　　泻

37. 泄泻可由痰饮致

泄泻可由寒湿、湿热、伤食、脾虚、肾虚、肝郁所致，也可由痰饮所致。广义痰饮包括悬饮、溢饮、支饮、(狭义)痰饮；狭义痰饮专指中阳不振，水饮停留于胃肠，临床表现包括胃中有振水声，肠间水声辘辘，头目眩晕，呕吐清稀痰涎，脘腹满痛等，除此以外，还可以有腹泻。李中梓《医宗必读•泄泻》归纳治疗泄泻有九法：淡渗、升提、清凉、疏利、甘缓、酸收、燥脾、温肾、固涩。毋庸赘述，其中"淡渗"即为痰饮泄泻而设。"利小便以实大便"或也为痰饮泄泻而设。但痰饮泄泻的证治，已被现在的教科书所省略掉了，为此有必要略作伸张。

案 1　朱女，29 岁，2006 年 8 月 29 日就诊。主诉：产后胃脘觉寒。8 月 23 日分娩后导尿 3 日，因发热而静脉滴注抗生素。顷诊但觉胃寒，肠鸣，大便日行 3～4 次，质稀，乳汁极少，舌淡红，苔黄黑腻(服用益母草颗粒染苔)，脉细弦。证属产后胃寒泄泻；治以温化胃肠痰饮。

苓桂术甘汤、己椒苈黄丸、泽泻汤合良附丸加减：茯苓 15g，桂枝 10g，白术 15g，甘草 6g，香附 15g，高良姜 9g，泽泻 15g，车前子 15g，椒目 3g，防己 12g，4 剂；另以炒麦芽代茶饮用。

二诊(9 月 1 日)：药后胃不寒，肠不鸣，大便正常，守方 7 剂以资巩固。

《景岳全书》云："产后气血俱去，诚多虚证。"本案产后胃寒、肠鸣泄泻、乳汁极少，均为脾土中阳不足，寒饮内生，水走肠间而致，当以温药和之。苓桂术甘汤温中健脾，取良附丸助阳温胃散寒；再取己椒苈黄丸中之防己、椒目，加泽泻、车前子加强渗湿利水，"利小便以实大便"。使寒从中散，饮从水去，所以 4 剂而愈。

案 2　卞男，38 岁，2007 年 8 月 14 日就诊。主诉：腹泻 1 年余。1 年多来，每日水样泄泻 2～3 次，无不消化食物残渣、无黏液泡沫，近 1 年来体重减轻 10kg 左右、目前 50kg 未满。否认癌症家族史。舌红绛，苔少，脉细。

患者除泄泻外，并无其他明显脾虚征象，且泄泻清稀如水，据此可以诊断为饮停肠间之痰饮泄泻；治疗原则确立为健脾利湿化饮。

方剂采用泽泻汤加味：泽泻 30g，白术 30g，车前子 30g，茯苓 30g，厚朴 6g，马齿苋 30g，连翘 30g，14 剂。

二诊（9 月 11 日）：服药期间大便次数减少至 1 日 1 次，偶尔 2 次，大便成形。但自行停药近 2 周，则大便又如旧水泻次数多，有不尽感，矢气多，舌脉同上。原方去厚朴，加葛根 30g，益智仁 30g，石榴皮 6g，7 剂。药后大便又恢复正常。

泽泻汤出自《金匮要略》，原治“心下有支饮，其人苦冒眩”。痰饮与支饮病理机制类同，只不过饮邪停留部位不同而已，以支饮方治疗痰饮证，于理亦通。方中，车前子助泽泻利小便以实大便，茯苓助白术健脾益气化湿利饮，余药意在清热（舌红绛提示有伏热或阴亏），顺便以此调整肠道菌群。药后泻止，停药又泻，似“A-B-A（见 21. 阳明头痛清空膏）”，证明所治方药对头。

或谓白术、茯苓有健脾止泻之效。但笔者以为，饮邪致泻，仅用健脾、不用利水祛饮是欠妥的。从下例似可更清楚地看出这一点。

案 3　杨女，50 岁，2007 年 8 月就诊。主诉：大便不成形。因近来精神受到刺激，遂出现情绪不宁，心慌，失眠，咽喉不适有异物感，胃脘痞堵，头痛背重，悲伤欲哭。诊断为郁证，给予甘麦大枣、逍遥散及半夏厚朴汤加减治疗后，郁证相关诸症悉除，惟大便依然稀烂不成形。至 11 月 2 日续诊时，因思患者自 8 月份以来经过将近 2 个月的调治，脏躁、肝郁基本已愈；但治疗原则与方药却未作相应调整，本指望前方中大剂量苓术（各 30g）能够起到止泻作用，但显然愿与事违。再仔细询问病情，发现患者除大便不正常外，尚有肠鸣、眩晕，始恍然此有饮邪作祟焉！

更方以己椒苈黄丸合苓桂术甘汤加减：防己 10g，椒目 6g，葶苈子 6g，桂枝 12g，茯苓 15g，白术 12g，泽泻 15g，车前子 15g，炮姜 12g，7 剂。

11 月 13 日：服药至第 4 剂即大便正常化，肠鸣止。上方略作加减，再予 7 剂以巩固疗效。

痰与饮常同时并见，本案既有稠痰梗喉（梅核气），又有稀饮留肠（大便稀烂)，乃得之于肝郁气滞，聚津成饮，炼饮为痰。之前虽有半夏厚朴汤化痰，却无药除饮，故止泻无效。11 月着重化饮，大便始得以正常化。在整个治疗过程中，虽然均有用苓术健脾止泻，但只有在 11 月当与其他化饮药同用时才发挥了止泻的作用，尽管所用苓术的分量只有先前的半量或以下。于此可见，饮邪致泻是存在的，健脾止泻并不能完全替代化饮止泻，两者同中有异。其中三昧，颇值把玩。

38. 肝郁脾虚非痛泻

一般认为，痛泻要方所治痛泻(多见于肠易激综合征)，其病机是属于"肝气乘脾"或"肝郁脾虚"。笔者以为，痛泻可以缘于肝郁，也可以不缘于肝郁；反之，肝郁可以伴有痛泻，也可以不伴有痛泻。真正的肝气乘脾所致泄泻乃是伤于七情，临床特征是泄泻与情志抑郁不舒并存；或泄泻每发生于情绪紧张及恼怒之后。肝属木，脾属土，因于烦恼郁怒，肝气不舒，横逆克脾，使脾失健运；或因于忧郁思虑，伤脾在先，土虚木乘，升降失职，皆致泄泻发生。诚如宋代陈无择《三因极一病证方论》所说："喜则散，怒则激，忧则聚，惊则动，脏气隔绝，精神夺散，必致溏泄。"《景岳全书·杂证谟·泄泻》也说："凡遇怒气便作泄泻者，必先以怒时挟食，致伤脾胃，故但有所犯，即随触而发，此肝脾二脏之病也，盖以肝木克土，脾气受伤而然。"这类泄泻无论是否伴有腹痛，应首用逍遥散类方而不是用痛泻要方来治疗。

首先，就疏肝解郁、舒缓精神紧张而言，逍遥散的作用要优于痛泻要方。逍遥散内柴胡疏肝解郁，芍药柔肝缓急，当归养血理气；且归、芍与柴胡同用，补肝体而疏缓肝用，更有薄荷辛散达郁，使得该方兼具抑肝与疏肝的作用。痛泻要方内仅有芍药有一定的抑肝作用，但并没有疏肝解郁的作用。

其次，就健脾止泻作用而言，也以逍遥散优于痛泻要方。痛泻要方仅有白术补脾止泻，虽说防风也有一定的"升清止泻"作用，但其作用毕竟是十分有限的，比不上逍遥散中白术加茯苓。

第三，即便就止痛效果而言，痛泻要方止痛靠的是方内有芍药，但是逍遥散内有芍药甘草汤，缓急止痛作用理应更强一些。

综上所述，逍遥散可以基本覆盖痛泻要方的功用。以下是运用逍遥散治疗的"肝郁脾虚型"泄泻的案例。

案　李女，60岁。有失眠、强迫症、抑郁症，10多年来每日大便2～3次，不成形、伴泡沫，早餐后必有便意，舌黯红，苔黄腻，舌下静脉迂曲显露，脉细涩。肠镜检查无异常发现。西医诊断：肠易激综合征；中医诊断：泄泻，证属肝郁脾虚；治以疏肝健脾。

逍遥散加味：柴胡12g，白芍12g，甘草6g，当归9g，白术20g，茯苓30g，薄荷5g，山药20g，车前子30g，马齿苋30g，蒲公英20g，予7剂。

二诊：服上药仅1剂，大便即减为日行1次，且成形、无泡沫，早餐后再无便意，续方7剂巩固疗效。

本案素有失眠、强迫症、抑郁症病史，属情志之病，归咎于肝。唐容川《血证论》有云："设肝之清阳不升，则肝不能疏泄水谷，渗泻中满之证在所难免。"证属肝气乘脾，正合逍遥散所治。处方中加山药以助白术、茯苓健脾扶土；加车前子淡渗利水，利小便即所以实大便。大便有泡沫，此"肠垢"也，《金匮要略》有云"大肠有寒者，多鹜溏；有热者，便肠垢"，舌苔黄腻可为佐证，故再加马齿苋、蒲公英清热解毒，去其肠垢。药仅1剂即见大便成形、泡沫消失。

本案辨证用药着眼于肝、脾、大肠，而以疏肝为主。《张聿青医案》对泄泻发生在早餐前后认为："肝病也有至晨而泻者，以寅卯属木，木气旺时，辄乘土位也。"药后早餐后再无便意，岂非反证逍遥散疏肝之功？

用逍遥散治疗肝郁脾虚泄泻需要注意当归的使用。当归有润肠作用，使用不当，有加重泄泻之可能。要使当归既能发挥出养肝血、补肝体以抑肝用的作用，而又避免加重泄泻的不良反应，使用剂量是一个需要靠经验判断的问题；或通过加用健脾止泻药物或加重其剂量，也不失是个预防办法。也可以视症情弃当归不用。此外，如今药材普遍存在质量问题，"油当归"并不"油"矣，在多数情况下难有润肠作用了。

本案无痛泻，所以芍药只用一般剂量可。即使有腹痛，也只消加重逍遥散中芍药、甘草的分量即可。

根据现代药理研究，痛泻要方中防风有一定的抑菌作用。如同周知，调整肠道菌群可以起到止泻的作用。所以从这个视点来看，在需要的时候，逍遥散中也可以合入防风同用；但笔者宁肯选用连翘、马齿苋、凤尾草或败酱草之属来解决这个问题。

39. 五更泄泻从肝治

关于五更泻的诊治，笔者有三个印象颇深的经历。

经历一：许多年前在带教过程中，有一位外国留学生拿着一个在别处抄写的医案，问我："用四神丸治疗五更泻，为什么无效？难道正确的辨证论治也可以无效吗？"当时我看了医案后，答："泄泻无不由脾。即使肾阳虚衰而用四神丸，仍然需要用健脾止泻药。现虽然有一些健脾药，但不够，所以无效。"话虽如此，但我感觉这个提问很厉害。平时诊疗有不少无效者，其中确有相当部分恰恰是我们医生根据有限的知识认为辨证论治"没错的"。

经历二：数年前，有一五更泻患者，因在他院治疗无效，来我处就诊。观前医所用药物，四神丸与参苓白术散加减，无可挑剔。我根据病情，仅将处方中的吴茱萸 3g 改为 10g，其余均按原方。1 周后，患者诉大便基本正常化。

经历三：2005 年 12 月 27 日遇高女，78 岁。主诉：五更泻将近 50 年。晨起肠鸣即泻，大便平均每日 2～3 次，不成形，近半年出现口苦、口干，时有咳嗽，痰多色白易咯，时有心悸，不易入睡，纳可，舌红，苔黄厚腻，脉沉。有慢性支气管炎、高血压、慢性胃炎病史；今日查血糖正常；去年行白内障摘除术。中医诊断泄泻（五更泻）；治则：温补脾肾、涩肠止泻。

四神丸合参苓白术散化裁：补骨脂 15g，五味子 6g，肉豆蔻 10g，吴茱萸 6g，茯苓 20g，白术 20g，山药 15g，莲肉 12g，黄芩 12g，败酱草 30g，7 剂。

二诊（2006 年 1 月 3 日），诸症依然，并无改善。患者口苦、咳嗽、痰多、舌红、苔黄厚腻。

今日改投龙胆泻肝汤加味：龙胆草 10g，山栀 12g，黄芩 12g，柴胡 12g，生地 15g，当归 12g，车前草 15g，泽泻 12g，通草 10g，葛根 15g，射干 10g，侧柏叶 25g，甘草 10g，乌梅 30g，焦山楂 25g，炒地榆 30g，7 剂。

三诊（1 月 10 日），大便成形，1 日 1 次，口苦去，咳止，痰消，舌脉同前，原方续服 14 剂以巩固疗效。

从上案来看，五更泻并非一定都是由肾阳虚衰引起，肝胆湿热下注亦可致之，不可概以温补脾肾论治。本案虽然五更泻已有 50 年左右，但并无肾阳虚的主要脉症，且其口苦，其舌质红，其苔黄厚腻，显属肝胆湿热之证。

首诊投四神丸合参苓白术散，未见效果是“理所当然”的。二诊改投龙胆泻肝汤以清利肝胆湿热，加用大剂量乌梅、焦山楂、炒地榆酸敛涩肠。由于辨证遣药未囿于陈规，是故进药7剂，诸症均平。从以上案例可知，生搬硬套地辨证论治是无效的。

40. 五更泄泻非独肾

近阅历版教科书中关于五更泄泻治疗方剂的介绍，发现一个颇值得深思的现象：1985年出版（上海科学技术出版社，第241页）以及2009年再版（上海科学技术出版社，第304页）的《实用中医内科学》明载用“理中汤合四神丸为主方”。1984年出版的五版教材《中医内科学》（上海科学技术出版社，第154页）载用“四神丸加味”，但这个“加味”还是可以理解为加用一些健脾止泻的药物。到了1997年出版的普通高等教育中医药类规划教材《中医内科学》（上海科学技术出版社，第198页）以及2001年出版的上海普通高校“九五”重点教材《中医内科学》（上海科学技术出版社，第217页）都索性干脆只载用“四神丸”。

如果允许让人直率地加以点评的话，仅就五更泄泻所列治疗方药而言，不得不说是教材愈编愈差了。

无论在什么时候泄泻，总归还是泄泻。笔者十分推崇《景岳全书·泄泻》中所提出的观点：“泄泻之本，无不由于脾胃。”况且，五更泄泻不见得就一定是命门火衰或肾阳亏虚。《张聿青医案》对泄泻发生在早晨认为：“肝病也有至晨而泻者，以寅卯属木，木气旺时，辄乘土位也。”笔者有过以龙胆泻肝汤加味治疗五更泻而获效的（见“39. 五更泄泻从肝治”文）。

即便真是属于肾阳虚之五更泻，也还是需要脾肾同治；而且从某种意义来说，健脾止泻或许比温补肾阳更重要。为什么？犹如《素问·咳论》所言“五脏六腑皆令人咳，非独肺也”一样，五脏最后必然影响到肺之肃降的功能，才令人咳；同样道理，也许肝肾等其他脏腑亦可令人泻，非独脾也，但肝肾最后必然影响到脾胃升清降浊或泌清别浊的功能，才令人泻。

案 黄女，56岁，2004年5月11日就诊。患者每于黎明五更之际腹痛、肠鸣、水样泻，大便急迫难以忍耐，日行3次，含不消化食物残渣，此疾已有

20 余年；伴有腰酸，畏寒，体瘦，舌淡红，苔薄，脉细。有慢性胃炎、十二指肠球部溃疡、慢性尿路感染、腰椎间盘突出症、慢性头痛病史。曾经以四神丸、乌梅丸等治疗效果不明显。今判断为证属脾失健运；治以健脾为主。

参苓白术散加味：白术 30g，茯苓 30g，山药 15g，莲肉 12g，扁豆 12g，车前子 30g，泽泻 15g，黄芪 30g，升麻 6g，葛根 30g，诃子 6g，芡实 10g，石榴皮 5g，炮姜 12g，益智仁 30g，鸡内金 12g，黄芩 9g，杜仲 15g，川断 12g，狗脊 12g，7 剂。

二诊（5 月 18 日）：大便次数有所减少，日行 2 次，可以忍耐，且首次大便成形，无不消化食物残渣，无腹痛，肠鸣消，续方 7 剂。

三诊（5 月 25 日）：大便正常化，1 日 1 次，成形，腰酸减轻。再续方 7 剂以资巩固。

2006 年 3 月 24 日因其他疾病而来诊时随访得知，患者至今大便基本正常，仅在饮食不当时或有腹泻发生。

处方中有以下几组药物协同作用达到止泻目的：

（1）以剂量较重的参苓白术散主药健脾益气以止泻。

（2）以车前子、泽泻淡渗利水以止泻。

（3）以黄芪、葛根、升麻益气升阳以止泻。

（4）以诃子、芡实、石榴皮收敛涩肠以止泻。

（5）以炮姜、益智仁温暖脾土以止泻。

（6）以鸡内金消食健胃以止泻。

（7）以黄芩清肠除垢以助止泻。

（8）以上组方严谨，丝丝入扣，20 余年之慢性泄泻，竟愈于服用上方 2 周以内。方中杜仲、川断、狗脊虽为补肾药，但主要补肝肾以强筋骨，针对腰酸症状，温补肾阳并非为了止泻。

本案因泄泻在黎明，又兼有畏寒怕冷、腰酸，即使诊断为肾阳虚衰之五更泻也是对头的。但事实上先用四神丸治疗，并未见明显效果；改投参苓白术散化裁处方，方始见效。这充分说明了“泄泻之本，无不由于脾胃”的真谛。就治疗肾阳虚衰之五更泻来说，脾是泄泻之“病”本，健脾是治疗泄泻之“病”；肾阳虚是五更泻之“证”源，温阳补肾是治疗阳虚之“证”。病证并存，治疗当以病证结合；病去证消最佳，若难以取得如此嘉良结果时，但当以治病为先，证宜缓图。

经过临床实践的医生明白，《实用中医内科学》治疗命门火衰之五更泻倡用“理中汤合四神丸”，最是符合临床实际，一看便知不是出自学生手笔或是非脾胃病专家之手笔。

41. 胆源泄泻治琢磨

中医临床经验的积累在很大程度上靠悟性，似吾辈先天缺乏悟性之平庸者，尤其要靠临床漫漫摸索，有时竟如盲人摸象“瞎折腾”。以下即是实例之一。

案 沈男，62岁，2008年2月26日就诊。主诉：腹泻、大便不成形、混有胆汁，已有20余年，伴口疮反复发作。20年前因胆囊炎合并胆总管阻塞、行胆囊切除术并十二指肠奥迪括约肌成形术。手术20余年以来，长期腹泻，平均1日3次，大便质稀则粪便中易混杂黄色胆汁，反复发作口疮（刻下无口疮），目疲劳，睡眠欠佳，舌质偏红，苔黄厚腻，脉细弦。

胆囊切除而导致大便溏泄、次数增多，有称之为“胆源性腹泻”者。因胆囊有储存胆汁的功能，一旦切除，胆汁无处可藏，直接下行至十二指肠，刺激肠管并促进了肠道蠕动，造成腹泻。同时，由于十二指肠蠕动增加，吸收功能减弱，造成肠壁对维生素 B_{12} 的吸收下降，而维生素B族的缺乏易引发口腔溃疡。

中医诊断与辨证：湿盛脾虚型泄泻；治拟燥湿健脾为主。但在不同的治疗过程中，有不同的心悟。

第一阶段：认为是补中益气汤（三诊）对胆汁便有效。

初诊（2月26日）：拟平胃散加茯苓、车前草及酸枣仁、合欢皮、夜交藤等安神之品。

二诊（3月4日）：胆汁便依然，上方去车前草，加四君子汤、黄芪、山药、柴胡。

三诊（3月11日）：夜寐有所改善，苔黄腻化薄，但大便仍日行3～4次，仍混有胆汁，质稀色黄，神疲乏力。遂予补中益气汤加减：黄芪15g，党参12g，白术12g，茯苓12g，神曲12g甘草6g，柴胡6g，升麻6g，陈皮6g，酸枣仁 15g，合欢皮 12g，夜交藤 15g，7 剂。

四诊（3 月 18 日）：大便胆汁消失，日行 3 次，但其中 2 次已成形、1 次不成形。睡眠进一步改善。再予三诊方 14 剂。

五诊（4 月 1 日）：近顷无胆汁便，但大便仍日行 3 次，基本成形，夜寐安，昨日着凉后，胃胀痛。三诊方党参、黄芪增至 30g，白术、茯苓增至 20g，加黄芩 12g，半夏 12g，去合欢皮、夜交藤，10 剂，嘱服用 2 周，即 1 剂量煮成 3 杯，每日服用两杯。

第二阶段：认为并非补中益气汤（六诊）对胆汁便有效。

六诊（5 月 27 日）：服上药期间一直未出现无胆汁便，患者认为已愈，因之自行停药月余。现大便中又见胆汁，并发上、下唇口疮各 1 只，舌淡红，苔黄腻，脉细弦。三诊方去半夏、枣仁、柴胡、升麻；为治口疮，加黄连 10g，竹叶 10g，肉桂 3g，车前草 15g，苍术 15g，7 剂。

七诊（6 月 3 日）：药服至第 2 剂，胆汁便即止；上、下唇口疮已消失，但又见咽部又现口疮溃疡。

八诊：在六诊方不变的情况下，针对口疮加药治疗，大便中仍未见胆汁。六诊补中益气汤如去柴胡、升麻（再加未用当归），便难以构成补中益气汤，经治数周，仍对胆汁便有效，始知并非是补中益气汤取效。

第三阶段：认为是四君子汤加黄芪、神曲（九诊）对胆汁便有效。

九诊（6 月 20 日）：基于以上认识，今在三诊方与六诊方的基础上，提炼出以下处方：党参 30g，黄芪 50g，白术 20g，茯苓 20g，神曲 12g，山药 15g，黄芩 12g，射干 12g，7 剂（黄芩、射干治咽痛溃疡）。

十诊（6 月 27 日）：药后未见胆汁便。因咽部溃疡未愈，苔黄腻，改用龙胆泻肝汤加减，7 剂。

十一诊（7 月 8 日）：口腔溃疡未愈，大便又见胆汁。再用九诊方去黄芩、射干，7 剂。

十二诊（7 月 15 日）：服药 2～3 剂，大便中胆汁消失，咽中溃疡减轻，无新发口腔溃疡。后以此方治疗至十五诊（8 月 8 日）：大便一直没有出现胆汁，原来口疮发作需要 3～4 个月才愈，现 2 个月可愈。

九诊方对胆汁便有效，十诊时停用九诊方则又出现胆汁便，十一诊再用九诊方胆汁便再止。据此可以认为九诊自拟方（党参、黄芪、白术、茯苓、神曲、山药）才是对胆汁便有效的关键处方。

总结以上治疗过程，第一阶段认为补中益气汤对胆汁便有效，第二阶段又认为并非是补中益气汤对胆汁便有效，第三阶段认为是九诊自拟方（党参、黄芪、白术、茯苓、神曲、山药）对胆汁便有效。

其实，九诊自拟方药物竟在二诊处方时出现过，只不过二诊时无神曲，且党参、黄芪、白术、茯苓剂量较小。由于三诊补中益气汤加减治疗时并无山药也有效，因此推测九诊自拟方中治疗胆汁便发挥核心作用的药物是党参、黄芪、白术、茯苓、神曲这五味药，说得简单一点亦即是四君子汤加黄芪、神曲。

照此看来，如果二诊时加大四君子汤与黄芪剂量、加神曲并坚持继续服用的话，是完全可以期待起效的，本可无须频繁换方“折腾”的。

本案诊疗过程说明一个道理：所谓中医临床经验积累靠“悟性”，就是根据循证医学的原理不断实践，不仅要善于总结成功的经验，也要善于总结失败的教训；临床观察要仔细，需全面分析药效关系与量效关系。

42. 溃结验方源实践

下面经笔者治疗的上海市青浦患者，在过去几年里曾介绍多例青浦区患者来我处求中医治疗。患者来时总以这句话开始：“是怀某介绍我来看病的。”事情还得从头说起。

案 怀女，39岁，上海市青浦人。脓血便半年，于2002年11月19日肠镜示：直肠距肛门10cm黏膜充血、糜烂、脓苔，回盲部充血、水肿，表面有白色分泌物，诊断为溃疡性结肠炎。病理示：黏液慢性炎，见少量炎症细胞浸润，证实为溃疡性结肠炎。在当地医院服用柳氮磺吡啶每日3g，双歧杆菌嗜酸乳杆菌肠球菌三联活菌每日1 260mg，服药已半年，但脓血便依然无减。2003年3月起停服上述西药，在当地中医求治，历服理气健脾、活血、清热解毒类中药，凡一年半，仍无效果，因脓血便持续不减至今，乃来求治。

初诊（2004年10月12日）：脓血便已持续2年余，先脓血后大便，时含不消化物，日行1次，基本成形，脐周腹痛，便后稍得缓解，略有里急后重，

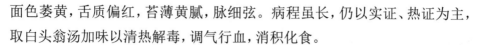

面色萎黄，舌质偏红，苔薄黄腻，脉细弦。病程虽长，仍以实证、热证为主，取白头翁汤加味以清热解毒，调气行血，消积化食。

处方：白头翁 12g，秦皮 12g，黄连 10g，黄芩 12g，败酱草 30g，蒲公英 15g，枳壳 12g，当归 12g，白芍 18g，元胡 15g，麦芽 15g，神曲 12g，鸡内金 12g，7 剂。

二诊（10 月 19 日）：脓血便无改变，腹痛依然。辨证及治疗大法无误，似嫌不足。

遂再拟方：白头翁 12g，秦皮 12g，黄连 10g，黄芩 12g，败酱草 30g，蒲公英 30g，当归 12g，元胡 30g，麦芽 15g，神曲 15g，鸡内金 12g，木香 12g，苦参 15g，金银花 30g，连翘 30g，马齿苋 30g，椿根皮 30g，生地榆 15g，白术 12g，7 剂。

二诊方与首诊方的主要差异处：

（1）起用了《经验良方全集》治痢名方香参丸，原方木香四两、苦参六两、甘草一斤熬膏如丸桐大，每日服三钱，古人谓“治痢即效，百发百中之药也”。

（2）再起用《经验良方全集》忍冬散，原方以金银花入铜锅内焙枯存性，或谓“一服即愈”，与连翘相须而用，再加大蒲公英用量，增强清热解毒止痢的作用。

（3）加用了马齿苋、椿根皮、生地榆。马齿苋清热解毒、凉血止痢，《普济方》中血痢方以单味马齿苋治疗血痢。椿根皮、地榆源于古方“椿根散（椿根白皮、松花面、地榆、荷叶蒂）治痢如神”。《景岳全书》谓“椿皮散……治血痢及肠风下血神效”。生地榆凉血止血，也是治疗便血赤痢的要药。

三诊（10 月 26 日）：服上方一剂翌日，大便脓血开始减少，服至第 4 剂以后，历经两年之久的大便脓血消失于一旦，黏冻明显减少，腹痛几除，苔黄未变但腻苔已化。效不更方，再以原方治疗 2 周。

四诊（11 月 9 日）：大便脓血消失后未再出现，偶有黏液和腹痛。近日肠鸣，有后重感，经水数月未至，察舌下静脉曲张，唇色偏黯紫。

处方：败酱草 30g，蒲公英 30g，白芍 30g，元胡 30g，马齿苋 30g，生地榆 15g，木香 6g，麦芽 15g，莱菔子 15g，炙乳没各 5g，肉桂 5g，白术 12g，茯苓 12g，7 剂。

是方与二、三诊的差异之处在于：减去了白头翁、秦皮、黄连、黄芩、苦参、金银花、连翘、椿根皮、神曲、鸡内金；加用了苓桂术甘汤和莱菔子、炙乳没。考虑到二诊以后便脓血才开始消除，似非白头翁汤的作用，故去之。脓血便症状已除两周多，似可减少清热解毒药。以苓桂术甘汤温阳化饮治肠鸣，以肉桂代替桂枝。肉桂治痢在《药性论》《本草纲目》均有记载，《千金翼方》之桂心汤、《伤寒论》之芍药汤等治疗痢疾的方药中亦用到肉桂。唇黯紫、舌下静脉曲张为瘀血，况经水数月未至，故以乳香、没药活血化瘀。

五诊（11 月 16 日）：肠鸣、后重、腹痛均除；但大便黏冻开始增多，今日早晨又开始出现少许脓血便。

诊至是日兴趣盎然：初诊用白头翁汤等药对脓血便无效；蒲公英、败酱草始终应用至今，初诊未效，现又出现少许脓血便，说明其对脓血便也无甚效。脓血便是在二、三诊期间消失的，其间主要起用了苦参、金银花、连翘、生地榆、椿根皮；而在四诊时恰恰去除了这些诸药。以上诊疗经过强烈提示上述几味药对消除脓血便发挥了重要作用。

根据以上分析，重新拟方如下：苦参 20g，金银花 30g，连翘 30g，椿根皮 30g，生地榆 15g，7 剂。

六诊（11 月 23 日）：服药后第 2 日脓血便即消失，第 4 天腹痛几无，黏冻明显减少。

由于患者于 2004 年 9 月以来癸水已两月未至，故在五诊的基础上加莪术 12g，当归 12g，红花 10g，桃仁 12g，生蒲黄 12g，茜草 30g，川椒 6g，肉桂 10g，生大黄 5g，青皮 10g，干姜 10g，7 剂。2005 年 1 月 8 日、2005 年 2 月 12 日月经按期而至。

之后仍以五诊原方不作加减予以治疗，仅作如下服法上的减量：从 2005 年 1 月 25 日开始，服药从每日 1 剂减少为每 2 日服 1 剂；2005 年 3 月 8 日开始从两日 1 剂减少为 3 日 1 剂。至 2005 年 4 月停止治疗时，患者未再有脓血便，面色转为红润，神清气爽，体重增加 1.5kg。至今（2009 年 10 月）通过她介绍来诊的同乡患者随访得知，怀某自那以来，一直安好无恙。

从此，本案五诊时所形成的方剂成为笔者以后治疗溃疡性结肠炎的经验方，应验良多。

临床验方来源于博览群书，勤于实践，细致观察，善于总结，去伪存真，去芜存精。勤读医书自得美玉，躬身临证必获珠玑。

43. 食疗外治疗滑泄

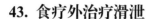

滑泄病名始见于《中藏经·论脾脏虚实寒热生死逆顺脉证之法》。多因泄久气陷下脱所致。症见泄泻不禁，不可忍耐，常因此而泻在裤内，或伴食少消瘦、手足厥冷或下肢肿胀，形寒短气，或发虚热。治宜固脱止涩，扶正祛邪，适用《医宗必读》治泻九法中的“固涩”法。倘若寒性滑泄，可用扶脾丸、肉豆蔻饮（《世医得效方》：陈皮、肉豆蔻、五味子、赤石脂）、八柱散（《寿世保元》：人参、白术、肉蔻、干姜、诃子、附子、罂粟壳、甘草）等。倘若热性滑泄，可用固肠丸（《证治准绳》：吴茱萸、黄连、罂粟壳）、诃子散（刘河间方：诃子、木香、甘草、黄连、白术、芍药）等。

治疗滑泄其实还有更为简单的方法，只用食（药）物外敷与食疗法即可。

林女，74岁，2001年4月25日初诊。诉近半年来大便每日2～3次，无黏冻、脓血及里急后重感，便意不可忍，泻则迫不及待，常在外出购物时泄于裤内，平均2～3天必有发生一次，甚是恼人。病属脾虚滑泻；治宜健脾固涩。

处方：赤石脂15g，禹余粮12g，诃子12g，乌梅炭12g，石榴皮12g，炮姜12g，白术18g，茯苓18g，莲肉18g，五味子12g，肉豆蔻12g，14剂。

二诊（5月9日）：服药14剂后来诊，诉便次并无减少，但便意可忍。再予前方14剂。并嘱二法：

独头蒜加少许盐捣成细末敷脚心，临睡前用，连用一周。

按以锅巴一块、生姜五片、艾叶五片比例，将锅巴再炒焦，下生姜、艾叶合炒一分钟，加水一小碗，共煮三分钟，取汤汁，稍加红糖，顿服，早晚各一次。

三诊（5月23日）：大便一日一次，平均一周内有四次大便可成形。近来睡眠欠佳，舌质黯红，带紫气，苔薄白，脉细弦。原方增五味子至18g，加酸枣仁12g，7剂。嘱其后可停服中药，但仍坚持用蒜泥敷脚心，并喝锅巴姜艾红糖汤。

2个月后，患者介绍其邻居前来就医，神情欣然，云现在大便每日一次，质软成形，滑泻半年终告霍然。

滑泻以脾肾亏虚居多。但本案服用赤石脂禹余粮丸并温肾健脾固涩止泻药后，效果并不明显。自采用蒜泥敷涌泉、并以锅巴姜艾红糖汤食疗后，持续半年之滑泄终告痊愈。《医方集解》云：“久泻皆有命门火衰，不能专责脾胃。”“肾为胃之关”“肾司二便”，肾阳虚损，命门火衰，不能腐熟水谷，失于温煦蒸腾，魄门失约故滑泻。蒜泥敷涌泉穴有益于命门之火归原；锅巴姜艾红糖汤益于健脾温阳，脾肾同治，其疗效不亚于服药，甚至胜于服药治疗。

第九节 关 格

44. 肠道梗阻亦关格

按照当今教科书上的说法，“关格”是指由于脾肾阴阳衰惫，气化不利，浊邪内蕴而致小便不通与呕吐并见的病证，多见于水肿、癃闭、淋证等病的晚期。很显然，这种说法是为了更好地对应西医慢性肾功能不全、尿毒症。

古代文献“关格”其实有三种含义：一是指脉象，指人迎与寸口脉俱盛极，系阴阳离决的危象（见《灵枢·脉度》）；二是指病理名，指阴阳均偏盛（与教科书所说正相反），不能相互营运的严重病理状态；三是指病证名。关格病证名又有三种说法：第一种如上述教科书所言；第二种指呕吐而渐见大小便不通者（见《医醇賸义》）；第三种指大小便都不通，其中大便不通名内关，小便不通名外格（见《诸病源候论·大便病诸候》）。

还有一种病名曰“走哺”，指呕吐伴有大小便不利为主症的一类疾病。当今教科书依据《医阶辨证·关格》“走哺，由下大便不通，浊气上冲，而饮食不得入；关格，由上下阴阳之气倒置，上不得入，下不得出”之说，认为“关格”与“走哺”不同，需要鉴别诊断。

笔者比较赞同《医贯》对“关格”的定义观点：“关者不得出也，格者不得入也”。这个说法不仅可以是指症状，也可以是指病机，也比较适用于解释关格脉象与关格病理的特征。简洁明了，要言不烦。单纯呕吐而无大小便不通者谓“呕吐”，单纯小便不通而无呕吐和大便不通者谓“癃闭”，单纯大便不通而无呕吐和小便不通者谓“便秘”。凡呕吐而兼小便不通、或呕吐而兼大便不通、或呕吐而兼大小便俱不通、或大小便不通，并存在内在病机联系者，皆可谓之“关格”。据此，则“走哺”当属“关格”表现之一。

笔者并不喜欢在理论上钻“牛角尖”，之所以较真，是因为笔者十分反感当今试图将“关格”仅与西医慢性肾功能不全尿毒症相对应的机械而粗暴的做法，“关格”实际还可以包括幽门梗阻及肠梗阻类疾病。

拿肠梗阻来说，如在高位梗阻，呕吐与便闭可同时并见，这便是典型的“关格”。但在肠梗阻的某个阶段可以仅有便闭而没有呕吐，当此之时，如不根据肠梗阻的病机特点将之看成“关格”，则只能将其作为一般的“便秘”看待，不仅会影响对疾病预后的判断，也会影响到用药治疗。兹举例加以说明。

案　陈女，86岁，2006年5月16日初诊。主诉：便秘10余年，加重3周。近3周便闭腹胀难忍，完全依靠并用芦荟粉与开塞露通便，只出少量粪便，且时通时不通。年迈体弱，贫血貌，脘部至腹部膨隆，时腹痛，腹部压痛(+)，无呕吐，毫无食欲，米饮难下，舌淡红，苔薄，脉濡。腹部X线平片示：“腹部部分肠管积气扩张，可见多发大小不一液平。小肠梗阻可能大”。此非一般便秘积聚，虽无呕吐，但米饮难下，乃胃肠气机阻塞隔绝使然，“格者不得入”者，未必一定呕吐，难以进饮食亦此之属也。证属“关格”，病情恐有进一步恶化之可能，急需投大剂量行气导滞之品以打通阻隔。

承气汤、木香槟榔丸合当归补血汤加减：木香30g，槟榔30g，枳实15g，生大黄5g(后下)，三棱12g，莪术12g，牵牛子30g，莱菔子30g，路路通12g，火麻仁30g，青陈皮各12g，枳壳12g，黄芪30g，当归30g，桑椹子30g，予7剂。嘱其家属：先1日服用1剂，如若大便仍然不通，则可1日服用2剂。

二诊(5月23日)：患者及家族诉服药1剂后即矢气多而大便通，之后保持每日大便通畅。5月19日(值服药第3日)再作腹部X线平片复查示：“未见明显宽大液平及扩张肠腔，无肠梗阻迹象”。

正因为将本案肠梗阻作为“关格”看待，所以出此重手。木香、槟榔既是木香槟榔丸的主药，两味亦构成古方“香槟汤”，主治气滞胃痛，呕吐，腹痛，大便秘结，这基本涵盖了肠梗阻“痛、吐、胀、闭”的四大症状。若非关格，两味药不会用如此超大剂量。但毕竟患者年事已高，面色欠华，祛邪不可伤正，且应养护正气。故轻用大黄，宁以莱菔子、路路通、火麻仁助攻下之不足。因有贫血，以当归补血汤和桑椹子既能滋阴养血，益气行气、兼能润肠通便。全方充分考虑到老年肠梗阻的生理病理特点，攻补兼施，祛邪扶正。也是本患者症情相对较轻之故，故药后肠道隔绝打通，积滞得下，痞满胀痛尽除，腹部X线平片复查肠梗阻迹象已消失。

第十节　便　　秘

45. 白术止泻又通便

白术味苦、甘，性温，归脾、胃经；功效补气健脾，燥湿利水；主治脾虚湿胜便溏之类。但是白术对肠道具有双向调节功能，常规剂量（大抵30g以内的炒白术或白术炭）有止泻作用，大剂量（大抵60g以上的生白术）反有通大便的作用。《伤寒论》第174条载“伤寒八九日，风湿相抟，身体疼烦，不能自转侧，不呕，不渴，脉浮虚而涩者，桂枝附子汤主之。若其人大便鞕，小便自利者，去桂加白术汤主之”，这是临床运用大剂量白术治疗便秘的鼻祖。《王旭高医书六种》谓“白术生肠胃之津液，大便硬是肠之津液干枯，故加白术”。现代药理研究也证明白术能增加肠胃分泌，促进肠胃蠕动。

笔者数年来在临床中用大剂量生白术治疗便秘，有相当不错的效果，兹介绍数例如下。

案1　张男，69岁，2006年3月17日就诊。主诉：长期排便艰难，如羊屎状，排便无力。口干，乏力，腰酸，面色萎黄，舌淡红、质润，边有齿痕，苔薄黄，脉细弦。有高血压史。便秘属于气血两虚；治宜益气养血，润肠通便。

处方（1）：生白术120g，黄芪60g，当归30g，桑椹子30g，桑叶30g，4剂。

处方（2）：生首乌120g，每日30g，滚水冲泡代茶饮用。

二诊（3月24日）：每日大便通畅，续服7剂以资巩固。

排便艰难无力，乏力，舌边有齿痕，面色萎黄，为气虚；大便如羊屎状，口干，为阴津不足。脾肺气虚则大肠传送无力；津枯血少则肠燥，水浅舟自停。大剂量生白术加大剂量黄芪健脾补气，当归、桑椹子补阴血且有润肠作用；因肺与大肠相表里，桑叶清上焦之热，“开天气以通地道”，肃肺以布津液而通便，《新修本草》谓其能“除脚气、水肿，利大小肠”。另以生首乌代茶以养血润燥通便。全方药味少而剂量大，力专效宏。

案 2　裴女，45 岁，2001 年 5 月 7 日初诊。诉便秘十余年，每次排便均需依赖泻药，2～3 日一行，伴畏寒耳鸣，脱肛，舌质淡紫，苔薄白，脉细。嘱停用其他泻药。

处方：附片 12g，黄芪 30g，当归 60g，生白术 120g，升麻 3g，槟榔 30g，枳实 18g，7 剂。

二诊（5 月 14 日）：服药 7 剂后，大便转为一日一行。再予上方 7 剂。

之后排便规律，一日一行。

或曰：案 1 用了当归、桑椹子、桑叶、生首乌，案 2 也用了槟榔、枳实、当归，均有一定的通便作用，难以独归功于白术，请再看下案。

案 3　王男，65 岁，2006 年 9 月 22 日就诊。主诉：便秘 2 年余。历经他医化湿、润肠通便以及大黄等泻下药治疗效果不明显，常自用开塞露助便。刻下 3 日以上无便意，口干，目糊，舌淡红，苔厚白腻，脉细弦。便秘属于湿阻气滞；治宜化湿通便。

自拟二术汤：生白术 120g，苍术 30g，3 剂。

二诊（9 月 26 日）：患者次日上午服药，下午即大便，之后明显有便意，大便通畅，自诉数年来未曾有此舒坦感，苔白腻有始化之象。原方加决明子 30g，继服 10 剂。此后以上方逐步减量持续服之，大便保持通畅。

本患者的特点是便秘日久，苔厚白腻。《温病条辨》有云：“湿凝气滞，三焦俱闭，二便不通……”说明湿阻气滞，津液不能正常输布，可致肠道传化糟粕失常。由于患者在他处历用各种通便药无效，连大黄亦毫无效果，故另辟蹊径，自拟二术汤燥湿健脾，湿除气机宣畅，大便自通。

大剂量生白术所治便秘应选气虚无便意，或湿阻气滞，或肠枯津少者。部分患者诉服用大剂量生白术后，有满腹躁动肠鸣的感觉，也许是促进了肠道蠕动的缘故。使用大剂量炒白术也有此疗效。

最近几年，何首乌药物肝损伤作用报道渐多，运用何首乌尤其是生首乌时，要充分注意这一点。近年笔者已不用生首乌了。

46. 通因通用减便次

寒者热之，热者寒之，塞者通之，通者止之之类，乃是“正治法”，临床运用最广，容易掌握。寒因寒用，热因热用，塞因塞用，通因通用，乃属“反治法”，属于中医治疗原则中比较特别的治法。是法最早在黄帝内经《素问·至真要大论》中提出“从者反治”。即当疾病出现假象，对正治法发生格拒时所采用的治法。因治法与疾病的假象相从，故亦称“从治”。

“反治”“从治”说说容易，实际临床较难把握。首先，识别什么是假象比较难，如果谁都能够轻易识别，就不叫“假象”了；其次，“对正治法发生格拒”有两种情况：一是需要经过误治以后方能知道，二是或需通过英明地分析病机以后预先知道。反治法万一运用失当，则虚虚实实在顷刻之间，容不得半点含糊。

以“通因通用”为例来讲，指的是对某些表面现象是“通”，而本质是滞结的病证，非但不能用固涩的方法，反而要用通利的方法进行治疗。如湿热淋证引起的小便频数，反而要用通利小便法；如瘀血引起的血崩，反而要用破血行瘀法；如热结旁流，反而要用通腑泄热法，此之类也。

在内科脾胃病领域，经常需要采用“通因通用”反治法治疗部分大便次数多的病证。通常，大便次数多应该用健脾止泻固涩法。但临床有一种情况是，大便次数虽多，却伴有里急后重或大便反不畅快、大便量少、虽解手后仍感觉大便未拉干净、临厕却又摒不出来或仅出少量，多伴有腹胀腹痛。笔者称此为“滞泄”。对这类患者，可以运用“通因通用”法进行治疗。

案1 周女，63岁，2010年1月19日就诊。主诉：肠癌手术后大便次数增多近10年。2000年因肠癌而手术，手术部位在直肠与乙状结肠之间。术后大便次数增多，每日平均15～18次，但大便量少而成形，有便后不尽感，舌淡红，苔薄黄，脉细弦。经治2周，患者未遵嘱服药，自行停药，效果不彰。至2月26日三诊时，已停药15日，症状舌脉如初。病机属于肠道积滞，治拟通因通用法。

处方以木香槟榔丸为主：木香12g，槟榔15g，青陈皮各12g，枳实12g，厚朴12g，三棱12g，莪术12g，制大黄10g，7剂。

四诊（3 月 5 日）：大便仍数次有所减少，昨日大便量甚多，仍有后重感。上方木香增加至 15g，去制大黄，加生地榆 30g，椿根皮 30g，莱菔子 12g，凤尾草 30g，连翘 30g，败酱草 30g，肉果 10g，白豆蔻 12g（后下），7 剂。

五诊（3 月 12 日）：大便每日减少至 10 次左右，后重感减轻。再以上述处方加减继续治疗，病情逐步减轻。

案 2　蒋男，54 岁，2010 年 2 月 26 日就诊。主诉：大便每日 2 次。大便成形，少腹胀，矢气得舒，夜间梦多，饥饿时胃不适，舌淡红，苔薄，脉细弦。胃镜示浅表性胃窦炎伴糜烂。病理检查示胃窦轻度慢性非萎缩性胃炎；幽门螺杆菌（+）。气滞脘腹，心神不宁；治以理气，安神。

处方：苏梗 12g，枳壳 12g，青陈皮各 12g，木香 9g，厚朴 12g，半夏 12g，蒲公英 15g，六神曲 12g，白芍 15g，龙骨 30g，牡蛎 30g，远志 9g，石菖蒲 12g，连翘 12g，7 剂。

二诊（3 月 5 日）：饥饿时胃脘无不适，夜寐梦多，少腹仍痞胀，大便仍每日 2 次。今处方加重理气导滞之品，上方去龙骨、牡蛎、远志、石菖蒲，加莪术 12g，乌药 9g，大腹皮 9g，槟榔 9g，连翘增至 30g，7 剂。

三诊（3 月 16 日）：大便正常化，1 天 1 次，少腹胀亦随之减轻。

以上两案的共同特点是都有程度不同的大便次数多或相对次数多。木香槟榔丸具有行气导滞、攻积泄热的作用，本是治疗便秘的方剂，现反用于治疗大便次数多，即是“通因通用”的意思。用木香槟榔丸治疗大便次数多必须严格掌握以下指征：病机必须属于肠道积滞，具体表现为大便次数虽多但大便量少，排出不畅，里急后重，多伴有脘腹胀满疼痛或嗳气胃痞。

47. 通腑芍药甘草汤

临床实践表明，大剂量芍药甘草汤具有一定的“通腑”作用。

在“26. 整日嗳气轻可取”一文中介绍了 1 例顽固性嗳气患者的诊疗经过，该患者表现为持续数年的整日嗳气连连不休，大便 1 日 2～3 次，量少而有不尽感。首诊用旋覆代赭汤合木香槟榔丸加减，服药 2 剂，嗳气即戛然而止，但服至第 3～4 剂药后，嗳气又有所回复。二诊在首诊方基础上加白芍 60g、甘草 20g、柴胡 12g、当归 12g，再予 7 剂。三诊嗳气减去九成，同时大便减为 1 日 1～2 次，量多而成条。很显然，其效果与二诊时加用了大剂量芍药甘草汤有关。

大剂量芍药甘草汤对胃肠道功能究竟有何作用与影响？不知各位注意到没有，治疗腹痛而泻的痛泻要方（《医学正传》）、治疗腹痛便脓血里急后重的芍药汤（《素问病机气宜保命集》）以及治疗脾约便秘的麻子仁丸（《伤寒论》），不约而同均用到了芍药这味药。由此提出一个问题：芍药甘草汤除了缓急止痛的作用以外，究竟是具有止泻的作用还是具有和胃降逆通腑的作用？如果具有止泻作用，那为什么脾约麻子仁丸还要用到它？如果具有通腑作用，那为什么痛泻要方和芍药汤还要用到它？

案 1　孙男，53 岁，2009 年 9 月 11 日就诊。主诉：脐中下腹部隐痛将近 1 年。便后痛减，大便每日 1～2 次，先头硬后头软而稀，舌淡红，苔薄，脉细弦。2009 年 7 月 9 日胃镜示慢性胃炎、肠镜检查无异常发现。腹痛证属肠道积滞兼夹湿热；治宜导滞清热，缓急止痛。

处方：白芍 45g，炙甘草 12g，红藤 30g，三棱 12g，莪术 12g，败酱草 30g，薏苡仁 30g，7 剂。

二诊（9 月 22 日）：腹部隐痛改善不甚明显，诉服药后大便变得不成形。上方加延胡索 30g，徐长卿 15g，7 剂。

三诊（9 月 29 日）：腹痛程度减半，大便仍然不成形。上方再 14 剂。

四诊（10 月 13 日）：腹痛几近于无，前几日大便 1 日 3 次，不成形，质稀。再予原方 14 剂。

五诊（2010 年 2 月 26 日）：诉服上方后因腹痛彻底消失而停药，大便尚可。但近来又觉脐周腹部隐痛，发作频繁，几乎每日疼痛，大便 1 次居多，偶尔 2 次，质或松散，但并不溏薄，舌淡红，苔薄，脉细弦。治以缓急止痛，处方：白芍 60g，炙甘草 30g，7 剂。

六诊（3 月 5 日）：服上药 1 剂，脐腹疼痛即止，唯肠鸣亢奋，翌日以后连续 4 天大便增多至 2～3 次，质溏而不成形，第五日自行每日只服 1 次中药，大便方始正常化。处方：白芍 45g，甘草 20g，7 剂。

7 月 31 日随访得知自服药后腹痛不再，大便基本正常。

案 2　朱女，76 岁，2012 年 5 月 4 日初诊。主诉：小便时两侧少腹辄疼痛颇甚。今日尿液检查蛋白 25g/L，ERY 150 个 /HP；B 超示膀胱壁毛糙。仁济医院诊断为膀胱炎。伴睡眠欠佳，舌淡红，苔薄黄，脉细弦。膀胱湿热证，治宜清利下焦湿热，缓急止痛，兼安神催眠。

处方：白芍 50g，炙甘草 12g，徐长卿 10g，元胡 30g，当归 15g，泽泻 15g，萹蓄 12g，瞿麦 12g，车前子 15g，山栀子 15g，蒲公英 30g，合欢皮 15g，夜交藤 30g，枣仁 15g，7 剂。

二诊（5 月 11 日）：今日尿液检查蛋白消失，ERY 50 个 /HP；少腹痛明显减轻，但服药后矢气多，大便增加，平均每日 8 次，质稀，7～9 日呈水样泻。原方白芍减至 30g，加茯苓 30g，7 剂。

电话随访（8 月 26 日）：患者因觉就诊不方便故未继续坚持治疗。停药后小便时仍伴少腹痛，疼痛程度与未就诊前比较差不多，夜尿 5～6 次，影响睡眠，但大便每日 2～3 次，成形，与就诊前一般。

为了缓解腹痛，以上案例基本以大剂量芍药甘草汤为主进行治疗。案 1 治疗过程不妨分为两个阶段：一是初诊到四诊，腹痛渐减但大便变稀次数增加；待腹痛止后停药，便溏亦随之有所改善。二是五诊以后，腹痛又作，大便尚可，服用大剂量芍药甘草汤后，腹痛虽止，但大便次数立刻增多、质呈稀溏；患者本人也有所察觉其中奥妙，自行减少服药以后，大便情况果然有所改善。尤其是第二阶段，由于处方药物只有芍药甘草汤且剂量较大，减少服用药量后大便便有所改善。案 2 小便时伴腹痛，用大剂量芍药甘草汤治疗后，腹痛虽有所缓解，但大便次数明显增加，减量并停药后，大便次数亦减少。

以上案例表明，大剂量芍药甘草汤至少对部分患者具有一定的通腑作用，已然无疑。

再回过头来复习一下“26. 整日嗳气轻可取”文中案例用了大剂量芍药甘草汤后引起大便量变多，并非偶然；用旋覆代赭汤及木香槟榔丸治疗无效的嗳气、胃痞，加用大剂量芍药甘草汤治疗以后便见效，似乎提示：由于胃与大肠相连，以通为用；芍药甘草汤具有止嗳、除痞、通便的作用，岂非即具有和胃降逆通腑的作用？查《本草经读》说：“芍药，气平下降，味苦下泄而走血，为攻下之品，非补养之物也”，此意昭然。但鲜为人知。

再来讨论芍药甘草汤在治疗腹泻和便秘方中的作用。很显然，芍药甘草汤具有缓急止痛和降逆通腑（如用现代科学语言表达，应该是调节胃肠平滑肌功能的作用）两种功能。首先，主要还是缓急止痛的作用，可以之治疗多种痛证以及筋脉挛急的病证（见“117. 小腿抽筋屡效方”文）。在芍药汤及痛泻要方中，芍药或芍药甘草汤主要用来缓解腹痛。但与此同时，千万不可小觑古人自觉或不自觉地利用芍药或芍药甘草汤来调节肠道蠕动功能的潜在可能性。

事实上，芍药汤所治湿热痢疾当为初起或病盛期，此期湿热邪恋，用药不可闭门留寇，故芍药与通腑的大黄、槟榔、木香与滑肠的当归同用，对“里急后重”正可以起到“通因通用”的作用，目的在于务求尽早祛除肠道热毒。

痛泻要方所治在今天看来相当于腹痛型肠易激综合征，这类患者肠道功能紊乱，相当部分即使腹泻，也伴有大便拉不干净，刚拉了 1 次后还想再拉 1 次这样的后重感或不尽感，有时也可借芍药起到“通因通用”（调节肠道平滑肌功能）的作用。

麻子仁丸治疗脾约证便秘，该方实乃由小承气汤加火麻仁、杏仁、芍药、蜂蜜而成，用芍药的目的也许是为了协助润肠。

从芍药的现代药理来看，白芍药主要含有芍药甙，有较好的解痉作用，对大鼠胃、肠、子宫平滑肌呈抑制作用，能降低豚鼠离体肠管的自发收缩和张力。芍药与甘草同用，能抑制中枢性和末梢性肌痉挛以及因痉挛引起的疼痛。另有报道发现，芍药可增强离体兔肠自发性收缩的振幅，并随剂量加大作用增强。细野史郎用芍药甘草汤进行动物实验，发现低浓度时，肠管及胃壁呈兴奋性，当浓度增加时，方能抑制胃肠蠕动（《现代汉方医学大观》）（参见“141. 证病合参可增效”文中案例）。

总起来讲，芍药或芍药甘草汤一是有解痉止痛作用，二是对胃肠平滑肌似乎具有双向调节作用。这就有助于理解在临床上，芍药不仅可以止痛，而且还可以出现在治疗腹泻和便秘的方剂中。2001 年，日本某公司向美国申请了治疗溃疡性结肠炎的专利，明确对以芍药为活性成分的包括加味逍遥散、当归芍药汤、芍药甘草汤、桂枝茯苓丸 4 个复方进行保护，并获得了授权。

就笔者有限的经验来看，似乎大剂量芍药甘草汤可能有促进胃肠平滑肌蠕动的作用，但具体的剂量似乎具有一定的个体差异性。笔者注意到贾海忠在其所著《中医体悟·父子亲传实录》中提到可用芍药甘草汤治疗便秘，并介绍说这是来自甘肃一位老中医经验，芍药一般用20～40g，甘草一般用10～20g，发现"确实好用"。

笔者还有一种直感，就是在临床上，芍药甘草汤对胃肠平滑肌的双向调节作用的发挥，除了与芍药甘草汤的剂量有关外，可能还与和其他药物的配伍以及证之属虚属实有关。

总而言之，当用大剂量芍药甘草汤缓急止痛时，要虑及可能出现的降逆通腑的"副作用"。在这里所讲的"副作用"有两层含义，一是该方所具有的降逆通腑的正面的治疗作用，二是不希望出现的不良反应。芍药甘草汤缓急止痛的作用大家都知道，但其"降逆通腑"的作用却未必大家都知道。了解这一点，有助于理解服用该方以后症状变化之由来。

以往对于治疗腹泻和便秘的方剂中有关芍药的方解总是不外乎"柔肝理脾"之类，现在到了需要给出更加科学明了解释的时候了。当一般的和胃降逆、导滞通腑方药难以取效时，不妨可以考虑试用芍药甘草汤治疗嗳气、呃逆、呕吐、胃痞、腹胀、便秘等病证，但在具体运用时，剂量、与其他药物的配伍，以及所针对病证的证候、证型性质等问题，尚需要进一步积累经验学识，以臻完善。

第十一节　聚　证

48. 聚证鼓胀可并见

积聚是指腹内结块，或痛或胀的病证。鼓胀是以腹大如鼓，脉络暴露为特征。众所周知，鼓胀常可与积证并见，因积属有形，结块固定不移，痛有定处，病在血分，是为脏病；积证迁延不愈，可发展演变至鼓胀。但是一般而言，鼓胀少与聚证并见，因聚属无形，包块聚散无常，痛无定处，病在气分，是为腑病。然而在现代，借助西医检查手段，常可发现鼓胀与聚证并存的现象。

案　支女，78岁，2006年1月10日就诊。主诉：腹部胀痛，伴腹部时有条索取状物隆起，时聚时散，大便干结，此疾已有3个月余，近1周加重。舌偏红，苔薄黄，脉细弦。患者有血吸虫病性肝硬化史数十年，今日B超检查示血吸虫病性肝硬化，有少量腹水。按照传统看法，中医诊断：聚证（气滞湿阻型）；治疗原则：理气导滞；方剂可选用木香槟榔丸等。但是B超检查显示有少量腹水，而木香槟榔丸并无逐水利尿之功。为了提高疗效，宜采用中医辨证与西医辨病相结合的办法进行治疗，即理气导滞与化湿利尿治则同用。

处方：木香15g，槟榔15g，青陈皮各12g，枳实15g，厚朴15g，莱菔子15g，路路通12g，香附12g，三棱12g，莪术12g，制大黄10g，牵牛子15g，陈葫芦瓢80g（先煎代水），7剂。

二诊（3月14日）：腹部胀痛止，腹部再无条索取状物隆起。今日B超复查示腹水消失，前方续服10剂，以固前效。

以上在木香槟榔丸的基础上加陈葫芦瓢，则全方可以发挥行气导滞、逐水利尿的作用，结果聚证愈而腹水消，一石两鸟。借助西医学实验室检查手段以用来为中医治疗服务，不仅是应该的，而且是必须的；“病”“证”结合的治疗方法有助于提高中医药的疗效。

再以上支女为例加以说明。2008年9月23日支女又来就诊。这次主诉腹胀，但并无聚证表现，大便虽1日1次但欠通畅，两下肢浮肿，舌淡红，苔白腻，脉细弦。B超检查结果：肝弥漫性损伤，血吸虫病性肝硬化；少量腹水。按照传统看法，中医诊断：①水肿（溢饮，水湿溢于肌肤），②痞满（气滞湿阻型）；治疗原则：化湿消肿，行气消痞；方剂可选用五皮饮合木香槟榔丸一类。但是B超检查示有少量腹水，仅以五皮饮以皮达皮，化湿利水作用较弱，难以驱除脏腑内里的水饮；而木香槟榔丸但专行气消食导滞，并无化湿利水之力。由于腹水兼有浮肿，为了取得更好的疗效，不妨可以考虑放弃“痞满”的诊断而代之以“鼓胀”，可以考虑放弃使用木香槟榔丸代之以别的利水作用更大的方剂进行治疗。

己椒苈黄丸、五皮饮加减处方：防己12g，川椒目6g，葶苈子15g，制大黄10g，泽泻15g，车前子30g，猪苓15g，五加皮15g，茯苓皮15g，厚朴10g，枳壳10g，14剂。

二诊（10 月 7 日）：大便通畅，两下肢浮肿消退，腹胀减；但 B 超下仍有少量腹水。上方去五加皮、茯苓皮、厚朴、枳壳，将葶苈子、泽泻增至 30g，再加茯苓 15g，白术 12g，黄芪 15g，陈葫芦瓢 120g（先煎代水），7 剂。

三诊（10 月 14 日）：大便通畅，两下肢不浮肿，腹胀消除；B 超复查无腹水。上方去陈葫芦瓢，将葶苈子减至 12g，泽泻、车前草减至 15g，另加党参 12g，当归 15g，火麻仁 12g，予 14 剂以资巩固。

当有微量腹水时，不可能显示出腹大如鼓，致使传统中医四诊手段无法辩为“鼓胀”，从而影响治疗方药的选择决策。利用 B 超检查可以发现少量腹水，对确定病名诊断、治疗原则、选方用药有很大的参考作用，有利于提高中医临床疗效。

参考实验室检查结果进行中医“微观辨证”，在某种程度上可以影响中医的诊断以及治疗决策。辨病治疗与辨证治疗相结合，有助于提高中医的临床疗效。这是中医与时俱进、创新发展的需要。

49. 聚有“变证”治却同

聚证是以腹中聚起，或胀或痛，聚散无常，痛无定处，一般病在气分、腑病为多；积证是以腹内结块，或胀或痛，结块固定不移，痛有定处，一般病在血分、脏病为多。聚证与积证如此不同，但是长期却习惯“积聚”并称。笔者作为全国中医药行业高等教育“十三五”规划教材、全国高等中医院校规划教材（第十版）《中医内科学》的副主编，负责脾胃系病证及肝胆系病证的编审，向主编张伯礼院士提出了一些编写建议，将“聚证”与“积证”分开便是建议之一。笔者所提多条意见均被张伯礼主编采纳了。因此，上述教材是第一次将积聚分而论之的。这样比较符合教育与临床实际。

案 郝女，58 岁，2008 年 1 月 18 日就诊。主诉：自觉开始全腹逐渐收紧，似属腹内肠管痉挛样感觉，外观少腹部无隆起，反有所塌陷而瘪下去，随着发作时间的延续愈来愈甚，直至弯腰不能挺直身体（如发作在夜间睡眠时可无此种感觉），为此无法做家务而必须停下手中的活，发作持续时间长达 7～8 个小时，平躺及侧卧可有所缓解，腹不痛，发作时伴便意，但大便正常，肠鸣。舌淡红，苔白，脉细弦。

此疾已有3年，起初1年多内，每月或每半月发作1次，每于早上发作，持续时间短；从去年3月起加重，变成有规律地隔日发作1次，发作时间延长、程度加重，因再也无法忍受，去多家中西医院就诊，迄无效果，遂来我处就诊。X线肠道造影检查未见异常，未作肠镜检查。因发作时有“腹皮急，按之濡”的特点，虽非肠痈，姑且以薏苡附子败酱散方合芍药甘草汤、己椒苈黄丸加减。

处方：薏苡仁30g，附子10g，败酱草30g，白芍30g，甘草12g，防己12g，椒目12g，葶苈子12g，细辛6g，吴茱萸6g，红藤30g，当归12g，7剂。

二诊（1月25日）：服药后3日发作1次，且少腹收紧及瘪下去症状减轻，肠鸣已止。上方再加入木香12g，槟榔12g，枳实12g，三棱12g，莪术12g，路路通12g，7剂。

三诊（2月1日）：3日发作1次，少腹收紧及瘪下去症状进一步改善。恐难一时取效，续服上方14剂。

四诊（2月15日）：仍然3天发作一次，但是发作持续时间由1天减为半天。患者补充说：发作时少腹部皮肤发凉，冷食易发。上方去薏苡仁、败酱草、防己、椒目、葶苈子、红藤，将白芍和甘草分别增加至45g和15g，再加肉桂10g、炮姜12g、青陈皮各12g、藿香12g、厚朴15g、川芎12g、元胡12g，7剂。

五诊（2月22日）：上周一周内仅发作1次，持续时间为一昼；药后矢气多而舒，少腹部皮肤发凉明显减轻。

此后，以2月15日四诊方（附子15g，细辛6g，吴茱萸6g，肉桂10g，炮姜12g，白芍45g，甘草15g，木香15g，槟榔15g，枳实15g，三棱12g，莪术12g，路路通12g，青陈皮各12g，藿香12g，厚朴15g，当归12g，川芎12g，元胡12g）治疗，至十一诊（4月11日）因又肠鸣，去附子、细辛、吴茱萸、肉桂、炮姜；加己椒苈黄丸。发作减少为1周1次至2周内3次，每次持续半天左右，程度亦大为轻。虽未治愈，但基本恢复到去年3月以前的状态。

本案例治疗至二、三诊（方药相同）初见小效，四诊以后大见成效。根据治疗效果来看，本病似乎属于聚证。何以见得？二诊以后主要是木香槟榔丸在起作用；四诊以后主要是木香槟榔丸和神仙一块气方在起作用；十一诊去附子、细辛、吴茱萸、肉桂、炮姜等药后也不影响主要疗效（腹皮发凉除外）。

一般而言，聚证切诊在腹部常可扪及条索状（肠型）隆起，稍高于皮肤。本案例的特殊之处在于，一是发作时腹部无聚起，反塌陷而瘪下去；二是发作非常有时间规律，并且持续时间较长；三是发作的症状异乎寻常，感觉腹部逐渐收紧，甚至弯腰不能挺直身体，无腹痛，腹胀不明显，大便也正常。推测其病机属于腹部阳气不足，失却温煦推动气化的功能。《景岳全书·积聚》篇认为治疗积聚“总其要不过四法，曰攻曰消曰散曰补，四者而已”。

50. 泄聚并病治奈何

单纯泄泻或聚证并不难治。内伤泄泻在不同程度上均需要运用健脾止泻的原则进行治疗。聚证是指腹内无形气结聚散无常，病属气分，乃属胃肠腑病，常兼见大便秘结、干结或通而不畅，有后重感，治疗重在行气导滞，化痰通便。泄泻与聚证治疗相反，前者需塞，后者需通。肠道功能紊乱，既可以引起泄泻，又可以导致聚证的发生。但是如果两者并见，治疗原则矛盾，奈何？

案 孙女，69 岁。患者泄泻已有 20 余年，大便溏薄，日行 3～5 次，有时急迫难以忍耐，有滑泄倾向，粪便中含有不消化食物残渣，腹痛泻后缓解，小便频短（无尿路感染），舌淡红，苔薄黄，脉滑。肠镜检查示有“慢性结肠炎”，病理组织学检查示“乙状结肠黏膜慢性炎”。另患有内痔。以上可诊断为“泄泻”，证属脾胃虚弱，治疗当以健脾为主，处方可用参苓白术散加减。

但是且慢！本患者同时还有以下症状：每日少腹有聚起，扪之状如条索，时聚时散无固定，虽然泄泻，但大便伴有里急后重感。这无疑又可以诊断为“聚证”，治疗当以行气消聚为主，处方可用木香槟榔丸或枳实导滞丸或木香顺气散或六磨汤加减。

现在泄泻与聚证同时并存，于是在治疗上产生了矛盾：如果健脾止泻，则于聚证而言更加壅塞；如果通腑行滞，又恐加重泄泻。该怎么办？

《金匮要略》有一条描述与本案的证治有类似之处，可资参考。其谓：“心下坚，大如盘，边如旋盘，水饮所作，枳术汤主之……分温三服，腹中软即当散也。”枳术汤由枳实、白术两味药组成，枳实功在行气散结，白术功在健脾利水止泻，一攻一补，一通一塞，药性相反，此构方的思维模式十分适用于本案病证的治疗构方原则。

于是处方如下：①白术30g，茯苓30g，扁豆12g，山药15g，莲肉12g——健脾益气以止泻；②泽泻15g，车前子30g——针对小便频短，利小便还可以实大便，一举两得；③芡实10g，诃子10g（以上莲肉也有此作用）——针对滑泄倾向，收敛止泻；④神曲12g，麦芽15g，焦山楂15g——消食和胃，因粪便中有食物残渣；⑤元胡20g——止腹痛治标；⑥马齿苋30g，败酱草30g——祛除肠垢，调整肠道菌群；⑦三棱6g，莪术6g，枳壳6g，大腹皮9g——理气散聚，针对聚证。

全方构成健脾固涩，消积导滞，攻补兼施，通塞并举。予10剂。

二诊：大便减少至日行1～2次，且已成形，滑泄不再，粪便中不消化物减少，无腹痛，小便利；但仍少腹时有聚起，大便仍有不尽感。泄泻减轻，聚证未愈。原方去神曲、元胡，以连翘30g替代马齿苋、败酱草，再予7剂，以观后效。

三诊：大便成形，便质正常，少腹仍然时聚起，左下腹轻压痛，大便还有不尽感。泄泻基本痊愈，聚证依然存在。行气散聚治疗聚证之药力尚嫌不足。

处方：白术30g，茯苓30g，诃子10g，芡实10g，车前子30g，麦芽15g，三棱6g，莪术6g，木香6g，槟榔6g，乌药6g，蒲公英30g，金银花30g，凤尾草30g，予7剂。意在健脾止泻的同时，增强荡涤肠中积滞，清除肠道热毒。

四诊：大便正常，少腹部再无聚起发生，大便后重感消失。续方20剂巩固疗效，后随访告愈。

似本案脾虚泄泻与积滞聚证同时并存，需健脾止泻与通导积滞共用，处方难度徒增，应仔细权衡。患者有滑泄倾向，起初未敢造次多用通腑之品。待泄泻稍愈，逐渐增加消积导滞的药物比例，终告大功。处方中两类性质向背药物的选择及剂量的决定，是治疗构方的关键所在。

乙状结肠尤其是直肠炎症或痔疮，因炎症等反射性刺激，也可以造成患者大便有后重的感觉，所以四诊时用了较大剂量的蒲公英、金银花和凤尾草以清热解毒。炎症减轻后，有助于消除大便后重感，未必止于“调气则后重自除”一法。

第十二节 腹　痛

51. 六年腹痛按痈治

案 2006年12月上旬，余去某社区参加医疗义务咨询，有一街道干部为丁姓中年妇女，前来咨询：长年腹痛，奈何？因咨询场面人多嘈杂，不便细问细查，请她到曙光医院就诊。

12月19日上午，丁女前来，45岁，诉右下持续腹痛已有6年，每日隐隐作痛不分昼夜，疲劳时则疼痛较甚，夜间腹痛影响睡眠而梦多，常年为此痛苦不堪。曾求治于西医，既无法明确诊断，又无治疗药物；也曾求治于中医，服药无数，一概无效。大便2～3日1次，腹痛不受大便影响，月经常有血块，面色欠华，舌偏红，苔薄，脉细弦。查体：阑尾点压痛及反跳痛(+)。血常规检查：白细胞5.4×10^9/L，分叶核70.8%，血红蛋白91g/L，余正常。西医诊断：贫血，慢性阑尾炎可疑；中医且按肠痈腹痛论治；以清热解毒，逐瘀攻下为治疗原则。

处方：蒲公英60g，红藤30g，大黄5g，丹皮12g，桃仁12g，薏苡仁15g，黄柏12g，元胡15g，白芍30g，甘草9g，川楝子10g，7剂。

是方脱胎于金匮大黄牡丹汤；蒲公英、红藤超出常规剂量，再加薏苡仁、黄柏，力图加强清热解毒、逐瘀攻下、消肿散结力量；芍药甘草汤加元胡缓急止痛。

二诊（12月29日）：患者喜形于色，诉腹痛减轻三分之一，为迄今未曾有之可喜变化，大便1日1次正常化，睡眠质量提高、梦亦减少。已呈良兆，原方不作加减，继服14剂。

转眼间三诊（2007年1月12日）：服药已3周，治前腹部日夜隐痛，近来日间基本不痛，唯夜间有时仍隐隐作痛，但疼痛程度与持续时间已有明显减轻与缩短，有时夜间也不痛，仅觉局部痞胀不适而已，舌淡红，苔薄，脉细。原方去川楝子，加黄芪30g，当归12g，女贞子30g，旱莲草30g，丹参15g，熟地20g，三棱12g，莪术12g，10剂，嘱服用14日。具体服用方法如下：每剂药煮2次成3杯，每日服用2杯，如此2剂药服用3日。因见腹痛有所缓解，一方面加入三棱、莪术活血理气，另一方面加入当归补血汤、二至丸及丹参、熟地补血养血以治贫血。

四诊（1月26日）：治疗以来，腹部疼痛减去八、九成，夜间基本不痛，日间偶因疲劳而隐痛。另一变化是，服药以来月经已无血块。原方加鸡血藤30g，7剂，嘱服用14日。具体服法如下：每剂药煮2次成4杯，每日服用2杯，如此1剂药服用2日。

坚持以上治疗，至六诊（3月9日）：复查血常规：白细胞 $4.4 \times 10^9/L$，分叶核30%，血红蛋白98g/L。停药数天腹亦不痛，但偶觉酸胀不适而已。原方继服10剂，嘱服30天。具体服法如下：每剂药煮2次成3杯，每日服用1杯，如此1剂药服用3日。

七诊（4月6日）：10剂药服用1个月，其间并无腹痛发生，继服原方10剂以资巩固。以后停药。

从结果来看，按肠痈腹痛论治是对头的。辨证线索是切腹体征疑似、腹痛与大便无关及轻度增高的分叶核。肠痈是由于种种原因导致瘀热壅积于肠道而成，不通则痛。故治疗宜遵循以下三原则：一是“六腑以通为用”的原则，二是大剂量清热解毒的原则，三是活血化瘀的原则。经治后，腹不痛，睡眠佳，月经无血快。“急则治其标，缓则治其本”，以后兼顾治疗贫血，也得以在某种程度得到了改善。症情稳定后采取逐渐减量法，这样可有效防止病情反复。

52. 芍药甘草附子汤

芍药甘草附子汤出自《伤寒论》：“发汗，病不解，反恶寒者，虚故也。芍药甘草附子汤主之。”原谓病情由表证发展到了阴阳俱虚的地步，附子温阳散寒，芍药甘草汤酸甘化阴，全方扶阳益阴。其实用芍药甘草附子汤治疗寒证疼痛，也不失为是一首短小精悍、配伍精当简约、取效直如囊中探物的好方剂。

痛证以寒邪所致居多，附子散寒即可止痛；芍药甘草汤有多少“酸甘化阴”效力不甚清楚，但其“缓急止痛”的效果毋庸置疑。芍药甘草附子汤用以治疗胸脘腹内脏寒性疼痛，力专效宏。

案1　裴男，39岁，2009年10月27日就诊。主诉：脐右上部位胀痛已有十数年。不按觉胀痛，按之也觉胀痛，压痛(+)，食后可稍得缓解，形寒怕冷，不知饥，二便正常，舌质淡，苔白，脉细。2009年6月8日特殊造影钡餐胃肠检查示：①胃窦炎；②十二指肠球部扩张欠佳；③小肠动力过速，下腹部分小肠位于升结肠及回盲肠后方，考虑存在先天旋转不良可能。2009年6月15日肠镜示：结肠、直肠未见明显异常。证似寒疝腹痛；治宜温中散寒，缓急止痛。

处方：白芍45g，炙甘草12g，附子15g，细辛5g，7剂。

二诊（11月3日）：服药仅3剂，即觉脐右上胀痛立止；诉服上药后，知饥欲食。原方再予7剂。

三诊（11月10日）：自服药以来，持续十数年之脐右上部位疼痛再也未曾有过，唯觉神疲，舌淡红，舌边有轻度齿痕，苔薄黄，脉细弦。原方加黄芪30g，7剂。

至12月随访：脐右上部位再无胀痛。

首诊处方既可以看成是芍药甘草附子汤加细辛，也可以看成是芍药甘草汤加大黄附子汤去大黄而成。大黄附子汤由大黄、附子、细辛三味药组成，出自《金匮要略》："胁下偏痛，发热，其脉紧弦，此寒也，以温药下之，宜大黄附子汤。"门纯德先生常用大黄附子汤治疗肠梗阻(《门纯德中医临证要录》，北京：人民卫生出版社，2010年)，释其义为："用附子扶大阳（肾阳）的基础上，通过细辛沟通肾阳到达末稍，这样就能够把附子的热量、能量让肠壁利用，然后使肠壁活动增强，淋巴活动增多，肠蠕动便增强了，肠部的循环好了"。更言"以后凡遇腹痛，则常服此方，一服即效"。细辛是否真能助附子热量抵达肠壁从而改善肠蠕动和循环、是否真能一服即效，笔者不敢断言，但以此方治疗肠梗阻以及寒积腹痛，确有良效。本案通便正常故未用大黄。

笔者在"47. 通腑芍药甘草汤"文中指出，大剂量芍药甘草汤促进胃肠平滑肌蠕动，有时具有"通腑"的作用。从上案也可以看出端倪。上案虽然通便正常，但药后产生了"知饥欲食"的感觉，这可能便是与芍药甘草汤的通腑作用——胃与肠相连，肠腑通顺则利于胃之受纳腐熟水谷——有关（轻度通腑不至于增加大便次数和量）。药理研究证明，白芍可通过促进大、小肠的推动运动，使大、小肠含水量增多以及让大肠分泌胶状物润滑肠道等而致泻。如此看来，上案处方中的芍药甘草汤或可以看作是在一定程度上发挥了大黄附子汤中大黄的通腑作用。换言之，治疗寒积腹痛宜用大黄附子汤；若积滞不甚明显，该方去大黄加芍药甘草汤治之正好。

芍药甘草汤缓急止痛宜重用芍药，芍药与甘草分量比例以 3∶1 左右为宜，一般认为这是芍药甘草汤发挥缓急止痛作用的最佳比例。

案 2 数年前，曾有本院医务处中层干部介绍其亲友要我治疗持续十数年长期不明原因的腹痛，患者多年来辗转于中西医院诊疗，迄无效果。

处方：芍药 60g，甘草 20g，7 剂。

不几日，医务处那位中层干部见到我便喜形于色并翘起大拇指道："大剂量芍药甘草汤，好！患者吃了几服药，腹痛就戛然消失了。现在完全好了。"并问我："你怎么敢用那么大的剂量？"我开玩笑地说："万一超大剂量引起医患纠纷，你在医务处负责医患纠纷，患者是你介绍的，你应该会给我摆平。所以我敢。"

第十三节 食 管 炎

53. "辨病求本"治反流

有一种观点认为，中医必须而且只有坚持辨证论治的方法学才是正道，如果基于西医学关于疾病病因病理的认识、基于中药药理的现代知识来进行治疗，这便是"中医西化"的邪道做派，必将使传统中医学的精髓丢失殆尽直至葬送中医。

笔者虽然能够充分理解其善意，但并不敢完全苟同其说辞。理由很简单，关键要看临床疗效。只要能够取得临床疗效，无论以何种思维指导实践，都是应该被允许的；反之，即便以正宗传统的临床思维指导实践，假设不能取得疗效，也是无法济世救人的。其次，根据现代科学包括医学的进步，探索中医针对疾病的诊治规律，正是中医与时俱进和创新发展的需要。因此，我们的确需要继承中医传统辨证论治的方法，但是与此同时，我们还应该勇于创新，善于探索，促进中医学的现代化、科学化，以进一步提高中医的临床疗效。

举例来说，假设临床遇到以嗳气为主诉的患者，我们应该如何进行治疗呢？按照传统的辨证论治方法学，嗳气属于胃气上逆，治疗应该和胃降逆，一般选用旋覆代赭汤、橘皮竹茹汤、丁香柿蒂汤、旋覆花汤（《济生方》：旋覆花、半夏、橘红、干姜、槟榔、人参、白术、甘草）、五磨饮子、丁香散（《古今医统大全》：丁香、柿蒂、良姜、甘草）、沉香化滞丸（《扶寿精方》：沉香、莪术、香附、陈皮、甘草、木香、砂仁、藿香、麦芽、神曲）治疗，或根据有无痰食积滞、脾胃虚弱等病机选用保和丸、六君子汤、理中丸、益胃汤、半夏厚朴汤，等等。除此以外，还有没有其他的治疗方法呢？

案　吕女，48岁，2013年1月18日就诊。主诉：嗳气10个月余。患者每日嗳气不定时发作，时常接连嗳气数十分钟，嗳气前自觉有气堵于咽喉，但嗳气后咽喉痞堵感则减轻或消失。顷诊嗳气不止，伴口干、咽干并有痞堵感，二便调，夜寐可。舌淡红，苔薄，脉细弦。胃镜检查提示：慢性浅表性胃炎，反流性食管炎A级。

很显然，本案是反流性食管炎、胃炎所致的嗳气。胃炎本身可致嗳气，反流性食管炎因酸性胃液反流至食管损伤其黏膜而成，也可致嗳气。如果按照传统辨证论治方法，对此胃气上逆者应该采用降逆和胃的方药进行治疗。但根据笔者以往经验，如果单纯采用和胃降逆方药进行治疗，往往疗效平平，不如以笔者治疗反流性食管炎的用药经验组方治疗为佳。虽然，根据反流性食管炎的用药经验组方治疗在本质上看，实有“辨病论治”之嫌，但从病因病机角度来看，反流性食管炎、胃炎是导致嗳气的原因，前者属“本”，后者属“标”，治病求本，本也是在中医临证思维范畴之内。

处方：丹参30g，蒲公英30g，金银花15g，黄芩12g，茯苓12g，山药12g，党参15g，僵蚕12g，蝉衣10g，胖大海3g，桔梗12g，甘草9g，玄参12g，麦冬12g，7剂。

处方用药有两路：丹参、蒲公英、金银花、黄芩、茯苓、山药、党参是笔者治疗反流性食管炎的经验用药，具有清热解毒、健脾活血之功；僵蚕、蝉衣、胖大海、桔梗、甘草、玄参、麦冬是笔者治疗慢性咽炎的经验用药，具有养阴利咽的作用。由于反流性食管炎往往伴有泛酸至咽或咽喉痞堵不适的症状，故并治之。

二诊（1月25日）：服上药后，嗳气发作频度及其持续时间均见减少。今添诉胸骨后如有物堵住不适，咽干，平卧时欲咳，起身时则不咳。舌脉同前。处方：丹参30g，蒲公英30g，金银花30g，黄芩15g，茯苓12g，山药12g，党参12g，甘草9g，半夏15g，厚朴12g，麦冬12g，白芍15g，7剂。二诊处方实际是进一步增加初诊方中金银花和黄芩的用量，去利咽之僵蚕、蝉衣、胖大海、桔梗、玄参，加半夏、厚朴、白芍而成。

三诊（2月1日）：嗳气、胸骨后痞堵感明显改善。今添诉时觉怕冷，原方加附子6g，7剂。

之后停诊。2013年5月随访：诉当时服中药后，嗳气几止。停药期间偶有轻微反复。

本案嗳气与胃食管反流在病机上有内在联系，但显然胃食管反流为本，治病求本，故但治食管反流症，并不采用降逆和胃治嗳气的方药，结果嗳气自止。提示中医临证除了可以依据经典的辨证论治思维以外，也可以试用如上借用辨病治疗的思维。所谓“治病求本”也者，治病即是求本。

54. 食管反流病气管

按解剖，食管与气管平行，一进食物，一通气道，鸡犬之声相闻，老死不相往来，本该井水不犯河水，两者“和平相处”。但是，当患反流性食管炎时，情况就不是那么简单了。

本来，反流性食管炎是指胃、十二指肠内容物反流入食管，引起食管黏膜炎症。临床常见症状为烧心，胸骨后疼痛，常放射至胸背等处，或伴见吐酸，打嗝，嗳气等症。对此，西医诊断及中医辨证均不难。

但有部分反流性食管炎患者可伴有咳嗽，咯痰等气管、支气管炎的症状。据文献报道，反流性食管炎与哮喘、咳嗽发病的机制有关。胃酸反流至食管的同时，可能吸入气管，直接刺激气管黏膜，从而引起哮喘、呛咳。尤其在夜间睡眠时，迷走神经高反应性的自主调节障碍，导致食管下端括约肌压力降低和频发的短暂的食管下端括约肌松弛，更易使胃液反流而发病。

因此在临床上，对于长期患有慢性咳嗽，咯痰，胸闷甚至哮喘等症，按慢性支气管炎久治不愈者，要想到是有否反流性食管炎的可能。

案1　张男，28岁，中等敦实身材。2003年冬季受凉感冒后，咳嗽、咯黄黏痰不止。自服感冒类药，症状反而加重。西医医院诊断为“支气管炎”，予服抗生素类药物月余，症状有所缓解。2004年1月因又出现咳嗽、咯痰，但服抗生素无效，求中医呼吸科诊治，予服养阴清肺、化痰止咳类中药凡治1年，仍效果不彰。

百般无奈，花20元挂号费来余处一试。2005年2月15日初诊：患者但诉咳嗽，咯痰，余无不适。但经仔细询问，尚有胸前区灼热感，胸闷明显，饱食后自觉有胃内食物及酸水上泛，舌红苔黄，脉细。胸透检查无异常。因思过去按慢性支气管炎治疗全无成效，即临床拟诊为“反流性食管炎”，开出胃内窥镜检查单。在胃镜未出结果之前，且以健脾和胃、降逆制酸为治。

处方：党参15g，山药12g，白芍15g，甘草6g，陈皮10g，竹茹6g，丁香6g，煅瓦楞30g，麦芽15g，神曲12g，丹参30g，麦冬12g，金银花30g，黄芩12g，蒲公英30g，降香10g，艾叶6g，7剂。

以橘皮竹茹汤和胃降逆，并加健脾消食之品；以丹参、降香、白芍、麦冬宽胸活血；用蒲公英、黄芩、金银花等清热解毒，针对食管与支气管炎症；艾叶有支气管松弛作用，也有开胃作用。虽然患者主要因咳嗽、咯痰求诊，但并不投用止咳化痰药物。

2月22日：服上药7剂后，患者不仅胸骨后灼热感、胸闷、吞酸、反胃等症状消失，而且持续年余的咳嗽、咯痰亦同时去除。今胃内窥镜检查出报告结果，果然是“反流性食管炎”！说明首诊的临床诊断及处用药方正确，再予原方14剂巩固疗效。

3月15日：服药后大便次数增多，日3～4次，质稀，时含不消化物。舌淡红，边呈齿痕，苔黄腻，脉细。原方去艾叶、陈皮、麦冬、竹茹、丁香、煅瓦楞；加茯苓30g、白术15g；金银花、丹参由30g分别减量至15g和20g。予10剂。

4月5日：服药期间未再出现食管反流相关症状，故自行停药数日。今又出现咳嗽，痰黄，喉咙疼痛而来就诊。察舌质嫩红，苔薄黄，切脉滑。处方：石膏 15g，寒水石 15g，黄芩 15g，沉香 6g，礞石 15g，柴胡 15g，紫菀 12g，款冬 12g，山豆根 5g，射干 3g，蒲公英 30g，茯苓 12g，白术 12g，陈皮 10g，降香 10g，丹参 20g。共予 14 剂。以上处方采用《素问病机保命集》双玉散及《丹溪心法附余》滚痰丸（去大黄）；并在二陈汤基础上加化痰止咳的紫菀、款冬。

6 月 21 日：服上药 1 周之内，咳嗽咯痰减去七成，痰色不再黄。今咳、痰均止，唯胸骨后又稍觉痞闷不适，尤其在食油腻物之后。处方：川连 10g，黄芩 12g，金银花 15g，蒲公英 30g，厚朴 12g，枳壳 12g，白芍 12g，丹参 20g，降香 10g，予 7 剂。处方留用清热解毒，宽胸活血药物，另以厚朴，枳壳宽胸理气，和胃降逆。

后经电话问询，再无不适出现。

以上治疗原则是肺胃同治，肃肺降胃，清热解毒，化痰活血；处方用药体现了辨证论治与辨病论治相结合的特点。

上案是反流性食管炎伴支气管炎的症状主要是咳嗽咯痰，下案介绍反流性食管炎伴支气管炎的症状主要是喉间哮鸣而痰多。

案 2　徐女，48 岁，上海人。喉间哮鸣音，胸闷，痰多，每以夜间为甚，病已三年。长期在呼吸科按慢性支气管炎、慢性咽喉炎治疗，服化痰止咳类中药无数，但效果不佳。去年（2004 年）6 月，因常嗳气而做胃内镜检查，诊断为有“反流性食管炎”。开始服用雷尼替丁或奥美拉唑、铝碳酸镁，以及健脾化痰降逆类中药，治疗 6 个月以上，症状不解如故。由本院医生引介，以求诊治。

时值 2005 年 5 月 27 日。患者诉平素多有胸闷，喉间哮鸣音，痰多质稀、尤以平卧及夜间为甚，时有泛酸、嗳气，舌质偏红，苔薄黄腻，舌下静脉迂曲显露，脉弦滑、两尺部弱。

胸片及胸部 CT 检查均无异常发现。胃镜已然确诊为反流性食管炎，但是临床表现除了时有泛酸、嗳气等轻微的容易忽略的消化道症状外，主要以夜间平卧尤甚的喉间哮鸣音，痰多质稀等表现为主。如今中医院仿西医分科至细，呼吸科医生精于呼吸系统疾病但对消化系统疾病只能泛泛论治，反之，消化科医生熟悉脾胃病治疗但疏于呼吸系统疾病的诊疗。害得患者往返于不同科室之间，不知如何是好。

今应肺胃同治，急则治标，肃肺定喘化痰为主。

处方由苏沈九宝汤、滚痰丸、二陈汤组成：莱菔子 15g，半夏 12g，陈皮 12g，茯苓 12g，黄芩 12g，蒲公英 30g，沉香 6g，礞石 12g，浙贝母 6g，紫苏 12g，麻黄 10g，杏仁 12g，桑白皮 12g，肉桂 6g，大腹皮 12g，乌梅 12g，薄荷 6g，降香 10g，丹参 20g，7 剂。

二诊（6 月 3 日）：服药 1 周，大有起色，痰喘均减半，胸闷不再，嗳气亦减，知治法方药对路。原方去乌梅、薄荷，掺入三子养亲汤、双玉散，加苏子 12g，白芥子 6g，寒水石 12g，石膏 12g，枇杷叶 10g，细辛 3g，再予 7 剂以进一步增加化痰之力。

三诊（6 月 10 日）：痰喘减去三分之二，唯嗳气减而未除，上方减去大腹皮、浙贝母、紫苏、肉桂、二陈、黄芩；加黄连 10g，旋覆花 10g、代赭石 15g，一是取其降胃气去噫嗳；二是取其降肺气祛痰喘，一举两得，予 14 剂。实际上，6 月 3 日和 6 月 10 日分批撤减了苏沈九宝汤。

之后再去三子养亲汤后予 10 剂。不觉已至 2005 年 7 月 5 日。是日，患者来诊而露喜色，告谓喉间哮鸣、痰喘、胸闷、泛酸等症均告消失，夜间平卧太平无事，仅偶尔嗳气而已。

随访：下半年欲将此案整理成文之前，经问询，患者再无不适。三年痼疾，愈于一旦。

本案治疗特点是肺（气管）胃（食管）同治，降气化痰平喘，清热解毒，活血化瘀。

第三章　肝胆系病证

第一节　肝 胆 胰 病

55. 解毒散瘀治肝痈

古代中医除了肝气、肝郁、肝阳、肝火、肝咳等常见肝病外，还有几种比较少见的肝病。

肝决：指瞳孔极度缩小，见《眼科捷径》(清代，不著撰人)。

肝劳：指视力疲劳。《医学入门》云："读书针刺过度而（目）痛者，名曰肝劳，但须闭目调护。"

肝胀：指胁下胀满，痛引少腹等症，多因肝经受寒所致。病名出自《灵枢·胀论》，可选用《圣济总录》之茱萸汤、《医醇賸义》之青阳汤治疗。

肝积：《难经》说"肝之积，名曰肥气，在左胁下如覆杯，有头足，久不愈，令人发咳逆痎疟。"

肝疳：因肝经受热所致，症见眼睛涩痒，摇头揉目，面色青黄，多汗，下痢频多。

肝着：出自《金匮要略》，因肝脏气血郁滞导致胸胁痞闷不舒，甚或胀痛，用手按捺捶击稍舒。可用旋覆花汤治疗。

肝痹：出自《黄帝内经》，指筋痹日久不愈，复感外邪，或恼怒伤肝、气机郁滞，致夜卧多惊，口渴多饮，小便频数，胁痛，腹部膨胀。

肝痿：《医宗必读》云："肝痿者，筋痿也。"

肝痈：内痈之一。多由肝郁化火，气滞血瘀，聚而成痈；或由积湿成痰蕴蒸而成。

这里重点讨论肝痈的诊治。中医肝痈可能包括了肝脓疡、化脓性胆囊炎及胆管炎、肝包虫病等。肝脓疡有细菌性和阿米巴性之分，以前者多见于后者。随着抗生素的普及，细菌性肝脓疡变得罕见起来。相对而言，细菌性肝脓疡以胆源性为多见。肝脓疡急性起病时有寒战、高热、上腹疼痛；体征主要有肝肿大与显著的触痛，黄疸轻微；实验室检查包括周围血象中白细胞与中性粒细胞明显升高，结合B超与CT检查可以确诊。西医治疗用大剂量抗生素；对巨大的肝脓肿，或局部体征明显的，或抗生素无效的单个脓肿，可以考虑采用在B超引导下穿刺排脓，也可手术切开引流。

从中医角度来看，本病初起的局部症状是期门穴处隐痛，右胁胀痛，拒按，不能右侧卧，全身症状为发热、恶寒；继之，局部胀痛增剧，身热不退；如脓肿溃破，可见咳吐或下痢脓血，脓呈咖啡色而臭秽。中医治疗一般习惯采用分型辨证法。由于本病来势凶猛，在该病早期来求中医治疗的越来越少了，一般要到中、后期才来中医处求治。在这种情况下，笔者认为中医治疗可以分为两个阶段，早中期证属实热，可以采用大剂量清热解毒、化痰破瘀散结祛邪法；中后期邪恋正虚，可以采用托里消毒化脓、益气养阴的扶正祛邪法。兹举一例，介绍其治疗经过如下。

案　景男，74岁，2009年8月7日就诊。主诉：6月17日发高烧达41℃左右，高热期间曾昏迷。在某区中心医院就诊，CT检查确诊为肝脓肿。使用抗生素治疗后，热退出院。出院十余日又发热，再次住院两周，用抗生素后又热退出院。顷诊已经停用抗生素，除神疲乏力外，无发热恶寒、右胁疼痛与压痛，别无其他特殊不适，望之体质尚健。舌红，苔薄白，舌下静脉迂曲显露，脉洪大滑。病属肝痈，处在中后期，治疗宜采用益气扶正、托毒化脓、祛除余邪，以防复燃。

大黄牡丹汤加减处方：黄芪50g，蒲公英60g，冬瓜仁30g，薏苡仁30g，桃仁12g，丹皮12g，生大黄5g。

方中以大剂量黄芪补气托毒，大剂量蒲公英清热解毒。大黄牡丹汤泄热破瘀，散结消肿。治疗肺痈的苇茎汤有冬瓜仁和薏苡仁，治疗肠痈大黄牡丹汤有冬瓜仁，另一张可以治疗肠痈的方剂附子薏苡败酱散中也有薏苡仁，可见冬瓜仁、薏苡仁有化痰利湿排脓的作用；肝痈同肺痈、肠痈一样同属内痈，异病可同治。用大黄牡丹汤的大黄通腑泄热，使邪有出路；弃芒硝不用，防泄泻太甚而伤正气。先予4剂试用，以观动静。

二诊（8月11日）：服药后无特殊不适，大便干而不多。原方生大黄放心增为10g，7剂。

三诊（8月18日）：大便1日1次。原方再加金银花30g，连翘30g，七叶一枝花12g，紫花地丁15g，当归12g，乳香5g，没药5g，7剂。是诊，因见患者服上药并无不适，加之年事虽高而体质尚可，为求速效，分别加用了清热解毒和活血散瘀的两路药。

四诊（9月8日）：8月28日CT与B超复查示肝脓肿已基本消失。原方原封不动，服用七七四十九剂。

五诊（12月1日）：11月24日B超仅示有脂肪肝、肝囊肿，无肝脓肿。实验室检查AFP、CEA、CA19-9等指标均为正常。无特殊不适，再予原方14剂。嘱服完此药后可以停药。

2010年4月20日学生打电话随访，患者说自那以后脓肿已完全消散吸收，无任何不适。

随着患者自身免疫力的提高，脓肿也自会逐步吸收。但即便如此，也不能否定中药的辅助疗效，对缩短病程、防止复燃具有一定的作用。

56. 胆病护胰治未病

最近几年，中医界以前所未有的热情和势头掀起“治未病”的高潮。所谓治未病，一是指“未病先防”，二是指“既病防变”。生病以后就要治疗，治疗的目的就是为了使大病变小，重病变轻，不让疾病进一步朝坏的方向发展下去，而是向轻向愈的方向发展。因此，凡是治疗疾病的过程本身必然含有“既病防变”的意义在内。至于说到“未病先防”，从理念上来说，这是医者的最高境界，“上工不治已病治未病”，但是，实际很难操作。首先，“治未病”不能等同于“防止病从口入”“饭前便后洗手”或“感冒流行期间服用板蓝根冲剂”之类一般性的预防保健，如果等同便凸显不出中医“治未病”的意义了。其次，如果“治未病”是指针对所谓的“亚健康”状态，那么首先对“亚健康”应有一个明确的科学定义，如果没有明确和科学的亚健康诊断标准，那么选择什么样的亚健康进行治疗便很难操作。还有，什么样的“亚健康”如不治疗会变成疾病？变成什么样的疾病？变成疾病的频度有多少？变成疾病需要多少时间？如果没有这些流行病学资料支撑，要研究“治未病”便缺乏对照的准绳，因而也就难以得出科学可靠的结论。

笔者倒是觉得，中医更应该重视疾病诊疗过程中“治未病”的自觉性、敏感性与警觉性。为了说明这个道理，让我们来看一看以下病例。

案 朱女，47岁，2010年1月22日初诊。主诉：胆囊炎发作，右上腹疼痛一周。患者素有结石性胆囊炎，2007年以来，平均每年发作1次。今年1月15日胆囊炎又发作，右上腹剧痛。同日彩超检查：胆囊壁毛糙，胆囊增大，胆囊壁胆固醇结晶，胆囊结石，提示急性胆囊炎；胰未见明显异常；肝脂肪浸润。1月20日尿淀粉酶2 690U/L，血淀粉酶182U/L；同日再行彩超检查：餐后胆囊，胆囊结石，胆囊壁胆固醇结晶；胰未见明显异常。1月21日腹部CT检查示：胆囊结石；肝脏轻度脂肪变。顷诊右上腹疼痛，中脘按之疼痛不适。舌淡红，边有齿痕，苔薄白，脉细弦。

患者这次胆囊炎发作，由于B超及CT等检查并未提示胰腺有炎症的影像学表现，因此根据以上资料尚不能诊断为胰腺炎。但是如同周知，有相当一部分的胰腺炎是由胆囊炎所引发的，称之为“胆源性胰腺炎”。患者现在尿淀粉酶又显示异常高值，如不采取积极的治疗措施，有酿成胰腺炎之虞。一旦发展成为胰腺炎，病情就会加重变得凶险起来。当务之急，是要通过控制胆囊炎的病情以防止胆源性胰腺炎的发生，对此应该保持高度的敏感性和警觉性。在治疗上，为了体现“治未病”的精神，不仅需要治疗胆囊炎，而且需要提前介入防止胰腺炎发生的治疗。在此思想指导下，设立两个治疗原则：一是和解少阳，内泻热结，主要针对胆囊炎；二是泻热破瘀，散结消肿，主要针对预防胰腺炎。

处方用大柴胡汤和大黄牡丹汤加减：柴胡12g，大黄5g（后下），枳实15g，黄芩15g，半夏12g，丹皮12g，桃仁12g，白芍30g，甘草9g，木香12g，广郁金12g，金钱草30g，蒲公英30g，7剂。

在以上处方中，大柴胡汤实际既可治疗胆囊炎，也可治疗胰腺炎。大黄牡丹汤本是治疗肠痈（阑尾炎）的方剂，实际也可用于治疗胆囊炎和胰腺炎。盖胆囊炎、胰腺炎、阑尾炎在西医看来均属急腹症，在中医看来均属腑病类，六腑以通为用。病位虽异，病机则一，治疗相通。要之，以上处方以通腑泄热、破瘀散结为纲；再以芍药甘草汤缓急止痛，加用较大剂量之金钱草和蒲公英以清热解毒。

二诊（1月29日）：右上腹不痛，中脘按之亦无疼痛不适。1月25日尿淀粉酶319U/L，血淀粉酶66U/L；肝功能检查结果正常。再予原方7剂乘胜追击。

三诊（2月5日）：近日咳嗽，余无不适。上方加款冬花30g，紫菀30g，7剂。

四诊（2月12日）：咳嗽减轻。右上腹及中脘不痛，按之亦不痛。今日尿淀粉酶77U/L。后改方专治咳嗽。

以上诊疗在病机分析、立法、处方用药贯彻了“治未病”的思想理念，使患者尿淀粉酶不断下降，防止了胆源性胰腺炎的发生，使病情逢凶化吉。

在具体贯彻“治未病”的学术思想之际，不仅需要根据“见肝之病，知肝传脾，当先实脾”等脏腑相传的中医见识，也需要根据“胆病传胰”等疾病相传的现代医学认识；在选用中医处方及药物时，还需要根据传统中医理论知识和现代药理见识相结合。唯其如此，才能更好地达到“既病防变”治未病的目的。

57. 亦“脏”亦“腑”属胰腺

案　薛男，47岁，2003年3月17日就诊。诉：2002年慢性首次胰腺炎呈急性样发作，CT示胰腺已大部钙化，胰头囊肿。顷诊剑突下隐痛，中脘痞塞不适，弯腰时尤甚（因胰腺大部钙化），两胁作胀，大便溏薄、日2～3次，腰酸，面色欠华，精神萎靡微不振，舌淡红，苔根薄黄腻，脉细弦。有糖尿病。治拟清热解毒通腑，散结化瘀，稍佐健脾。

以大黄牡丹汤合大柴胡汤为主加减：柴胡12g，黄芩15g，制大黄5g，赤白芍各12g，枳壳15g，木香6g，桃仁10g，丹皮10g，黄柏10g，蒲公英50g，茯苓15g，白术15g，薏苡仁15g。

此方服用1周即剑突下痛止，大便正常化。一直服用至5月6日，中脘无痞塞不适、在弯腰时痞塞不似以前明显，面色、精神俱转佳。

2003年下半年自行停药。停药后，又发生慢性胰腺炎急性样发作，CT示胰腺钙化范围扩大，并出现中脘疼痛、痞胀，痛甚则无法外出活动，并有纳差，腹泻等症状，经入西医医院治疗后缓解。

2004年初～2005年5月期间，多次因中上腹撑胀疼痛而来求诊时，仍予上方治疗。服药后，虽然胃脘痛止，但撑胀感难以根除。

2006年3月24日起调整治疗策略，处方如下：柴胡12g，赤白芍各15g，枳壳12g，木香12g，桃仁12g，丹皮12g，黄柏12g，蒲公英30g，白术30g，茯苓30g，薏苡仁15g，三棱12g，莪术12g，郁金12g，路路通12g，香附15g，黄芪30g，党参15g。此方主要由初诊方去黄芩、制大黄，减少蒲公英用量，增加白术、茯苓、木香用量，并加黄芪、党参、香附、郁金、路路通、三棱、莪术而成，即减少清热解毒通腑而增加健脾补气、理气活血消痞的药物。服药1周，即中脘痞胀感消失，在弯腰时撑胀感亦明显减轻。4月28日加苏梗12g；5月19日加丹参30g、当归12g；9月22日加虎杖30g。取效后，在服用方法上由原来1日服用1剂逐渐减少为2剂服用3日、1剂服用2日乃至1剂服用3日。12月1日停药。后随访病情稳定，无甚不适，气色神采明亮。复查胰腺CT，钙化范围未见有扩大。

通过这个医案想说明中医治疗胰腺炎应该如何进行脏腑辨证论治。

《难经》称胰腺为“散膏”，“为脾之付脏”。《灵枢·厥病》说“痛如以锥刺其心，心痛甚者，脾心痛也”，其所描述的症状类似急性胰腺炎。直至清末王清任始对胰腺（总提）有比较准确和详细的解剖学与生理学描述。一方面，由于胰腺有促进消化的作用，是以古今学者多将胰腺的病理生理功能主要归之于“脾”，具有“脏”的功能特点。但是另一方面，笔者认为，由于在解剖上胰腺管与胆总管汇合，共同开口于十二指肠法特壶腹部，使得胰腺又具有“腑”的功能特点。从生理来说，胰腺的内分泌系统属于“脏”的功能，外分泌系统属于“腑”的功能。据此，糖尿病可按“脏”病论治；急性胰腺炎或慢性胰腺炎急性发作期，临床以实证热证为突出，需要按照“六腑以通为用”的原则，按“腑”病来进行治疗。慢性胰腺炎如临床以虚证为主，一般可以按脾虚“脏”病来进行治疗；如临床表现为虚实夹杂，则需要按“腑”病与“脏”病结合论治，即攻补兼施。临床以后者为多见。因为慢性胰腺炎可导致内、外分泌均有故障，如本案由于胰腺实质组织损害，影响其内分泌功能，所以患者有糖尿病；由于反复有急性样发作，何况由于胰腺严重钙化，又必然影响胰腺外分泌的功能。

这就能够理解本案前后两个阶段的治疗及其效果为什么会有不同了。本案初诊以大黄牡丹汤合大柴胡汤治疗“腑”病为主，后阶段通过减少清热通腑药物而加重健脾补气药物，亦即减少了治疗“腑”病的用药比例而增加了治疗“脏”病的用药比例，使得患者中脘撑胀感在弯腰时也消失，随访病情稳定，气色神采明亮，疗效明显增加。

第二节　胁　肋　痛

58. 左胁疼痛治从肝

案 1　戴女，49 岁，2010 年 10 月 8 日就诊。主诉：左胁肋上至左腋下及左上腹部胀痛持续已有 3 年，近半月加重。患者于 2007 年 6 月份无明显诱因下出现左胁胀痛，有时呈牵拉痛，逐渐发展至痛引左侧前胸后背。最近几个月为此痛苦处于无法工作的状态。

细询病情，患者数月前因高热前往中山医院就诊，因胸片示左下肺炎，遂进行肺炎相关治疗，经口服及静脉滴注抗生素后，热退，肺炎愈。然则左腋下、左胁肋、左上腹胀痛不减。据患者讲，后去华东医院就诊，由于曾 CT 检查示胰管扩张，但再次复查 CT 时胰腺又显示正常，接诊专家说不能排除胰腺炎可能。但期间多次查血、尿淀粉酶均为正常，迄今未予明确诊断。2010 年 5 月 14 日 CT 示：“右肾多发小囊肿；左肾、两侧肾上腺未见异常；腹膜后未见肿大淋巴结；肝内多发小囊肿；胆囊底壁结节增厚，胆囊腺肌瘤或息肉可能大”。2010 年 6 月 9 日钡餐检查示：“胃窦炎，肠功能紊乱，肠动力增速，阑尾管腔粗细不均匀，尖端较固定”。2010 年 6 月 25 日 B 超示胆囊未见占位病变。

为了解除疼痛，华东医院医生曾建议可先试行手术将胆囊与阑尾摘除，但同时告知患者，即使手术摘除胆囊与阑尾，仍有可能解决不了其左胁肋胀痛的问题，但不妨先行手术后试试看。患者认为左侧胁肋疼痛却摘除位于

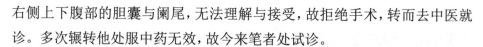

右侧上下腹部的胆囊与阑尾，无法理解与接受，故拒绝手术，转而去中医就诊。多次辗转他处服中药无效，故今来笔者处试诊。

顷诊左胁肋、腋下、上腹胀痛，进食连喝粥时都会使疼痛加重，以致看到食物即想吐，口干不欲饮，大便黏滞不爽，乏力，舌后根觉味苦，舌淡红，苔薄，脉细弦。中医诊断为胁痛；证属肝郁气滞，肝胃不和；治宜疏肝理气，和胃消食；柴胡疏肝散合保和丸及木香槟榔丸加减。

处方：柴胡 12g，香附 12g，枳实 12g，川芎 15g，白芍 40g，甘草 12g，郁金 12g，青皮 12g，橘皮 12g，佛手 9g，木香 12g，槟榔 12g，半夏 12g，连翘 15g，紫苏梗 12g，茯苓 15g，六神曲 12g，焦山楂 12g，7 剂。

二诊（10 月 22 日）：排队轮到患者就诊，面露欣喜，未及坐下就先连声“谢谢医生”，感激之情溢于言表。诉说服第 1 剂后，即觉胀痛减半，服至第 3 剂以后，胀痛减去八成，舌后根苦、大便黏滞状况亦有明显改善。上周因笔者出差停诊，患者在本院方便门诊抄方 7 剂，故共服药 14 剂。既然见效，原方加延胡索 18g，再予 7 剂。

2011 年 2 月 21 日电话随访：患者诉自去年服药后至今，再无左胁肋疼痛情况发生，食欲亦明显改善；以前痛得连家务活都不能做，现在可以恢复参加工作了，表示衷心感谢云云。

上案是一例西医没法明确诊断且缺乏有效治疗措施的痛证怪病，用中药治疗取得了非常好的效果。患者苦于胁肋疼痛 3 年，严重影响了生活质量。疼痛性质为胀痛，疼痛部位较广，以左侧胁肋为主，上则涉及左侧腋下及以下胸胁、侧胸后背，下则涉及左上中腹部。西医诊断有两种情况可能与此有关，一是数月前患“左下肺炎”。但左胁肋疼痛已然存在 3 年，况且经过西药抗生素治疗后，肺炎已获痊愈；二是影像学检查曾示胰管扩张，但再次复查时又为正常，且血、尿淀粉酶也无异常。因此，这两种情况均无法解释病情。至于西医建议其摘除胆囊与阑尾试图缓解左胸胁腹疼痛的做法，显然无法说服患者。

胁痛是以一侧或两侧胁肋部疼痛为主要表现的病证，现代中医常与西医肝胆疾病联系在一起。但肝胆疾病胁痛一般在右侧而不是左侧。其实在古代，将左侧胁肋疼痛也看作是中医肝病（并非现代解剖学意义的肝脏疾病）的表现之一，非独右侧。例如《素问·脏气法时论》说："肝病者，两胁下痛引少腹，令人善怒。"《灵枢·五邪》指出："邪在肝，则两胁中痛。"中医是从经络学说和气机学说来认识疾病的。足厥阴肝经、足少阳胆经在左右胸胁均有分布，诚如《景岳全书·胁痛》所说："胁痛之病，本属肝胆二经，以二经之脉，皆循胁肋故也。"这样，便不难理解为什么《难经》说"肝之积，名曰肥气，在左胁下如覆杯，有头足"了。

古代中医认为，"左胁痛"是肝病的症状。《医学入门》认为："胁痛本是肝家病，宜分左右审实虚"；"左右者，阴阳之道路也。左肝阳血阴，右肺阴气阳"；"左为怒火与死血，右食痰饮七情居"。但张景岳对于胁痛分为左右气血，病在左者为血积，病在右者为气郁的观点很不赞同，直斥之为"古无是说，此实后世之谬谈，不足凭也。"

《素问·刺禁论》确有"肝生于左，肺藏于右"的论述。《古今医彻·胁痛》亦云："左者肝也，肝藏血，性浮，喜条达而上升，有以抑之，则不特木郁而火亦郁，故为痛。治之宜疏肝清火理血，左金兼桃仁、红花、钩藤、青皮之属。"又说："凡人身之气，左升主肝，右降主肺。"张锡纯在《医学衷中参西录》中更加明确地指出："《内经》肝左脾右之说者，亦体与用之区别也。肝之体居于右，而其气化之用实先行于左。"也就是说，肝体虽居于右，肝气却自左而升，这讲的是气机升降运动，而不是脏器的位置。肺为阳中阴脏，其气自右肃降；肝为阴中阳脏，其经脉由下而上贯膈注于肺，其气自左升发，肺肝之气一右降一左升，以维持人体气机的功能正常。如果肝气郁结，气机升降失常，则完全有可能导致出现左侧胁肋疼痛。近代名医罗止园（1879—1953年）名文杰，字亦才，又号未若，山东德县人，他甚至说"肝气病，十之八九，总是左胁下先不舒服，经过多年的医生们，当然不能否认此说。"

回到本案诊疗上来。根据古代文献论述，无疑可以将患者左胁肋疼痛看作是缘于肝气郁结不舒，何况还有"舌后根苦"。《灵枢·经脉》说："胆足少阳之脉……是动则病口苦，善太息，心胁痛不能转侧。"《伤寒论·辨少阳病脉证并治》云："少阳之为病，口苦、咽干、目眩也。"李杲《脾胃论》指出："肝木妄行，胸胁痛，口苦舌干，往来寒热而呕，多怒，四肢满闭，淋溲便难，转筋腹中急痛，此所不胜乘之也。"根据以上，笔者认为该患者左侧腋胸胁肋痛涉及上中腹部，可以看作是肝病的表现。基于此，处方中用了柴胡疏肝散以疏肝理气。

西医曾怀疑左胁肋及上腹部疼痛可能与胰腺有关，胰尾在左，且曾经CT检查发现胰管扩张（尽管后来复查未能再确认）。笔者在“57. 亦‘脏’亦‘腑’属胰腺”文中曾指出：由于在解剖上胰腺管与胆总管汇合共同开口于十二指肠法特壶腹部，因此胰腺外分泌系统属于“腑”的功能。可按“腑”病以“六腑以通为用”原则进行治疗。无论患者胰腺是否确有其病，从“大便质黏滞不爽”来看，有腑气欠通之征，可以配合木香槟榔丸进行治疗，以达到“通则不痛”。

患者食欲全无、见食欲呕、左胁肋及左上中腹部疼痛于进食后加重，所以又加用了保和丸消食和胃。

以上肝脾胃肠同治，以疏以泄以消以通为主，恰合病机，所以获得奇效，使患者数年之苦消于弹指之间。

此案提示，肝气病者可以表现为左胁肋疼痛不适，足知古人之言不欺。

或曰：肝气病在左胁疼痛是否出于偶然？其实这种情况在临床并不罕见，试再举例如下。

案2　陆女，56岁，2010年2月26日就诊。主诉：左肋下不适，前额及太阳穴头痛已一年。身阵热潮发，无汗，面赤，易怒，晨起口苦，易生口疮，膝软，舌黯红苔薄，舌有裂纹，脉细弦。肝气郁结化火；拟丹栀逍遥散合龙胆泻肝汤加减以疏肝清热。

处方：丹皮12g，生栀子12g，柴胡15g，当归12g，白芍15g，白术12g，茯苓12g，薄荷6g，黄芩15g，川芎50g，车前草15g，生地15g，7剂。

二诊（3月9日）：服上药后，左胁下不适消失，头痛减轻三分之一，潮热、口苦止，不易怒，今诉胃胀。原方加枳壳12g，紫苏梗12g，7剂。

三诊（3月16日）：头痛止，口不苦，潮热止，胃不胀，仅觉乏力。再予原方14剂善后。

59. 怪异肋痛用古方

案　朱男，57岁，2008年4月15日就诊。主诉：肋间胀痛3年。病起于3年前，觉右侧第8肋与锁骨中线交点处疼痛，逐渐蔓延至第9、10肋间胀痛，有轻微压痛，逐渐加重，后来凡深呼吸、转侧以及稍动作时皆可引起疼痛加剧，连及背部亦疼痛，夜间常因疼痛而无法入睡，晨起辄觉背部与肩周疼痛，痛苦异常。原本体力较好，得此病后不敢体力劳作，稍动便引发疼痛加剧，致使现在变得动作缓慢，乏力倦怠，精神不济，口酸，小便色深如茶色，大便质稀，咽不适。舌黯红、两边有瘀斑，舌下静脉显露，苔薄白腻，脉涩。有乙肝病史，肝功能正常。B超和X线摄片检查无异常发现。此疾经多方诊治无效，遂来余处求治。

处方：五灵脂9g，炙乳没各6g，红花6g，当归9g，川芎12g，赤白芍各20g，苏梗12g，青皮12g，金银花15g，连翘12g，黄柏12g，蒲公英12g，黄芪12g，防风6g，桔梗12g，甘草6g，7剂。

4月22日余因故停诊，患者在他处抄原方7剂续服。

二诊（5月2日）：服上药共计14剂，诉服2剂即小便色清，服4剂即觉口不酸，晨起背部不再胀痛，肋痛明显减轻，右侧第8肋与锁骨中线交点处已无疼痛，第9、10肋间胀痛减轻七成。

处方：全瓜蒌30g，五灵脂15g，炙乳香9g，炙没药15g，红花10g，川芎15g，枳壳12g，当归15g，白芍30g，甘草10g，蒲公英15g，黄柏12g，金银花15g，连翘15g，7剂。

三诊（5月9日）：肋痛进一步减轻，侧睡无妨，晨起无背痛，再予原方10剂。5月16日又因故停诊，患者在他处抄原方10剂。

四诊（5月30日）：服药已有1个月，右肋日间已不痛，夜间偶痛而已，搬重物时亦不痛，唯感肝区不适，咽痛不适。

处方：全瓜蒌30g，五灵脂15g，炙乳没各9g，红花10g，川芎12g，桃仁12g，赤芍12g，枳壳12g，青皮12g，木香12g，乌药10g，灵芝12g，桔梗15g，生甘草10g，7剂。

五诊（6月6日）：肋背均无疼痛，夜间亦无疼痛，肩周疼痛减轻大半。6月2日查血常规、肝功能、甲胎蛋白及乙肝病毒DNA俱无异常；乙肝表面抗体、e抗体和核心抗体阳性。仍予上方略作加减治疗（仅仅限于咽痛加减，主药不变），疼痛全无。

……

十三诊（9 月 2 日）：停药数天，肋痛又作如前，但程度明显轻微，舌偏红紫黯，两侧瘀斑，苔黄腻，舌下静脉迂曲，脉细弦。

处方：全瓜蒌 30g，五灵脂 15g，炙乳香 9g，炙没药 9g，红花 6g，白芍 30g，甘草 10g，川芎 15g，当归 12g，元胡 30g，7 剂。

十四诊（9 月 9 日）：服上药 3 剂肋痛即止。后服药巩固疗效至 10 月，丝毫无疼痛矣。

10 月 28 日，患者特意来院送一面锦旗表示感谢："曙光医院蒋健医师：医德高尚胜似亲人，医术精湛精益求精。病员朱某，二〇〇八年十月"。

肋软骨炎好发于第 2～4 肋软骨，局部可有肿大隆起、伴压痛，多数患者 2～3 个月后症状会逐渐减轻或消失；肋间神经痛多局限于某肋间疼痛，其疼痛范围与样式也不似本案那样广泛和特殊。本案症状初看虽然与上述疾病有类似之处但实不相同，因此西医诊断并不明确。在中医看来，可以将其肋痛诊断为"久病入络"，入络者非痰即瘀，本案舌脉显示以瘀为主。治疗过程中自始至终坚持以五灵脂、炙乳没、红花、川芎、当归、白芍等活血化瘀；用全瓜蒌或间以枳壳、苏梗、青皮、木香、乌药等理气化痰。首诊、二诊还用蒲公英、黄柏、金银花、连翘肃清内热，使小便色清。其中瓜蒌、红花、五灵脂为明代孙一奎《医旨绪余•胁痛》所载胁痛神方；瓜蒌、当归、乳香、没药又乃《寿世保元》之神效瓜蒌散，在上述两方的基础上，再加芍药甘草汤和川芎，成就了治疗本案的基本方。神效瓜蒌散原为专治乳痈肿痛的方剂，以之治肋痛、乳癖疼痛的效果亦相当不错，为笔者所屡试不爽。

第三节　疝气疼痛

60. 疝气疼痛效验方

疝为古病名，出自《黄帝内经》大奇论等篇。古代疝病包括多种病证，众说不一。《素问•骨空论》有冲疝、狐疝、颓疝、厥疝、瘕疝、溃疝、癃疝七疝之说；《诸病源候论》有厥疝、症疝、寒疝、气疝、盘疝、胕疝、狼疝；《儒门事亲》有寒疝、水疝、筋疝、血疝、气疝、狐疝、颓疝；《素问注证发微》有狐疝、颓疝、心疝、肝疝、脾疝、肺疝、肾疝。疝的发病多与肝经有关，故有“诸疝皆属于肝”之说。

可将古代有关疝病的临床表现归纳于下：

(1) 泛指体腔内容物向外突出的病证，多伴有气痛的症状，故有疝气、小肠气、小肠气痛等病名。如突出于腹壁、腹股沟，或从腹腔下入阴囊的肠段。

(2) 指生殖器、睾丸、阴囊部位流脓、溺窍流出败精浊物、睾丸阴囊肿大疼痛等病症，包括水疝、㿗疝、溃疝、气疝、血疝、筋疝。

(3) 指腹部的剧烈疼痛，兼有二便不通的病症。《金匮要略》中的“寒疝”就是指的这一类病症。

以上中医所说三类疝气，分别相当于西医学的腹外疝、阴囊生殖器病变与肠痉挛、肠梗阻等腹痛疾病。到了现代，中医所说的疝气已多指腹外疝了。

凡腹部脏器经腹壁薄弱或缺损处向体表突出时，统称为腹外疝，主要包括腹股沟疝、股疝和脐疝。造成腹壁薄弱或缺损原因有先天性和后天性两类，后天性可因腹壁损伤、感染、肌肉失用所致，他如慢性咳嗽、慢性便秘、排尿困难、妊娠、分娩、腹水、举重等引起腹腔内压力增高以及年老体弱诸因素，都可以导致腹外疝的发生。按病情严重程度，西医将腹外疝分为可复性疝、难复性疝和嵌顿性疝或绞窄性疝。

中医对可复性疝的治疗可以期待具有一定的疗效。中医认为疝气的病因病机主要有寒湿凝滞、湿热搏结、肝郁气滞、气虚下陷、痰结血瘀，常用方剂有暖肝煎(《景岳全书》)、椒桂汤(《温病条辨》)、补中益气汤(《脾胃论》)、导气汤(《医方集解》)、济生橘核丸(《济生方》)、三层茴香丸(《景岳全书》)、龙胆泻肝汤(《兰室秘藏》)等。

中医疝气虽分多种，但临床难遇典型证型，按证出方有如“按图索骥”，并非易事。多年以前，笔者翻阅《实用民间土单验秘方一千首》(中国中医药出版社，1993 年第 1 版，第 82 页) 中载有治疗疝气方，全方如下：黄芪 10g，生白术 10g，萆薢 10g，小茴香 6g，橘核 6g，泽泻 10g，川楝子 6g，毛柴胡 6g，台乌药 6g，生山楂 12g，五味子 6g，石莲子 6g。制用法：水煎服，每日 1 剂，分 2 次服用。原书谓其“疗效：5～7 剂显效。”

因忖该方基本涵盖了古代治疝的主要药物，似乎可以此治疗大部分的疝气病。后经临床试用数十例，果然屡效不爽。今克服自私念头，将所集之方附以案例实证公布于此，以便让更多看官分享。

案1　褚男，43岁，2006年2月24日就诊。主诉：右少腹酸胀，右侧腹股沟处反复出现紧缩不适感5年余。患者素有慢性溃疡性结肠炎，大便日行3次，质松散而夹黏冻，伴有里急后重感。经过一个阶段的中药治疗后，现大便1日1次已正常化，黏冻消失。今特别诉说5年多来，右少腹酸胀，右侧腹股沟处反复出现紧缩不适感，乏力时加重，严重时腹股沟处似有物高起疼痛，按之略痛，会阴部滞胀不适。舌红，苔黄腻，脉细弦。另有肾结石病史和慢性前列腺炎病史。患者长期大便不正常，由于有里急后重的症状，临厕努挣，时间既久，似致疝气，且按疝气求治，并兼顾治疗肠炎腹泻。

处方（1）：黄芪10g，生白术10g，萆薢10g，小茴香6g，橘核6g，泽泻10g，川楝子6g，毛柴胡6g，乌药6g，生山楂12g，五味子6g，7剂。水煎服。

处方（2）：苏木30g，麻黄10g，桂枝10g，川乌6g，草乌6g，4剂。水煎后去滓，趁热坐浴，温洗会阴。

处方（3）：炒地榆60g，乌梅60g，焦山楂30g，金银花50g，元胡30g，蒲公英30g，丹参30g，椿根皮30g，神曲15g，麦芽15g，白芍30g，大腹皮15g，4剂。水煎服（见“42.溃结验方源实践”文）。

医嘱：让患者先内服处方（1）；同时外用处方（2）。待以上处方用完，再服用处方（3），以巩固治疗肠炎的疗效。

二诊（3月3日）：处方（1）服至第2剂即觉起效，腹股沟处异物感并胀痛消失，右侧少腹酸胀减半。用药坐浴后，觉局部热烫感，会阴部甚感舒坦。大便日行1次，偶尔2次，成形。再予处方（1）、（3）各4剂，嘱先服处方（1），再服处方（3）。

三诊（3月14日）病情稳定如上。将处方（1）、（3）合并成功一方：黄芪10g，生白术10g，萆薢10g，小茴香6g，橘核6g，泽泻10g，川楝子6g，毛柴胡6g，乌药6g，生山楂12g，五味子6g，荔枝核10g，椿根皮30g，炒地榆50g，乌梅50g，金银花15g，元胡30g，神曲15g，麦芽15g，7剂。

四诊（3月24日）大便基本1日1次成形，偶尔2次。右腹股沟不适疼痛消失，近来尿频亦改善。上方再予10剂，嘱服2周。

案2　陈男，77岁，2008年10月24日就诊。主诉：小肠气3年。腹腔内容物突出于左侧阴囊内，查看如鸡子大，如用力则更突出，需用手按压住，长期大便困难，但不成形，经中西医治疗无效。舌淡红，苔薄白腻，脉细。

处方：黄芪30g，生白术12g，萆薢12g，小茴香6g，橘核12g，泽泻12g，川楝子9g，毛柴胡6g，乌药9g，五味子9g，生山楂9g，肉苁蓉30g，7剂。

二诊（11月7日）：服上方初几日大便通畅，后数日又艰难，大便通则疝气轻，望诊疝气较上次有所缩小，舌脉同上。原方加荔枝核12g，当归30g，决明子30g，10剂。

三诊（11月18日）：今日查看，鸡子大疝气已消失；但据患者讲，傍晚时分尚有些许突出如拇指大。大便基本通畅，惟近2日似又觉难。原方减决明子，加瓜蒌皮30g，7剂。

案3　叶男，55岁，2009年8月18日就诊。主诉：左侧时发疝气，乏力时更易突出，按之肾囊自入，此症已有两年余。睡眠欠佳，神疲乏力。舌淡红，苔黄腻，脉细弦。2009年3月27日B超示：右侧睾丸鞘膜积液。

处方：黄芪12g，生白术12g，萆薢12g，小茴香6g，橘核12g，泽泻12g，川楝子12g，毛柴胡12g，乌药9g，山楂12g，苍术12g，合欢皮15g，夜交藤30g，石菖蒲12g，枣仁15g，7剂。

二诊（8月25日）：服药后疝气即收，并在服药期间未再发作过，惟右腹股沟处觉重感，睡眠改善。原方黄芪增至30g，14剂。

2010年3月26日随访：是日患者因其他病前来就诊时诉服上药以来，疝气一直未曾发作过，如此长时期的安稳，为过去所未曾有。

《灵枢·经脉》："肝足厥阴之脉……循股阴，入毛中，环阴器，抵小腹。"所以古人有云："疝病未有不本于肝者。"方中乌药、茴香、橘核、川楝子、毛柴胡疏肝行气、散寒止痛。五味子"酸咸入肝而补肾"，佐以山楂酸入肝，收涩固脱。《景岳全书》谓"治疝必先治气……气虚者，必须补气"，黄芪、白术正为此用。《金匮翼》云："要之疝病，不离寒湿热三者之邪。"故以川萆薢、白术、泽泻利湿分清去浊。全方（石莲子因缺货未用，对该方疗效似乎影响不大）体现了疏肝行气、散寒利湿、补气收涩的作用。

原方中毛柴胡别名金佛草、白芷胡、旋复梗、黄花草、黄柴胡。本品为菊科植物旋覆花、欧亚旋覆花和线叶旋覆花，有散风寒、化痰饮、消肿毒、祛风湿之功效。《日华子本草》云其止金疮血。《本草纲目》云其治疔疮肿毒。《分类草药性》云其治小儿盐咳，盐吼，并冲米汁服。《天宝本草》云其清肺除热、散寒去火，治呕喘咳嗽，吐衄，开窍通淋。《南京民间药草》云其祛湿、拔毒、消肿、发散。《四川中药志》云其止咳化痰，定喘除饮；治心脾伏饮，胁下胀痛，肺中痰结，唾如胶漆，及风气湿痹。《陕西中草药》云其有舒筋活血作用。原方中石莲子别名甜石莲、壳莲子、带皮莲子。性味甘，涩，微苦，寒。功效清湿热、开胃、清心宁神、涩精、止泄。主治噤口痢，呕吐不食，心烦失眠，遗精，尿浊，带下。清湿热生用，清心宁神连心用。

第四章 肺系病证

第一节 咳 喘

61. 咳嗽治肺非独肺

咳嗽既是一个症状，又是一种“病”。临床上这样的患者并不少见，其咳嗽往往旷日累月，久久难愈。咳嗽是中医的优势病种，中药止咳疗效往往胜于西药，在很多场合下甚至可能只有中药才能取效。

咳嗽病位在肺，一要辨外感内伤，二要辨寒热虚实。但在临床上往往外感内伤并存，虚实互见，要截然区分并不容易。《素问·咳论》曰：“五脏六腑皆令人咳嗽，非独肺也。”明确指出咳嗽的病因病机十分复杂，与五脏六腑均有关，治疗不可见咳止咳，远非宣肺、清肺、温肺、敛肺、润肺、补肺以及止咳化痰可以囊括，尚关乎疏风清热，益气固表，调和营卫，疏肝理气，清肝平阳，燥湿健脾化痰，清胃泻火，通腑泄热，等等。因感咳嗽证治颇能体现中医的整体观念以及辨证论治学术思想，有必要结合案例加深理解。

案1　外感咳嗽　陈男，50岁，2006年2月17日就诊。主诉：感冒后咳嗽不止，已有1周。痰不多、质稀，咳引胸痛，伴有咽痒咽痛，大便不成形，舌红，苔黄，脉细弦。

杏苏散加减：杏仁6g，紫苏叶9g，陈皮12g，桔梗6g，茯苓30g，半夏6g，枳实3g，百部6g，旋覆花9g，大枣2枚，柴胡24g，薄荷叶15g，细辛3g，五味子9g，山豆根3g，射干3g，7剂。

二诊（2月17日）：服至第3剂咳止，咽不痒不痛，惟晨起略有痰质稠色黄，上方加石膏、寒水石各15g，半枝莲30g，再予7剂收功。

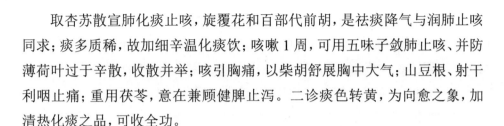

取杏苏散宣肺化痰止咳，旋覆花和百部代前胡，是祛痰降气与润肺止咳同求；痰多质稀，故加细辛温化痰饮；咳嗽1周，可用五味子敛肺止咳、并防薄荷叶过于辛散，收散并举；咳引胸痛，以柴胡舒展胸中大气；山豆根、射干利咽止痛；重用茯苓，意在兼顾健脾止泻。二诊痰色转黄，为向愈之象，加清热化痰之品，可收全功。

案2 长期咳嗽 朱女，31岁，2008年1月11日就诊。主诉：咳嗽月余。通宵咳嗽，无法入眠，白昼不咳，痰不多，舌淡红，苔薄白腻，脉细弦。

苏沈九宝汤加味：麻黄12g，桂枝12g，杏仁12g，薄荷6g，紫苏12g，桑白皮12g，陈皮12g，大腹皮12g，乌梅12g，射干15g，车前草15g，葛根15g，侧柏叶25g，7帖剂。

二诊（1月18日）：服药仅3～4剂，夜间不再咳。

观苏沈九宝汤之组成，温清同用，宣肃有度，敛散并举，表里兼顾，堪为治疗咳喘的构方榜样。盖肺为娇脏，呼吸升降之间，过与不及皆可致咳，用药不可造次，需兼顾方方面面。经月夜咳，数剂而愈，可见其功。

案3 外感兼内伤 王男，53岁，2006年7月27日就诊。主诉：咳嗽长达3个月余。期间经常反复感冒，每周发热数次，昨日发热，今恶风，咳嗽，鼻塞，咽痛，痰色黄、质稠，舌偏红，苔黄，脉浮数。有长期吸烟史，胸片检查无异常发现。以本院治疗风热感冒的院内制剂“荆银合剂”为主。

处方：荆芥9g，防风9g，金银花27g，连翘18g，大青叶30g，四季青27g，射干12g，鱼腥草15g，葛根15g，车前草15g，侧柏叶20g，7剂。

二诊（8月3日）：服药1周期间无发热；服药2剂恶风即除，咽痛止，咳嗽减去八成，痰亦减少。

此例咳嗽外感与内伤的因素同时存在。长期吸烟内伤于肺，致使易招外感并难愈。咳嗽虽长达3个月，是由于期间反复感冒，有发热恶风，鼻塞咽痛等症为证。如单纯从外感或内伤的角度止咳，一则颇难入手，二则恐将事倍功半。不如针对风热病因治疗，则本标皆治。故但以“荆银合剂”疏风清热解毒，结果不治咳而咳自止。

案4 卫表不固 赵男，75岁，2006年7月27日就诊。主诉：感冒后咳嗽不止。痰不多、色白，恶风，伴有乏力，舌黯红，苔少，脉缓。

玉屏风散合桂枝汤加味：黄芪 30g，白术 10g，防风 9g，桂枝 9g，白芍 10g，大枣 10g，甘草 6g，车前草 15g，葛根 10g，射干 9g，7 剂。

二诊（8 月 24 日）：药后诸症均除，乏力亦好转。

咳嗽缘于卫表不固，营卫不和。肺主皮毛，年老体虚，外邪经腠理犯肺致咳，咳虽在肺，但恶风表示营卫不和的病机依然存在。卫表不固、营卫不和是因，肺逆咳嗽是果，岂可舍本求末，但以玉屏风散益气固表，桂枝汤调和营卫治其根本，略使射干、葛根、车前草清热化痰止咳治其标。辨治得当，诸症自除。

案 5　肝失疏泄　周女，66 岁，2006 年 6 月 2 日就诊。主诉：咳嗽 2 个月余。经抗生素治疗无效，故求中医治疗。顷诊咳嗽，以早晚为甚，痰量一般，鼻涕量多，鼻塞，咽痒咽痛；素有脂肪肝，右胁痞胀隐痛，舌淡红、苔薄黄腻，脉细弦。

止嗽散合柴胡疏肝散加减：柴胡 30g，香附 12g，枳壳 10g，白芍 15g，川芎 12g，荆芥 12g，百部 12g，紫菀 12g，桔梗 9g，款冬 12g，白前 10g，杏仁 9g，甘草 6g，麻黄 6g，防风 9g，鱼腥草 30g，桑白皮 12g，乌梅 15g，7 剂。

二诊（6 月 9 日）：咳嗽减七成，痰不多而黏，难以咯出，咽不痒不痛，鼻塞流涕明显改善，右胁痞胀隐痛顿失。原方去防风，加辛夷 15g，继服 7 剂。

咳嗽与肝气失疏有关。肺主降而肝主升，二者互相协调，调畅全身气机；肝气失疏可致肺气宣肃失常，或可影响咳嗽。右胁为肝所处，痞胀隐痛为肝气失疏的表现，肝气不升则肺气难降，故用柴胡疏肝散疏肝理气，通顺气机；止嗽散加味肃肺止咳。或许认为本案脂肪肝与咳嗽同时存在，两方合用纯属巧合而已，但本例之所以柴胡重用至 30g，是为了升肝气以降肺气，绝非一般疏肝之用。在本人有限的临床经验中，凡遇肝气不升、肺气失肃而致咳嗽者，重用柴胡多可得手。

案 6　肝热犯肺　张男，64 岁，2006 年 11 月 24 日就诊。主诉：素有慢性支气管炎，近日咳嗽颇甚。伴有口苦，口臭，头昏头胀，舌红，苔黄腻，脉软。素有高血压，今日血压 160/95mmHg。

龙胆泻肝汤加味：龙胆草 12g，山栀 12g，黄芩 15g，柴胡 10g，泽泻 15g，车前草 15g，当归 12g，白芍 30g，夏枯草 30g，川楝子 12g，石决明 30g，川牛膝 15g，生龙骨 30g，葛根 30g，生牡蛎 30g，地龙 15g，桑寄生 15g，侧柏叶 25g，射干 10g，7 剂。

二诊（12 月 1 日）：咳嗽止，口苦愈，但头晕减而未除。

咳嗽与肝热肝阳犯肺有关。口苦口臭苔黄腻，为肝经湿热；素有高血压，头昏头胀，为肝阳上亢。肝阳夹湿热上行犯肺，类似“木火刑金”，清肝热、平肝阳为主，迫使肺气肃降，则咳嗽可止。因此，本案咳嗽止、口苦愈、头晕减症状之间是有一定内在联系的。

62. 顽固咳嗽有验方

案　栾女，59 岁，退休，2006 年 9 月 26 日就诊。主诉：咳嗽 3 个月。症状夜甚于昼，咳甚时喉间作猫喘音，无痰，咽干而痒，口干，伴夜有寐欠安、夜间尿频，舌淡红，苔薄灰黑，脉细。有高脂血症病史。外院根据胸片诊断为肺部感染，予抗生素等药物静脉点滴（青霉素、阿莫西林 - 克拉维酸钾、左氧氟沙星等）及口服（阿奇霉素、美敏伪麻溶液、法莫替丁等），甚至口服泼尼松，但丝毫无效。今求中医调治。肺失肃降，宜肃肺止咳，疏风散热。

处方：柴胡 30g，葛根 15g，车前草 15g，射干 12g，侧柏叶 25g，荆芥 12g，防风 12g，蝉蜕 15g，金银花 30g，大青叶 30g，板蓝根 30g，百部 15g，鱼腥草 30g，地龙 12g，7 剂。嘱停服所有西药。

二诊（10 月 6 日）：顷闻在旁候诊时咳声连连数十下，颇剧，咳后面红耳赤，气不接续。原来上次初诊后即感冒，故 1 周来咳嗽依旧，舌嫩红，苔灰黑化而呈黄腻，脉细弦。

处方：

（1）紫菀 50g，款冬 50g，麦冬 50g，生地 50g，羌活 10g，乌梅 10g，3 剂。

（2）射干 15g，车前草 15g，葛根 15g，侧柏叶 30g，紫苏 12g，麻黄 10g，杏仁 12g，陈皮 12g，桑白皮 15g，大腹皮 15g，乌梅 15g，桂枝 10g，蝉衣 9g，地龙 12g，4 剂。

服用方法：嘱咐先服处方（1），继服处方（2）。

三诊（10 月 13 日）：服处方（1）至第 3 剂，咳减七成，白昼已不咳，唯夜间咳，咳时无喘声；继服处方（2）期间，咳嗽反有所增加，效果不如服处方（1）好。但总体而言，咳嗽较上周减少三成。遂予处方（1）加鱼腥草 50g，7 剂。

四诊（10月20日）：咳减八成，仅晨间有咳；诉服上药期间大便次数增多，初数日多达10次，并引起肛痛。上方除羌活、乌梅用量不变外，将紫菀、款冬、鱼腥草均减至30g，将麦冬、生地减至15g，另加玄参6g、茯苓30g、白术15g、山药30g、车前子30g，7剂。

五诊（10月27日）：开始仅晨起略咳而已，从昨日开始至今已无咳嗽，大便复常。处方：紫菀15g，款冬15g，麦冬15g，生地15g，玄参9g，羌活10g，鱼腥草30g，山药15g，车前子15g，7剂。

六诊（11月3日）：将紫菀、款冬减量至15g后，本周咳嗽又有所增加，咳则头痛。处方：紫菀50g，款冬50g，麦冬50g，生地50g，羌活10g，鱼腥草30g，茯苓30g，川芎30g，地龙12g，7剂。

七诊（11月10日）：咳止，头不痛，大便正常，原方继服7剂以巩固疗效。

本患顽咳三个月，西医治疗毫无效果。中医初诊无效，二诊迷惑，故用了两个方剂作试探性治疗。结果表明处方（1）有效。三诊再加鱼腥草50g，致泄泻；四诊辅以健脾，五诊泄泻止；紫菀和款冬用量减少后，六诊咳嗽增加，再恢复到其原来用量后，七诊咳止。诊疗过程有两点提示：一是必要时可行试探性治疗，有助于在较短时间里找到有效治疗方药；二是获效与否与药物的剂量密切相关。

本案止咳疗效归功于处方（1），这是笔者收集到的验方，投之果然名不虚传，使连续三个月咳嗽、用抗生素甚至泼尼松均无效的本案见效。该方药物组成虽然简单，但剂量奇大；并且事实证明，过于减少分量后确实影响疗效。试为之方解：紫菀、款冬性偏温，入肺经，润肺止咳，二药似《太平圣惠方》紫菀汤之主要组成；麦冬、生地性甘苦寒，补肾润肺养阴，使金水相生。羌活，《雷公炮制药性解》谓其“气清属阳，善行气分，舒而不敛，升而能沉，雄而善散，可发表邪”；乌梅，王好古云其：“能收肺气，治燥嗽，肺欲收，急食酸以收之”；羌活与乌梅相互制约，相反相成，使肺宣肃有度。笔者所加鱼腥草清热解毒，意欲肃清肺中热毒余邪。

63. 顽咳症治今非昔

却说光阴荏苒，转眼间，日历翻至2007年7月3日。是日上案栾某（见

“62. 顽固咳嗽有验方”文）边咳边走进诊室，又来就诊。询问之下，知患者又犯咳嗽 1 周余，咳急则喘，痰不多，咽痛咽痒，舌质红，苔薄黄，脉细弦。胸片示支气管感染。患者说 2006 年 9 月因咳嗽 3 个月久治不愈，来我处用中药治疗后，非但咳嗽痊愈，而且连平素经常性发作的头痛亦愈（去年就诊时未告知），自服中药后迄今再无头痛发生过。因念治疗效果颇佳，故今再来求诊。一边听患者诉说，一边翻阅病历卡，找到去年诊治记录处。心想，同一患者、同一疾病、临床表现也基本相同，既然去年的处方有效，不妨继续用之。遂不假思索开出处方（1）及处方（2）的部分药物，处方如下：紫菀 50g，款冬 50g，麦冬 50g，生地 50g，羌活 10g，乌梅 10g，射干 10g，葛根 12g，侧柏叶 15g，车前草 15g，7 剂。

7 月 10 日是二诊的日子，患者如期来诊。我心想这回必药到病除，岂知患者说服上药后，咳、喘并未减轻，夜间因咳而难以入眠，仅咽痛有所减轻而已。因无效，不得已，在上方基础上再加麻黄 12g，肉桂 10g，杏仁 12g，紫苏 12g，薄荷 5g，桑白皮 15g，大腹皮 15g，陈皮 12g，鱼腥草 50g，地龙 12g，7 剂。这处方实际是又添加了去年处方（2）的主要药物，是处方（1）和处方（2）的合方。

三诊（7 月 17 日）：咳减六成，喘略减少，痰量减少且易咯出，睡眠质量改善，上方加入白果 5 枚，予 7 剂。

四诊（7 月 24 日）：咳减九成，原方再予 7 剂。

五诊（7 月 31 日）：偶咳，有咽痛灼热感，上方减去麻黄、肉桂，加山豆根 6g，10 剂。

之后咳嗽痊愈。

这个案例提出了一个饶有兴趣的问题：为什么在 2006 年止咳有效的方药，在 2007 年服用后却无效而需在原方基础上合入苏沈九宝汤才有效？为什么 2006 年 10 月 6 日二诊时的处方（2）苏沈九宝汤在当时无效而现在有效？

要解明以上问题的确比较困难。众所周知，证候是可以转变的，由于证型变了，治疗方法也要随之变化。本案 2006 年咳嗽时喘、无痰、咽干而痒、夜寐欠安，其实与 2007 年的临床表现并无大异，唯一有明显区别的是 2006 年苔薄灰黑而 2007 年则无此现象。但根据笔者的临床观察，长期服用抗生素的患者由于菌群失调等原因，可见舌苔灰黑。对此，只消允许停用抗生素，灰黑苔可渐渐褪色，并不需要特别的治疗。笔者于2006年9月嘱其“停服一切西药”，即是其意。除了舌苔，前后症状证型并无大的区别。用“证型转变”来解释似乎有些勉强。

但是，仔细分析患者两次发生咳嗽的条件还是有所不同的。2006年9月就诊时已咳嗽3个月，久咳肺阴必有所损伤，而所用方剂以超大剂量的生地和麦冬，正可以养阴润肺，所以有效；而2007年咳嗽才起1周，未必伤及肺阴，所以处方（1）无效而处方（2）有效。以上仅属推测，除此之外似乎别无他解。

或谓验方在手，气死名医，这种情况是存在的；又谓不能不加以辨证而单靠验方治病，这种情况同样也是存在的。中医的“辨证论治”“审因求治”“三因制宜”等学术观点的确来自于临床实践，并非空穴来风。而这，正是中医最难学的部分，也正是中医最有魅力的所在。也许正因为如此，是使部分一知半解或自以为是的浅薄者认为中医“不科学”的原因之一？

64. 同中有异咳痰喘

肺系疾病咳、痰、喘，在不同的症候群中具有不同的属性。在治疗原则上，宣肺与肃肺、止咳与平喘、止咳与化痰、化痰与平喘，同中有异，异中有同。何况肺系疾病多寒热错杂，宣肃之间，需要把握温清与散敛的轻重比例。更有肺病与其他脏腑互相连累的情况存在，需要运用整体观念辨而治之。谨示数方。

（1）苏沈九宝汤例

案1　咳嗽　邵女，49岁，2005年9月20日就诊。主诉：咳嗽已1个月有余。昼夜均咳，以干咳为主，痰少质黏色偏黄，咽痒，无发热，晨起面肿，舌淡紫黯，苔薄白，脉细。服甘草合剂等无效。有肾结石、心律不齐病史。寒热错杂之咳，治以温清并举，宣肺化痰止咳。

苏沈九宝汤加减：麻黄6g，肉桂6g，杏仁12g，桑白皮12g，薄荷10g，乌梅12g，紫苏12g，柴胡24g，黄芩12g，款冬花12g，紫菀12g，百部12g，天南星12g，7剂。

二诊（9月27日）：咳止，痰消，唯咽仍痒。上方去肉桂、麻黄，加玄参15g，麦冬10g，予10剂服用2周善后。

案2　喘证　吴女，28岁，职员，2006年10月24日就诊。主诉：素有哮喘史，近日复发，日不喘而夜喘，因喘导致难以入睡，无痰，舌淡红，苔薄，脉细滑。诊为喘证（哮喘急性发作）。

苏沈九宝汤加味：麻黄10g，肉桂10g，杏仁12g，紫苏叶10g，薄荷叶10g，陈皮12g，乌梅12g，桑白皮12g，大腹皮10g，枳实12g，半夏12g，煅石膏15g，甘草10g，干姜10g，全瓜蒌15g，7剂。

二诊（10月31日）：服药至第3日夜间自觉身热汗出喘止。原方去麻黄，加黄芩15g，石膏增至30g，予7剂以资巩固。

苏沈九宝汤治老幼素有喘急，发则连绵不已，咳嗽哮吼，夜不得眠方。案1咳嗽缠绵月余，面肿苔白为有寒，痰黏色黄为有热，法宜寒温并用，麻黄、肉桂配黄芩、桑白皮是其主要体现，7剂咳止。案2与案1相反，无寒无热，同样以此方寒温并用立法，3剂喘平。此方寒温并用不仅可以用于寒热错杂，而且可以用于无寒无热之证，后者以其性相抵而其敛散之功相叠之故也。

（2）滚痰汤合双玉散例

案3　王男，62岁，退休，2005年12月27日就诊。主诉：咳嗽、咯痰1个月余。起始于感冒后，咳嗽、咯痰长达1个月余，痰白质稠，素有便秘，舌红、歪斜，苔灰黄腻，脉弦滑。有脑梗死病史。腑实肺热之咳嗽；治以通腑清肺化痰。

滚痰汤合双玉散加减：礞石12g，生大黄10g，黄芩12g，石膏12g，寒水石12g，连翘12g，山栀15g，甘草10g，紫菀12g，7剂。

二诊（1月10日）：服药后即咳平痰止。

肺与大肠相表里，腑气不通，气滞痰壅，上逆于肺，发为咳痰。故咳嗽痰喘之疾而兼便秘者，最宜通腑泻肺。滚痰汤取礞石燥悍中坠之性，善能攻逐陈积伏匿之老痰；生大黄涤荡实热，开痰火下行之路；黄芩清胸中诸热，此治痰必清火也。现今沉香质量甚成问题，素兴弃之不用。患者舌苔灰黄腻，故用双玉散（石膏、寒水石）加山栀、连翘等寒凉药清热泻火，祛痰止咳。

（3）杏苏散例

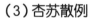

案4 周女，职员，2006年2月10日就诊。主诉：咳嗽1周。感冒后咳嗽不止，已1周，夜间为甚，痰多质稀，色黄白相兼，舌淡红，苔薄黄，脉细弦。证属外感咳嗽；治以宣肺化痰。

杏苏散加减：紫苏叶9g，杏仁6g，桔梗6g，茯苓9g，半夏6g，陈皮12g，枳实3g，柴胡24g，细辛3g，薄荷叶15g，五味子9g，百部6g，旋覆花9g，大枣2枚，7剂。

二诊（2月17日）：诉服药三、四剂即愈。

杏苏散出自《温病条辨》，为治凉燥之方。“燥病属凉，谓之次寒，病与感寒同类（沈目南《燥病论》）”。本案痰多质稀，杏苏散加柴胡、细辛，稍佐薄荷叶、五味子以牵制过温之性，相反相成，收散并举；以旋覆花、百部替前胡，以枳实替枳壳，祛痰降气与润肺止咳同求。

（4）麻黄杏仁甘草石膏汤例

案5 付女，44岁，主妇，2006年11月2日就诊。主诉：近日哮喘复发，气急而促，夜间为甚。素有过敏性鼻炎，伴鼻塞流涕，怕冷，手足欠温，腰酸，舌淡红，苔白腻，脉细弦。他院予服开瑞坦等药疗效不明显。证属寒哮；治以温肺散寒，化痰平喘。

麻黄杏仁甘草石膏汤加味：麻黄9g，杏仁9g，石膏15g，甘草9g，干姜18g，肉桂6g，桑白皮9g，苏子9g，7剂。

二诊（11月9日）：服药2剂即夜半不喘矣，唯仍鼻塞流涕，后调治过敏性鼻炎。

麻黄杏仁甘草石膏汤中因石膏大寒，故全方定性为辛凉宣肺、清热平喘之剂，似乎不适合用于治疗寒证。但通过配伍干姜、肉桂散寒温肺化饮，再伍以桑白皮、苏子化痰泄肺，寒温并用，温多于寒，降气平喘，治寒哮无妨。

（5）清气化痰丸例

案6 朱女，40岁，主妇，2005年7月15日就诊。主诉：咯痰色白质硬，已有2周。气短，胸闷，舌偏黯红，边有齿痕，苔白腻，脉细。咯痰属热；治以降气化痰。

清气化痰丸加减：杏仁12g，陈皮12g，瓜蒌仁12，天南星10g，半夏

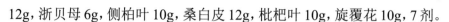

12g，浙贝母 6g，侧柏叶 10g，桑白皮 12g，枇杷叶 10g，旋覆花 10g，7 剂。

二诊（7 月 22 日）：咯痰症状消失，再予原方 7 剂以资巩固。

清气化痰丸出自《医方考》，治痰热咳嗽。本案并不咳，苔白腻，且痰色不黄而白，初看似方证不合。但细究之，痰色虽然不黄，但质稠厚胶黏，实乃热炼而成；苔虽白腻，但舌质偏红，示有内热存在；虽然不咳，但咯痰岂非肺失肃降，故药服仅 7 剂痰即消尽。

（6）清金化痰汤

案 7　蒋男，72 岁，退休，2004 年 2 月 3 日就诊。主诉：喉痒咳嗽，痰多色黄，已有 1 周。胃脘疼痛，舌红，苔白腻，脉弦。素有慢性支气管炎、血吸虫病及早搏病史。痰热蕴肺；治以清肺化痰止咳。

清金化痰汤加味：山栀 12g，知母 12g，贝母 6g，桑白皮 12g，桔梗 6g，茯苓 15g，麦冬 12g，陈皮 12g，白术 20g，款冬 10g，生地 12g，枇杷叶 10g，白芍 30g，甘草 6g，元胡 30g，14 剂。

二诊（4 月 10 日）：诸症消失。2005 年 11 月随访亦未有复发。

本案为慢性支气管炎复发，方宗清金化痰汤（《医学统旨》）加味。山栀、贝母、桑白皮清热泻火，知母、生地、麦冬清热养阴，款冬、枇杷叶降气化痰，桔梗开宣肺气，陈皮、茯苓、白术健脾化痰。诸药配伍得当，所以有效。

（7）龙胆泻肝汤例

案 8　稽男，67 岁，退休，2007 年 4 月 17 日就诊。主诉：近日干咳颇甚，伴口苦，乏力。4 月 11 日曾发热至 39℃，翌日热退，舌红，舌下络脉显露，苔黄腻，脉细弦。治以化痰止咳，清肝胆湿热。

龙胆泻肝汤加味：龙胆草 10g，山栀 12g，黄芩 12g，柴胡 10g，葛根 15g，车前草 15g，泽泻 12g，当归 12g，生地 15g，甘草 10g，鱼腥草 30g，侧柏叶 15g，射干 10g，麦冬 15g，7 剂。

二诊（12 月 1 日）：咳减八成，口苦基本消失。

口苦、苔黄腻示肝经邪热，“木火刑金”致咳；肝宜升不升，导致肺宜降不降而致咳。但以龙胆泻肝汤清除肝胆湿热为主，并未投入止咳药物而咳自减。充分体现了肝肺相关的脏腑整体观念。

第五章　心系病证

第一节　胸　　痹

65. 一味附子点龙睛

阳微阴弦为胸痹常见病机，运用温阳药治疗胸痹十分重要。

案　许女，40 岁，2008 年 10 月 28 日就诊。主诉：胸闷、气短经年。无胸痛，舌黯红，苔薄黄，脉细偏数。心电图示窦性心动过速。证属胸痹；由于症情简单，根据经验，姑以活血化瘀，宽胸理气为治。

处方以丹参饮加味：丹参 30g，檀香 6g，砂仁 3g，当归 12g，黄芪 30g，黄精 12g，枳壳 12g，青皮 12g，7 剂。

二诊（11 月 4 日）：胸闷气短并无丝毫改善，追问之下，知其平素怕冷，劳累后胸闷气短加重。想到以下几点：

（1）《灵枢·邪客》说："宗气积于胸中，出于喉咙，以贯心脉，而行呼吸焉。"《素问·平人气象论》又说："出于左乳下，其动应衣，脉宗气也。"宗气聚集于胸中，是推动心血运行的基本动力；心气属阳，通过"肺朝百脉"而"出入升降"，将血液流行全身，无处不到，这需要强大的动力——阳气的温煦与运送。如果心阳不足，宗气积聚于胸中而不散，那么将会导致气短而胸闷。

（2）《伤寒论》名方炙甘草汤功用"滋阴养血，益气温阳"，方中取桂枝、生姜温心阳而通血脉，表明心阳对心脏功能的重要性。

（3）记得国医大师颜德馨先生曾对我说过：附子也可视作鼓舞正气的药物，即使没有明显的阳虚里寒表现，照样可用附子壮人生理功能。

想到此，初诊方原封不动，仅再加附子 12g，7 剂。

三诊（11 月 11 日）：服药仅 1 剂，胸闷气短即减少七八成，脉细不速。顷诊诉颈强，原方加葛根 30g，7 剂。

后以上方减葛根长期服用，诸症尽失。劝其停药，但患者因感觉服用此方药后见效显著，且精神日佳，怎么劝也不愿停药。

首诊用丹参饮加当归活血外，虽有黄芪、黄精补气，枳壳、青皮行气，然而疗效不显，二诊以患者平素怕冷为线索而加用附子后，疗效竟有云泥之差。附子鼓舞全身阳气，振奋胸中之阳，气血得温则行，故胸闷解而气短消。复习《伤寒论》："太阳病，下之后（指伤阳），脉促胸满者，桂枝去芍药汤主之""若微寒者，桂枝去芍药加附子汤主之"，仲景之术，进退有序，令人肃然。

温阳法在治疗胸痹中的重要作用，值得今后深入观察与研究。附子完全可以用于数脉。本案窦性心动过速，但此数脉并非属于热证，而是属于阳虚证，正是由于心阳不足以鼓动，所以心率才代偿性加快，用附子振奋心阳后，脉反不速。

66. 附子作用真神奇

在"65. 一味附子点龙睛"文中的诊疗经历在后来的临证中屡被证实。

案　王女，74 岁，2010 年 4 月 9 日就诊。主诉：胸闷、心慌、气短 1 年余。自 2008 年 10 月份开始感到胸闷、心慌、气短，上楼时尤甚，服麝香保心丸稍有缓解；时咳，头晕，口干，咽干，目干涩，怕冷，自汗多，舌淡红，苔白，脉细。心电图检查无异常发现，素有高血压。当时认为证属肝肾气虚亏损，夹瘀兼有阳亢；治以补益肝肾并益气活血、育阴潜阳。

处方：生熟地各 12g，赤白芍各 15g，川芎 30g，当归 15g，枸杞 12g，白菊花 10g，丹参 30g，檀香 3g，砂仁 3g，黄芪 15g，枳壳 12g，青皮 12g，川石斛 30g，潼白蒺藜各 15g，7 剂。

二诊（4 月 16 日）：目干涩有所好转外，胸闷心慌气短依然，口干未减。感到处方中仅凭丹参饮及理气活血有所不逮，遂上方加入附子 30g，嘱其附子先煎 1 小时，7 剂。

三诊（4 月 23 日）：服上药后胸闷心慌气短减轻六七成，尤其口干亦觉明显减轻。原方再予 7 剂。

四诊（5 月 7 日）：胸闷、心慌、目糊进一步减轻，仅在登楼梯时有气短感觉。因近来失眠，停用上方而改用“三七方”(自拟治疗失眠方，见“67. 血虚瘀热致不寐”文)。

五诊(5 月 21 日)：睡眠虽然改善，但胸闷、心慌、气短又起，并两侧太阳穴处疼痛，舌淡红，苔白腻，脉细弦。以二诊方去生熟地、枸杞、白菊花、川石斛，加柴胡 12g，香附 12g，鸡血藤 30g，枣仁 15g，7 剂。

六诊(5 月 28 日)：胸闷又见明显减轻，无心慌，仅登楼梯时气短，时欲透口气，两侧太阳穴疼痛基本止，仅右侧偶轻痛，睡眠改善。再予 7 剂。

七诊(6 月 4 日)：两侧太阳穴疼痛完全消失，睡眠佳，唯时欲透气，胸闷心慌明显缓解。遂改用以下处方：川芎 40g，丹参 30g，檀香 3g，砂仁 6g，瓜蒌皮 12g，薤白 12g，半夏 12g，黄连 6g，鸡血藤 30g，枣仁 15g，石菖蒲 12g，黄芪 15g，青皮 12g，枳壳 12g，7 剂。

八诊(6 月 11 日)：诉胸闷、心慌又起。上原方加附子 15g，厚朴 12g，7 剂。

九诊(6 月 18 日)：胸闷气短心慌明显改善。今日心电图示轻度 T 波改变。原方 7 剂。

十诊(6 月 25 日)：胸闷进一步减轻至几乎不能自觉。

此案临床表现虽杂，但始终以胸闷、心慌、气短等胸痹表现为主。在二、五、八诊中由于使用了附子而胸痹症状改善明显，相反，在其他诊疗时未用附子则胸痹症状又加重。以上规律一再重现，据此可以认为在此个案中具有一定的循证依据级别。由于整个治疗过程中几乎均一直投以丹参饮及芪芍芎归等益气活血药(除四诊外)，据此可以看出，药仅一味附子之差，其效却有云泥之别。

《金匮要略》明述胸痹的病机是“阳微阴弦”，胸阳不振，阴邪乘袭阳位。单用益气活血药未效，加用附子效方显，可见附子发挥了改善胸痹病理机制的重要的作用。附子振奋阳气，乃推动了血液的运行。王清任创急救回阳汤，将附子、干姜与桃仁、红花配伍，恐亦为此意。

附子的主要功能是散寒温阳，除了振奋阳气推动血行外，还可通过“阳生阴长”的机制帮助阴药回生阴津，患者二诊加入附子后，口干亦有减轻。

《危症难病倚附子》书中介绍了王德光先生用附子的经验，其中一例为高血压属阴虚阳亢案，转载如下：

张女，34岁，牡市交电公司职员，1979年11月5日初诊。自述头晕失眠、口干烦躁已2年，血压波动于150～180/100～110mmHg之间。舌赤而干、苔薄白，脉象弦滑相兼。脉证合参，此乃肝肾阴虚、肝阳上亢，治以育阴潜阳。白芍30g、牡蛎30g、石决明30g、大生地25g、麦冬13g、菊花15g、茵陈15g、泽泻20g、寄生30g，水煎服。服药3剂效果不显，乃于原方中加入附子5g，服1剂即感头目清爽，夜能入眠。再按原方连服10剂，诸症大减，血压降至140/90mmHg。追访至1980年，症状及血压虽有时反复，但血压波动范围很小，症状轻微。

原按：阴虚阳亢，本当滋阴潜阳，若滥用助阳之剂，犹如火上浇油。但王老认为，附子虽辛热助阳，若适当伍入滋阴潜阳剂中以后治之，不仅不会发生伤阴耗津之弊，反更能使阴柔之剂尽快回生阴津，起到"阳生阴长"的作用，比单用滋阴潜阳之剂更易收功。本例即系一典型的阴虚阳亢证，毫无阳虚、阴寒之兆，但王老能"无者求之"，果断加用附子，故使疗效彰著。

本案二诊用附子后，在胸闷心慌改善的同时，口干亦明显减轻，可见"阳生阴长"洵非虚语。

佐藤田实则提出附子相乘作用假说，他报道了3例热证患者，治疗中加用少量附子后均取得较好疗效，认为取得这种疗效并非附子的作用，而是通过附子提高了其他药物疗效。为此他得出结论认为，临床治疗过程中疗效不明显时，加用少量附子有助于提高疗效。

如此看来，附子的作用似乎远非散寒温阳救逆这么简单。

第二节　不　寐

67. 血虚瘀热致不寐

一些失眠的病机属于血虚瘀热。

（1）血虚不得眠：《景岳全书·不寐》说："劳倦思虑太过者，必致血液耗亡，神无所主，所以不眠。"

（2）血瘀不得眠：王清任《医林改错》说："夜不安者，将卧则起……此血府血瘀。"《医学入门》云："加血瘀者……烦躁少寐。"

(3) 血热不得眠：《症因脉治·内伤不得卧》说：“肝藏血，阳火扰动血室，则夜不宁矣。”

基于上述中医理论，参考民间验方及中医文献，经过临床摸索，笔者提炼出治疗血虚瘀热型失眠的专方（又称“三七方”），疗效尚可，举例如下。

案1 徐男，26岁，2006年3月10日就诊。主诉：寐差3周。一个月前因辞职而情绪不稳，近3周来出现入睡困难而易醒，夜间醒来7～8次，多梦，每日平均睡眠时间只2～3小时，因此日间精神不佳，头痛，烦闷，服过安眠药，但无效。舌红，苔黄，脉数。

处方：鸡血藤30g，小蓟草6g，参三七粉1g，7剂。用法：先将鸡血藤煎煮30分钟，熄火停煎时，置入小蓟草，加盖浸泡10分钟，临睡半小时前饮下，同时吞服参三七粉。

二诊（3月17日）：服上药1周，近二三天上床半小时即可入睡，夜半醒仅1次，夜梦明显减少，日间精神好转。续服7剂。

三诊（3月24日）：诉睡眠已安然如常。

案2 成男，37岁，2006年8月11日就诊。主诉：寐差3个月余。寐差，入睡困难，盗汗5年，手足心易汗出，腰酸冷，头晕，耳鸣，便秘与腹泻交替出现，受冷易泻，现大便质干，乏力，心情不愉快，舌边紫，苔薄黄腻，脉细弦。有脂肪肝，血脂正常；去年患急性前列腺炎。

处方：鸡血藤30g，小蓟草6g，参三七粉1g，7剂。用法同上。

二诊（8月17日）：服药第2晚即睡眠转佳，如今反而有嗜睡倾向。

随访：同年11月4日因腹泻来求治时，告知此后睡眠一直安然无恙。

在此三七方中，鸡血藤补血活血，有报道单用鸡血藤熬膏内服治疗顽固性失眠，效果良好。现代药理学研究也证实鸡血藤具有镇静、催眠作用。有临床报道，服用小蓟煎液15分钟口服，有助于入睡，睡眠时间维持8小时以上。三七具有“生血，补血”之功，药理研究证实对中枢神经系统具有镇静作用。全方具有补血、活血、凉血，对不寐属于血虚、血瘀、血热病机者，有一定疗效。

第三节　胸　　痛

68. 心系胸痛分二类

《素问·脏气法时论》曰："心病者，胸中痛，胁支满，胁下痛，膺背肩胛间痛，两臂内痛；虚则胸腹大，胁下与腰间相引而痛。"这个描述与西医的冠心病心绞痛发作十分相似。胸痛既包括了器质性或非器质性心脏疾病，也包括了食管、肺、肝、脾胃等心脏以外的脏腑疾病，对此不可不察。首先来看一下心系胸痛。

（1）心脏病胸痛

案 1　气滞血瘀胸痛　倪男，71 岁，2007 年 3 月 21 日就诊。主诉：胸痛，头胀痛，耳鸣，舌质黯红，向右侧轻度歪斜。苔薄，脉弦。心电图：房室传导阻滞（Ⅱ度Ⅱ型）。头颅 CT：多发性腔隙性脑梗死。西医诊断：房室传导阻滞。病属胸痹；病机属于气滞血瘀；治宜活血化瘀，通络止痛。

丹参饮合补阳还五汤加减：丹参 30g，檀香 6g，砂仁 3g（后下），当归 12g，赤白芍各 15g，红花 10g，川芎 15g，黄芪 15g，地龙 10g，桃仁 10g，续断 10g，金银花 15g，枳壳 12g，柴胡 12g，7 剂。

二诊（11 月 6 日）：胸痛、头胀痛及耳鸣均止。偶尔自觉心跳不规则，喜叹息，原方再予 7 剂巩固。

案 2　气血亏虚胸痛　陈女，82 岁，2006 年 8 月 18 日就诊。主诉：胸闷隐痛数年。长年患有心房颤动，长服用通心络胶囊等药，近来因效果不佳而自行停服。刻下胸闷隐痛，气短气急，夜尿频数 5～6 次，唇紫，体肥胖。舌质紫有瘀斑，苔黄腻，脉细弦数。心电图：房颤。另有帕金森病、高血压病史。西医诊断：心房颤动。胸痹属于气虚血瘀；治宜益气活血为主。

炙甘草汤、生脉饮合补阳还五汤加减：黄芪 30g，白芍 10g，当归 15g，红花 6g，炙甘草 9g，大枣 10 枚，桂枝 9g，党参 15g，生地 15g，五味子 9g，麦冬 10g，檀香 3g，砂仁 3g，石菖蒲 9g，黑芝麻 18g，续断 10g，益智仁 18g，金银花 9g，7 剂。

二诊（8月24日）：胸痛止，胸闷气短改善，夜尿减少至3～4次。原方加覆盆子18g，桑螵蛸9g，予14剂。

案1是房室传导阻滞，案2是房颤，都有器质性心脏疾患，都表现为以胸痛为主；从舌诊上均提示体内有瘀血，所以主要运用益气活血的方药进行治疗。丹参饮、补阳还五汤、血府逐瘀汤、炙甘草汤以及生脉饮是常用方剂。

（2）非心脏病胸痛

在临床上遭遇更多的是，相当部分表现为胸痛的患者，常常一时找不到心脏病的直接诊断依据，难以明确西医疾病诊断。这类患者相当适合中医治疗，其辨证论治原则基本同上。

案3　气虚血瘀胸痛　吴女，58岁，2009年5月15日就诊。主诉：胸隐痛不适。头胀头昏，嗜睡，神疲，大便溏，含不消化物。舌淡红，苔薄，舌下静脉迂曲显露，脉缓。心电图检查无异常发现。胸痹属于气虚血瘀型；治宜健脾益气，活血化瘀。

丹参饮合八珍汤加减处方：丹参30g，檀香3g，砂仁3g，红花10g，当归12g，白芍12g，川芎20g，附子10g，金银花9g，川断6g，黄芪30g，党参15g，茯苓12g，茯神12g，白术15g，六神曲12g，山楂15g，7剂。

二诊（6月26日）：患者欣喜诉服药2剂诸症顿失，余5剂未服。

患者一方面心电图检查并无异常发现，再从易如反掌的良好治疗结果来推测，患者胸痛由于器质性心脏病的可能性不大。西医对这类患者进行治疗时，不开处方药则对不起前来就诊的患者，但如果开处方药则不知用什么药好。从中医角度进行辨证论治，对解除患者病痛十分有效。

案4　以活血化瘀论治的胸痛　戴女，53岁，2008年10月14日就诊。主诉：右半胸胁疼痛，两侧从腕至肘、从膝至大腿根部肌肉疼痛年余，食多食少无感觉，食多不觉饱，食少不感饿，食凉食热亦无甚感觉，大便质稀，1日1次，近半年来消瘦约10kg。舌淡红，苔薄黄，脉细弦。5月20日胃镜检查示慢性胃炎。9月3日胸部X线检查未见异常。9月23日肠镜检查未见异常。血常规、肝功能、FT_3、FT_4、S-TSH、鳞状上皮细胞癌抗原、血脂全套、血液流变学正常等实验室检查均无异常发现，此胸痛、肌肉疼痛一时难以诊断属西医何种疾病。中医可根据“怪症从瘀论治”的训示，拟从瘀血内结，血脉失和论治。治宜活血化瘀，舒筋活络。

血府逐瘀汤加减处方：赤芍 12g，川芎 12g，当归 12g，地龙 12g，桃仁（去皮）12g，红花 10g，黄芪 15g，桑枝 30g，鸡血藤 30g，丝瓜络 30g，淫羊藿 12g，威灵仙 12g，细辛 3g，7 剂。

二诊（10 月 24 日）：当服药至 4～5 剂时，右半胸胁疼痛即止，四肢肌肉疼痛亦减半。上方加苍术 12g，7 剂。

三诊（11 月 7 日）：右半胸胁无疼痛，上肢肌肉已不痛，现仅下肢肌肉稍有疼痛，但较前进一步减轻，时有小腿抽筋。上方加白芍 30g，木瓜 12g，甘草 12g，川牛膝 15g，薏苡仁 15g，14 剂。

心脏病以左半胸痛为多见，上例患者却表现为右半胸痛，且四肢肌肉疼痛，消瘦明显。用血府逐瘀汤治疗取得了较好的作用。本案根据“怪症从瘀论治”进行治疗的，这可以理解为是“特殊形式”的辨证论治。

心系疾病胸痛的典型特点是心前区痛或胸部闷痛，气短喘息，不得安卧，有时向肩胛、上臂放射。轻者仅感胸闷如窒，呼吸欠畅；重者胸痛彻背，汗出肢冷。器质性心脏疾病胸痛患者的心电图、运动试验、动态心电图等实验室检查项目多有异常。但更多的胸痛一时查找不出原因。

心系胸痛辨治要点有虚实两端，实者为血瘀、寒凝、痰阻、气滞；虚者气血阴阳不足，但更多的是本虚标实。常用中成药有速效救心丸、麝香保心丸、复方丹参滴丸、苏合香丸、生脉饮、地奥心血康等。

但是，临床的情况是十分复杂的。正如心脏疾病胸痹并非都有胸痛症状一样，有胸痛症状的也并非只有心系疾病。

69. 肺系胸痛治在肺

肺系疾病同样也可引起胸痛。张仲景《金匮要略》指出如肺痈（肺脓疡）之“咳即胸中隐隐痛”；又如“悬饮”之“咳唾引痛”；“留饮”之“胁下痛引缺盆”等。肺痨（肺结核）也可以引起胸痛。此外，慢性支气管炎以及急慢性肺炎，有时也可引起胸痛。盖肺与心一样位于胸中，手太阴肺经起于中焦，通过横膈膜，属肺，至咽喉。凡肺部热毒蕴结、痰饮内停以及肺金销铄，引起胸痛并不足为奇。

案1 慢性支气管炎胸痛 王女，42岁，2007年11月9日就诊。主诉：慢性支气管炎数年，咳嗽以夜间为甚，近日痰多，胸前梗痛。舌质偏红，苔薄，脉细弦。西医诊断：慢性支气管炎；中医中断：胸痛，咳嗽；病机属于痰积壅肺；治宜化痰止咳。

苏沈九宝汤为主处方：麻黄10g，杏仁12g，肉桂10g，紫苏叶12g，桑白皮12g，乌梅12g，柴胡20g，薄荷6g，大腹皮12g，款冬30g，紫菀30g，车前草15g，射干15g，侧柏叶25g，葛根15g，陈皮12g，7剂。

二诊（12月18日）：夜不咳、痰量减少，胸前梗痛明显减少。上方再予7剂。

三诊（12月28日）：咳止、无痰，胸前梗痛消止。

本案胸前梗痛比较容易与慢性支气管炎咳嗽联系在一起，治疗以宣肺止咳化痰为主，而胸痛自止。

案2 肺部炎症胸痛 龚女，58岁，2010年1月8日就诊。主诉：咳嗽，咳甚时右上胸痛，咳唾引痛，痰少，梦多。舌淡红，苔薄，脉细弦。2009年12月24日胸部正位片：①两上肺结节样致密影，转移灶可能大，建议进一步CT检查；②两上肺纤维灶，左膈面幕状粘连。2009年12月29日CT：①两肺上叶纤维状，左肺上叶钙化状；②右肺上叶团片状磨玻璃影，性质待定，恶性肿瘤不除外，建议随访复查；③纵隔多发钙化淋巴结，两侧腋下多发小淋巴结。西医建议在目前恶性肿瘤难以确诊的情况下，姑且先进行“中医调理”。西医诊断：肺部肿瘤待排。中医诊断：胸痛；治宜扶正祛邪，解毒止咳。

处方：黄芪30g，女贞子15g，石上柏30g，石见穿30g，蛇六谷30g，冬瓜子15g，鱼腥草30g，蒲公英30g，杏仁12g，桃仁12g，百部15g，紫菀15g，款冬15g，7剂。

二诊（1月19日）：不咳，右上胸时隐痛。原方去百部、紫菀、款冬，加生苡仁30g，7剂。

三诊（1月26日）：胸仍痛，不咳。2010年1月22日复查CT：①右肺上叶炎症；②双肺上叶钙化结节，纵隔肺门淋巴结钙化。西医诊断：肺部炎

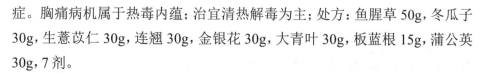

症。胸痛病机属于热毒内蕴；治宜清热解毒为主；处方：鱼腥草50g，冬瓜子30g，生薏苡仁30g，连翘30g，金银花30g，大青叶30g，板蓝根15g，蒲公英30g，7剂。

四诊（2月5日）：患者诉服上药效果好，数剂胸痛即止。四诊以后停用以上药物而调理其他不适，至3月2日六诊时亦再无出现过胸痛。

胸片与CT检查为我们诊断肺病提供了依据。中医也必须要搞清楚西医学的疾病诊断。首诊根据CT检查结果高度怀疑肺部肿瘤的可能性，所以处方主要体现止咳和解毒抗癌两方面，咳稍止而胸仍痛。二诊根据新的CT检查结果，用大剂量清热解毒之品针对肺炎进行治疗，果然数剂胸痛即止。

案3　干咳、痰中带血、深呼吸时右胸肋疼痛　朴女，52岁，2007年6月26日就诊。主诉：咳嗽以干咳为主，痰不多，痰中带血已有两周。深呼吸时右胸肋部位疼痛，纳呆。舌质嫩红，边有齿痕，苔黄腻，脉细弦。咳嗽、胸肋疼痛属于痰热灼肺；治宜清热化痰止血为主。

处方：鱼腥草30g，山栀15g，白及15g，甘草6g，半夏12g，陈皮12g，苍白术各12g，厚朴12g，枳壳12g，旋覆花10g，白芍15g，神曲12g，麦芽12g，藿香12g，佩兰12g，7剂。

二诊（7月3日）：咳减七成，痰中带血减少，深呼吸时右胸肋部位不再疼痛。上方加侧柏叶15g，薏苡仁15g，车前草15g，7剂。

三诊（7月10日）：咳止，已有3天痰中无带血，深呼吸时亦无胸痛，余无不适。原方再予7剂。

本案虽然未从实验室检查得到确诊，但是根据临床表现，不难可以判断为属肺支气管病变，清肺化痰之后，胸痛与咳嗽并止。

肺系疾病所致胸痛在临床上并不少见，有必要与心系疾病胸痛作出鉴别诊断，才能进行针对性的治疗。

案4　需要与心病鉴别的肺病胸痛　叶女，55岁，2009年6月9日就诊。主诉：时时自觉全身微微颤抖（但旁人难以察觉），阵发性汗出，心慌心烦，气短，乏力，胸闷而痛，俯卧可有所缓解，不能仰卧，舌淡红，苔薄，脉细。6月2日24小时Holter检查结果：室性期前收缩17个，室性期前收缩4个，不完全性右束支传导阻滞，非特异ST-T改变。病证属于气虚血瘀；治宜益气活血。

丹参饮、八珍汤加味：丹参30g，檀香3g，砂仁3g，枣仁15g，远志6g，五味子9g，麦冬12g，黄芪30g，党参15g，黄精30g，茯苓神各15g，白术12g，炙甘草12g，桂枝12g，川芎15g，当归12g，赤白芍各12g，地鳖虫12g。

上方服用7剂后，阵发性汗出心慌心烦、全身颤抖均止，除胸痛外，余症均有好转。以上方治疗5周。

光阴荏苒，不觉已至8月4日，患者来就诊时补充并强调了一个新情况：胸痛是自今年4月25日开始出现的，虽不咳，但有黄色痰。曾去别的医院呼吸科特需门诊就诊，服用化痰止咳类中药，未收显效。后又去胸科医院就诊，7月6日胸部CT示：两肺上叶及右肺中叶慢性感染性病变，两上胸膜局部增厚。该院医生予阿奇霉素，胸痛未见显效。舌淡红，苔薄黄腻，脉细弦。西医诊断：肺部炎症。胸痛病机属于热毒壅滞；治宜清热解毒。

处方：鱼腥草30g，冬瓜子12g，薏苡仁15g，连翘30g，金银花30g，大青叶30g，蒲公英50g，紫花地丁12g，栀子15g，7剂。上药服至3～4剂胸即不痛。8月11日再予原方14剂以资巩固。至8月25日随访，仍无胸痛。

患者开始主要是因心脏疾病来就诊的，在8月4日之前并没有明确告诉笔者有肺部炎症；在诉说病情时也并没有特别强调胸痛一症。开始时将“胸闷而痛”归咎于心系疾病。8月4日在明确诊断的前提下，采用了与案2大致相同的清热解毒方药从肺论治以后，胸痛便霍然而止。

肺系疾病胸痛的特点是胸痛无特定部位，常伴有咳嗽，咯痰，咯血，喘息等呼吸道症状。X线胸片、CT等实验室检查常可发现肺与支气管的病变。这类胸痛亦有虚实两端，实者为热毒、痰湿内蕴；虚者气阴不足。宣肺止咳化痰、清热解毒是治疗这类胸痛常用有效的治疗方法。

70. 食管胸痛当辨病

反流性食管炎引起的胸痛属于“食管源性胸痛”，其特点是以胸骨后灼痛为主，多出现在餐后，可持续超过1小时，伴有烧心、泛酸等症状；严重时疼痛可放射至胸部、背部及耳后。由于食管和心脏的感觉神经纤维在胸壁和皮肤上的投影定位相互重叠，况且其对硝酸甘油的反应与心源性疼痛相似，故有时与心绞痛发作难以鉴别。当内镜检查无食管炎而又难以行食管

24 小时 pH 检测确诊时。质子泵抑制剂治疗试验如明显有效，或有助于临床诊断本病。

案 1　反流性食管炎胸痛　吴女，52 岁，2005 年 7 月 29 日就诊。主诉：胸骨后疼痛，剑突处压痛并一触即痛，背部疼痛，胃脘痞胀，偶尔嗳气。舌淡红，苔薄白腻，脉细弦。胃镜示反流性食管炎，斑块糜烂性胃炎。病机属于气滞血瘀，热毒内蕴；治以活血理气，清热解毒。

仙方活命饮加减：当归 10g，川芎 9g，白芍 12g，生地 9g，炙乳没各 9g，防风 3g，丹参 15g，降香 10g，蒲公英 30g，金银花 15g，连翘 15g，苏梗 12g，枳壳 12g，青陈皮各 12g，黄芪 10g，茯苓 12g，神曲 12g，麦芽 15g，7 剂。服药 1 周，胸骨后压痛减至八成，胃脘痞胀亦减。续方 7 剂症稳。

本案胸骨下端剑突处触痛，不能排除肋软骨炎，处方时应兼顾到这一点，无非也是需要用活血化瘀、清热解毒的药物。

案 2　反流性食管炎胸痛　蔡男，47 岁，2006 年 2 月 17 日就诊。主诉：胸骨后疼痛月余。大便 1 日 4～5 次，不成形，夹黏冻。舌淡红，边有齿痕，苔白腻，脉细弦。胃镜检查示反流性食管炎。另有高血压和脂肪肝。病机属于脾虚湿蕴，热郁血瘀；治以健脾化湿，清热活血。

参苓白术散为主处方：降香 10g，茯苓 30g，莲肉 12g，扁豆 12g，山药 30g，白术 15g，生熟米仁各 15g，车前子 15g，葛根 15g，丹参 30g，蒲公英 30g，马齿苋 30g，败酱草 30g，14 剂。

二诊（3 月 3 日）：胸骨后疼痛稍减，大便日行 1 次，尚不成形，泛酸。原方加煅瓦楞 40g，金银花 15g，檀香 3g，丁香 3g，予 7 剂。

三诊（3 月 10 日）：胸骨后疼痛完全消失，泛酸亦止。

反流性食管炎病位虽在食管，却与中焦脾胃密切相关。叶天士认为："脾宜升则健，胃宜降则和。"脾健则易升、脾升则胃易降、胃降则食管反流易止。现代药理证实健脾类中药具有抗乙酰胆碱及抗组胺作用，故不仅能抑制胃酸分泌，还可促进食管蠕动，改善微循环，促进炎症吸收及组织修复。健脾结合解毒活血，更易取效。

案 3　疑似反流性食管炎胸痛　伏女，60 岁，2008 年 6 月 20 日就诊。

主诉：胸骨后疼痛并伴胸闷，头胀痛，两侧少腹胀以髂前上脊一带为主。舌淡红，舌边有齿痕，舌下静脉迂曲显露，苔黄腻，脉细弦。病机属于痰瘀互阻；治以祛痰化瘀，疏肝理气。

小陷胸汤、丹参饮及柴胡疏肝散加减处方：黄连 6g，半夏 12g，全瓜蒌 30g，丹参 30g，檀香 6g，砂仁 3g，川芎 15g，降香 12g，蒲公英 30g，柴胡 15g，香附 15g，枳壳 12g，白芍 30g，甘草 12g，7 剂。

二诊（7 月 1 日）：胸骨后痛、头胀痛减轻，唯仍胸闷，两侧少腹胀。上方加莪术 12g，三棱 12g，枳实 12g，厚朴 12g，7 剂。

三诊（7 月 15 日）：胸骨后疼痛止，胸闷止，唯头痛，后背牵紧不适疼痛，尿路感染。半夏 12g，全瓜蒌 30g，川连 6g，丹参 30g，檀香 6g，砂仁 3g，蒲公英 50g，川芎 30g，当归 30g，7 剂。

四诊（7 月 25 日）：服上药后诸症均除。

本案未行胃镜检查，故不能确诊为反流性食管炎。本案既无心脏病既往史，又无心电图等检查异常发现。按中医“结胸”论治，祛痰化瘀、疏肝理气，获得疗效。

71. 肝系胸痛理所然

足厥阴肝经起于足大趾爪甲后丛毛处，上行过膝，绕阴器，至少腹，向外上方行至十一肋端入腹，夹胃，属肝，络胆，上贯膈，分布于胁肋，最后上行与督脉会于头顶部。肝经与胆经相表里。为此，胸胁苦满或胸与胁肋胀满疼痛也是肝胆系的主要病症之一。

《素问·热论》曰：“三日少阳受之，少阳主胆，其脉循胁络于耳，故胸胁痛而耳聋。”李杲《脾胃论》也说：“肝木妄行，胸胁痛，口苦舌干，往来寒热而呕……转筋腹中急痛，此所不胜乘之也。”以上胸胁并论，即肝经病证可以有胸痛的表现，非独胁肋满痛。

大、小柴胡汤是治疗肝胆经疾病的主要方剂，在《伤寒论》中明确指出其适应证有“胸胁苦满”“胸胁满不去”“胸满胁痛”“时如结胸，心下痞鞕”等，从这些症状描述来看，也没有将胸痛的症状排除在肝胆经疾病之外。

现代中医似乎存在将“胁痛”理解为肝系症状、拒绝将胸痛理解为肝系症状的倾向。这背后其实隐藏着迎合西医的潜在倾向。以下案例有助于理

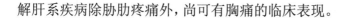

解肝系疾病除胁肋疼痛外，尚可有胸痛的临床表现。

案1　肝经气滞胸胁痛　宋男，31岁，2008年8月12日就诊。主诉：右侧胸胁于深吸气及喷嚏时疼痛。舌两边红，苔白腻，脉细弦。B超检查示肝大、脂肪肝；胆囊壁毛糙；脾稍大；右肾上段结晶或小结石可能。右侧胸胁疼痛虽然发生于深吸气及喷嚏后，但并未发现患者有肺支气管的病症征象。胸胁为肝经所布，治宜疏肝理气。

处方以柴胡疏肝散、金铃子散及芍药甘草汤加减：柴胡12g，白芍30g，甘草10g，枳壳12g，元胡30g，川楝子12g，片姜黄15g，郁金12g，7剂。

二诊（8月22日）：服药后，右侧胸胁于深吸气及喷嚏时不再疼痛。今又诉稍食则胃痞胀。证实确系肝气犯胃。因此调整处方为：枳壳12g，苏梗12g，神曲12g，厚朴12g，佛手6g，青陈皮各12g，路路通12g，木香9g，槟榔9g，7剂。

三诊（9月2日）：药后胃痞堵感果然消失。现胸胁疼痛消失，仅有脂肪肝肝区痞胀。处方再调整到以治疗脂肪肝为主：柴胡12g，五味子9g，败酱草15g，香附12g，片姜黄12g，郁金12g，生山楂30g，枳壳12g，蒲黄10g（包），生首乌15g，丹参15g，14剂。

患者初诊表现为右侧胸痛连胁，且发生在深吸气及喷嚏后，疏肝理气、从肝论治取得了效果。

案2　肝经瘀血胸胁痛　岑女，47岁，2009年5月19日就诊。主诉：自2008年10月以来，第9～11肋骨一带疼痛，连及右胸部疼痛，凡哈欠、喷嚏以及较快行走均牵引作痛；只能左侧卧，右侧卧及平躺可引该部疼痛或加重。舌瘀紫，舌下静脉迂曲显露，苔薄白，脉涩。患者并无心脏病。哈欠、喷嚏牵引胸胁作痛与上案相似，但本案一是痛有定处，二是病程较长，三是舌脉所见，均可提示为瘀血所致。《灵枢·经脉》说："胆足少阳之脉……是动则病口苦，善太息，心胁痛不能转侧……"认为胸胁痛多病在肝胆经。

处方以胁痛神方加味（参见"59. 怪异肋痛用古方"文）：五灵脂15g，乳香15g，没药15g，瓜蒌皮15g，当归12g，红花12g，桃仁12g，白芍30g，延胡索30g，青皮12g，蒲公英15g，金银花9g，炙甘草12g，4剂。

二诊（5月22日）：上药服2剂，即觉胸胁疼痛减半，凡哈欠、喷嚏、行走时疼痛均减轻，已可平躺，唯药后大便1日4次，质稀，睡眠改善（初诊未诉睡眠障碍，原来因胁痛而无法入眠，现在因胁痛减轻，所以得以安然入睡）。原方加茯苓30g，10剂。

三诊（6月2日）：右胁间及胸痛几除，哈欠、喷嚏、快速行走时仅偶觉轻痛而已。

以活血化瘀为主的处方中加用了蒲公英、金银花等清热解毒药物，似有减轻胁肋疼痛的作用，这是建立在这类胁肋疼痛可能存在肋软骨炎或炎症粘连等假设基础之上的。

案3　肝经气滞血瘀胁肋痛　冯男，33岁。2009年3月24日就诊。主诉：右胸胁内疼痛，该处疼痛发作后易引起右下腹疼痛，此疾已有5～6年；另外脐左腹痛2～3年，隐痛，绵绵不休，不规则发作。舌淡红，苔薄，脉细弦。B超检查示脂肪肝。右胸胁内疼痛发作后易引起右下腹疼痛这个特殊症状，可以看作是肝经胸胁痛的特点。《素问·脏气法时论》曾谓“肝病者，两胁下痛引少腹，令人善怒”；李杲《脾胃论》云“肝木妄行，胸胁痛……转筋腹中急痛”，皆此之谓也。应体现疏肝理气、活血化瘀、缓急止痛的治疗原则。

处方：柴胡12g，香附15g，赤白芍各20g，川芎15g，乳香9g，没药9g，五灵脂12g，瓜蒌皮15g，枳壳12g，延胡索30g，红花10g，蒲公英30g，红藤30g，7剂。

二诊（3月31日）：右胸胁疼痛未减，但脐左腹痛已消失。坚守上方不变，并再加川楝子12g，姜黄12g，郁金12g，7剂。

三诊（4月14日）：诉服上药后，诸症均告消失。上周出差曾停药几日，上方再予14剂以资巩固。

有时即使治疗方药对头，也还需服药时间要到位。二诊时“右胁肋疼痛未减”，并非初诊处方无效，只是时辰未到。何以知之？《素问·脏气法时论》：“肝病者，两胁下痛引少腹”，现脐左腹痛已消失，端倪为良，表明病机判断基本正确，坚持治疗果然胸胁疼痛也随之而消失。

案4　肝胆湿热胸痛　孟男，60岁，2009年6月26日就诊。主诉：胸部时有抽痛感数月。数月来，心前区胸部时有抽痛感，并在心前区有压痛，经常是不按不痛、一按则痛，心悸，脚底心有温烫感，夜间睡觉时口中流涎有如酱油色，口臭。舌淡红，苔黄腻，脉弦。心电图及24小时Holter检查均无异常发现。素有高血压，服药期间血压一般控制在140/90mmHg左右。

根据心电图及24小时Holter检查均无异常发现以及流涎酱油色、口臭、苔黄腻等症状，对此胸痛诊断为由肝胆经湿热内蕴引起；治疗宜清理肝胆湿热。

用龙胆泻肝汤加味处方：龙胆草12g，黄芩15g，连翘30g，栀子12g，柴胡10g，生地12g，泽泻15g，车前子15g，当归12g，黄芪30g，丹参30g，龙骨30g，牡蛎30g，石决明40g，7剂。

二诊（9月29日）：时隔3个月，患者另因其他病证前来就诊。对上次治疗进行随访，患者讲当时服药后，胸痛及其他诸症均即痊愈。

案5　肝经瘀毒胁肋痛　夏女，43岁，2009年6月5日就诊。主诉：2007年、2008年各发作一次右侧胸部带状疱疹。顷诊剑突骨处疼痛并压痛（+），两侧胁肋时刺痛，伴痞胀，疼痛呈发作性，两侧胁肋疼痛过后该处皮肤瘙痒，此疾已有1年多。舌淡红，苔薄，舌下静脉迂曲显露，脉细弦。

两侧胁肋刺痛发生于带状疱疹后。带状疱疹病毒通常潜伏于脊神经或头颅神经的感觉神经结节的神经元中，好发于肋间神经。在临床上经常遇到带状疱疹患者在皮损阶段结束后很长的一段时期里，仍有后遗神经痛。中医认为热毒瘀血残留胸胁肋间所致。治疗应以活血化瘀、清除残留热毒为主。

处方：五灵脂15g，没药12g，红花10g，瓜蒌皮12g，乳香12g，当归12g，赤白芍各12g，川芎15g，延胡索30g，蒲公英15g，金银花15g，香附12g，青皮12g，7剂。

二诊（6月12日）：剑突下疼痛减轻，压痛仍（+），两胁肋刺痛减少，今诉两胁及中脘痞胀。处方：原方去金银花，加枳壳12g，姜黄12g，川楝子12g，7剂。

三诊（7月10日）：两胁肋刺痛消失，痞胀减轻，剑突下仍有压痛，皮肤瘙痒明显减轻。初诊处方去赤白芍、川芎、香附、青皮、延胡索，加黄连10g，苍术12g，车前草15g，7剂。

本案获效得益于化肝经瘀血、清肋间余毒，从肝论治。

肝系疾病胸痛的特点是：

（1）疼痛部位以胸胁甚或胁肋为主，胸胁疼痛带有“满”“痞”“鞕”的特点。

（2）部分患者可表现为按压痛，疼痛容易受到呼吸、咳嗽、喷嚏、哈欠、行走、用力以及体位变化的影响，可有痛引少腹。

（3）常伴有口苦口臭、肝气犯胃等具有肝系病证特征性症状。

（4）情志致病特点显著，患者素质狐疑敏感，或因病心理负担加重，悲观忧虑。

肝系疾病胸胁疼痛以气滞、血瘀、痰湿、热毒等实证为多见，治疗需要分别运用疏肝理气、活血化瘀、祛痰化湿、清热解毒以及缓急止痛的方法。叶天士有“久痛入络”之说，故辛香通络辛泄宣瘀之法亦为常用。西医学的肋软骨炎、肋间神经痛等亦多属此类。

72. 脾胃胸痛多瘀血

脾胃位于中焦，如果脾胃病可以引起上焦胸部疼痛，岂非“城门失火，殃及池鱼”？笔者也无十分把握回答好这个问题。但之所以还要在此提出并讨论这个问题，是因为在临床上确实遭遇部分脾胃病患者确实存在无其他更好原因可以解释的胸痛表现。虽然不能完全排除脾胃病与胸痛碰巧同时出现的可能性，也可能是患有神经官能症类病，也可能是支配胃等内脏的迷走神经有疼痛定位不确定的缘故。无论如何，通过治疗脾胃病以后，患者胸痛的症状可获缓解，这是临床事实。胃与食管相连，从经络走向来看，足阳明胃经分支从大迎入缺盆，下膈，属胃，络脾胃；足太阴脾经分支从胃直上过横膈，注入心中，交于手少阴心经。因此在中医看来，脾胃病引起胸痛似乎也并非不可思议。

案 1　慢性胃炎胸痛　张男，54 岁，2007 年 9 月 11 日就诊。主诉：素有慢性胃炎，前胸后背疼痛 2 年余，伴嗳气。舌质黯红，苔黄腻，脉细弦。2007 年 8 月 15 日胃镜：慢性萎缩性胃炎。病理检查：胃窦炎性（+++），萎缩（+），肠化（+++）；幽门螺杆菌阳性。胸背痛属于肝胃不和；治宜疏肝和胃，活血理气。

柴胡疏肝散、丹参饮加减：柴胡 12g，白芍 15g，枳壳 12g，青皮 12g，当

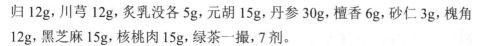

归12g，川芎12g，炙乳没各5g，元胡15g，丹参30g，檀香6g，砂仁3g，槐角12g，黑芝麻15g，核桃肉15g，绿茶一撮，7剂。

二诊（9月18日）：胸痛背痛减少七成，仍喜嗳气。上方加旋覆花10g，14剂。

三诊（9月25日）：胸痛背痛仍维持二诊时状态，纳食不馨，舌偏黯红，苔中根黄腻，脉细弦。仍以疏肝和胃、理气活血立法而调整药物。上方去檀香、砂仁、槐角、黑芝麻、核桃肉、绿茶、旋覆花，加苍术10g，陈皮12g，郁金12g，佛手10g，甘松10g，神曲12g，麦芽15g，桃仁12g，红花10g，赤芍12g，鸡血藤30g，10剂。

四诊（10月16日）：前胸不痛，后背仅偶尔略有疼痛而已。

胸痛背痛同时出现的病史与慢性胃炎病史相符合；患者并没有心脏病，再说长达2年的胸背痛也难以用心源性胸痛来解释；用疏肝理气和胃、活血化瘀等治疗胃病为主的药物治疗以后，胸背疼痛消失。提示患者胸背疼痛是由胃病所致。

案2　慢性胃炎胸痛　夏女，44岁，2009年1月5日就诊。主诉：胸骨及剑突下疼痛，剑突下压痛，胃脘痞塞感。舌淡红，苔薄，舌下静脉迂曲显露，脉细弦。胃镜检查无反流性食管炎，但有慢性浅表性胃炎。病机属于气滞血瘀；治宜化瘀理气。

处方：五灵脂15g，没药12g，乳香12g，红花12g，瓜蒌皮30g，蒲公英15g，金银花15g，香附12g，枳壳12g，青陈皮各12g，紫苏梗12g，木香12g，7剂。

二诊（2009年1月12日）：胸骨疼痛止，剑突下疼痛明显减轻，胃脘痞塞感消失。继予原方7剂以资巩固。

患者胸骨及剑突下疼痛与胃脘痞塞感，治疗以后，胸骨疼痛与胃脘痞塞同时消失。提示胸骨疼痛似与胃病有关。

案3　需要与胃病鉴别的瘀血胸痛　徐女，62岁，2009年9月22日就诊。主诉：2008年一年中消瘦了5kg左右，2009年至今又消瘦约3kg，体重自65kg以上降至57kg。顷诊胸闷气短，胸痛，四肢酸楚乏力。舌偏红，苔黄，舌下静脉迂曲显露，脉细。2009年4月16日胃镜病理示慢性活动性胃炎。7 月 8 日胸部 CT 示右肺中心陈旧性病变。近期 CA19-9 在 38.13～64.12U/ml 之间。胸痛辨证为气虚血瘀；治宜补气活血。

四君子汤、丹参饮加味处方：黄芪 30g，黄精 30g，党参 30g，白术 15g，茯苓 15g，甘草 6g，白花蛇舌草 50g，金银花 9g，川断 6g，丹参 30g，檀香 3g，砂仁 3g，红花 10g，桃仁 12g，当归 12g，川芎 12g，7 剂。

二诊（9 月 29 日）：无胸痛，胸闷气短减轻，仍四肢酸楚乏力。原方加半枝莲 30g，14 剂。

三诊（10 月 13 日）：无胸痛。增诉最近胃脘隐痛，稍食则胀，嗳气，四肢仍酸楚，阵发潮热，舌偏红，苔薄，脉细弦。

改以香砂六君子汤、越鞠丸合芍药甘草汤为主处方：黄芪 30g，黄精 30g，党参 30g，白术 15g，茯苓 15g，半夏 12g，青皮 12g，橘皮 12g，枳壳 12g，厚朴 12g，木香 15g，香附 12g，砂仁 3g，栀子 12g，佛手 10g，六神曲 12g，白芍 30g，甘草 12g，丹皮 12g，川芎 15g，7 剂。

四诊（10 月 20 日）：胃不痛，但今诉胸痛又作，腰胀痛，四肢酸楚无力。

处方：丹参 15g，砂仁 3g，红花 6g，桃仁 12g，当归 12g，白芍 30g，金银花 9g，川断 12g，香附 15g，甘草 10g，杜仲 15g，桑寄生 30g，怀牛膝 30g，狗脊 12g，泽泻 30g，7 剂。

五诊（10 月 27 日）：胸痛又止。

本案的治疗经过非常有意思。初诊处方健脾益气、活血化瘀，二诊和三诊时，胸痛均告消失，但搞不清楚到底是哪一路药发挥了主要的治疗作用。直到三诊时处方留以健脾益气药为主、并几乎撤除了活血化瘀药以后，四诊时胸痛又作；四诊处方时重新起用初诊所用的活血化瘀药并撤除健脾益气药后，胸痛又止了。以上治疗结果提示对消除胸痛发挥治疗作用的不是健脾益气药，而是活血化瘀药。

脾胃病胸痛的特点是胸痛部位偏下，常在剑突或胸骨下端一带。常伴有胃痞、胃痛、纳呆、嗳气等消化道症状，内镜检查可证实有胃部病变。这类患者有时还可伴有背痛。胃病发生胸背疼痛可能与胃部黏膜病变发生在胃的前壁或后壁有关。

73. 特殊胸痛细甄别

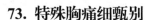

案1 外伤胸痛 陆男，50岁，2005年12月22日初诊。患者2个月前因交通事故胸壁挫伤，左第六肋骨骨折。诊见：胸壁疼痛，咳嗽、上身前倾及翻身时均引痛，舌淡红，苔薄白，脉弦。西医诊断胸壁挫伤。中医诊断胸痛气滞血瘀。治以活血化瘀，方用《医旨绪余》胁痛神方加减。二诊时因治疗效果不明显，易为柴胡疏肝散加减。

处方：柴胡、栀子、青皮各9g，香附、佛手、川芎各15g，白芍30g，当归10g，红花、炙乳香、炙没药各3g，白芷、姜黄、皂角刺各6g。7剂。

另予云南白药，每次0.25g，每天4次，口服。

三诊：服药后，胸壁疼痛明显减轻，上身前倾及翻身时亦不疼痛，仍咳嗽引痛但减轻。原方加牡丹皮25g、金银花15g，续服14剂。云南白药继服。

四诊：胸壁疼痛已除，咳亦不引痛，诸症痊愈。

患者因跌仆闪挫，首次治疗以胁痛神方活血化瘀为主，单用血分药，疼痛无明显改善。《成方便读》云："夫跌打损伤一证，必有瘀血积于两胁间，以肝为藏血之脏，其经行于两胁，故无论何经之伤，治法皆不离于肝。"又有胸胁属"肝之野"之说，故二诊在活血化瘀基础上以柴胡、香附、佛手、青皮等疏肝理气，血分、气分药合用，行气以活血，故收效。

笔者还曾遭遇以下一例匪夷所思的胸痛案。

案2 腰背胸痛案 李男，36岁，2007年9月25日就诊。诉：前段时间感冒后发生以下症状：即从腰部开始痛起，逐渐向上蔓延至背部，最后胸部发生疼痛，呈阵发性，每日发作4～5次，每次发作一般持续30～60分钟，严重时可持续半天；伴畏风恶寒，此疾已有10余日。腰部疼痛以冷痛为主，热敷腰部可缓解疼痛。胸部疼痛时可伴有呼吸急促、头晕等。每次发作均因汗出而疼痛缓解。舌嫩红，苔薄黄，脉细弦。在西医医院曾静脉滴注抗生素治疗，未见明显好转。

心电图及胸片检查均无异常发现。血常规检查示WBC 10.7×10^9/L。今再予检查B超、肝肾功能、血脂全套、血常规、血沉、CEA、APF、CA19-9、CA50、抗O、黏蛋白等项目。

不识此为何疾。腰痛、背痛、胸痛渐次出现，似类行痹，又似风湿循经络筋脉扩展活动。暂拟治疗原则为温经散寒、祛湿通络、调和营卫。

先予九味羌活汤合桂枝汤加减：羌独活各12g，防风12g，细辛3g，苍术15g，白芷15g，川芎15g，黄芩12g，生地30g，桂枝12g，白芍30g，甘草10g，大枣10枚，制川草乌各6g，威灵仙12g，忍冬藤60g，薏苡仁15g，丹参30g，全瓜蒌15g，砂仁3g，檀香6g，当归12g，红花10g，金银花30g，4剂。

二诊（9月28日）：服药4剂，近2日，以上症状发作次数减少为1日1次；并且疼痛程度以及持续时间亦有所减少。汗出多而湿衣，怕风，舌红，苔薄黄腻，脉细弦。

今日出来的实验室检查结果如下：血常规 WBC 11.8×10^{12}/L；B超示左肾结石，前列腺钙化斑；肝功能中总胆汁酸37μmol/L；AFP 19.6ng/ml；血脂指标中载脂蛋白B 0.41g/L；尿常规中酮体5mmol/L，尿胆原16μmol/L，尿潜血80个/HP，红细胞1～2个/HP。其余检查项目无异常发现。

上方去制川草乌、威灵仙、忍冬藤、薏苡仁、丹参、全瓜蒌、砂仁、檀香、当归、红花、金银花，加虎杖30g，7剂。

三诊（10月8日）：疼痛发作次数及持续时间进一步减少，疼痛程度减轻八九成，近日疼痛发作多在晨起或半夜，痛在背部为主，因此而痛醒，汗出而痛止，受凉易发。今日血常规 WBC 9.8×10^{9}/L。二诊方加鸡血藤30g，当归12g，熟地20g，黄柏12g，威灵仙12g，附子6g，7剂。此后症状逐渐消失。

要对上案进行全面正确的分析是有困难的。可能的解释是，患者感冒之后，营卫不和，畏风汗出，风寒湿合邪侵入肌体，滞留于肢体筋脉、关节、肌肉，致使气血痹阻不通，不通则痛。初诊用桂枝汤调和营卫，九味羌活汤走经络祛寒湿之邪，配合活血祛瘀、散寒止痛。由于患者白细胞略高，故再加入清热解毒之品。二诊时患者诉服药后疼痛程度持续时间已有所减少，表明用药基本正确。但患者诉胃痛，可能为用药过多过杂造成，故去掉对胃可能有刺激的多量药品。三诊时疼痛已减少八九成，加用鸡血藤、当归、熟地、附子等品养血温阳，以扶助正气，终收全功。

以上分别讨论了心系胸痛、肺系胸痛、食管病胸痛、肝系胸痛、脾胃病胸痛、外伤胸痛以及比较罕见的特殊类型胸痛的种种证治。笔者只是想强调：一方面，胸痹不一定都有胸痛的症状；另一方面，有胸痛症状的疾病未必都是胸痹（此处按照“胸痹”约定俗成的定义理解）。西医心脏心包疾病、食管疾病、肺支气管疾病及其神经官能症、自主神经功能紊乱，都可有胸痛的临床表现，中医可表现为心肺肝胆脾胃等脏腑相关病机。

那种以胸痛表现为主的胸痹等同于或者纳入西医心脏病的思维和做法，将使博大精深的中医机械化、教条化、僵硬化和缩窄化，将使中医诊治特色优势在与西医“无缝对接”的过程中消磨殆尽。

第六章 肾系病证

第一节 尿失禁

74. 脾失约束尿失禁

尿失禁是指由于膀胱内压增加或尿道压降低，导致尿液不自主地溢出尿道外口的一种疾病，发病率在女性、儿童和老年人较高。

国际尿控协会（ICS）1990年将尿失禁分为压力性、急迫性、混合性三种。其中压力性尿失禁是指当咳嗽、打喷嚏、大笑、运动或提举重物时，腹内压急剧升高，发生不随意的尿湿。这在绝经期前后的女性最为常见，由于尿道和膀胱三角区黏膜萎缩，尿道周围结缔组织胶原蛋白减少，尿道血管退化，盆底结构松弛膨出，导致功能障碍。

案 丰女，63岁，干部，2006年3月17日就诊。诉：小溲经常在不经意间流出，所苦已有3年，近1周加重，夹有白带，湿透内裤，昼甚于夜，咳时更甚，在感冒或疲劳时亦更甚。近3年来呈逐渐加重倾向，近1周几乎每天有此情况，大便干结，夜尿2～3次，平素怕冷畏寒，腰酸，时有耳鸣，白带多，纳差，舌红，苔黄腻，脉弦、两尺弱。有高血压病史。西医诊断为压力性尿失禁；中医属于脾失约束，肾气不固；治以约束脾津，补肾缩尿。

麻子仁丸加味：火麻仁10g，杏仁9g，生白芍9g，枳壳5g，生大黄6g，厚朴5g，覆盆子15g，桑螵蛸12g，鹿角片15g，巴戟天10g，龟板30g，熟地30g，生地30g，山药30g，甘草30g，黄芪30g，白果10枚，龙胆草12g，羚羊角粉0.6g（吞服），7剂。

二诊（3月24日）：服药期间仅有1次溲出湿裤，服药1剂即见效，精神

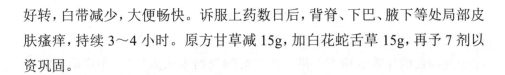

好转，白带减少，大便畅快。诉服上药数日后，背脊、下巴、腋下等处局部皮肤瘙痒，持续3～4小时。原方甘草减15g，加白花蛇舌草15g，再予7剂以资巩固。

《素问·宣明五气》云："膀胱不利为癃，不约为遗溺。"《灵枢·本输》说："实则闭癃，虚则遗溺。遗溺则补之，闭癃则泻之。"肾与膀胱相表里，肾气不固则膀胱失约。患者平素怕冷畏寒、腰酸、耳鸣、尺部脉弱，有肾阳虚无疑。但水液的代谢与肺、脾也有密切的关系，其标在肺，其制在脾。患者小便多而大便干结，可以看作是脾约证的表现。脾约也者，脾受约束，不能为胃四布（均匀地）行其津液，但输膀胱，致小便频数、肠燥便秘。

这里必须对脾虚证与脾约证进行鉴别。麻子仁丸在《伤寒论》中主治"其脾为约"，但见肠燥便秘，未见脾虚，而且麻子仁丸中也并无健脾的药物。从表象看，本案似乎兼有一定的脾虚症状，如纳差、白带多、疲劳时尿失禁加重。但仔细分析可知，这并不是脾虚证。白带多也可见于肾亏，疲劳时小便流出症状加重并不等于就是脾虚，疲劳只是加重患者尿失禁的诱因罢了。脾虚者多有便溏腹泻，本案恰恰是大便干结。

按照上述辨证思路论治，以麻子仁丸为脾解除约束，使其能水津四布而不是但输膀胱。以巴戟天、鹿角片温补肾气肾阳，配以生熟地、龟板、山药，乃阴中求阳之意；桑螵蛸、覆盆子补肾固涩缩泉；黄芪补气摄津，又助肾之气化膀胱的作用；白果敛肺，使肺协助脾通调水道，又能缩尿、止带；龙胆草清下焦湿热止带，文献报道其与羚羊角粉均可治疗尿崩症；大剂量甘草使补肾药更好地发挥作用，但注意不可久用。

患者服药数日后，背脊、下巴、腋下等处局部皮肤瘙痒，莫名其理。莫非脾解除约束后为胃四布津液，津液随经络流行之故？

第二节 尿 数

75. 麻仁丸主夜尿数

麻子仁丸由火麻仁、芍药、枳实、大黄、厚朴、杏仁组成，功用润肠通便，主治肠胃燥热，脾津不足，大便秘结之脾约证。但笔者再三吟味《伤寒论》有关论述并通过临床实践发现，麻子仁丸不仅可以治疗大便秘结，而且用以治疗小便频数的疗效也相当不错。在“74. 脾失约束尿失禁”文中报道用麻子仁丸治疗尿失禁 1 例，患者 3 年来经常在不经意间流出小便，湿透内裤，昼甚于夜，咳时更甚；用麻子仁丸加味治疗 1 周即取得明显效果；指出尿失禁的病机之一是由脾失约束所致。

惜仲景以降，后世通常只是将脾约证看成一般的便秘而已，这实在是很大的误解。

“脾约”一词始见于《伤寒论》第 179 条：“太阳阳明者，脾约是也”。对其脉证分析并施方用药则见于第 247 条：“趺阳脉浮而涩，浮则胃气强，涩则小便数，浮涩相搏，大便则鞕，其脾为约，麻子仁丸主之”。可见脾约证的主要症状不仅有大便硬，还有小便数。换言之，脾约麻子仁丸不仅可以治疗大便困难，也可以治疗小便频数，这是脾约证的两个方面而已。且先看以下案例再来讨论。

案 1 柏男，61 岁，2005 年 4 月 19 日就诊。诉：夜尿 5～6 次，已有 2 周。无尿道刺激症状，伴有大便干结，口臭，神疲，舌红，苔黄，脉细弦。有高血压、肝硬化病史。

麻子仁丸加减：枳壳 6g，厚朴 6g，杏仁 9g，火麻仁 5g，生白芍 9g，覆盆子 15g，桑螵蛸 30g，益智仁 15g，鹿角片 15g，黄芪 30g，7 剂。

二诊（4 月 25 日）：夜尿减为 2～3 次，续方 14 剂以资巩固。

案 2 曹女，69 岁，2004 年 10 月 19 日就诊。诉：反复出现夜尿频多，已有 20 余年。顷诊夜尿 3～4 次，难以忍耐，时有遗尿，大便 4～5 天 1 次，腹胀，头胀，目糊，腰酸，乏力，舌淡红，边有齿痕，苔薄，脉沉紧。

麻子仁丸加味：火麻仁 15g，杏仁 12g，生白芍 9g，厚朴 15g，枳壳 10g，生大黄 5g，覆盆子 15g，桑螵蛸 12g，益智仁 30g，鹿角胶 12g，巴戟天 12g，补骨脂 18g，茯苓 12g，没药 6g，黄芪 15g，7 剂。

二诊（10 月 26 日）：夜尿 2～3 次，尿意已可忍耐而不再遗尿，大便 2～3 日 1 次，上方加杜仲 15g，生熟地各 12g，枸杞子 12g，再予 7 剂。

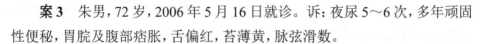

案 3　朱男，72 岁，2006 年 5 月 16 日就诊。诉：夜尿 5～6 次，多年顽固性便秘，胃脘及腹部痞胀，舌偏红，苔薄黄，脉弦滑数。

麻子仁丸加味：火麻仁 30g，杏仁 9g，白芍 9g，枳壳 12g，枳实 15g，厚朴 12g，生大黄 10g，木香 30g，槟榔 30g，牵牛子 30g，路路通 12g，三棱 12g，莪术 12g，覆盆子 15g，桑螵蛸 12g，黄芪 30g，7 剂。

二诊（5 月 23 日）：夜尿减至 4～5 次，大便日通，胃脘及腹部痞胀除，原方 14 剂。

三诊（6 月 6 日）：夜尿 3～4 次，原方 14 剂。

四诊（6 月 20 日）：夜尿仍然 3～4 次，大便仍欠通畅，原方去木香、槟榔，加肉苁蓉 30g、虎杖 30g，7 剂。

五诊（6 月 27 日）：夜尿 2～3 次。

张仲景在《伤寒论》中对大便和小便的关系论述颇详，如第 105 条“若小便利者，大便当鞕”；第 244 条“小便数者，大便必鞕，不更衣十日，无所苦也”；第 251 条“若不大便六七日，小便少者，虽不受食，但初头鞕，后必溏，未定成鞕，攻之必溏。须小便利，屎定鞕，乃可攻之”；尤其第 203 条特别有趣：“阳明病，本自汗出。医更重发汗，病已差，尚微烦不了了者，此必大便鞕故也。以亡津液，胃中干燥，故令大便鞕。当问其小便日几行，若本小便日三四行，今日再行，故知大便不久出。今为小便数少，以津液当还入胃中，故知不久必大便也”。从以上各条可以看出，大便之硬溏与小便之数少颇有因果关系：大便溏则小便量少，反之大便硬则小便数。

上述所举 3 例的临床表现有共同之处：夜间小便频多而大便困难或干结。这可以看成是脾约证的基本临床表现。用麻子仁丸为主进行治疗以后，在改善大便困难的同时，对夜尿频数也都有不同程度的改善作用。

76. 再论脾约麻仁丸

在“74. 脾失约束尿失禁”与“75. 麻仁丸主夜尿数”中讨论了脾约证的主要特征是大便困难和尿失禁或夜尿频数。脾约证所表现的小便频数是否一定要在夜间？不见得，也可白昼尿频。

案 1　周男，48 岁，2006 年 6 月 9 日就诊。诉：昼间小便次数多且难以忍耐，此疾已有2年，夜尿2次，大便3～4次，但质干、排出稍难，便时腹痛，舌淡红，苔白，脉细弦。

麻子仁丸加味：火麻仁6g，杏仁9g，白芍9g，枳壳10g，厚朴10g，生大黄3g，覆盆子15g，桑螵蛸12g，黄芪30g，鹿角片15g，元胡15g，乌梅30g，地榆15g，椿根皮30g，7剂。

二诊（6月23日）：昼间小便次数虽仍不少，但是小便难以忍耐症状完全消失，夜尿1次，大便仍1日3次，便时不再有腹痛。

脾约证小便异常是否一定会伴有大便困难？一般是的，但并不尽然。

案2　张男，64岁，2006年5月12日就诊。诉：夜尿频多4～5次，已有2周，小便忍耐不住，时尿流湿裤，大便正常，舌淡红，苔黄腻，脉弦滑。素患慢性前列腺炎，2周前急性发作，有尿痛、尿频、腰痛等症状，尿常规检查示白细胞500个/HP，经用抗生素治疗后，今尿液检查已正常。

麻子仁丸合三妙丸加味：火麻仁5g，杏仁9g，白芍9g，枳壳5g，厚朴5g，生大黄3g，覆盆子15g，桑螵蛸12g，黄芪30g，白术6g，苍术6g，黄柏12g，生熟薏苡仁各15g，7剂。

二诊（5月19日）：夜尿2～3次，小便忍耐不住已改善大半，原方加益智仁12g，芡实12g，蒲公英30g，14剂。

三诊（6月2日）：夜尿1～2次，小便已憋得住，舌淡红，苔黄腻变薄，脉弦，予上方10剂，嘱服用2周。

或许有细心的看官发现，以上所举案例在用麻子仁丸的同时，还用了黄芪、鹿角片、覆盆子、桑螵蛸等益气补肾缩泉的药物，安知小便频数的改善真是麻子仁丸的作用？且观下例。

案3　朱女，64岁，2009年2月20日就诊。主诉：便秘20余年。最长一次可18日不大便，现服芦荟胶囊通便，大便成条，质干，口干，暖空调下易上火，舌偏红、裂纹津少，脉细弦。

处方（1）：瓜蒌皮40g，决明子30g，火麻仁30g，生地30g，玄参30g，麦冬30g，当归30g，菊花10g，生首乌30g，5剂；

处方（2）：大黄10g（后下）、玄明粉6g（冲）、枳实15g、厚朴12g，2剂。嘱其先服处方（1），若无效或效果不佳时再服处方（2）。

二诊（2月27日）：服处方1期间，前2日大便1日2次、后数日1日1次，自觉肠蠕动增强，口干也有明显改善，但通便效果似有渐减趋势，未服处方（2）。处方（1）再加苁蓉30g，桑椹子30g，10剂。

三诊（3月13日）：每日大便通而欠畅，原本易鼻衄，服上药期间鼻衄似有增多倾向；今添诉每日在跳绳锻炼时，有少量尿液流出湿裤，已有多时。

改投麻子仁丸加味：火麻仁30g，杏仁12g，白芍12g，枳实15g，大黄（后下）5g，厚朴12g，党参30g，生地30g，玄参30g，麦冬12g，虎杖30g，桑椹子30g，7剂。

四诊（3月24日）：上药服至第3剂，每日跳绳时无小便流出，大便仍难。3月20日停药至今，所幸在跳绳时仍无小便流出现象。上方加瓜蒌皮40g，7剂。

五诊（4月3日）：大便通畅，跳绳时无尿液流出。后续方巩固疗效。

上例充分说明不加益肾缩泉的药物、单用麻子仁丸治疗脾约证，照样有纠正小便异常的功效。

脾约证的病理转归可因人而异，临床表现可以有三种不同的类型：

第一种类型最为典型，即大便秘结，同时小便频数；

第二种类型以小便频数为主，大便秘结症状未必明显；

第三种类型以大便秘结为主，未必有小便频数的症状出现。

脾约证的小便异常主要表现为夜尿频多，也可以白昼尿频，或小便难以忍耐，或小便自行流出。其现代疾病主要包括尿失禁（压力性、急迫性、混合性）、尿路感染、前列腺疾患以及年老体虚。麻子仁丸通顺腑气，为脾解除约束，使脾恢复四布津液的功能，适度地从前后阴分消。而这功能正是通过调节大小便而体现出来的。正如同“利小便即所以实大便”的机制一样，从某种意义上来说，“通大便即所以减小便”也可相应而成立。同自然界通浚河道以后可以改变水流走向的道理相通。

诚然，如同迄今所举案例的年龄所示，脾约证多见于老年人。年老体虚，肾气式微，在麻子仁丸的基础上，加覆盆子、桑螵蛸、益智仁益肾固精缩尿；加鹿角片、巴戟天温补肾阳，加黄芪补气固摄，或有裨益；况肾与膀胱相表里，净腑开阖气化功能也取决于肾气的盛衰。

77. 精神尿频治奈何

神经性尿频症原是儿科疾病，尿频可每2～10分钟一次，尿急难以忍耐，甚则尿湿裤子。主要病因一是小儿大脑皮质发育尚不够完善，二是存在导致精神紧张的因素。

此病也可见于成人，主要特点是尿次增多而总尿量并不增多。正常人每天排尿5～8次，其中白天4～6次，夜间排尿0～2次。明显超出以上排尿次数，且尿频仅见于白昼或夜间入睡前，即为精神神经性尿频，也称为场景性多尿症，是由不良精神因素造成的心理性排尿功能障碍。紧张焦虑产生尿频、尿急，甚至会尿到裤子里。越焦虑，尿频就越严重，形成恶性循环。这类患者常存在一定程度的强迫症或神经衰弱等精神障碍。诊断精神神经性尿频需要排除糖尿病、尿崩症及泌尿系统器质性病变，如膀胱和尿道或其邻近器官的炎症，膀胱和尿道受占位性病变、结石、妊娠期增大的子宫压迫等。

治疗成人精神神经性尿频，首先"心病还需心来医"。笔者治疗这类患者，必花一些时间进行解释，务使患者了解本病的发病原因机制以唤起其"意识觉醒"，并嘱患者放松精神、转移注意力、锻炼身体、有意识地将两次小便合并为一次或三次合并为二次，在此基础上再配合中药治疗，可以收到一定的效果。

数年前，笔者治疗1例女性白领患者，该患者患有典型的精神神经性尿频已有很多年，笔者并没有治疗她的尿频，而是治疗她的其他疾病。但是笔者对她详细解释了精神神经性尿频的发病原因和机制，建议她尽量放松精神、转移注意力、并将两次小便并作一次解。她采取了笔者的建议，尿频有了明显的改善。说明本病不服药单是心理咨询也有一定的效果。但是心理咨询需要技巧，也与患者悟性有关。笔者还遇1例男性患者，怎么给他解释他也难以相信，反而心里产生了抵触感，坚持认为是由于上一次小便没有能够彻底排干净所致，拒绝承认尿频是因于精神神经性的。这位患者来就诊1次以后就不再来了。

严格来讲，中医并无与精神神经性尿频相对应的病证。"气淋"虽在病因病机上与肝主疏泄有关，但淋证以小便频急、淋沥不尽、甚则尿道涩痛为特征，与精神神经性尿频表现为单纯小便频繁不同。虽然如此，不等于中医治疗神经性尿频无所作为。

案1 董男，27岁，2012年2月21日就诊。诉：白昼尿频，平均1小时1次，但尿量少，平均每次约为50～80ml，伴淋沥不尽感，临厕需稍等片刻才能解尿，有时仅有尿感急迫却并无小便出来，无尿痛。近两三年睡眠不佳，难以入睡并易醒，夜尿亦频，平均4～5次；但当睡眠佳时则夜尿次数少，白昼尿次亦减。伴少腹胀，神疲乏力。舌淡红，苔薄，脉细弦。查尿常规正常。考虑到患者尿频特别是夜尿频在很大程度上源于睡眠欠佳，故治以宁心安神，安神定志丸加减。

处方：菖蒲12g，远志9g，五味子9g，枣仁30g，合欢皮15g，夜交藤30g，茯苓神各15g，煅牡蛎30g，生龙骨30g，甘草6g，7剂。

二诊（2月28日）：睡眠改善，昼尿有所减少，夜尿亦减至2～3次，时胃痞泛酸，舌脉同上。上方加煅瓦楞40g，枳壳12g，苏梗12g，甘松12g，7剂。

三诊（3月16日）：原来每晚睡眠时间仅为2～3小时，现可连续睡眠6～7小时，昼尿进一步有所减少，夜尿2次以内；胃痞减而未尽。舌脉同上。上方再加苍术9g，半夏12g，陈皮12g，予14剂。

服药4周，伴随着睡眠改善，昼尿夜尿频多基本消失。

上案昼夜尿频与睡眠状态有关，为精神神经性尿频之诊断提供了线索。既然尿频属精神神经性，何不以安神定志丸安神定志！安神定志丸出自清代《医学心悟》，有茯苓、茯神、远志、人参、石菖蒲、龙齿组成，具有镇静安神，益气宁心的功效，常用于心气虚弱，痰扰心神诸症。现代医学认为本方具有降低神经兴奋性、调控神经 - 内分泌 - 免疫网络等作用，可用于神经衰弱引起的诸多病症。需要注意的是，尿频一般易于责之于肾与膀胱，多数医家习惯一味从补肾着手，一旦收效甚微，则往往束手无策。对此，不可忽略从心论治，试用宁心安神治疗方法或可取效。

案2 斯女，65岁。2012年9月7日就诊。诉：尿频尿急，淋沥不尽。此病始自去年3月，一昼夜小便平均20次以上，夜尿平均8～9次，经久不愈，痛苦难忍。患者为慢性尿路感染，尿常规检查有白细胞。经过中药治疗至11月底，尿常规检查数次均正常，夜尿从最初8～9次减少至2～3次，昼夜24小时平均小便次数为5～6次。最后停药。此次患者因尿频再次前来就诊。即查尿常规，未见异常。患者主诉尿频尿急，白昼2～3小时小便1次，夜尿2～3次，精神紧张时尤甚，家中诸事纷扰，常感悲伤欲哭，甚至有自杀念头，伴腰酸，乏力，头晕，舌淡红，苔白黄腻，脉细弦。

处方：附子12g，肉桂12g，熟地12g，山药30g，山萸肉30g，茯苓12g，泽泻12g，杜仲30g，益智仁30g，乌药9g，枣仁15g，覆盆子15g，五味子9g，远志6g，予7剂。

二诊（9月14日）：患者白昼尿次减少，夜尿平均2次，大便不成形。舌脉同上。处方：原方茯苓增至15g，加茯神15g，予14剂。之后尿频恢复正常。半年后随访无尿频。

患者尿频伴腰膝酸软，乏力头晕，年过七九，乃肾气不足；同时诉精神紧张时尿频尤甚，焦虑抑郁，可以考虑为精神神经性尿频。张仲景在《金匮要略》中提出："男子消渴，小便反多，以饮一斗，小便一斗，肾气丸主之。"本案虽非男子消渴，仍可以肾气丸主之，合用缩泉丸，以标本兼顾；并加入远志、五味子、枣仁、茯神等宁心安神，以身心同治。

诊断精神神经性尿频必须排除可以引起尿频的所有器质性疾病；同时应当密切关注患者的精神状况、心理状态以及人格倾向。部分尿路感染患者痊愈后，可能会继之产生习惯性场景性精神性尿频。

治疗精神神经性尿频不能光靠药物，需要运用或配合运用转移情志及心理暗示、心理咨询的一些方法，身心同治更易取得疗效。治疗可用诸如养心安神定志，疏肝理气解郁，补肾缩泉，健脾益气，解除脾约，泌清别浊，温阳化饮，敛肺升举，利尿通淋，等等。

第三节 尿 浊

78. 尿浊湿热脾肾亏

尿浊是指小便浑浊，白如泔浆，而小便时无尿道疼痛为特征的疾患。尿浊实际主要包括两种小便颜色，色白者，为白浊；色赤者，为赤浊；亦有两种颜色混合而统称为赤白浊。无论如何，小便颜色呈黄、绿、黑色者，一般不属于尿浊范畴。尿浊可见于西医乳糜尿以及泌尿系统的炎症、结核、肿瘤等病。乳糜尿小便呈乳白色，有时当混有血液时可呈粉红色。中年以上患有赤浊屡治不效者，应详查以排除恶性病变的可能性。

尿浊需与以下疾患鉴别诊断。一是“膏淋”，小便亦浑浊如米泔，但“膏淋”小便当痛。实际上，由丝虫病引起的乳糜尿患者小便时可痛可不痛，说不痛属“尿浊”、痛属“膏淋”，似乎欠妥，但传统习惯上是这么划分的。二是“精浊”，指尿道口时不时流出糊状浊物，与尿浊有两点不同，出处不同是其一，《医碥·赤白浊》云：“精浊出自精窍（输精管），与便浊之出于溺窍（尿道）者大异”，即出口虽同，来路不一；尿色不同是其二，精浊者小便本身还是清的。三是“白淫”，指精浊日久不愈，每情欲触动则流精水。四是“尿白”，发生在小儿，开始小便黄赤，良久转白，或状如米泔者。

在古代文献，尿浊尚有“溺白”“溺浊”“便浊”等别称，实则为一。

尿浊的病机及其治疗主要有三种类型，一是湿热下注，特征是小便黄热、舌苔黄腻，治疗可选用程氏萆薢分清丸或三妙、四妙丸；二是脾虚气陷，特征是病程较长、神疲乏力、劳倦易发，治疗可选用苍术难名丹合补中益气汤；三是肾亏，特征是形寒肢冷、腰膝酸软、或舌红口干内热重，治疗偏阳虚者可选用鹿茸补涩丸，治疗偏阴虚者可选用知柏地黄丸、大补阴丸、二至丸。以上证型分则有三，但临床上常见合并证型。因此笔者以为，尿浊的病机一言以蔽之，曰湿热脾肾亏。治疗可以根据湿热与脾肾亏虚的程度，处方时调节权衡清利湿热与补益脾肾药物的比例。笔者喜用茯菟丸为主进行治疗。茯菟丸出自《太平惠民和剂局方》，由茯苓、菟丝子、石莲组成（一方有五味子），原治心肾虚损，肾阳不固，尿有余沥，小便白浊。该方虽小，但药物组成体现了脾肾双补的原则。兹结合临床常见案例介绍如下。

案1 陈男，28岁，职员，2005年12月9日就诊。诉：小便白浊3个月余，小便浑浊色如米泔，腰酸，无尿频急痛，时有胃脘痞胀，大便质烂，日行1～2次，口干，手足心热，舌淡红，舌边有齿痕，苔薄白，脉细弦。尿常规检查未见异常。尿浊属于脾肾亏虚，阴虚内热。

茯菟丸加味：茯苓15g，菟丝子15g，石莲15g，山药15g，萆薢12g，杜仲 15g，续断 15g，地骨皮 12g，桑白皮 12g，淡竹叶 10g，糯稻根 30g，红枣 10 枚，7 剂。

12 月 23 日二诊：7 剂服尽，尿浊尽消。停药亦未复发。

案 2 李男，47 岁，职员，2007 年 1 月 16 日就诊。诉：长期以来，小便将结束时有白浊，平均 2 周 1 次，此疾已有数年。但从今年以来的两周中，小便白浊每日至少出现 2 次，伴盗汗，头晕，恶心，舌尖红，苔薄，脉软弦。尿浊属于肾亏兼气阴两虚。

茯菟丸加味：茯苓 12g，菟丝子 12g，山药 12g，黄芪 15g，川芎 12g，淡竹叶 10g，桑白皮 12g，地骨皮 12g，糯稻根 30g，红枣 10g，7 剂。

二诊（1 月 23 日）：服药 3 剂即小便清，未有白浊；但依然头晕，恶心。处方：糯稻根 30g，红枣 10g，川芎 18g，白蒺藜 12g，蔓荆子 12g，菊花 10g，羌活 12g，独活 12g，竹茹 10g，枳实 9g，14 剂。

三诊（2 月 26 日）：服药期间无白浊出现，头晕及恶心止，原方继服 7 剂。4 月 10 日因他病来诊时诉服用中药以来，小便未曾再有过白浊出现。

以上两案小便白浊，排尿时无疼痛，尿液检查无异常改变，可诊断为“尿浊”。《医学正传》：“夫便浊之证，由脾胃之湿热下流渗入膀胱。”《医学心悟》：“浊之因有二种，一由肾虚败精流注，一由湿热渗入膀胱。”因此，尿浊病机以肾虚与湿热下注二端合并最为常见。案 1 腰酸、大便质烂、舌边齿痕示脾肾亏虚，口干，手足心热示阴虚内热之象，以茯菟丸加味治疗。处方茯菟丸加杜仲、续断、红枣培补脾肾；《本草纲目》载萆薢“治白浊茎中痛”；《本草述》云地骨皮“主治虚劳发热……小便不通，赤白浊”，以此退虚热，清尿浊一举两得；糯稻根清虚热，合淡竹叶、桑白皮清热利湿，7 剂告捷。案 2 与案 1 类似，重复的目的是想证明疗效是可以经得起重复的。谓予不信，诸位尽可一试。

第四节 淋 证

79. 淋证治疗观整体

在中医基础理论中，将本属膀胱的一些功能及其证（症）候分别借助于肾、小肠甚至心体现出来，这是十分有意思的。

本来，膀胱的主要生理功能是储尿与排尿。《素问·灵兰秘典论》:“膀胱者，州都之官，津液藏焉，气化则能出矣。”膀胱通过经络与肾相表里，在肾的气化作用下，将津液代谢成尿液储存在膀胱并排出体外。膀胱的病理表现则如《素问·宣明五气》所云:“膀胱不利为癃，不约为遗溺。”膀胱的利与约，都要依赖肾的气化才能实现。可见主宰膀胱功能的是肾而不是膀胱本身。

这还不算，膀胱的部分功能还被小肠“掠夺”了。小肠泌别清浊，消化饮食物，分出水谷精微和食物残渣；将水谷精微吸收，将食物残渣向大肠输送。明代张介宾认为小肠的功能还不止于此，他在注解《素问·灵兰秘典论》时说:“小肠居胃之下，受盛胃中水谷而分清浊，水液由此而渗入前，糟粕由此而归于后，脾气化而上升，小肠化而下降，故曰化物出焉。”“糟粕归于后”即是指大便，“水液渗于前”即是指小便，“化物出焉”即是指经小肠的代谢作用，将大小便等代谢产物排泄出体外。如果小肠泌别清浊功能异常，则大便将变得稀薄，小便将变得短少。

这还不算，由于小肠通过经络与心相表里，所以膀胱的排尿功能通过小肠的间接关系，与心也挂上了钩。心者君主之官而主神明，怎么还会影响到膀胱排尿呢？原来，当心经有热时，可“移热于小肠”，出现尿少、尿赤、排尿灼热等一系列症状，这些症状明确属于“小肠实热”病证而非关膀胱事。

如果以上纯粹属于理论上的事，说说也就罢了。但实际上这些理论十分有效地指导着临床实践。比如，部分淋证就需要用到补肾的方法治疗；肾阳衰惫之癃闭就需要服用《济生》肾气丸类温补肾阳的方剂。再比如，“利小便即所以实大便”，就是根据小肠泌别清浊功能治疗泄泻的一个原则。再比如，即便是膀胱湿热淋证，有时需要采用清心热、清小肠热的方法进行治疗。历史上有二张名方即是专为此而设计的。一张代表性方剂是导赤散，出自《小儿药证直诀》，由生地黄、木通、生甘草梢、竹叶组成；功用清心利水养阴；可以主治心热移于小肠，症见小溲赤涩刺痛，舌红，脉数。方中木通入心与小肠，清心降火，利水通淋；生地黄清心热而凉血滋阴，竹叶清心除烦，引热下行；生甘草梢可止淋痛并调和诸药。还有一张代表性方剂是清心莲子饮，出自《太平惠民和剂局方》，由黄芩、麦冬、地骨皮、车前子、甘草、石莲肉、白茯苓、黄芪、人参组成；也是主治心火偏旺的湿热下注证，可以治疗湿热淋证。

让我们通过以下尿路感染的案例来体会这些中医理论问题。

案 1 黄女，55 岁，2006 年 8 月 29 日就诊。诉：尿频、尿急、尿涩，已有 10 日。患者说 8 月 19 日外出因不方便小解而忍耐后，遂出现尿频尿急尿涩，尿色深、似有沉淀，少腹胀，舌黯红，苔黄腻，脉细弦。今日查尿常规示 WBC 500 个 /HP。平素有肠易激综合征。淋证属于膀胱湿热；治宜清利湿热健脾。

处方：山栀 12g，赤小豆 30g，竹叶 10g，灯心 5 扎，甘草 6g，党参 12g，茯苓 20g，麦冬 12g，莲肉 15g，王不留行 10g，肉桂 6g，白果 15 枚，川牛膝 30g，土牛膝 30g，茅根 30g，乳香 3g，丹参 30g，降香 10g，蒲公英 30g，7 剂。

二诊（9 月 5 日）：尿急、尿涩不畅明显改善，唯仍尿频，今日尿液检查示 WBC（−）。后调治肠易激综合征，至 10 月 13 日六诊时尿液检查仍完全正常，这期间并未服用抗生素。

案 2 林女，58 岁，2006 年 3 月 7 日就诊。主诉：小便浑浊、淋沥不尽 1 周，略伴溲痛，舌淡红，苔薄黄腻，脉细弦。查尿常规示 WBC 500 个 /HP，ERY 150 个 /HP。素有慢性胃炎，时有泛酸及胃脘胀痛。淋证；证属脾胃不和，湿热下注。治宜清利湿热为主。

处方：山栀 12g，赤小豆 30g，竹叶 10g，灯心 5 扎，甘草 6g，党参 12g，茯苓 12g，麦冬 30g，莲肉 12g，王不留行 10g，肉桂 6g，白果 15 枚，川牛膝 30g，土牛膝 30g，茅根 30g，乳香 3g，煅瓦楞 50g，白芷 50g，白芍 30g，7 剂。

二诊（3 月 14 日）：小便淋沥不尽、浑浊以及溲痛均消失，今日尿常规检查异常项目全部转阴，续方 7 剂巩固疗效。

三诊（4 月 4 日）：已停服中药 2 周，今日检查尿常规仍全部正常。过程中未服用抗生素。

以上 2 案均在“心与小肠相表里”的理论指导下，从心论治并清热利湿通淋取得效果。诚如《丹溪心法·淋》云：“心清则小便利”。处方都由导赤散、清心莲子饮等方加减构成，山栀、灯心、竹叶、甘草梢、茯苓、麦冬等均有清心作用，可用于治疗心热下移小肠导致小便异常之淋证。淋证多由湿热作祟，湿由脾生，故用党参、茯苓、莲肉之属健脾化湿以治源头；湿热流注下焦膀胱，故以牛膝引药下行。膀胱与肾表里，膀胱气化不利责之于肾，故用肉桂辛散通阳化气、白果益肾；有大队凉药及麦冬育阴，可保肉桂的作用仅止于气化膀胱而无温阳助热之虞。久病必瘀，故适当加入乳香、王不留行、川牛膝等利尿通淋又可活血化瘀。组方清心与小肠之热、健脾化湿之源、益肾以助膀胱气化，充分体现了中医的整体观念，富含中医脏腑、病因、病机理论指导，疗效确凿可靠。

以上充分证明，在中医理论指导下学会辨证论治，是中医入门的第一步。

80. 淋证诊断需辨病

在“79. 淋证治疗观整体”文中举例说明“在中医理论指导下学会辨证论治，是中医入门的第一步。”为什么说这才是“第一步”呢？因为中医对淋证的诊断存在不足，需要进一步加以完善和科学化。

什么叫淋证？中医认为是指小便频急，淋沥不尽，尿道涩痛，小腹拘急，痛引腰腹为主要临床表现的一类病证。由于尿路感染在多数情况下具备淋证的上述临床表现，所以一般都公认将西医的“尿路感染”归为中医“淋证”的范畴。但中医对淋证的诊断并没有给出应该必备哪些条件，所以实际上中医并没有与“尿路感染”相匹配的“诊断标准”。

让我们通过以下尿路感染案例剖析来理解这个问题。

案 1 陈女，28 岁，2005 年 7 月 5 日就诊。诉：素有慢性尿路感染，尿痛、尿急、余沥不尽 3 天，伴有腰酸，口干，口苦，大便虽每日 1 次，但溏薄而含不消化物，并有里急后重感，舌嫩红，苔薄黄，脉细弦。今日尿常规示 WBC（++），ERY（++）。西医诊断：尿路感染。中医诊断：淋证；病机属于脾肾亏虚，下焦湿热；治疗原则：健脾益肾，清热利湿。

处方：党参 20g，茯苓 20g，莲肉 12g，王不留行 10g，肉桂 6g，淡豆豉 30g，川牛膝 30g，土牛膝 30g，麦冬 15g，萹蓄 12g，瞿麦 12g，甘草 6g，连翘 30g，麦芽 15g，神曲 15g，槟榔 6g，7 剂。

二诊（7 月 12 日）：服药后，尿痛、尿急、余沥不尽、腰酸、口干口苦并大便溏薄、后重感等诸般症状均告消失。但今日患者月经来潮，不便复查尿常规。

本案主要临床表现是尿痛、尿急、余沥不尽，伴有腰酸，基本具备了可以诊断为淋证的条件，所以处方用药从淋论治。从症状变化来看，取得了预期的效果。

在以上诊疗过程中，运用传统中医的辨证论治方法不存在任何障碍。再看下面2案。

案2 付女，52岁，2005年12月13日就诊。诉：有反复慢性尿路感染病史。腰酸1周，但无尿频、尿痛、血尿等症，饮食不慎则胃脘胀，时泛酸，闭经已2年。舌淡红，苔中根薄黄腻，脉细。今日检查尿常规示ERY 150个/HP，WBC 1～2个/HP（有慢性肾炎肾性血尿可疑）。西医诊断：慢性尿路感染。中医诊断：由于临床症状主要为腰酸和泛酸，不具备中医淋证定义所要求的症状，难以诊断为淋证。按照传统中医理论，只能根据腰酸推测肾亏，结合舌苔中根薄黄腻推测似有下焦湿热。但是，补肾和清利湿热的药物有许多，如果不结合西医慢性尿路感染的病名诊断，选方用药将缺乏针对性；如果结合尿路感染的西医病名诊断，那么参考辨病治疗尿路感染的用药经验，可以选择以下药物。

处方：党参15g，茯苓10g，莲肉12g，王不留行10g，肉桂6g，土牛膝30g，乳香3g，麦冬12g，甘草6g，仙茅12g，仙灵脾12g，当归12g，生地15g，香附12g，青陈皮各12g，厚朴12g，煅瓦楞40g，7剂。

二诊（12月27日）：今日尿常规示ERY50个/HP，腰酸明显减轻，又因心慌，盗汗，口酸，头痛，上方去煅瓦楞、青陈皮、厚朴，加杜仲15g，川芎20g，糯稻根30g，瘪桃干15g，予7剂。

案3 姜女，60岁，2007年10月30日就诊。诉：腰酸乏力，无尿频、尿急等症状，舌质淡红，苔中黄，脉有促数感。有反复慢性尿路感染病史，以往尿常规检查经常异常。10月27日实验室检查：尿白细胞150个/HP，尿蛋白（+），尿隐血（+），肌酐105μmol/L，尿酸421μmol/L，空腹血糖6.57μmol/L。西医诊断：尿路感染（根据实验室检查，慢性肾炎尚不能完全排除）。中医诊断：由于临床表现主要为腰酸和乏力，不具备中医淋证定义所规定的症状表现，难以诊断为淋证，至多只能诊断为虚劳或肾亏。如果根据传统中医理论，应该采用补肾扶正的治疗原则。这样，治疗对“证”是对“证”了，但缺乏针对“病”的特异性；相反，如果结合了尿路感染（包括有慢性肾炎的可能性）的西医病名诊断，那么参考辨病治疗慢性尿路感染及慢性肾炎的用药经验，可以选择以下药物。

处方：黄芪 30g，杜仲 15g，玉米须 30g，马齿苋 100g，蒲公英 50g，7 剂。

二诊（11 月 6 日）：腰酸改善，乏力依旧。今日尿常规示白细胞 70 个 /HP，蛋白（-），潜血 25 个 /HP。上方再予 7 剂。

以上 3 案都是慢性尿路感染，都运用中药进行治疗，都取得了一定的效果。但是如果仅仅根据中医病名诊断，则只有案 1 可以诊断为淋证，案 2 和案 3 不能诊断为淋证。如果不结合西医学的实验室检查及其疾病诊断方法，案 2 和案 3 也许只能用补肾的方法进行治疗，处方用药将缺乏治疗尿路感染的针对性。随着时代科学的进步，中医应该借助于西医的疾病诊断标准进行临床研究。这是因为，无论辨证论治还是辨病论治，首先是“辨”，其次才是“治”，即明确诊断是确定治疗原则和用药的前提。一味笼统地侈谈辨证论治的优越性而不去研究辨病论治的规律性，将影响到中医治疗的针对性和有效性。

借助西医学的疾病诊断，学会辨证论治与辨病论治相结合，是现代中医入门的第二步。

81. 淋证疗效评客观

在“80. 淋证诊断需辨病”文中讨论了中医病证诊断的不足之处，说“借助西医学的疾病诊断，学会辨证论治与辨病论治相结合，是现代中医入门的第二步。”为什么说这才是“第二步”呢？因为中医对淋证的疗效评价方面还存在不足，需要进一步加以完善和科学化。

虽然中、西医临床疗效评价均追求疾病的好转与痊愈，但两者所倚重的“依据”则是有差异的。简而言之，西医倚重“病”，其评价依据倚重实验室检查结果，客观公正；而中医倚重“人”，其评价依据倚重患者的主观感受，凸显“以人为本”。但平心而论，中西医学两种临床疗效评价方法体系都存在缺陷和不足。西医认为大多数疾病的临床症状是非特异性的，只有实验室指标的改善才是“硬道理”。显然，这种临床疗效评价体系太不把（病）人的感受当回事了。中医讲究辨证论治，认为“证”是由症候群组成的，症状的改善即等同于证的改善。由于古代没有当今种种疾病的概念，所以在传统中医看来，病证的消失即可理解为疾病向愈。但是在今天这个时代，即便患者的临床症状经过治疗消除了，但只要患者的实验室检查还存在异常，就不能说是治愈了疾病。

让我们仍以淋证（尿路感染）案例的剖析来讨论这个问题。

案1 黄女，56岁，2006年5月19日就诊。诉：小便频多、腰酸1周，咽痒不适，舌淡红，苔薄，脉细弦。素有慢性尿路感染。今日查尿常规示WBC 100个/HP，ERY 20个/HP（尚需与IgA肾病鉴别）。西医诊断：慢性尿路感染。中医诊断：尿频和腰酸（难说属什么病证）；病机与脾肾亏虚有关。治疗原则：宜辨证论治与辨病论治相结合，一方面要体现出补益脾肾的原则，另一方面要针对尿路感染清利下焦湿热。

处方用清心莲子饮合导赤散加减：党参12g，茯苓12g，莲肉12g，王不留行10g，肉桂6g，白果15枚，川牛膝15g，土牛膝15g，茅根30g，山栀12g，赤小豆30g，灯心5扎，竹叶10g，麦冬12g，甘草6g，7剂。

二诊（5月23日）：小便频多、腰酸无改善，但今日尿液检查示WBC（−），ERY 25个/HP。原方麦冬增至30g，另加乳香3g，生地30g，继服7剂。

三诊（6月2日）：尿频症状消失，腰酸减而未除；今日尿液检查结果全部正常。前方加杜仲15g，10剂（服用2周）。

本案二诊时小便频多、腰酸等症状并无改善，此时如果按照传统中医辨证论治的理念，则似乎可以理解为治疗“无效”；但患者其时尿液检查白细胞已经消失，从西医的角度来看，治疗还是有效的。将中西医学的疗效评价要素结合在一起考量，应当充满信心地守方坚持治疗下去。当用原方略作加味继续治疗至三诊时，则尿频症状完全消失、腰酸减轻；并且尿液检查结果亦全部正常。如此看来，最佳的中医临床疗效评价指标必须是“病”“证”结合，即应该力求有关西医“病”的疗效指标和有关中医“证”的疗效指标同时或先后得到改善才是。如果本案二诊时只重视“证”的疗效而轻视“病”的疗效指标改善，则很可能会使医患双方都会放弃更为有效的治疗。

案2 姜女，58岁，2006年2月21日就诊。诉：2005年9月初起尿急、尿频、尿痛，当时即诊断为尿路感染。经头孢羟氨苄胶囊、左氧氟沙星等抗生素治疗后，尿急、尿频、尿痛症状消失，但尿验指标至今仍无彻底改善，故停用抗生素后来求中医治疗。顷诊小便无特殊不适，略有腰酸，舌淡红，苔薄黄，脉细弦。今日尿常规检查示 WBC 500 个 /HP，ERY 150 个 /HP，PRO 75g/L。27 年前曾患过急性肾盂肾炎。另有高血压、慢性胃窦炎、子宫肌瘤切除术等病史。西医诊断：尿路感染。中医诊断：仅仅腰酸难辨什么病证，进行传统的病机分析也有困难。治疗原则：根据笔者治疗尿路感染的经验，按脾虚兼湿热论治，健脾为主，少佐清热通淋。

处方：党参 12g，茯苓 12g，莲肉 12g，王不留行 10g，肉桂 6g，白果 15 枚，川牛膝 30g，土牛膝 30g，茅根 30g，山栀 12g，赤小豆 30g，灯心 5 扎，竹叶 10g，麦冬 30g，乳香 3g，甘草 6g，7 剂。

二诊（2 月 27 日）：今日尿液检查结果示 WBC 100 个 /HP，ERY 50 个 /HP，PRO（−）。效不更方，再予 7 剂。

三诊（3 月 7 日）：今日尿液检查结果全部正常，原方 14 剂巩固疗效。

四诊（3 月 21 日）：今日尿液检查结果仍然全部正常。

本案初诊时除了略有腰酸外，并无淋证的一系列临床表现。患者尿路感染的尿急、尿频、尿痛等症状经过西医抗生素治疗以后均告消失，只剩下尿液检查尚有异常未恢复。临床通常的情况是相反，即西医擅长治病，尿路感染经过西医抗生素治疗以后，尿中细菌或白细胞消失以后，往往还会遗留小便异常的表现，这时中医辨证论治可以有助于进一步帮助患者消除小便不适的症状。而本案却又正好相反。

西医用抗生素已经杀灭了大量的尿道细菌，所以患者的尿急、尿频、尿痛等症状得以改善；但抗生素的药效作用还是有限度的，或者患者产生了耐药性，致使抗生素不能将患者体内的细菌完全彻底地消灭，所以患者尿液检查还留存白细胞。与西医最大的不同之处在于，中医讲究整体观，讲究扶正以祛邪。今患者“略有腰酸”提示脾肾正气不足，当通过健脾益肾扶助正气、通过提高患者自身的免疫抗病能力来清除体内残留的细菌；同时也可适当加用一些清热解毒的药物，以进一步清除余毒。这便是初诊处方的指导思想。从治疗结果来看，这个处方的指导思想是对头的。

从临床疗效评价角度来看，本案中医治疗的目标直指实验室客观指标，意在消除尿液白细胞，而不是改善症状或证候。如果单从中医证候疗效指标来看，由于患者本来几乎就阙如临床症状，所以根本谈不上改善患者的症状。对于一些没有临床症状的疾病，如果没有西医学的实验室检查，传统中医甚至可以有理由认为没有治疗的必要。本案经过治疗以后，尿中白细胞消失。由此可见，中医完全也可以直接采用西医疾病的实验室疗效指标。

由于中西医学疗效判断体系都有缺陷与不足，近年不少学者致力于研究能够突出中医特色优势的疗效评估体系。最佳的疗效评价应该既要包括症状改善，又要包括实验室检查改善。就凭这一点，现代中医在临床疗效评价所面临的挑战比古代中医和现代西医都更为严峻。

联合运用西医疾病的疗效评价指标和中医证候的疗效评价指标，学会以客观、公正、科学的方法考察疗效，是现代中医入门的第三步。

综上所述，在传统中医理论指导下学会辨证论治，是中医入门的第一步；借助西医学的疾病诊断，学会辨证论治与辨病论治相结合，是中医入门的第二步；联合运用中西医学“病”“证”结合的评价指标，学会客观科学地考察疗效，是中医入门的第三步。

第五节 石 淋

82. 金钱草排肾结石

案 孟男，63岁，2012年12月21日就诊。近2年发现几次肉眼血尿。近日伴阴囊潮湿，夜间睡眠时口中流涎甚多，舌偏红，苔薄，脉细弦。

患者2011年2月发现肉眼血尿，之后偶有几次肉眼血尿，但未在意。2011年7月8日外院查腹部CT：“膀胱结石，膀胱壁光整不厚，膀胱腔内见类圆形致密影”。2011年10月23日外院查泌尿系B超：“①膀胱结石，膀胱壁欠光整，膀胱内强回声，伴声影，大小16mm × 10mm；②左侧肾下盏见强回声，伴声影，大小9mm × 7mm”。曾在他院服用排石中药，期间肉眼血尿间歇性反复出现，于2012年12月7日外院复查泌尿系B超：“①膀胱结石，膀胱内见数个强回声，伴声影。其一大小14mm × 7mm，可移动。

②左肾结石伴局部肾盂积水，左侧肾中下盏见堆积强回声，伴声影，范围13mm×8mm。③前列腺增生”。遂来我处求诊。素有痛风病史，日前UA（尿酸）476μmol/L。

前列腺增生常见阴囊潮湿，多从下焦湿热并肾虚论治，口中流涎多为脾虚；治以健脾补肾，清利下焦湿热。

处方以四君子汤、四妙丸加补肾之品：党参30g，炒白术12g，茯苓12g，炙甘草12g，益智仁15g，苍术12g，黄柏12g，薏苡仁15g，川牛膝15g，杜仲15g，川断15g，狗脊12g，白芍30g，椒目12g，7剂。

二诊（12月28日）：服药期间未见肉眼血尿，阴囊潮湿减去大半，夜间流涎减半，舌脉同上，原方再予14剂。

三诊（2013年1月11日）：未有血尿，阴囊潮湿减七八成。夜间流涎几除，舌脉同上。今拟转攻泌尿系统结石。原方去狗脊、川断、甘草，加金钱草90g，7剂。嘱其每天1剂，加多量水将药煎煮2次，能喝多少便喝多少，多多益善；并嘱其尽可能将尿尿在容器中，以便观察有无结石排出。

四诊（1月22日）：患者说将上药煎煮2次约计3 000ml，分成6杯，每杯约近500ml，每天分6次服用。服第1剂前3杯药时无甚反应，至服第4杯后，尿中可见少量细沙样小结石排出，较大者有2粒。1月20日有少量肉眼血尿。因家中事多，故停药几天。但凡服药期间，每天尿中都有排石，不服药期间则无尿结石排出。顷诊阴囊潮湿、夜间流涎减而未尽，舌偏红，苔黄腻，脉细弦。

处方：金钱草90g，蒲公英30g，土茯苓30g，泽泻15g，车前草15g，萆薢12g，石韦12g，生鸡内金12g，黄柏12g，川牛膝15g，7剂。

五诊（3月5日）：患者家中事多不便按时就诊、未能坚持连续服药。自四诊后停药一个月。在服上药期间，尿中不断有小结石排出，但量较少；停药期间则无结石排出。既往平均每月有一次肉眼血尿，自1月20日发生过一次肉眼血尿以来未再有血尿出现。患者说尿中带血时未见结石排出，而当有结石排出的时候并未见肉眼血尿。

1月29日检查：PSA（总前列腺特异抗原）5.27ng/ml，FPSA（游离前列腺特异抗原）1.26ng/ml，UA（尿酸）440μmol/L（患者未曾服用过降尿酸的西药）。

顷诊偶有阴囊潮湿，夜间流涎几除。下腹部稍有刺痛感，盗汗，舌偏红，苔薄白腻，脉细弦。

处方：金钱草 90g，蒲公英 60g，土茯苓 30g，车前子 15g，车前草 15g，生鸡内金 12g，糯稻根 30g，瘪桃干 30g，7 剂。煎煮、服用方法同三诊。

六诊（3 月 12 日）：服上药至第 4 剂，患者先觉下腹部刺痛，期间每日可见尿中有较多小结石排出，约 5～6 颗。尿石时伴尿道口有疼痛感，但未见肉眼血尿。现盗汗减三、四成。舌脉同上，原方 7 剂。知患者将排出结石收集，嘱其下次就诊时带来一观。

七诊（3 月 19 日）：上周服药期间，每二三日可见一次尿中排石，量较少。昨日尿石时伴肉眼血尿并尿痛，但尿痛不似前甚。今患者遵嘱带来一小瓶，内盛前数次尿中所排出的结石若干，大者直径约为 2～3mm（如图 6-1 所示）。

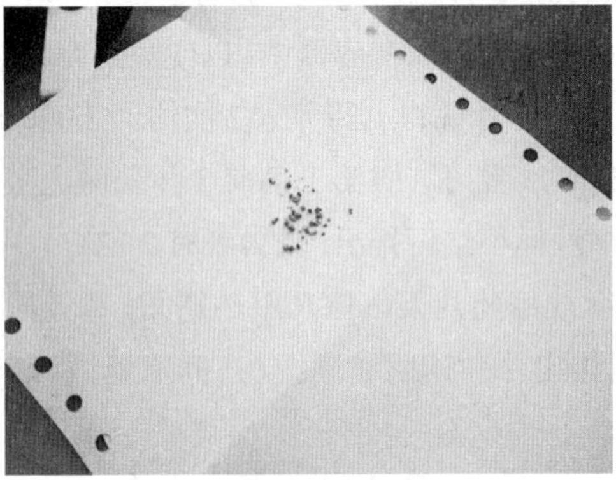

图 6-1　患者排出的结石

顷诊盗汗大减。舌红，苔黄腻，脉细弦。

处方：金钱草 120g，蒲公英 30g，土茯苓 30g，车前子 15g，车前草 15g，石韦 12g，生鸡内金 12g，白芍 20g，枳壳 12g，糯稻根 20g，14 剂。

八诊（4 月 2 日）：患者诉仍断续有少量泥沙样小结石排出，沉淀物质较多，尿痛几无。自 3 月 18 日至今已无血尿发生。

3 月 29 日复查 PSA（总前列腺特异抗原）：4.210ng/ml，FPSA（游离前列腺特异抗原）0.98ng/ml，UA（尿酸）：367μmol/L。4 月 1 日外院泌尿系 B 超：“①膀胱结石。膀胱充盈尚可，膀胱壁欠光整，膀胱内两个团状强回声，伴声

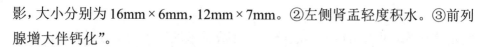

影，大小分别为16mm×6mm，12mm×7mm。②左侧肾盂轻度积水。③前列腺增大伴钙化”。

关于左肾结石，2011年10月23日B超左侧肾下盏见强回声，伴声影，大小9mm×7mm；2012年12月7日B超见左肾结石伴局部肾盂积水，左侧肾中下盏见堆积强回声，伴声影，大小13mm×8mm；2013年4月1日B超未见左肾中下盏结石，仅见左侧肾盂轻度积水。据此，可以判断左肾结石已经全部随尿而排出肾脏。

关于尿酸，2012年12月7日为476μmol/L，2013年1月29日为440μmol/L，2013年3月29日为367μmol/L，逐渐降低至正常范围。期间未服降尿酸西药。

顷诊腰痛、盗汗几止。舌红，苔黄腻，脉细弦。

处方：金钱草120g，生鸡内金12g，枳壳12g，石韦15g，滑石15g，海金沙30g（包煎），白芍20g，14剂，以扫荡可能留存于泌尿道的残余沙石。嘱患者稍事消停后，去他院对膀胱结石行碎石疗法，再来试行中药排石疗法。

4月8日经电话随访，患者在服上药期间，仍有少量泥沙样小结石随尿排出，有时尿中含较多沉淀物质。患者表示将通过西医手段先将膀胱内大结石粉碎后，继续来我处用中药排石。

起初诊治疗主要针对慢性前列腺炎之阴囊潮湿，用四妙丸清利下焦湿热为主，适当补肾。三诊开始主要用大剂量金钱草（90g以上）治疗尿路结石；并以清利下焦湿热药物助金钱草利尿排石，并欲降低尿酸。

尿路结石包括肾结石、输尿管结石、膀胱结石及尿道结石。一般常选肾盂结石和输尿管结石作为治疗尿路结石药物疗效观察的对象。临床症状可有典型突然发作的肾或输尿管绞痛，伴肉眼血尿或镜下血尿，或仅有腰腹部钝痛，酸胀不适，或有排石史。急性发作时肾区或输尿管部位有叩痛或压痛。

KUB（肾脏-输尿管-膀胱平片）检查可以显示结石大小、形态、数目、位置。IVP（静脉肾盂造影）可以显示肾盂、肾盏、输尿管解剖形态，肾脏积水，肾实质厚薄等。Ctu（CT尿路造影）、MRu（磁共振尿路成像）、CT检查可以显示KUB和IVP所能显示的全部，但CT对较小结石易漏诊。B超检查可以辅助诊断结石的存在及其大小位置、肾积水的程度。

通常，结石直径如≥10mm（直径一般指最短径，下同）则较难通过药物治疗排除，可采用体外震波碎石疗法或手术取石外科治疗；结石直径如<6mm，西医常用枸橼酸钾、噻嗪类利尿剂、镁剂等促排剂治疗，中药治疗效果也不比西药差。

结石越小越容易排出。即使不服中西药物，通过运动后与大量饮水，小结石也有可能会自行排出。有一次，笔者与某位患有肾盂结石的女同事在出差途中乘坐小游艇在海上航行，由于速度飞快，游艇几乎在海面上跳跃前行，甚为颠簸。回到岸上集合一起吃晚饭时，她欣喜地告诉我说，刚才回房间小解时，发现结石随尿排出来了！显然，通过游艇在海上颠簸这一“被动运动”，将其嵌顿在肾盂尿路的结石震动出来或震碎出来了。

运用中医治疗完全有可能排出位于肾盂和输尿管直径≤10mm的结石。

尿路结石通常属于“石淋”范畴，一般症见尿中时夹沙石，或伴尿痛、尿血、排尿突然中断。从本案来看，六诊诉尿中排石时先觉下腹部刺痛、继之伴尿道口疼痛；七诊诉尿中排石时伴见血尿并尿痛；其余时候尿中排石时并无特别症状，或相反，尿血时并未见到有结石排出。对于有尿路结石的患者来说，发生尿痛、尿血并非一概是“坏事”，因尿痛、尿血意味着结石松动、碎裂、下移、排出过程中对尿道组织一时的刺激和破坏。

治疗石淋通常用石韦散（石韦、冬葵子、瞿麦、滑石、车前子）。但纵览文献报道，临床医生大多喜欢首选金钱草、海金沙、生鸡内金、白芍、郁金、枳壳等，组方中可再加瞿麦、滑石、车前子、泽泻等利尿药，石随尿动，这样更加有利于结石排出，事半功倍。与此同时，嘱患者多运动、多饮水等健康指导同样十分重要。本案患者十分可爱，严格遵守医嘱，将每剂中药加大量的水煎煮2次后，每日服用6次，每次服用500ml左右。这对排石起到了不可低估的重要作用。每天喝下如此大量的汤剂，实非一般人都能做到。尿路结石之所以能够排除，医生只有一半功劳，还有一半功劳在于患者配合。

广金钱草为豆科植物广金钱草 *Desmodium styracifolium*（Osb.）Merr. 的干燥地上部分，《中华人民共和国药典》2020年版一部中收载为常用药材。成方制剂“石淋通片”其药物组成仅有广金钱草一味，用于治疗尿路感染、尿结石、胆囊炎等病。在本案中，笔者认为大剂量金钱草对于排石起到了主要的作用。作为自身对照，患者在之前曾在他院服用过中药汤剂排石无效，其中最主要的是未曾用过大剂量金钱草。笔者认为，用金钱草排石，其用量一般可在 60～150g 的范围以内，剂量越大排石效果越佳。使用大剂量金钱草时，需要密切观察可能出现的不良反应。本案服用大剂量金钱草后并无不良反应。

排石难易度与结石部位、结石大小有关。一般直径在 5～6mm 并位于下泌尿道的小结石，完全有可能自行排出，或可在健康指导下自行排出，这已被以安慰剂作为对照的临床研究所证实。在判断疗效时应充分注意到这一点。但是本案患者尿路结石在 2011 年 10 月 23 日 B 超下为 9mm×7mm，在 2012 年 12 月 7 日 B 超为 13mm×8mm，虽然 B 超下测量结石大小会有一定的误差，但结石大于 6mm 是可以确定的。如此看来，以金钱草为主的中药治疗促进排石的疗效是可以肯定的。

排石之难易除了与结石的部位与大小有关以外，或许还与结石的硬度或性状有关；只要结石硬度不高，或者具有类似风化石的松散性和易碎性，就更容易使大石碎为小石，从而更容易随尿排出体外。

第六节 精 瘺

83. 前列腺炎表现多

自古中医有妇科而少男科，男科诸疾由内科医一带而过。近年始设男性生殖泌尿科，但多为西医而非中医。妇人所苦良多，男子隐疾岂少？阳痿、早泄最恼人，前列腺增生、前列腺炎最多见。前列腺炎临床表现多端，除了可以有中医所称的“尿浊”“阴囊潮湿（又称阴汗）”外，还有“精瘺”的表现。

案 1 张男，64 岁，退休，2005 年 9 月 16 日就诊。诉：反复尿痛、尿频及尿灼热感，已有 2～3 年，近 2 周加重，夜尿频多，腰酸膝软，口臭，舌红，苔黄腻，脉弦。9 月 3 日尿痛尿频及血尿，发高热而至他院急诊，当日尿常规检查结果：RBC 100 个 /HP，WBC 100 个 /HP。静脉滴注左氧氟沙星、头孢呋辛钠 2 日。今日尿常规复查示 WBC 25 个 /HP，上皮细胞少量。PIN-Ⅰ

级彩超示前列腺 52mm×41mm×30mm，内部回声不均匀，内见强回声光团直径约 7mm。前列腺穿刺病理示前列腺增生伴钙化。西医诊断为慢性前列腺炎急性样发作，前列腺增生。精癃属于湿热下注。

以三妙丸为基础加清热化瘀之品：苍术 12g，黄柏 12g，川牛膝 15g，蒲公英 30g，连翘 30g，丹参 15g，土茯苓 30g，制大黄 10g，滑石 12g，淡豆豉 30g，败酱草 20g，生地 15g，麦冬 15g，乳香 15g，生蒲黄 10g，14 剂。

二诊（10 月 20 日）：症状无明显改善，处方用药及剂量调整如下：苍术 12g，黄柏 12g，川牛膝 12g，蒲公英 60g，连翘 30g，丹参 30g，薏苡仁 15g，萆薢 15g，川芎 15g，甘草 10g，14 剂。

三诊（11 月 4 日）：尿痛及灼热感消失，今日查尿常规示 WBC 1～2 个 /HP。上方去川芎，再予 14 剂。

12 月 23 日随访：小便无任何不适，尿常规检查各项正常。

2006 年 4～6 月又因尿频、腰酸求诊时，再用上方治疗 2 周。同年 11 月，其妻来就诊时转告药后病情稳定至今。

前列腺炎有急慢性之分，临床表现类似于中医“热淋”“精浊”“劳淋”。本例属于慢性前列腺炎急性发作，表现为湿热瘀毒俱甚。虽经西医抗生素治疗后，尿常规检查有明显改善，但尿频尿痛等症不除。首诊用三妙丸合蒲公英、连翘、丹参六味药为主，加他药多达 15 味，症状却无改善。反省治疗原则无错，患者尿痛尿灼热、口臭、舌红、苔黄腻，乃热毒壅盛，二诊蒲公英用量加重至 60g，去他药加薏苡仁、萆薢等，组方反而减少至 10 味药，三诊时症状明显改善。

蒲公英味苦性寒，世人多知其清热解毒，消痈散结的作用，却甚少知其利湿通淋功效甚巨。《本草备要》谓其“亦为通淋妙品。”此案提示辨证组方合理固然重要，然则选药及用药分量亦不可不用心。

前列腺炎还有“睾丸胀”的表现。

案 2　崔男，31 岁，职员，2006 年 1 月 20 日就诊。诉：睾丸作胀，余无不适，舌淡红，苔薄黄，脉细弦。西医诊断为前列腺炎，尿常规检查示 WBC 3～4 个 /HP，RBC 1～2 个 /HP。从足厥阴肝经病变论治。

处方：蒲公英 50g，滑石 15g，通草 6g，甘草梢 6g，金钱草 15g，粉萆薢

15g，乌药 6g，丹参 30g，14 剂。

二诊（2 月 14 日）：睾丸胀消失，自觉小便更是通畅。

患者除睾丸胀余无不适。足厥阴肝脉经过前阴，其病大抵由湿热、气滞、血瘀、寒凝数端所致。凭此，以蒲公英、金钱草、粉萆薢等清利湿热、利尿通淋，乌药行气，丹参活血为治。果然药后睾丸胀消失且小便十分通畅。本案提示经络辨治方法的重要性。

前列腺炎还有“睾丸潮湿”的表现。

案 3 梁男，56 岁，职员，2006 年 3 月 21 日就诊。素患前列腺炎。阴囊潮湿 4 个月余，不痛不痒，口苦多年，颈部及手心易汗出而黏腻，盗汗，大便时不成形，舌偏红，苔灰黑腻，脉细弦。阴汗症属于肝胆湿热下注；清利下焦湿热为治。

龙胆泻肝汤合四妙丸加味：龙胆草 12g，山栀 12g，黄芩 12g，柴胡 12g，生地 15g，车前子 15g，泽泻 15g，通草 10g，当归 10g，甘草 6g，苍术 12g，黄柏 12g，薏苡仁 15g，怀牛膝 15g，茯苓 12g，地骨皮 15g，瘪桃干 30g，糯稻根 30g，7 剂。

二诊（4 月 4 日）：阴囊潮湿减少，口苦明显改善，唯仍然盗汗、颈部手心汗出黏腻，舌脉同前，上方加川椒目 2g，煅龙骨 30g，煅牡蛎 30g，浮小麦 15g，7 剂。

三诊（4 月 11 日）：口苦止，阴囊潮湿减半，颈部及手心汗出减少、不甚黏腻，便溏，舌苔灰黑化半。前方去煅龙骨、地骨皮、怀牛膝，茯苓增至 30g，再加白术 15g，7 剂。

四诊（4 月 18 日）：口苦、阴囊潮湿以及手心出汗均止，盗汗及颈部汗出黏腻减去八成，再予上方 7 剂。

5 月 30 日随访：停药数周阴囊亦不再潮湿，盗汗几无。

阴囊潮湿提示为湿热在肝经，龙胆泻肝汤合四妙丸，清利肝经湿热之力倍增。汗质黏腻多提示为湿热使然，加地骨皮、瘪桃干、糯稻根退虚热而止盗汗。二诊时阴囊潮湿及口苦明显减少，但汗出依然，加煅龙骨、煅牡蛎、浮小麦加强敛汗之力，并起用川椒目。朱丹溪谓“椒目下达，止行渗道，不行谷道，能下水燥湿”；《本草衍义》云川椒目可“治盗汗”，一举两得。

第七节 阳痿遗精早泄

84. 肝肾同治挺痿废

20 世纪末，当美国成功研发上市治疗“阳痿”(学名“勃起功能障碍”)的药物“伟哥”(学名“枸橼酸西地那非”)时，中医人且喜且哀。喜的是，从此该药将大庇天下衰男尽开颜。哀的是，从此补肾壮阳中医领域又将遭萎缩。如果临阵只需服用一片蓝色药片即可的话，谁还有耐心去慢火煎炖壮阳药？况且疗程还长。患者不求壮阳药了，岂非中医补肾壮阳阵地也将萎缩？

有一次，笔者与本院泌尿科专家谈及此话题，不料该专家虽然西医出身却大谓不然。他说：勃起功能障碍大多与体质、身体状态以及心理因素等有关。伟哥的确可以管用一时，但其用属于临战擦枪，并不能从根本上改变患者的心身状况。另外，在临床中发现，许多患者服用伟哥以后，会产生依赖心理，觉得临阵不用伟哥便不行，导致信心缺失。中医讲究调理，患者身体状态调理好了，信心增强了，可以不依赖伟哥了。他说我现在就在一边学习中医，一边尝试用中药治疗阳痿，效果还不错。

善哉斯言，闻之惭愧。

现存最早的中医文献《马王堆医书》对阳痿已有认识，竹简《天下至道谈》论其原因：“卒而爆用，不待其壮，不忍两熟，是故亟伤”；竹简《十问》还认为生殖器官“与身俱生而先身死”是由于“其使甚多，而无宽礼”。

其实运用中药治疗阳痿，疗效还是不错的。

案 菊男，31 岁，驾驶员，2006 年 5 月 4 日就诊。诉：阳痿不振 3 个月余，睡眠欠佳，夜梦多，形体消瘦，语言低微，阴囊潮湿已有 5～6 年，舌淡红，边有齿痕，苔根黄腻，脉弦滑。阳痿属于肾虚夹肝经湿热。

且以赞育丹合龙胆泻肝汤加减：仙灵脾 15g，巴戟天 15g，菟丝子 15g，肉苁蓉 15g，熟地 15g，枸杞子 12g，桑螵蛸 15g，椒目 6g，山栀 12g，黄芩 10g，柴胡 9g，车前子 15g，泽泻 10g，通草 6g，甘草 3g，当归 10g，7 剂。

二诊（5 月 11 日）：上周虽无房事，但自觉阳痿不振情况明显好转，阳具有力，阴囊潮湿减去四成。原方加生地 15g，阳起石 27g，车前子改车前草 15g，7 剂。

三诊（5 月 18 日）：服药后自觉阴茎发热，周内有 1 次房事，虽勃不甚坚，阴囊潮湿续减，夜梦多，舌脉同前。

处方（1）：白芍 60g，当归 60g，甘草 90g，蜈蚣粉 18g，共研细粉，分 40 包，每次服 0.5～1 包，早晚各 1 次，空腹用白酒或黄酒送服；

处方（2）：仙灵脾 15g，巴戟天 15g，补骨脂 15g，阳起石 27g，肉苁蓉 15g，枸杞子 12g，熟地 15g，桑螵蛸 15g，制首乌 15g，甘草 6g，山药 15g，五味子 9g，菟丝子 15g，蛇床子 9g，细辛 3g，14 剂。

四诊（6 月 1 日）：阳痿不再，1 周内有 3 次房事，举而且坚，阴囊仍微潮湿。

阳痿、阴囊潮湿发生部位均属足厥阴肝经病，肝经湿热致阴囊潮湿；另一方面，肾虚而宗筋弛纵导致阳痿。虚实夹杂，初诊先以龙胆泻肝汤清利肝经湿热，另以赞育丹加减温肾壮阳，其中川椒辛热纯阳之品，《日华子本草》谓可“壮阳，疗阴汗”。二诊阴囊潮湿及阳痿均有改善，加用阳起石，《普济方》谓其单用即可治阳痿。三诊阴囊潮湿续减，去龙胆泻肝汤；已可行房，惟勃而不坚，加补骨脂、制首乌、山药补肾益精血，细辛“温肾中之火”（《本草新编》），再配以治疗阳痿、宫冷不孕《备急千金要方》之三子丸（五味子，菟丝子，蛇床子）；更借用陈玉梅亢痿灵制成散剂用酒送服，通络振阳，柔肝养筋，共奏举坚之效。

《素问·上古天真论》说男子“七八，肝气衰，筋不能动。八八，天癸竭，精少，肾脏衰，形体皆极，则齿发去”。这是讲古代人，现代人身体素质好于古代人。尽管如此，房事能力个体差异很大。笔者曾遇到一位患者求诊，诉说最近一周阳事不举。我对他望望之后，忍不住问他年龄，答七十有六！无论年龄多大，患者的需求即是医生的责任，遂开出补肾壮阳药。二诊时问他怎么样？答曰：有用，好多了。

阳痿的反面是阳强（学名“阴茎异常勃起”，由动脉血流量过多或静脉回流受阻引起）。阳痿固然痛苦，阳强照样烦恼。在无性欲和性欲刺激情况下，阴茎持续勃起数小时以上并伴有阴茎疼痛，这个也挺累人的。2000 年曾遇到过 1 例。某日中午门诊结束在回办公室的路上，一位 30 左右小伙子从身后快步赶上，问我这个病看不看？小伙子说他是山东人，相当一段时间以来，阳强不倒，可以持续数小时，尤其在坐公共汽车时也是如此。我问是否与周围有异性有关？他说完全没有关系。看他一脸烦恼绝不亚于阳痿患者。因门诊已经结束，请他下次再来。可惜他后来再也没有来过。

85. 遗精早泄治肝心

民间一般认为，男子阳痿、遗精、早泄之类，皆是肾虚，需要补肾壮阳。即便是在中医界古今医家，持这种观点的医生亦复不少。其实绝大部分的阳痿、遗精、早泄并非属于“虚劳（肾虚）”，而是属于“郁证”的范畴，即现代所谓“心身疾病”。

郁证是指情志不舒如焦虑、紧张不安、恐惧、情感心理障碍等引起的一类病证，临床表现纷繁复杂，远非仅仅限于梅核气、脏躁、百合病数种，也可以导致阳痿、遗精、早泄。事实上，中医临床从疏肝养心、调适心情着手治疗，可以治愈这类疾病。据此完全有理由可以将大部分的阳痿、遗精、早泄看作是郁证的表现而从郁论治。

肾藏精而主命门，所以阳痿、遗精、早泄确有与肾虚有关者，但更多的却与情志有关。其实许多古人早就注意到了这一点。

明代张景岳《景岳全书·阳痿》指出，“凡思虑焦劳，忧郁太过者，多致阳痿”，“凡惊恐不释者，亦致阳痿”，“忽有惊恐，则阳道立痿，亦甚验也”。《景岳全书·遗精》谓“遗精之症有九”，分别是注恋梦遗其因在心，有欲不遂梦遗其因在肾，劳倦即遗其因在肝脾气弱，思索过度辄遗其因在心脾之气虚陷，湿热下流或相火妄动而遗其因在脾肾之火不清，无故滑泄其因在肺肾不固，精易滑者其因在先天元气单薄，久服冷利元阳失守其因在误药，壮年气盛久节房欲而遗其因在满而溢。“凡此之类，是皆遗精之病。然心主神，肺主气，脾主湿，肝主疏泄，肾主闭藏，则凡此诸病五脏皆有所主。故治此者，亦当各求所因也。”即治疗遗精不光是靠补肾所能全部解决的。

明代李中梓《医宗必读》：“古今方论，皆以遗精为肾气衰弱之病，若与他脏不相干涉。不知《内经》言五脏六腑各有精，肾则受而藏之……苟一脏不得其正，甚则必害心肾之主精者焉。”

明代戴元礼《证治要诀·遗精》：“有用心过度，心不摄肾，以致失精者；

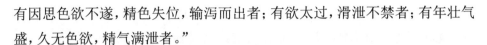

有因思色欲不遂，精色失位，输泻而出者；有欲太过，滑泄不禁者；有年壮气盛，久无色欲，精气满泄者。”

明代方谷《医林绳墨》：“世之治者，不宪经旨，多作肾虚，用补肾涩精之药不效。”

清代沈金鳌《杂病源流犀烛·前阴后阴病源流》：“又有失志之人，抑郁伤肝，肝木不能疏达，亦致阴痿不起。”

清代叶天士《临证指南医案·阳痿》：“……亦有因恐惧而得者，……有因思虑烦劳而成者，则心脾肾兼治；有郁损生阳者，必从胆治，盖经云凡十一脏皆取决于胆，又云少阳为枢，若得胆气舒展，何郁之有”。

至于早泄，《秘本种子金丹》：“男子玉茎包皮柔嫩，少一挨，痒不可当，故每次交合阳精已泄，阴精未流，名曰鸡精。”《辨证录·种嗣门》：“男子有滑精之极，一到妇女之门，即便泄精，欲勉强图欢不得，且泄精甚薄，人以为天分之弱也，谁知心肾两虚乎？”

通过复习以上古代文献可知，阳痿、遗精、早泄更多地具有情志类因素，不仅有肾虚，更有抑郁伤肝，思虑伤及心脾，恐惧伤肾，君相火旺，心肾不交等郁证性病机。

再来分析一下涩精、止遗、挺痿类古方的药物组成。

《景岳全书》秘元煎：远志、山药、芡实、枣仁、白术、茯苓、炙甘草、五味子、金樱子、人参。

《景岳全书》固阴煎：人参、熟地、山药、山茱萸、远志、炙甘草、五味子、菟丝子。

《景岳全书》七福饮：人参、熟地、当归、白术、炙甘草、枣仁、远志。

《新方八阵》苓术菟丝丸：白术、莲子肉、五味子、山药、杜仲、炙甘草、菟丝子、白茯苓。

《医方集解》金锁固金丸：沙苑蒺藜、芡实、莲须、龙骨、牡蛎、莲子粉。

《本草衍义》桑螵蛸散：桑螵蛸、远志、石菖蒲、人参、茯神、当归、龙骨、龟甲。

《辨证录》济火延嗣丹：人参、黄芪、巴戟天、五味子、肉桂、当归、白术、龙骨、山茱萸、山药、柏子仁、远志、牡蛎、金樱子、芡实、鹿茸、黄连。

《辨证录》补天育麟丹：鹿茸、人参、山茱萸、熟地、肉苁蓉、炒白术、炙黄芪、淫羊藿、山药、芡实、当归、蛇床子、菟丝子、柏子仁、肉桂、麦冬、北五味、锁阳、人胞、海狗肾、黄连、砂仁、巴戟天、蛤蚧。

《辨证录》扶命生火丹：人参、巴戟天、山茱萸、熟地、附子、肉桂、黄芪、鹿茸、龙骨、生枣仁、白术、北五味、肉苁蓉、杜仲。

《辨证录》宣志汤：茯苓、菖蒲、甘草、白术、生枣仁、远志、柴胡、当归、人参、山药、巴戟天。

《辨证录》启阳娱心丹：人参、远志、茯神、菖蒲、甘草、橘红、砂仁、柴胡、菟丝子、白术、生枣仁、当归、白芍、神曲。

以上方剂均不同程度配用了诸如远志、枣仁、茯苓、茯神、菖蒲、五味子、龙骨、牡蛎、莲子等养心安神之品。

他如达郁汤（《杂病源流犀烛》：升麻、柴胡、川芎、香附、桑白皮、白蒺藜）、逍遥散、归脾汤、龙胆泻肝汤、黄连清心饮、天王补心丹、妙香散、滋水清肝饮等方剂则几乎直接从肝从心从郁论治阳痿遗精类病证了。

《景岳全书·遗精》直截了当地指出："遗精之始，无不病由乎心……及其既病而求治，则尤当持心为先，然后随证调理，自无不愈，使不知求本之道，全恃药饵，而欲望成功者，盖亦几稀矣。"强调遗精之症在很大程度上属于心身疾病；阳痿、早泄亦如此。

兹以笔者用柴胡加龙骨牡蛎汤为主治疗遗精、早泄 2 例，对以上理论进行佐证。

案 1 杨男，23 岁，未婚，2012 年 9 月 11 日初诊。诉：遗精、早泄两个月有余，平均每周遗精 1 次，性交前即发生早泄（早先并无此情况发生）；伴脱发（无家族史），耳鸣，自汗，自觉忽冷忽热，失眠多梦，舌淡红，苔薄，脉细弦。患者系外地青年来上海打工，工作压力较大。当属思虑伤脾，肝失条达，心神失养，以至于心肾失交。治疗不宜一味补肾，应疏肝解郁，养心安神，滋阴泻火，敛精固涩。

处方：(1) 柴胡 12g，桂枝 12g，白芍 12g，生龙骨 30g，生牡蛎 30g。枣仁 15g，菖蒲 12g，川芎 12g，香附 12g，甘草 12g，郁金 12g，山萸肉 15g，山药 15g，熟地黄 15g，7 剂；

（2）归脾丸2瓶、知柏地黄丸2瓶，嘱在服汤药的同时，每日交替服用归脾丸和知柏地黄丸；

（3）对患者解释病情，嘱其丢弃思想包袱，放松心态，不必紧张。

处方主要由柴胡加龙骨牡蛎汤、柴胡疏肝散、通气散、桂枝汤及半张六味地黄丸再加枣仁、菖蒲、郁金组成。《伤寒论》柴胡加龙骨牡蛎汤原治“伤寒八九日，下之，胸满烦惊，小便不利，谵语，一身尽重，不可转侧者”，“胸满烦惊”“谵语”皆属神经精神症状，后世广泛用于治疗癫证、郁证、狂证、惊悸怔忡、失眠等精神神经性疾病，亦常被用来治疗阳痿遗精。桂枝汤不仅可以针对由营卫不和所致的自汗和忽冷忽热，利用桂枝汤治内证具有调阴阳的作用，潜阳敛阴，同样有助于遗精早泄的治疗，何况加入桂枝汤又构成了桂枝甘草龙骨牡蛎汤，具有潜镇安神的作用。柴胡疏肝散、通气散疏肝解郁，条达气机，再加枣仁、菖蒲、郁金安神。以六味地黄丸去半泻留半补之方填充阴精，以使调和阴阳有化生之资源。同时交替服用归脾丸和知柏地黄丸，调养心脾以灭君相之火。以上心肝脾肾同治，而重点在于疏肝养心安神。

二诊（9月18日）：服药1周期间无遗精，未进行过性生活故不知有无早泄；仍耳鸣、脱发，大便不成形。原方加茯苓30g，予14剂。

三诊（10月9日）：服药已有3周，期间无遗精发生；期间曾有过性生活，可正常性交而无早泄发生。忽冷忽热不再，失眠多梦亦愈，自汗几愈。即除脱发、耳鸣外，余症均愈。后转治脱发和耳鸣。

案2 李男，26岁。2012年10月26日就诊。主诉：遗精月余，平均1周1次。伴有脱发，耳鸣，神疲乏力，精神不济，睡眠不佳，易醒梦多。交谈中知患者平素精神容易紧张且多疑。舌淡红，苔薄，脉细弦。证属心脾两亏。

处方主以健脾养心安神：党参15g，炒白术12g，茯苓15g，生龙牡各30g，枣仁15g，合欢皮15g，夜交藤30g，黄精30g，杜仲15g，连翘30g，山栀15g，7剂。

二诊（11月6日）：服药后自觉精神尚可，但仍有遗精发生，仍眠浅梦多。顷诊头晕偶痛，手心汗出，手足欠温，咽喉不适。

处方改以柴胡加龙骨牡蛎汤加减：柴胡12g，生龙牡各30g，桂枝12g，白芍12g，合欢皮15g，夜交藤30g，枣仁15g，川芎15g，丹参30g，蝉衣10g，僵蚕 12g，杜仲 15g，7 剂。

三诊（11 月 27 日）：患者因工作缘故未及时前来复诊。诉服上药期间不仅无遗精发生，而且脱发减少，头亦不晕不痛，唯仍眠浅梦多。今又添诉大便秘结，一周 2 次。

处方：生黄芪 15g，生白术 15g，生地 15g，生首乌 12g，当归 12g，火麻仁 15g，煅龙牡各 30g，焦山楂 15g，炒麦芽 15g，夜交藤 30g，合欢皮 15g，枣仁 15g，7 剂。

四诊（12 月 21 日）：无遗精发生，大便稍有改善，但睡眠仍不佳，咽喉有痰，鼻塞，舌淡红，苔薄，脉细数。

处方：柴胡 12g，生龙牡各 30g，当归 15g，生地 15g，合欢皮 15g，夜交藤 30g，枣仁 30g，蝉衣 10g，僵蚕 12g，肉苁蓉 30g，火麻仁 30g，菟丝子 15g，7 剂。

以上两案遗精，都有平素易紧张焦虑、多疑、睡眠不佳、耳鸣、脱发、忽冷忽热等自主神经功能紊乱症状。均投以柴胡加龙骨牡蛎汤为主加减而效。临床及药理学研究表明，柴胡加龙骨牡蛎汤确有治疗神经官能症及抗抑郁的疗效。

如果明了多数年轻患者的阳痿、遗精、早泄属于一时的心身疾病，即使不服药，只要加以适当的心理辅导，可以不药而愈。

第八节　睾　丸　痛

86. 睾丸疼痛肝经病

睾丸疼痛常见于睾丸炎、附睾炎、精索炎、精索静脉曲张、阴囊炎、前列腺炎等疾病。足厥阴肝经起于足大趾爪甲后丛毛处，沿下肢上行，过膝后沿股内侧中线进入阴毛中，绕阴器，进入少腹，最后上行与督脉会于头顶部。因睾丸阴囊部有足厥阴肝经绕过，故睾丸阴囊类疾病一般按照经络辨证方法均当做肝病来处理，就是这个道理。

这里需要了解中医疝气的概念。疝气是指睾丸、阴囊肿胀疼痛，或牵引少腹疼痛的一类疾病。但在历代文献记载中，有学者将腹中攻筑作痛，牵引上下者，亦称之为疝，所以又有腹中之疝与睾丸之疝之说。睾丸疼痛无疑属于睾丸之疝。

在“60. 疝气疼痛效验方”文中曾指出，古代疝气包括以下三类疾病，第一类是泛指体腔内容物向外突出的病证，第二类是指生殖器病证，第三类是指剧烈腹痛的病证。而现代中医所说疝气已基本上是指第一类疝气，相当于“腹中之疝”，包括腹股沟疝、股疝、脐疝等腹外疝，其主要病理是腹部脏器经腹壁薄弱或缺损处向体表突出。第二类生殖器病证实际相当于“睾丸之疝”，可能受到西医疾病分类影响，现在一般不将其称为“疝气”了，只是当做男性泌尿生殖系疾病来看待。犹如现代不再将第三类剧烈腹痛的疾病像《金匮要略》那样称为“寒疝”，而只是当急腹症腹痛来看待一样。明了以上概念演变迁移，对阅读理解古代文献是有帮助的。至于睾丸疼痛一类的疾病称疝也好不称疝也好，关键在于如何辨治取效。

以下先看两例睾丸疼痛的诊治经过。

案1　精囊炎　陈男，41 岁，2012 年 9 月 18 日就诊。诉：近日出现右睾丸疼痛，外院西医专科诊断为精囊炎，伴有夜尿频多，每夜 3～4 次；中脘痞胀，口干，大便二三日一行，便硬如羊屎状。舌淡红，苔黄腻，脉弦。胃镜检查示慢性非萎缩性胃炎伴糜烂（中度）、食管炎；肠镜检查示结肠息肉（钳除治疗）。从足厥阴肝经病变论治。

处方：黄柏 12g，苍术 12g，薏苡仁 15g，川牛膝 15g，川楝子 12g，橘核 12g，荔枝核 12g，乌药 9g，黄芩 12g，白芍 60g，炙甘草 12g，枳实 12g，枳壳 12g，14 剂。

二诊（10 月 9 日）：服药数剂睾丸即不痛，唯夜尿多 3 次左右；餐后中脘痞胀，舌脉同上。原方加徐长卿 15g，14 剂。

三诊（11 月 9 日）：患者因工作原因，停药半月。现睾丸疼痛程度较当初减轻八、九成。但夜尿频多未见明显改善，且伴有尿不尽。夜半常觉胃痞。舌淡红，苔白腻，脉细弦。原方去白芍、徐长卿，加蒲公英 30g，丹参 30g，王不留行 10g，焦山楂 15g，苏梗 12g，莪术 15g，14 剂。

上案以四妙丸加黄芩清利下焦湿热，以川楝子、橘核、荔枝核、乌药、枳实、枳壳等疏导肝经气滞，以芍药甘草汤缓急止痛。

案 2　睾丸鞘膜积液　张男，74 岁，2011 年 6 月 17 日就诊。诉：右侧睾丸疼痛，触之即痛，行走时内裤与之摩擦亦痛。尿频尿急，小便不畅，淋沥不尽，残尿需分数次方能排出，夜尿频多 2～3 次。大便质稀不成形，一日二三行，伴有胃痞。舌淡红，苔黄腻，脉弦滑。B 超示前列腺增生伴结石，右侧鞘膜积液，右肾轻度积水。素有糜烂性胃炎、脂肪肝、高血压、冠心病、甲状腺良性结节等病史。睾丸疼痛从肝经论治，淋证从湿热论治。

处方：知母 12g，黄柏 15g，川牛膝 15g，苍术 12g，蒲公英 30g，败酱草 20g，丹参 30g，丹皮 12g，瞿麦 12g，川楝子 12g，橘核 12g，荔枝核 15g，泽泻 30g，车前草 15g，萆薢 12g，土茯苓 15g，7 剂。

二诊（7 月 8 日）：尿频尿急有所改善，但仍有不尽感，夜尿 1～2 次，睾丸疼痛改善不明显。原方去川楝子、车前草；加滑石 15g，淡竹叶 10g；蒲公英增至 50g，7 剂。

三诊（7 月 15 日）：夜尿频急减而未尽，睾丸疼痛，少腹胀，大便量少，有不尽感，一日二三行。处方：木香 12g，槟榔 15g，青陈皮各 12g，枳实 15g，制大黄 15g，莱菔子 12g，蒲公英 30g，橘核 15g，荔枝核 15g，川楝子 12g，乌药 9g，川牛膝 15g，泽泻 15g，小茴香 9g，7 剂。

四诊（7 月 22 日）：睾丸肿痛略减，但大便仍有不尽感，少腹时伴胀痛。上方加五灵脂 12g，生蒲黄 10g，火麻仁 15g，7 剂。

五诊（7 月 29 日）：睾丸疼痛减轻近一半，小便亦较前大为爽快，大便通畅，不尽感几除。少腹时痞胀或微痛，近日凌晨四五点钟觉胸闷心慌烦躁，苔黄腻化薄。上方去川牛膝、泽泻、小茴香、生蒲黄，加丹参 30g，瓜蒌皮 15g，厚朴 12g，7 剂。

六诊（8 月 5 日）：睾丸肿痛减轻大半，尿频、尿急、尿不尽几除；少腹胀痛亦明显减轻；痔核出血疼痛，心烦，睡眠欠佳。上方加淡豆豉 15g，山栀子 15g，7 剂；另予马齿苋 100g，7 剂，每日煎煮后外用洗肛门。

七诊（8 月 12 日）：睾丸不肿几不痛，少腹胀轻；痔疮出血疼痛经外洗后明显减轻。处方：山栀子 15g，黄芩 15g，制大黄 15g，橘核 15g，荔枝核 15g，川楝子 12g，泽泻 30g，乌药 9g，小茴香 6g，萆薢 12g，枳实 30g，厚朴 12g，7 剂；仍予马齿苋 100g，7 剂，外洗同上。

八诊（8 月 19 日）：睾丸肿痛止，痔疮出血几止。此后继续因皮肤瘙痒、咽干痛、心慌胸闷等就诊，均在上述处方基础上随症略作加减，再未有睾丸疼痛复发。后来随访亦无附睾疼痛。

上案始终以疏肝理气、利尿通淋、清利湿热为主，橘核、荔枝核、川楝子、泽泻、乌药、小茴香、萆薢、五灵脂、枳实等为主要药物。其中橘核、荔枝核、川楝子、乌药、小茴香、枳实等疏导肝经气滞，疏肝理气是其重要的治疗方法。

第九节 腰 痛

87. 非皆肾亏腰酸痛

民间一提腰酸痛，即易认为是肾虚而欲求补肾，男人尤其如此。岂止民间，即便在中医界也恐怕多持此种看法。其实腰酸腰痛的病因病机远非如此简单，且看下例。

案 张女，63 岁。2013 年 11 月 5 日就诊。诉：腰部至骶骨部酸痛近 3 年。小便带有泡沫，但尿常规及肾功能检查无殊。平素胸闷、气短，动辄汗出，足后跟痛，心烦易怒，睡眠欠佳，大便通畅。舌淡红，苔薄，脉细弦。治以补肾活血止痛为主。

处方：杜仲 30g，川断 30g，当归 30g，怀牛膝 30g，红花 30g，苍术 30g，南星 30g，制川草乌各 6g，桂枝 12g，白芍 12g，炙甘草 9g，麻黄根 15g，7 剂。嘱患者行妇科检查。

二诊（11 月 12 日）：腰部及骶骨部酸痛未见显著改善，仍有胸闷气短、自汗。阴超检查未发现任何器质性疾病。治疗改以清热利湿、活血化瘀为主；以妇科常用方当归芍药散、桂枝茯苓丸、薏苡附子败酱散及丹参饮加减。

处方：生黄芪 30g，丹参 30g，檀香 3g，桂枝 15g，茯苓 12g，赤白芍各 12g，川芎 12g，当归 12g，炒白术 12g，败酱草 20g，薏苡仁 30g，黄柏 15g，川断 12g，炙甘草 12g，7 剂。

三诊（11 月 19 日）：上药服毕，持续 3 年之久的腰部及骶骨部酸痛顿止。唯觉口干津少，气短自汗，时胸闷心慌，纳呆，神疲乏力，舌淡红，苔薄，脉细弦。

处方：生黄芪 30g，丹参 30g，麻黄根 15g，太子参 12g，北沙参 15g，枸杞 12g，玄参 12g，芦根 30g，天花粉 9g，川石斛 15g，神曲 12g，炒麦芽 15g，7 剂。

四诊（11 月 26 日）：腰部骶骨部酸痛未作。气短乏力、胸闷心慌亦有好转。纳呆尚欠佳，舌脉同上。上方加炙鸡内金 12g，焦山楂 12g，莱菔子 9g，14 剂。

本案以腰骶酸痛为主诉，初诊补肾活血止痛无效。由于患者腰部酸痛连及骶骨部，也曾怀疑妇科疾病，故嘱其行妇科 B 超检查。二诊时妇科 B 超并无异常发现，但一则初诊补肾活血无效，二则患者腰骶酸痛位置偏下，尽管妇科 B 超检查无异，但妇科因素引起腰酸痛不能完全排除，故二诊姑以清利湿热、活血化瘀之妇科诸方加减治之，不意获得了很好的效果，持续 3 年之久的腰骶部酸痛止于一旦。

腰为肾之府，肾气不足、肾精亏虚诚然是引起腰酸痛的重要原因，但并非所有腰酸、腰痛一概皆为肾虚所致。隋代巢元方《诸病源候论•腰背病诸候》曰：“凡腰痛有五：一曰少阴……二曰风痹……三曰肾虚……四曰暨腰，坠堕伤腰……五曰寝卧湿地，是以痛。”宋代陈无择《三因极一方论•腰痛叙论》认为：“夫腰痛虽属肾虚，亦涉三因所致；在外则脏腑经络受邪，在内则忧思恐怒，以至房劳坠堕，皆能致之。”《丹溪心法》则将腰痛原因归为“湿热、肾虚、瘀血、挫闪、痰积”五类。

有许许多多的疾病均可引起腰酸腰痛，在这些可以引起腰酸腰痛的疾病中，除一小部分属于中医肾亏病机外，绝大部分并非缘于肾亏，用补肾药物治疗必不有效。能够引起腰酸痛症状的疾病除腰椎间盘突出等骨伤科疾病外，有以下之多。

（1）妇科疾病：女性生殖系统炎症，包括宫颈炎、宫颈糜烂、慢性盆腔炎（子宫内膜炎、输卵管炎、输卵管卵巢炎、输卵管卵巢脓肿、盆腔腹膜炎、子宫骶骨韧带或结缔组织炎症）引起的盆腔粘连、积液；盆腔肿瘤，如子宫肌瘤，子宫颈癌，卵巢囊肿等；盆腔淤血综合征（即卵巢静脉综合征）；月经病，如月经不调、痛经；子宫内膜异位症；女性生殖器官损伤性疾病以及发育异常，如子宫后屈、子宫前倾、子宫脱垂、阴道脱垂等；妇科术后，如节育环嵌顿、人工流产后；妊娠病，如先兆流产、难免流产；产后病，如产褥期过度劳累等皆可导致腰酸痛。此外，生理性原因如怀孕后因逐渐增大的子宫压迫盆腔神经、血管，亦可引起腰酸痛。

（2）内科疾病：以泌尿系统疾病最易令患者产生腰酸痛的症状，包括尿路感染，泌尿系结石，结核，肾小球肾炎，慢性肾盂肾炎，肾下垂，肾积水、积脓；男性慢性前列腺炎，男性精索静脉曲张等。甚至消化系统疾病如急性胰腺炎、穿透性溃疡、胆囊炎、胆石症；神经系统疾病如脊髓炎，脊髓肿瘤，神经鞘瘤，腰骶神经根炎；呼吸系统疾病如胸膜炎、胸膜增厚；心血管系统疾病如心绞痛；还有骨质疏松、脊柱类风湿等也会出现不同程度的腰酸痛不适。此外，精神类疾患如癔症、自主神经功能紊乱等也可能是导致腰酸痛不已的祸首。

反观本案，首诊以大剂量杜仲、怀牛膝、川断补肾强骨，合以当归、红花、南星、制川草乌等活血化瘀，化痰除湿止痛，用药不可谓不峻猛，但药后腰酸痛未见丝毫改善。二诊用药虽稀松平常，但由于从妇科角度进行治疗，清热利湿、活血化瘀，却意外获效。

或有看官存在如下疑惑：明明 B 超检查并无异常发现，何以从妇科治疗？需知单纯的轻微渗出性盆腔炎症等妇科疾病，除非形态学改变达到一定程度，如出现盆腔积液、附件增厚、卵巢增大、子宫内膜增厚等，否则很难在超声波检查中显示出病理性特征。月经病就无法通过超声波检查确诊。因此有学者强调，过分依赖实验室检查未必有益，此之谓也。既然初诊补肾活血止痛无效，腰骶骨酸痛位置又偏于下，尽管 B 超检查无异常发现，试从妇科疾病常见、多见病因病机治疗，属“试探性治疗”，当临床上“常规辨证论治”无效而走投无路时常需用到。

第七章　脑系病证

第一节　癫　痫

88. 癫痫由痰亦由瘀

癫痫是由于大脑神经元反复地、过度地超同步化发放，引起感觉、运动、情感等一系列表现，包括部分性发作和全面性发作。部分性发作主要有单纯部分性发作、复杂部分性发作和继发全面性发作。全面性发作则有以下几种：

（1）全面强直 - 阵挛性发作：以突发意识丧失、全身强直和抽搐为特征，一次发作持续时间一般不超过 5 分钟，常伴有舌咬伤、尿失禁等，并容易造成窒息等伤害。

（2）失神发作：突然发生，动作中止，凝视，呼之不应，可有眨眼，但基本不伴有或伴有轻微的运动症状，结束也突然，通常持续 5～20 秒，亦称癫痫小发作。

（3）强直发作：发作性全身或者双侧肌肉的强烈持续的收缩，肌肉僵直，使肢体和躯体固定在一定的紧张姿势，如轴性的躯体伸展背屈或者前屈，常持续数秒至数 10 秒，一般不超过 1 分钟。

（4）肌阵挛发作：类似于躯体或者肢体电击样抖动，有时可连续数次，多出现于觉醒后。

（5）失张力发作：全身肌肉张力突然丧失，导致不能维持原有的姿势，出现猝倒、肢体下坠等表现，发作时间相对短，持续数秒至 10 余秒，发作持续时间短者多不伴有明显的意识障碍。

笔者治疗癫痫常从痰瘀论治，收效尚佳。

案 王女，9岁，2013年2月15日就诊。患者自2011年5月因交通事故引起头部外伤后，时觉头晕头痛，2012年9月某日出现突然晕倒在地，不省人事，伴手足抽搐，口吐白沫，3～4分钟即复醒如常。类似发作至今已有5次，发作前自觉双下肢轻飘无力感。除此之外，平时几乎每天都有发呆等失神样小发作，多突然发生，发作时思维模糊不清，持续约数十秒。为此，不得不于2012年12月休学。休学后，每日在家休息调养，失神发作（癫痫小发作）减少为每周发作1～2次。曾前往上海新华医院等医院求诊，均诊断为“疑似癫痫”，但未进行过积极规范的治疗，迄今从未服用过治疗抗癫痫西药。

2012年10月30日脑电图检查：“在双枕部可见基本节律为8～9Hz，50～80mV的α波，调幅佳。平静时，17分钟内发作一次，全导联可见2.5～3.5Hz，400～500mV的极高电位的棘-慢复合波爆发性出现。持续15s，以双额部为显著，左前额部和左额部为病灶源可能。在过度换气时，3分钟内发作2次，每次持续20～30s。结论：痫样放电。”

2012年12月7日再行脑电图检查：“在双枕部可见基本节律为8～9Hz，30～50mV的α波，调幅减弱。过度换气中在全导联可见2～3Hz，200～400mV的爆发性的棘-慢复合波呈频繁出现。结论：痫样放电。”

2012年12月14日在新华医院行颅脑磁共振检查，未见明显异常。

患儿平素经常觉胸闷气短，临睡前尤为明显。余无特殊不适，舌淡红，苔黄，舌下静脉迂曲显露，脉细滑。西医诊断：疑似癫痫；中医诊断：痫病；辨证：痰瘀阻络；治疗原则：祛瘀化痰。

处方：丹参15g，川芎12g，当归9g，生地9g，桃仁9g，红花6g，半夏9g，胆南星9g，郁金12g，地龙9g，僵蚕9g，川牛膝9g，柴胡6g，枳壳6g，7剂。

二诊（2月22日）：服药1周期间，失神发作频率与服药前相比无明显减少，临睡前时有胸闷气短，舌脉同上。原方再予14剂。

三诊（3月8日）：服药已有3周，失神发作频率显著减少，原先为每周发作1～2次，近2周无失神发作，临睡前胸闷气短症状亦告消失，舌脉同上。原方加白芥子6g，7剂。

四诊（3月15日）：无失神发作，临睡前已不觉胸闷气短，舌脉同上。上方去川牛膝、柴胡、枳壳，加全蝎粉1g（吞服）、蜈蚣粉1g（吞服），7剂。

五诊（4 月 9 日）：患者因去外地休养 3 周，故已停药半月余。自二诊以来，无论服药期间还是停药期间，至今无发呆等失神样小发作。夜间喜磨牙，舌淡红，苔薄黄，舌下静脉迂曲显露，脉滑。2013 年 4 月 8 日于医院复查脑电图："在双枕部可见 9～11Hz，30～90mV 的 α 波连续性出现，调幅佳。未见慢波、棘波和尖波。地形图示：α 频段功率值高，双额部为眼动伪迹。结论：本次记录未见痫样放电。脑功能未见异常。"再予上方 7 剂巩固疗效。

之后服上药至 5 月 3 日，夜间不磨牙，无失神发作。

中医癫痫有以下几个问题值得讨论。

（1）关于癫痫病证的定义：癫痫又称痫病、痫证，民间将俗称"羊痫风"，以突然仆倒，昏不知人，口吐涎沫，两目上视，肢体抽搐，或口中如作猪羊叫声等神志失常为主要表现的一种发作性疾病。不难看出，此种定义实际上仅是指西医学癫痫中之全身强直 - 阵挛性发作的类型，并不全面。因此，近年出版的中医教科书又增加了"发作性神情恍惚"，这样至少似将临床常见的"失神发作"包括在内了。

事实上，古代医家十分重视癫痫发作之前的征兆或类似于"失神发作"的证候。如唐代孙思邈《备急千金要方•候痫法》通过细致的临床观察，指出诸如"目瞳子卒大，黑如常是痫候""闭目青，时小惊是痫候"等二十条，孙思邈进一步指出："夫痫，小儿之恶病也，或有不及求医而致者；然气发于内，必有先候，常宜审察其精神而采其候也。"所谓"审察其精神而采其候"，为我们诊断失神样癫痫小发作以启迪。

（2）癫痫病机不应忽视瘀血之存在：癫痫之病始见于《黄帝内经》，《素问•奇病论》云："人生而有病巅疾者，病名曰何？安所得之？岐伯曰：病名为胎病。此得之在母腹中时，其母有所大惊，气上而不下，精气并居，故令子发为巅疾也。"指出癫痫发病与先天因素有关。

关于本病的病因病机，历代前贤多认为发于虚实两端，虚则多为脏腑受损，实则风、火、痰相互致病。其中，尤以痰为主要致病因素，认为痰邪上蒙清窍是癫痫发作的主要病因病机。《丹溪心法•痫》："痫证有五，……无非痰涎壅塞，迷闷孔窍"。明代龚信纂《古今医鉴》则断言痫病"皆是痰迷心窍。"楼英在《医学纲目•癫痫》中亦提到"痰在膈间则眩晕不仆，痰溢膈上则眩晕仆倒于地而不知。”清代程国彭《医学心悟·癫狂痫》:“痫者,……虽有五脏之殊,而为痰涎则一”。李用粹《证治汇补·痫病》将癫痫分为阳痫与阴痫,仍固执地认为病机为痰:“阳痫痰热客于心胃……阴痫亦本乎痰热”。由此可见,持癫痫由痰而致的观点自古以来就占据压倒性多数,影响至今。

古代只有少数学者认识到癫痫除了由痰以外也可由瘀血所致。例如宋代杨仁斋的《仁斋小儿方论》指出:“血滞心窍,邪风在心,积惊成痫,通行心经,调平气血,顺气豁痰,又其要也。”为治疗小儿癫痫当活血化瘀、豁痰,提出了从痰瘀论治癫痫的理论雏形。

直至到了清代,倡导活血化瘀的王清任始在《医林改错》中明确提出癫痫病位在脑,指出瘀血阻于脑络可引起痫症的发生,提出用黄芪赤风汤治疗癫痫。其在《医林改错》讲到:“癫狂一症……乃气血凝滞脑气,与脏腑气不接,如同做梦一样。”又云:“抽风之症,气虚无疑,元气既虚,必不能达于血管,血管无气,必停留而瘀。”这段话的意义在于指出了瘀血所致癫痫的病机,既可为外伤实证所致(气血凝滞脑气),也可为内伤虚证所致(气虚血瘀),其学术贡献不可磨灭。

其后,还有清代周学海《读医随笔·风厥痉痫》呼应此论:“癫痫之病,其伤在血、寒、热、燥、湿之邪,杂然凝滞于血脉,血脉通心,故发昏闷,而又有抽掣叫呼者,皆心肝气为血困之象,即所谓天地之疾风是也”。

查阅现代文献,发现多有从痰从瘀联合论治癫痫者,如郑绍周、胡建华、刁本恕等。以活血化瘀或联合活血化瘀治疗外伤性或非外伤性癫痫的文献报道更是日渐增多。

西医学认为,临床部分癫痫是由于外伤后导致脑缺血缺氧,或脑外伤的瘢痕形成,脑部炎症发生粘连,在大脑皮质运动区产生刺激性病灶,导致癫痫发作。活血化瘀、化痰通络药物可有效改善脑局部微循环,促使瘢痕消失,缓解粘连,使皮质运动区停滞性病理性兴奋灶逐渐消除。非外伤性癫痫久病致瘀,抑或是诸如风、火、痰等因素经病理演变最终致瘀者亦复不少。对此,均可运用或配合运用活血化瘀法进行治疗。活血化瘀法极大地拓展和丰富了中医治疗癫痫的学术内涵。

本案癫痫发病于头部外伤之后,舌下经脉迂曲显露,有瘀血之候,治疗即从痰瘀入手,处方以血府逐瘀汤为主,配合半夏、胆南星、白芥子化痰以及地龙、僵蚕、全蝎、蜈蚣等虫类药息风通络。治则合病，是以取效。

（3）关于癫痫的疗效评价：精神压力过大、过度脑力活动、睡眠不足、情绪激动以及高热，均与癫痫的发作密切相关。因此，调适心理以保持乐观开朗的心态、注意饮食起居、适当休息以避免过度疲劳、保证充足的睡眠时间，是防止癫痫复发的有效措施。本案患儿于2012年12月休学后，每天都有失神发作减少至每周发作1～2次，即是明证。但自从服用中药治疗以后，持续半年多每周必有的失神样癫痫小发作再也没有发生过，脑电图检查痫样放电消失，表明痰瘀兼治的中医治疗方法可有效地控制癫痫的发作。由于癫痫是慢性病，容易复发，患者需长期坚持服药，一般需要定期随访2年及以上，每半年复查一次脑电图。根据《中国癫痫诊疗指南》，临床70%～80%癫痫患者经药物治疗后，发作可得到控制。一般情况下，发作完全缓解（无发作）2～4年后，可以考虑停药，停药后大部分的患者可获终身缓解。但部分患者仍可能会有复发。对新诊断的癫痫在开始治疗的2年内如能完全控制发作，则有可能预示着长期缓解。

第二节　震　颤

89. 肝主筋脉颤震由

颤证又称颤振、颤震、振掉，是指以头部或肢体摇动、颤抖为主要临床表现的一种病证。内科书上一般分为“风阳内动”“髓海不足”“气血亏虚”以及“痰热内动”等证型。临床实际很少见到以上单纯的证型，需要复合组方治疗。

历来根据“诸风掉眩，皆属于肝”（《素问·至真要大论》）的论述，多从肝风论治。此外笔者认为，更应该紧紧抓住“肝主筋脉”的生理病理进行思考。颤震主要是经络筋脉的病变，一般由以下几个因素造成：一是肝藏血不足或肝肾精血亏虚无以濡养筋脉，二是瘀血阻滞经络，三是痰阻经络，皆使经络筋脉无从发挥正常的功能而发生颤震。一般对颤证治疗，可以从平肝息风、补血或滋养肝肾精血、活血化瘀、化痰等四个方面着手进行组方，亦即基本涵盖教科书上的四个证型的治疗方药。

案 黄女，76岁，2005年4月27日就诊。诉：最近出现手抖、头摇，不能自主，兼胸闷，舌麻，自觉面部肌肉绷紧，目糊，舌淡红、舌下静脉迂曲显露，苔薄，脉小弦滑。无高血压病史。诊断为颤证，痰瘀阻络，肝风内动；治宜养血活血，化痰通络，平肝息风。

补阳还五汤与小陷胸汤为主加味：黄芪30g，桃仁12g，红花6g，地龙6g，赤白芍各12g，当归30g，川芎12g，丹参18g，全瓜蒌30g，半夏12g，黄连6g，天麻12g，葛根30g，钩藤12g，珍珠母30g，淫羊藿12g，7剂。

二诊（5月4日）：手抖头摇及胸闷减半，原方继服7剂。

半年后随访得知，当时服药两诊合计14剂后，手抖、头摇、胸闷全部消失，至今无异常。其间并未服用任何其他中西药物。

风性主动，手抖、头摇、目糊乃属肝系风动；胸闷、舌麻、脉小弦滑示有痰；舌下静脉迂曲显露示有瘀血。老年体衰，气血渐显不足，不能濡养筋脉而生内风；另一方面，血少则涩，血瘀夹痰阻滞经络，筋脉失却约束，故手抖、头摇、面肌绷紧。以补阳还五汤加丹参活血化瘀，兼益气养血；小陷胸汤化痰；天麻、钩藤、珍珠母、葛根（包括地龙）息风平肝。至于淫羊藿之用，《医学入门》云其能“治偏风手足不遂，四肢皮肤不仁”，有补肾之功，无助阳之弊。由于组方合理，加之病浅未深，故获痊愈。

90. 震颤病机有瘀血

震颤又称颤证，《中医内科学》五版教材未见载其病证。普通高等教育中医药类规划教材《中医内科学》（王永炎主编，上海科学技术出版社，1997年）将该病归类于“经络肢体病证”，记述其病因病机分别有风阳内动、髓海不足、气血亏虚和痰热风动四种类型。第1版《实用中医内科学》（上海科学技术出版社，1985年6月）则将该病归类于“肝胆病证”，记述其病因病机分别有肝肾不足、气血两虚、痰热风动三种类型；在该书第2版（上海科学技术出版社，2009年1月）中，则又将其归类于“脑系病证”中，记述其病因病机为肝肾不足、气血两虚、痰热动风、痰瘀交阻四种类型。值得注意的是，后者第一次出现了痰瘀交阻这一证型。

痰瘀互阻确是颤证的常见病机类型。在“89. 肝主筋脉颤震由”文中记载了一例从痰瘀互阻论治的颤证，今再举一例如下。

案　蔡女，59岁，2009年2月20日就诊。诉：开始，被别人指称时时头摇动，已有数月，而本人不能自觉。但近来本人也能感觉到每日阵发性头摇动发作，短则数秒，长则数分钟，以午后发生为多，有时伴手发抖，大便不爽，夜梦多，舌淡红，裂纹，舌下静脉迂曲显露，苔薄，脉细弦。血压偏低，血脂偏高。震颤证属风阳内动，痰瘀互阻；治宜平肝息风，化痰祛瘀。

从半夏白术天麻汤、小陷胸汤以及补阳还五汤中寻方：潼蒺藜12g，天麻12g，钩藤12g，珍珠母12g，半夏12g，南星10g，黄连6g，瓜蒌皮20g，川芎15g，当归12g，赤芍12g，丹参15g，地龙12g，桃仁12g，红花6g，石菖蒲12g，7剂。

二诊（2月27日）：服上药后，头摇发作次数减少，但忽发生腹痛腹泻，舌淡红，苔薄，脉细弦。上方减去瓜蒌皮，加白芍30g，甘草10g，茯苓20g，7剂。

3月6日患者于医院抄方7剂，继续服用。

三诊（3月13日）：在以上服药期间，本已无头摇动发作，唯上周感冒后头摇动次数似又有所增多，现尚有咳嗽未除。原方再加葛根15g，车前草15g，侧柏叶25g，10剂。

其后又自行抄方继续服用上方。

四诊（4月3日）：患者总结道，首服7剂后，头摇次数减少；服至14剂，头摇动止、手亦不抖。感冒期间，头摇动似有所增多，但继续服药后，头摇动即止。顷诊夜间干咳无痰，咽喉间有痰，上唇左内侧口疮疼痛，舌淡红，苔薄黄，脉细弦。

改处方为：半夏12g，黄连10g，瓜蒌皮20g，象贝6g，南星10g，桔梗10g，甘草6g，炙冬花15g，紫菀15g，7剂。

上案也是从痰瘀风三者着手论治取效的。痰瘀交阻是震颤病证病情发展变化的重要病理环节。近年来大量临床报道也都支持这个观点，运用活血化瘀药物的确可以收到一定效果。

震颤痰瘀病机既可以痰瘀交阻一同出现，也可以或痰或瘀独立存在。瘀血的表征一般不甚明显，或表现为肢麻，或表现为唇黯，或表现为舌现瘀斑瘀点，或表现为脉涩，最常见最有用的表征是舌下静脉迂曲显露。所以察舌时一定要看一看舌下的情况。

治疗痰瘀互阻型震颤，教科书提出可用血府逐瘀汤合涤痰汤，只是提供了代表方剂罢了。笔者以为补阳还五汤合小陷胸汤亦颇不差。朱丹溪有一张方名为上中下通用痛风方（黄柏、苍术、天南星、桂枝、威灵仙、红花、羌活、防己、白芷、桃仁、龙胆草、川芎、神曲），原本是治疗痰湿瘀血合邪所致周身骨节疼痛的痛风证，用来治疗痰瘀互阻兼筋脉湿滞之震颤，效果也相当不错。震颤毕竟是头部和/或肢体摇动的病证，“诸风掉眩，皆属于肝”，所以息风平肝亦为其重要治疗原则之一，可以酌情配合应用。

治疗震颤实证，不妨可以同时从痰瘀风着手论治；治疗震颤虚证，从补肝肾、益气血着手；虚实夹杂交错之证则两者合用之可矣。

这也进一步证明笔者提出“（处方）以数原则治疗某病证”的学术观点，是符合临床实际情况的。

第八章　气血津液系病证

第一节　怪　　症

91. 细辛敷脐治怪症

2005年4月8日上午，笔者接诊了一位女性患者，姓蒋，35岁。她听说上海曙光医院的中医水平高，由其夫陪同特意自外地来诊。其病情是这样的：咽喉连及胸骨上窝处疼痛将近一年，大椎穴处以及剑突下疼痛，按之亦痛。接下来患者的诉说愈发离奇：凡吞咽、饮水、食物稍咸均加重疼痛，咳嗽、深吸气、哈欠、有时甚至正常呼吸亦皆引起上述部位疼痛难受。有时咽喉及胸骨上窝处疼痛难以忍耐，以至不能站立。全身觉冷，夏日恶风扇、冷空调而喜棉被。舌偏红，苔黄厚腻，脉细弦。上述症状自2004年5月起出现，往返于全国多个中西医院五官科、呼吸科及内科求治，各种检查均无异常发现，各种治疗均告罔效。一年花去费用几万元。2004年9月因不堪此疾痛苦而辞去了工作，家庭经济状况日益恶化。

对此患者纷繁的临床症状颇难作出明确的诊断，因其咽喉部疼痛不适的症状是主要的，在中医似可以看作喉痹论治。

处方（1）姑以三路药：

一路解毒利咽：金银花30g，蒲公英30g，玄参15g，山豆根3g，射干3g，马勃10g，僵蚕6g，牛蒡子12g。

一路清心胃之热：生地15g，竹叶10g，通草10g，生甘草梢6g，石膏15g，黄连10g，黄芩12g。

一路降逆活血：丹参15g，降香10g，药予7剂。

处方（2）：另用吴茱萸60g，嘱研末（在上海老乡家借用其家用豆浆机），每日晚临睡前，取5g以热醋调敷脐上，覆以纱布和胶带固定。

二诊（4月22日）：遵嘱服毕中药7剂，但吴茱萸敷脐一夜即因皮肤发红而自行停用，诸般症状并无丝毫改善。姑以首诊方加减后再予7剂；因思肚脐皮肤过敏而自行停用吴茱萸敷，仍有必要换药再试，改予细辛30g，嘱研末敷脐，用法同上。

三诊（4月28日）：患者诉未曾服用二诊方药，因当日晚仅外用细辛贴敷脐上，约2小时后，咽喉部及胸骨上窝疼痛顿止，如烟消云散一般！翌日诸症顿消，仿佛不曾有过此疾。患者因此觉得已没有必要再服中药，也没有必要再继续用细辛外敷，直至今日。持续年余之怪症，竟因细辛敷脐一夜而霍然消失，连续6天未再复有任何不适，夫妻俩啧啧称奇，欢欣无比，打算离沪返回老家，今特来道谢告辞。

该患者的临床表现非比寻常，在他处经治均告无效。说实话，笔者从无遭遇过这类患者，并无任何治疗经验可言。只不过从直感知道对其需要用“非常之法”进行治疗。病程已久，莫非经络阴阳闭塞？十二经脉惟太阳行脑后从背，其余皆凑咽喉，故诸经病变皆可上及咽喉。

中药敷脐疗法属于药物外用经皮肤吸收。但是肚脐处皮肤不同于机体他处皮肤，该处在孕胎期曾通人体之内外，较之其他部位，药物的渗透性或吸收更佳；况且脐名神阙，为经络之总枢，经气之汇海，通过任、督、冲、带四脉而统属全身经络，联系五脏六腑。从历代针灸文献看，神阙穴的主治病症非常广泛。《医宗金鉴》言神阙穴能“主治百病”。盖神阙穴联系全身经脉，药物经脐部皮肤吸收后，可循经络贯达全身而起治疗作用。

《灵枢·终始》曰：“病在上者下取之……病在头者取之足。”用针如此，用药亦然。细辛性味辛、温，归肺、肾经，具有祛风散寒止痛，温肺化饮，宣通鼻窍之功。《本草正义》云其“芳香最烈，故善开结气，宣泄郁滞，而能上巅顶，通利耳目……内之宣络脉而疏百节，外之行孔窍而透肌肤”。细辛敷脐，以其辛散窜通的功能，打通了经络的闭塞。诚如清代徐大椿曰：“汤药不足尽病……用膏贴之，闭塞其气，使药性从毛孔而入其腠理，通经贯络，或提而出之，或攻而散之，较服药尤为有力”。

《本草纲目》和《卫生家宝方》均载有“小儿口疮，细辛末醋调贴脐上”的内容，小儿皮肤娇嫩，可见细辛对皮肤刺激性较少。的确，本患者初用吴茱萸时皮肤过敏，外敷细辛时却无此不良反应。

但以一味细辛敷脐，价格不过几角，居然使折磨患者年余的怪症立时消散。按语及此，无力阐明其理，岂非中医药学之神奇与博大精深焉！

第二节　寒　　热

92. 不明发热治法多

发热有虚有实，虚则无非气血阴阳，实则多端难以尽数。治疗并不容易，经常需要边观察边摸索治疗方法。

案 1　小柴胡汤　张女，34 岁，主妇，2006 年 12 月 19 日就诊。诉：4 年来，月经来潮时辄有低热，伴鼻塞流涕、咽痛、头痛，头痛以两侧及后颈部为主。经期一般持续 1 周，量多，周期尚准。本月 22 日月经将至。舌淡红，苔黄腻，脉细弦。证属热入血室。

小柴胡汤加味：柴胡 12g，半夏 12g，黄芩 15g，党参 15g，甘草 6g，大枣 10 枚，川芎 15g，当归 12g，丹参 12g，防风 12g，苍术 9g，青蒿 12g，竹叶 10g，7 剂。

二诊（2007 年 1 月 19 日）：服上药后，月经如期而至，但经期无发热，其他诸症若失。但停药后，头两侧痛、咽痛又作，舌红，边有齿痕，苔薄，脉细弦。原方加射干 6g，7 剂。

后未再有发热而来诊治。

《伤寒杂病论》最早提出热入血室为小柴胡汤证，其机制是妇人经水适来适断中风伤寒所致。经水适来，血室空虚，病邪乘虚而入，治以小柴胡汤配青蒿加强清热之效；咽痛亦为小柴胡汤症；头两侧太阳穴处胀痛亦为少阳循经部位。因血室空虚，配以川芎、当归、丹参养血补血充填血室；腠理为中风伤寒外邪必经之途，以防风挡之；苔腻示湿甚，加竹叶、苍术化湿。果然经期来时再无发热。

案 2　小柴胡汤合清骨散　陈男，51 岁，职员，2004 年 12 月 14 日就诊。

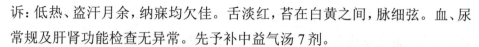

诉：低热、盗汗月余，纳寐均欠佳。舌淡红，苔在白黄之间，脉细弦。血、尿常规及肝肾功能检查无异常。先予补中益气汤7剂。

二诊（12月21日）：低热、盗汗依旧。

改予当归六黄汤、小柴胡汤合清骨散加减：当归12g，黄芪30g，生地15g，熟地15g，川连10g，生大黄5g，柴胡12g，黄芩12g，半夏12g，党参12g，甘草12g，大枣12g，银柴胡12g，地骨皮12g，青蒿12g，白薇12g，玉竹12g，7剂。

三诊（12月28日）：盗汗未止，低热减少。上方去当归六黄汤，加糯稻根30g，瘪桃干30g，煅牡蛎30g，五味子10g，浮小麦30g，7剂。

四诊（2005年1月4日）：低热不再，盗汗减半。

补中益气汤为“甘温除大热”代表方剂，主要治疗“气虚发热”或“阳虚发热”，首诊用以治疗低热、盗汗系误治，故无效。二诊改投当归六黄汤、小柴胡汤和清骨散加减，低热有所减少，但盗汗未除，故三诊弃当归六黄汤，加止汗治标之品。四诊低热不再，盗汗减半。综观治疗过程，本案清热主要应归功于小柴胡汤和清骨散。

案3　补中益气汤例　朱女，24岁，职员，2006年8月24日就诊。诉：自8月14日感冒以来，每日低热，37.3～37.5℃，伴腰背酸痛，大便日行1～2次，质偏稀、含不消化物，乏力体瘦，面色萎黄。舌淡红，苔薄，脉细弦。证属气虚发热。

补中益气汤为主加味：黄芪30g，白术15g，党参15g，甘草9g，大枣10g，陈皮9g，升麻9g，柴胡15g，当归15g，青蒿15g，银柴胡9g，胡黄连12g，7剂。

二诊（8月31日）：服药2～3剂即低热不再，腰背酸痛亦止，唯大便仍难成形。原方去青蒿、银柴胡、胡黄连，当归减至10g，加茯苓30g，神曲9g，麦芽10g，再予7剂善后。

本案发热起自感冒后，因乏力体瘦，面黄便溏，虚人也。“劳者温之”“虚者补之”；李杲曰：“惟当以辛甘温之剂，补其中而升其阳，甘寒以泻其火则愈。”补中益气汤中缺甘寒之品，故配青蒿、银柴胡、胡黄连清退虚热，标本兼顾。

案4　新加香薷饮合藿香正气散　俞男，78岁，退休，2006年8月11日就诊。诉：持续发热2日，体温38.7℃，伴恶寒，夜间盗汗，纳呆，口中无味。素患慢性结肠炎30年，腹痛，大便夹黏冻而有后重感，日行1～2次。舌红，苔黄腻，脉细弦。胸片检查无异常。证属暑湿发热。

新加香薷饮合藿香正气散加减：香薷12g，扁豆12g，金银花30g，连翘30g，大腹皮12g，藿香12g，佩兰12g，紫苏12g，茯苓12g，椿根皮30g，地榆12g，糯稻根30g，瘪桃干30g，4剂。

二诊（8月15日）：药后发热即止，不恶寒，但在冷空调下仍微恶风，盗汗明显减少；大便性状改善。后专治肠病，直至八诊时告愈。

夏季炎热，贪凉饮冷，寒邪外束，暑湿内蕴，吴鞠通"新加香薷饮"正相适宜；又患者素有肠炎及其相关症状，合藿香正气散亦颇适切。香薷辛微温，专治寒郁之暑气（《本草经疏》），金银花、连翘清热解暑，轻宣透表，扁豆健脾化湿，紫苏散寒解表、行气宽中，藿香、佩兰助紫苏、扁豆化湿行气，又助香薷外散风寒，茯苓健脾渗湿。诸药合用，清热解暑，化湿健脾，新病旧疾兼顾。

93. 中医可治斯蒂尔

成人斯蒂尔病（adult onset Still disease，AOSD）又称"变应性亚败血症"，为病因不明的临床少见疾病，以长期间歇性发热、一过性多形性皮疹、关节炎或关节痛、咽痛为主要临床表现，伴有周围血白细胞、粒细胞增高和肝功能受损等系统受累的临床综合征。西医治疗采用糖皮质激素，而中医治疗本病则处于配合激素的从属地位，单纯用中药治疗本病且有长期随访的临床报道较少。

案　和男，42岁。2003年5月出现间歇性发热，每1～2周发作一次，持续5～7天，以高热（39.1～40℃）为多。发热前通常小腿酸软，继之热起，伴咽痛、头痛、恶风畏寒、腰膝酸软、肌肉疼痛，并易伴发口腔溃疡，但会阴部从无溃疡。抗生素治疗无效，服退热药则汗出热退。热退后与常人无异，唯面部及下肢皮肤出现红色丘疹，压之轻痛，4～6日后自丘疹中心化脓而愈。2年多来，患者求治于多家沪上中、西医院，凡查胸片、B超、类风湿因子、C 反应蛋白、抗柯萨奇病毒、艾滋病病毒、沙眼衣原体、人型支原体、抗核抗体、抗 ENA 抗体、免疫全套及骨髓检查均无异常，一直未有过明确诊断。

2005 年 12 月 15 日初诊予达原饮合仙方活命饮开达膜原，辟秽化浊，清热解毒，7 剂；同时予小柴胡汤合白虎汤和解少阳并清阳明之热，3 剂，嘱其发热时服之。但二诊（12 月 22 日）：仍有持续发热不退（38.5～39.5℃），当日体温 38.5℃，咽痛，头痛，关节肌肉疼痛，舌质红，苔灰黄腻，脉细弦偏数。19 日起发热，服用小柴胡汤合白虎汤未有效遏制，今又增诸般疼痛，予处方小柴胡汤加防风、羌活、川芎、射干、山豆根，7 剂。

三诊（12 月 29 日）：发热持续到 24 日。时因忖热发燔然，热退时皮肤出现红色丘疹，似为热伏气营，气分属阳，邪出故发热；营分属阴，邪入故现斑疹。遂改用温病卫气营血辨证论治方法，用犀角地黄汤合凉膈散，清气凉血，泻火解毒，兼化蕴湿。处方：水牛角 30g，生地黄 60g，赤芍 15g，丹皮 12g，生大黄 6g，生栀子 15g，黄芩 15g，薄荷 9g，淡竹叶 9g，甘草 9g，苍术 12g，7 剂。

四诊（2006 年 1 月 5 日）：体温 37.3℃，微恶风，咽痛，微咳，痰少而质稠色黑，苔灰黄腻较前化薄。本次发热仅持续 3 天，热度明显较低（最高 37.3℃），为 2003 年发病以来未曾有之轻象，疗效初显端倪。

之后根据病情变化，调整处方用药与剂量，发热持续时间由 5～9 日减少至 4 日以内，体温由 39℃以上降至不超过 38.3℃，4 月 20 日以后体温再未超过 37.5℃。

发热时服用处方（1）：水牛角 30g，生地黄 60g，赤芍 15g，丹皮 12g，生栀子 15g，薄荷 9g，淡竹叶 9g，甘草 9g，苍术 12g，羌独活各 12g，玄参 12g，天麦冬各 10g，知母 12g，青蒿 10g，射干 6g，山豆根 6g，生大黄 15g，黄芩 30g，石膏 120g，白花蛇舌草 30g，黄连 9g，升麻 6g。

全方由犀角地黄汤、增液汤、凉膈散、白虎汤、清胃散组成，清气凉营，发散胃膈间郁火，解毒燥湿，兼顾护阴液，用于发热时气营两燔。

无热时服用处方（2）：水牛角 30g，生地黄 60g，赤芍 15g，丹皮 12g，生栀子 15g，薄荷 9g，淡竹叶 9g，甘草 9g，苍术 12g，羌独活各 12g，玄参 12g，天麦冬各 10g，知母 12g，青蒿 10g，生大黄 3g，黄芩 15g，白花蛇舌草 15g，柴胡 12g，厚朴 9g，菖蒲 9g，常山 4.5g，草果 3g。

全方由犀角地黄汤、增液汤、凉膈散、达原饮组成，在清解气营余邪的同时，辟秽化浊，透热化湿，使湿与热分，防止发热。

治疗至6月下旬以后再无发热。为了防止病情复发，嘱患者在感到有发热预兆日子里，服用处方(1)或(2)，其余绝大多数日子里不服药。12月7日停止观察与治疗。截止本文完成时的2008年10月，经电话随访得知，至今未再有过发热。3年之疾，在纯粹用中药治疗的情况下，终愈如失。

94. 血府逐瘀疗低热

案　成男，60岁，2008年6月10日就诊。自2008年3月1日起每日发低热，同时因血尿于3月28日在上海某院住院检查。血常规白细胞10×10^9/L以上，ALT 50.2IU/L，AST 77IU/L，GGT 65IU/L，C反应蛋白(CRP)97.3mg/L，血沉(ESR)113mm/h。骨髓检查显示为感染性骨髓象。其余如过敏原测试、肿瘤指标、血清T_3和T_4、免疫球蛋白、补体、肝炎病毒指标、抗核抗体、双链DNA抗体等检查均无异常发现。予头孢曲松钠等抗生素治疗可控制体温，但未查明发热原因。4月30日出院，出院诊断为“发热待查”。出院后发热旋即又起，又至多个医院求治，予抗生素则体温有所下降，停用则又发热不止。5月，因看到《大众医学》杂志介绍笔者关于中医治疗发热的文章，故前来求诊。

顷诊：近来体温波动在38.4℃以下，发热不定时，晨起头痛，咽痛，乏力，纳差，舌淡红、舌下静脉迂曲显露，苔薄，脉细弦。体重由4月1日62kg降至56kg。查血常规：WBC 12.1×10^9/L，RBC 3.26×10^{12}/L，Hb 97g/L，CRP 134mg/L。当时未查ESR。尿常规及肝功能则已正常。诊断与辨证：内伤发热，属于瘀血内阻型；治则：活血化瘀为主。

血府逐瘀汤加减：当归12g，生地12g，桃仁12g，赤芍12g，红花10g，甘草3g，柴胡12g，桔梗6g，川牛膝12g，青蒿12g，鳖甲15g，黄芪15g，胡黄连10g，金银花50g，7剂。

二诊(6月20日)：每日早中晚自测体温，服药以来体温最高不超过37.5℃，头痛咽痛止，仍觉疲劳，头晕。因有些日子基本无发热，故7剂药断续服用了10天。上方中柴胡增至20g，再予7剂。

三诊(6月27日)：过去1周内，低热37.2℃、37.3℃、37.4℃各1次，近

3 日无发热，近日觉足底麻。复查血常规：WBC 9.3×10^9/L，RBC 3.49×10^{12}/L，Hb 103g/L，嗜酸性粒细胞 5.91%。上方柴胡、黄芪增至 30g，金银花减至 30g，加川芎 15g，地龙 12g，连翘 30g，7 剂。

调治至 7 月 22 日，将近 1 个月无低热。复查血常规：WBC 8.3×10^9/L，RBC 3.72×10^{12}/L，Hb 112g/L，嗜酸性粒细胞 7.41%。上方去胡黄连、柴胡、川芎、地龙、连翘，加乌梅 15g，7 剂。

8 月 8 日：停药 10 日亦无发热。血常规：WBC 9.7×10^9/L，RBC 4.05×10^{12}/L，Hb 122g/L，嗜酸性粒细胞 4.38%，CRP 12mg/L。上方柴胡减至 12g，服至 8 月 19 日。数月后随访无发热。11 月 28 日复查血常规：WBC 9.2×10^9/L、RBC 3.91×10^{12}/L、Hb 130g/L、嗜酸性粒细胞 2.39%；CRP<8mg/L，ESR 24mm/h，体重又升至 62kg。

本案的临床特点是抗生素治疗有一定退热作用的中低热，轻度白细胞增加和贫血，嗜酸性粒细胞增高，血沉、C 反应蛋白增高，骨髓检查显示为感染性骨髓象。经治疗后，热退，实验室检查 WBC 由 12.1×10^9/L 降至 9.2×10^9/L，RBC 由 3.26×10^{12}/L 升至 3.91×10^{12}/L，Hb 由 97g/L 升至 130g/L，嗜酸性粒细胞最高由 7.41% 降至 2.39%；CRP 最高由 134mg/L 降至 <8mg/L，ESR 降至 24mm/h。随着病情的好转，体重由 56kg 又恢复至 62kg。

本案发热病程较长，不恶风寒，又无表证，可诊断为内伤发热；以舌下静脉迂曲显露为线索，可判断为瘀血发热。瘀血阻滞经络，气血运行不畅，壅遏不通，因而发热。《灵枢·痈疽》谈到："营卫稽留于经脉之中，则血泣而不行，不行则卫气从之而不通，壅遏而不得行，故热"。《医门法律·虚劳论》亦说："血痹则新血不生，并素有之血，亦瘀积不行，血瘀则荣虚，荣虚则发热"。

在诊治过程中处理好辨证与辨病的关系十分微妙。如以辨病为主，则发热因贫血而采用补中益气汤，或因感染而用清热解毒的方剂。但以上在用血府逐瘀汤辨证治疗的基础上，用大剂量金银花和连翘清热解毒；用补中益气汤的主要药物柴胡解肌退热；黄芪与当归构成当归补血汤针对贫血；柴胡与乌梅因有抗过敏的作用，也许有助于降低嗜酸性粒细胞，这些多少具有辨病思维。事实证明，以辨证为主线、以辨病为穿插的治疗方法取得了比较理想的疗效。

当今中医在治疗疾病的时候，不能仅满足于消除症状，而且还要着力改善实验室指标，探索辨证治疗与辨病治疗相结合，进一步提高疗效。

95. 滋阴泻火自制方

综观中医治疗阴虚内热证的方剂大抵有两类，一类是但滋阴以清热，“壮水之主，以制阳光”，此之谓也；另一类是在滋阴的同时以甘寒或苦寒的药物清热。治疗阴虚内热证需要分清脏腑所属，如属心之阴虚内热证用补心丹、酸枣仁汤、黄连阿胶汤；肺之阴虚内热证用月华丸、百合固金汤；肝之阴虚内热证用滋水清肝饮；肾之阴虚内热证用知柏地黄丸、大补阴丸。但是如果并见肝肾阴虚内热证，治之奈何？

笔者经过临床反复摸索，自制了“滋阴泻火汤”，全方由丹皮、栀子、柴胡、当归、白芍、茯苓、枣仁、生地、山茱萸、知母、黄柏、玄参、麦冬、赤芍组成。显而易见，本方是滋水清肝饮去山药、泽泻，熟地易生地，再加知母、黄柏、玄参、麦冬、赤芍而成。功能：滋阴泻火；滋肝肾之阴，清肝火，泻相火。在说明“滋阴泻火汤”的主治之前，有必要首先复习以下方剂的相关主治功效。

滋水清肝饮，历版《中医内科学》引自《医宗己任编》，而丁学屏先生著《古方今释》(中国医药科技出版社，2002年8月出版)则引自清代严西亭《西塘感症》，方由熟地、萸肉、丹皮、山药、茯苓、泽泻、柴胡、白芍、山栀、枣仁、归身各等分组成，似由丹栀逍遥散与六味地黄丸变化而成。丹栀逍遥散出自明代薛己《校注妇人良方》，由宋代陈师文等《太平惠民和剂局方》逍遥散加丹栀而成。清代高鼓峰《医宗己任编》尚有黑逍遥散，即由逍遥散去薄荷加熟地而成。

逍遥散主治血虚劳倦，五心烦热，肢体疼痛，头目昏沉，心悸颊赤，口燥咽干，发热盗汗，减食嗜卧；及血热相搏，月水不调，脐腹胀痛，寒热如疟；又疗室女血弱阴虚，营卫不和，痰嗽潮热，渐成骨蒸。

黑逍遥散主治肝胆两经郁火，以致胁痛头眩，或胃脘当心而痛，或肩胛绊痛，或时眼赤痛，连太阳，无论六经伤寒，但见阳证；妇人郁怒伤肝，致血妄行，赤白淫闭，沙淋崩浊等症。

丹栀逍遥散主治肝郁化火，潮热颧红，月经不调，经行乳胀，崩漏，带下。

滋水清肝饮主治血燥生风，发热，热甚而胁痛，头面手足似觉肿起者。

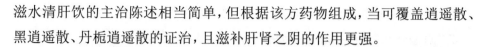

滋水清肝饮的主治陈述相当简单，但根据该方药物组成，当可覆盖逍遥散、黑逍遥散、丹栀逍遥散的证治，且滋补肝肾之阴的作用更强。

而“滋阴泻火汤”全方集中体现了逍遥散、丹栀逍遥散、黑逍遥散、滋水清肝饮、六味地黄丸、知柏地黄丸、归芍地黄丸以及增液汤等8个方剂的相关主治功能。滋阴泻火力量更强，可以主治肝肾阴虚、内热火旺的诸般证候，如凡属于这类病机的多种病证，诸如血证、盗汗、不寐、郁证、消渴、内伤发热、更年期综合征、肺痨骨蒸、月经失调、经前期综合征等，均可运用。

兹介绍典型病例如下：

案　孙女，61岁，2008年10月24日就诊。诉：自觉升火内热（体温正常），升火内热呈阵发性，1日发作2～3次，每次持续半小时许，汗出而烘热退，此疾已有1年多，但近3～4个月加重，伴头痛，四肢发麻，舌偏红、有裂纹，苔黄，脉细弦。1年前即有心烦易怒、烘热等症状，乃肝气郁结，日久化火，继伤肝肾之阴，导致肝肾阴虚而火旺。治以滋阴泻火。

予滋阴泻火汤加减：丹皮12g，栀子12g，柴胡12g，当归12g，赤白芍各12g，茯苓12g，知母12g，黄柏12g，生地12g，山茱萸12g，玄参12g，麦冬12g，枣仁12g，7剂。

二诊（11月4日）：服药至第5剂，自觉升火内热次数明显减少，后偶有升火、持续5～6分钟而已，昨今无升火内热，头痛消，下肢不麻，上肢麻木减半。顷诊又诉项背强几几而麻，小腿腓肠肌疼痛，舌偏红、干而少津，察舌下静脉迂曲显露，脉细弦。原方去麦冬、枣仁，加葛根30g，木瓜12g，川芎15g，鹿衔草30g，鸡血藤30g，川牛膝15g，炙甘草10g，7剂。

三诊（11月11日）：过去1周内仅有升火一次、持续5～6分钟，四肢已不麻木，腓肠肌不痛，颈强麻明显减轻，今又添诉大便秘结，平时长期服酚酞片。二诊方去葛根，加生大黄5g，7剂。

四诊（11月18日）：大便通而诸症悉除。

96. 气血不和致畏寒

有一种症状叫恶寒或畏寒，即形寒怕冷，有外感所致者，也有内伤所致者。外感见于伤寒、温病、感冒等病证，也有将疟疾恶寒归于外感恶寒者；

还有一种情况就是寒邪直中脏腑，阳气被伤，出现畏寒或局部畏寒或冷痛，所谓“阴盛则寒”。内伤恶寒主要有虚寒证之阳虚恶寒。

这里有必要讨论一下内伤恶寒的问题。为什么？只要问一问刚从中医院校毕业出来的中医“新人”——内伤恶寒是什么道理？必答曰：阳虚阴盛使然。除此之外概无所知。其实恶寒病机并非如此简单，绝非阳虚阴盛一端。所以值得提出来讨论。

（1）气郁恶寒：见《伤寒论》：“少阴病，四逆，其人或欬或悸，或小便不利，或腹中痛，或泄利下重者，四逆散主之（甘草、枳实、柴胡、芍药）”。其病机属于肝气郁结，气机不利，阳郁于里，不能布达四肢所致。四逆散疏肝行气，使肝气条达，郁阳得伸，肢厥自愈。张仲景以四逆汤治疗气郁恶寒，具有十分重要的临床指导意义。因为恶寒作为患者的主观感觉，其产生的原因既有阳虚阴盛、气郁阳遏病机，也有肝气郁结、心神失养病机。对于后者所致恶寒，适当加用疏肝解郁、养心安神的方药进行治疗，每可获效或增效。

（2）郁火恶寒：见《证治汇补》，因火郁阻遏阳气所致。症见恶寒，甚则战栗，四肢厥冷，口苦，尿赤，脉数。可用李东垣之升阳散火汤（升麻、葛根、白芍、炙甘草、羌活、独活、人参、柴胡、防风、生甘草）治疗。郁火恶寒病机有些类似“真热假寒”“阳盛格阴”的机制。

（3）痰饮恶寒：亦见《证治汇补》，因胸膈有痰，阻遏阳气所致。症见恶寒或背恶寒，食少，肢体沉重，苔腻，脉滑。这种病机的恶寒在临床并不少见。可用小青龙汤、苓桂术甘汤、指迷茯苓丸、二陈汤等治疗。痰饮病恶寒在临床十分常见，“背恶寒”是其典型表现，即背部巴掌大一块地方恶寒。张仲景《金匮要略·痰饮咳嗽病脉证并治》早就指出：“夫心下有留饮，其人背寒冷如手大。”

（4）寒凝血脉：见《伤寒论》：“手足厥寒，脉细欲绝者，当归四逆汤（当归、桂枝、芍药、细辛、甘草、通草、大枣）主之。”“若其人久有内寒者，宜当归四逆汤加吴茱萸生姜汤。”黄芪桂枝五物汤也可酌情用之。

寒凝血脉还有一种局部性的病证，如阴疽、贴骨疽、流注、痰核、脱疽、鹤膝风之类，病变局部恶寒，也可伴全身恶寒。可用阳和汤（熟地、肉桂、麻黄、鹿角胶、白芥子、姜炭、生甘草）类方治疗。

（5）气血不和：主要由于气血亏虚或血行不畅，难以温煦肢体所致。治宜益气生血、补血养血、调和营卫或活血化瘀。这是笔者特别想要强调的恶寒类型，临床并不少见。

案　同女，66岁，2010年5月21日就诊。诉：怕冷怕风，当前气温虽在28℃左右，还需戴护膝并厚衣御冷，平素易感冒，颈项不适，肩痛，大便偏干结，小腿浮肿，舌紫黯，苔白腻，脉细弦。处方：当归15g，生地15g，桃仁15g，赤芍12g，白芍12g，红花10g，枳壳12g，柴胡9g，川牛膝15g，川芎20g，桑枝30g，鸡血藤30g，威灵仙12g，葛根30g，苍术12g，白术12g，黄柏12g，厚朴12g，茯苓皮30g，7剂。

二诊（5月28日）：怕冷怕风明显改善，小腿浮肿减轻，颈部不适减半，大便不干结，晨起双手胀而难以握紧，苔白腻化薄，舌脉同上。原方去黄柏加泽泻30g，7剂。

三诊（6月4日）：自诉基本已不怕冷，以前稍受风便觉冷，现已不怕风，双手可以紧握，小腿不肿。今增诉两膝盖疼痛已月余（戴护膝就是怕受凉了膝盖更痛）。处方：制草乌9g，制川乌9g，川牛膝15g，怀牛膝15g，苍术12g，薏苡仁15g，黄柏12g，泽泻30g，威灵仙12g，桃仁12g，当归12g，川芎12g，赤芍12g，7剂。

8月10日电话随访：怕冷怕风已愈，膝关节基本不痛，不需要外戴护膝。

本案主要看最初两次诊疗内容即可。首诊时怕冷怕风、舌质紫黯、小腿浮肿、苔白腻，看作是血瘀兼有湿滞，故用血府逐瘀汤活血化瘀，合四妙丸加味燥湿利水。在此原则治疗下，怕冷怕风明显缓解至接近于无。患者怕冷怕风之改善，主要得益于活血化瘀。

临床上有相当一部分患者恶寒怕冷是缘于气血亏虚或血瘀，这类病机可以概括为气血不和。具有这类病机的怕冷患者尤其多见于女性或产后女性，表现为入冬则特别怕冷，手足欠温，即便在温暖的衾枕中亦觉手足冷、肢体冷、身体欠温，冷感显然生于体内而非因于外部环境。她们中的有些人会告诉医生，服用八珍益母胶囊、益母草膏、乌鸡白凤丸、八珍汤、十全大补之类，怕冷感往往能得以减轻。

为什么益气养血活血的药物能够缓解恶寒怕冷？道理很简单。气者，具有温煦的作用，补气有助于温煦肢体；气还具有推动血液运行的作用，血运则暖矣。血虚血瘀都会影响血运，所以血虚养血、血瘀活血，恢复血运，便有助于缓解恶寒怕冷。

气血不和与寒凝血脉，在病机上有相通类似之处并有浅深递进的关系。其共同点都是血运欠畅，不同点在于前者缘于气血亏虚或气滞瘀血，后者缘于寒凝血脉。所以在治疗上，前者需要益气养血活血，后者需要在益气养血活血的基础上合用通脉散寒的药物。

推而广之，营卫即气血，所以凡是具有调和营卫、益气固表作用的方药如桂枝汤、玉屏风散类，对该种病机的恶寒畏风怕冷也能起到一定的治疗作用。

遇到恶寒怕冷的患者，只知用肾气丸、右归饮类温补脾肾之阳，或用四逆汤类散寒温里，会有相当部分患者不见效果。如能领悟气血不和可致畏寒怕冷之理而从气血论治，有助于提高临床疗效。

97. 手足逆冷治如何

笔者在“96. 气血不和致畏寒”文中谈到，内伤恶寒绝非阳虚阴盛一端，有气郁恶寒，有郁火恶寒，有痰饮恶寒，有寒凝血脉，有气血不和等多种病机。并指出气血不和与寒凝血脉病机相通类似，共同点都是血运欠畅，不同点在于前者缘于气血亏虚或气滞瘀血，后者缘于寒凝血脉。所以在治疗上，前者需要益气养血活血，后者需要在通脉散寒的基础上合用养血活血的药物。

临床上何以鉴别畏寒怕冷尤其是手足逆冷之气血不和与寒凝血脉？假如寒凝血脉没有出现皮色青紫如雷诺现象或阴疽之类局部病变、假如舌脉等全身状况也不能提供任何线索，实际上难以将两者区分开来。此时应该如何选方用药治疗？先试看以下两案诊疗过程。

案1　双下肢怕冷　龚女，64岁。2013年4月23日就诊。患者双下肢怕冷年余，伴有身体酸疼，膝软无力。去年冬天曾于我处服用膏方，服后自觉十分舒适，双下肢怕冷已除。现在膏方已经服完，双下肢怕冷又现，故今欲前来服用中药调理。顷诊双下肢怕冷，尤以足心冷甚；兼有胸闷，时觉全身板紧不适，舌淡红，苔薄，舌下静脉迂曲，脉细弦。姑以活血养血为治。

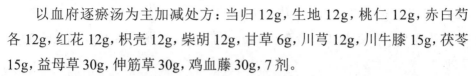

以血府逐瘀汤为主加减处方：当归12g，生地12g，桃仁12g，赤白芍各12g，红花12g，枳壳12g，柴胡12g，甘草6g，川芎12g，川牛膝15g，茯苓15g，益母草30g，伸筋草30g，鸡血藤30g，7剂。

二诊（5月7日）：自行停药1周后。诉服上药7剂后，双下肢怕冷改善不甚明显，胸闷依旧，舌脉同上。参见去冬膏方，主要合用活血养血与散寒温阳之品，遂以血府逐瘀汤、当归四逆汤、四逆汤、黄芪桂枝五物汤、补阳还五汤诸方合于一锅煎煮。

处方：丹参30g，生黄芪30g，当归30g，制川草乌各9g，附子12g，细辛3g，赤白芍各15g，川芎12g，桃仁2g，红花12g，地龙12g，桂枝15g，川牛膝15g，7剂。

三诊（5月14日）：服上药数剂即感足心不冷矣，双下肢冷感减半，胸闷止，效不更方，续予14剂巩固疗效。

四诊（5月28日）：双下肢不冷反热！唯觉全身仍有板紧不适之感，舌脉同上。处方：当归12g，生地12g，桃仁12g，赤芍12g，红花12g，枳壳12g，川芎12g，川牛膝12g，生黄芪30g，桂枝12g，鸡血藤30g，羌独活各12g，丹参30g，14剂。

6月18日随访：双下肢怕冷不再，全身觉舒坦。

案2　手足冰凉　翁男，26岁。2014年3月4日就诊。患者诉自幼手足冰凉，双手皮肤苍白泛青，冬季尤甚，睡觉时需捂两个暖水袋、并穿两件内衣方觉手足稍温，夏季则手足冷稍轻。大便硬，2～3日一行，舌淡红，苔薄白，脉细弦。参照上案活血养血、温阳散寒并举，将当归四逆汤、四逆汤、黄芪桂枝五物汤、补阳还五汤诸方合于一锅煎煮。

处方：生黄芪15g，桂枝15g，赤白芍各12g，川芎12g，细辛6g，附子12g，干姜12g，甘草9g，当归12g，地龙12g，地鳖虫12g，7剂。

另以苏木15g，制川草乌各30g，7剂。合上药药渣共同煎煮后，趁热每晚手足浸浴片刻。

二诊（3月11日）：内服、外用后，手足稍温，双手皮肤微微泛红。睡眠稍差，舌脉无变。仍宗活血养血、温阳散寒之法。

以血府逐瘀汤、当归四逆汤、四逆汤处方：当归12g，生地12g，桃仁

12g，红花 12g，赤芍 12g，川芎 12g，川牛膝 12g，桂枝 12g，细辛 6g，附子 12g，干姜 9g，夜交藤 30g，合欢皮 15g，枣仁 12g，生龙牡各 30g，鸡血藤 30g，7 剂。

仍以苏木 15g，制川草乌各 30g，7 剂。合上药药渣共同煎煮后，每晚手足浸浴片刻。

三诊（3 月 18 日）：用药至今，手足已温，双手肤色已如常。今转治睡眠欠佳。

以上两案均为手足冷，属于张仲景所说的“四逆”范畴。手足冷或四肢不温，其病机究竟属于气血不和还是寒凝血脉？实际临床上很难分辨得出来。在这样的情况下，不妨采用当归四逆汤的立方旨意，合用养血通脉、温经散寒方药。从中医理论来看，气血不和与寒凝血脉病机有相通之处，寒凝则血脉滞涩、滞涩则经脉气血不和；温经散寒则有助于疏通气血。今后有必要通过拆方自身对照治疗研究，以进一步明确起效之方药。

98. 小青龙汤蠲背冷

背冷通常是指背部两肩胛骨间自觉凉冷，面积通常如巴掌般大。

西医学有关背冷发病机制的论述鲜少。有报道认为背冷多因损伤导致胸椎小关节紊乱。由于小关节的错位，关节滑膜嵌顿和部分韧带、关节囊的紧张而引起局部肌肉痉挛，刺激压迫周围的神经、血管，使患处的感觉及循环异常，因而产生局部怕冷发凉和疼痛症状；部分年老体弱患者虽无明显自觉的损伤史，但由于动作失调或因咳喘、憋气而伤及背筋[7]。

在内科，此症多见于各类呼吸系统疾病，如感冒、哮喘、慢性支气管肺炎、慢性阻塞性肺病等。有报道对 150 例背心冷患者进行疾病分类，见于呼吸系统疾病占 74.67%（112 例）；见于心血管系统疾病 4.67%（7 例）；消化系统疾病 10%（15 例）；见于结缔组织系统疾病 4%（6 例）；见于精神系统疾病 6.67%（10 例），与自主神经功能紊乱有关（薛敏．背心冷与肺系疾病的相关性分析 [D]．成都：成都中医药大学，2010）。

古代中医医家论及背冷的病因病机存在多端。

---

[7] 彭世贤．推脊法治疗背冷症 40 例 [J]．四川中医，1999，17（9）：54.

（1）阳气虚：阳气虚则温煦不足，寒从内生，而见背冷。《伤寒论》谓：“少阴病，得之一二日，口中和，其背恶寒者，当灸之，附子汤主之”。《伤寒寻源·分别阴阳》解释道：“背恶寒者，夫恶寒则一身皆恶。何以止称背恶寒。《内经》云：人身之阴阳，腹为阴，背为阳。背者胸中之府，阳受气于胸中，而转行于背。阴寒之气盛，阳虚不足御之，则背为之恶寒。”

（2）痰饮内停：阳气被遏而失于布散。《金匮要略·痰饮咳嗽病脉证并治》：“夫心下有留饮，其人背寒冷如手大”。《丹溪心法·痰》：“痰之为患，为喘为咳，为呕为利，为眩为晕……或胸胁间辘辘有声，或背心一片常为冰冷，或四肢麻痹不仁。”叶天士《临证指南医案》：“背寒咳逆，此属饮象。”赵濂《医门补要》：“背为阳部，又督脉循行之道，人身气为阳，而血为阴。若阳衰而阴偏盛，脉络因之不畅，每入饮食，所化精微，不归正化，而变为痰，留滞经络，走注于背。”

（3）寒湿外侵：北宋王洙录《金匮玉函要略述义》：“寒湿居表，阳气不得外通……背强恶寒者，以背皆阳经所主，为湿所痹也。”

（4）背寒七因说：张璐在《张氏医通》提出背寒七因，并提出了相应治疗方药：“背为阳位，背上恶寒，阳受病而阴邪亢逆也，其病有七。一者暴中阴寒，四肢厥冷而背恶寒，脉必沉细，附子汤温散之。一者素禀阳衰而背上常微畏寒，脉来微弱，八味丸温补之。一者热邪内伏，烦渴引饮而背恶寒，脉多沉滑，或伏匿。此火郁于内也。热病初发多此。白虎汤解散之。一者中暑暍热，亦多有背恶寒，人参白虎、清暑益气，按证清解之。一者湿痰内郁，肢体疼重而痞闷头汗，其人必肥盛，其脉或缓滑，或涩滞，滑则指迷茯苓加胆星，涩则苓桂术甘加半夏、广皮分解之。一者瘀血内滞而头汗目黄，小便清利，大便溏黑，小腹偏左或左胁中脘有疼处，脉必关尺弦紧，或带芤状，桃核承气、犀角地黄，随上下虚实清理之。一者无故脉数，而背恶寒疼重寒热者，为发痈疽之兆，膏粱多此，不可疑似而迟延难疗也。”张璐背寒七因除了阳虚、痰饮（湿）、寒湿以外，又补充了中寒、瘀血、郁热、中暑、痈疽等皆可致背寒。

背寒虽有多种病因病机，但证之临床，确实似以肺系痰饮、阳虚病证居多，多以苓桂术甘汤、真武汤、桂枝汤、瓜蒌薤白半夏汤、阳和汤、麻黄细辛附子汤、附子汤、圣愈汤等方治疗。

笔者常用小青龙汤为主方治疗以背冷为主诉的患者，效果颇佳。

案 孙男，71岁。2014年4月15日就诊。主诉：背冷如巴掌大，似冷水浇灌般，已有20余天。伴有咳嗽、咳痰，痰白质黏，不易咯出，无咽痒咽痛。平素夜尿频多，约5～6次，严重影响睡眠。素有肺气肿、肺间质性炎症病史。舌淡红，苔白腻，脉细弦。证属寒饮内停；治以温肺散寒化饮。

处方以小青龙汤加味：炙麻黄12g，杏仁12g，甘草6g，桂枝12g，五味子9g，白芍12g，干姜9g，鱼腥草30g，细辛6g，半夏12g，7剂。

二诊（4月22日）：服上药3剂背冷即止，咳嗽亦止，夜尿减少至3～4次。顷诊心悸，头晕，乏力，纳呆，舌淡红，苔薄黄腻，脉细弦。治以健脾消食和胃为主。处方：党参15g，太子参15g，神曲12g，焦三仙各12g，茯苓神各12g，丹参15g，枳壳9g，菖蒲9g，珍珠母30g，7剂。

三诊随访未再出现背冷。

患者局部背冷如巴掌大，并且伴有咳嗽咳痰，痰色白质黏，此乃寒饮内停，阳气被遏，故见背冷；饮停阻肺，肺失宣肃，故见咳嗽咳痰。此外，老年患者夜尿频多多与前列腺肥大或前列腺炎有关，一般与背冷无明显关联。但本案患者夜尿次数随着背冷的治愈而减少，其病机似与饮停于内，膀胱气化失司有关。小青龙汤乃治疗外寒内饮、饮邪犯肺之名方，具有解表散寒，温肺化饮之效，用于本案，恰如其分。药仅3剂，背冷即消，咳嗽亦止，效果非凡！

99. 胸寒手热四逆散

经方反用亦可获奇效。事情的经过是这样的。

案 周女，53岁，2008年5月30日就诊。诉：自觉胸口冷，多加一件衣服或喝热姜汤后，胸冷可以减轻；与此同时却觉手足心热，切之手心皮肤稍热，但添衣不会使得手足心更热，无心烦，胃纳可，大便干而排出欠畅，膝软，舌淡红，苔薄黄，脉细弦。

四逆散合瓜蒌薤白白酒汤加减：柴胡12g，枳实12g，白芍15g，甘草10g，郁金12g，当归12g，青皮9g，全瓜蒌30g，薤白12g，干姜6g，7剂。

二诊（6月6日）：服药至第3剂，胸冷止，手足心热明显减轻。大便1日

1次正常。近日下午3、4时许腹痛，得温则舒，胃脘嘈杂。

改用厚朴生姜半夏甘草人参汤加味：厚朴12g，半夏12g，干姜9g，炙甘草12g，党参15g，香附15g，砂仁3g，附子10g，细辛6g，白芍25g，7剂（之后的胃病证治不在此继续讨论下去）。

胸中冷与胸痹是两回事。胸痹是指胸闷胸痛短气一类的病证，痹者还含有气机痞塞不通病机之意。胸冷，看似阳虚或有内寒，但患者并非整个身体形寒怕冷，同时有手足心热，可知并非真是胸阳不足或营卫不和，乃体内阴阳隔绝分布不均所导致。

《金匮要略》说："呕而脉弱，小便复利，身有微热，见厥者难治，四逆汤主之（附子、干姜、甘草）。"身有微热而四肢厥冷，乃阴寒内盛，格阳于外。《伤寒论》还说："吐利汗出，发热恶寒，四逆拘急，手足厥冷者，四逆汤主之，"发热而手足厥冷，亦乃阴盛而虚阳外浮。但是，《伤寒论》还一条："少阴病，四逆，其人或欬或悸，或小便不利，或腹中痛，或泄利下重者，四逆散主之（枳实、柴胡、白芍、甘草）"。四逆散证与四逆汤证截然不同，并非格阴格阳或阴阳浮越所致，而是由于肝失条达，气机郁结不利，阳郁于里，不能布达四肢所致。四逆之名虽然相同，病机相差甚远。

四逆散主用柴胡疏肝解郁升阳，白芍敛阴养血柔肝，白芍与柴胡合用，敛阴以和阳，条达肝气；枳实理气散郁破结，枳实与柴胡合用，一升一降，升阳降阴，疏畅气机；枳实与白芍合用，理气和血，使气血调畅；甘草调和诸药，益脾和中。全方使肝气条达，气血调畅，阳气得伸，四逆自愈。妙哉斯方之组成。

四逆散治四逆，今患者手足心反热，奈何？其实，手足不温和手足心热，症状虽然相反，但病机则一，均为气机郁滞所致。何以知之？以患者寒逆于胸而知之。《伤寒论》中所描述的是气机郁滞，拒阴于外，故四逆；本患者则是气机郁滞，留阴于胸，推阳于末，故手足心热。因此，本案同样可以用四逆散来进行治疗，事实证明了这一点。

本案运用四逆散的发挥之处在于：①加郁金以助柴胡疏肝解郁；②加当归以助白芍养血柔肝；③加青皮以助枳实理气散结。以上加味或使四逆散的作用变得更强。

本案运用四逆散的发挥之处还在于加用了瓜蒌薤白白酒汤。这是由本案“胸中冷”这一症状特性所决定的。虽说胸中冷与胸痹是两回事，但两者在胸中阳气团而不转这一病机方面却有相似之处。况且，患者添衣可以减轻胸冷却不能使手足心更热，那么在四逆散的基础上，更以瓜蒌薤白白酒汤通阳、展阳、布阳、散阳，可以期待坐收事半功倍之果。现今使用白酒多有不便，权且以干姜代酒；何况患者说喝姜汤后胸冷可以减轻，乐得用之。

瓜蒌与当归尚有润肠作用，服药后患者大便通畅即是此故。

本案证治说明：只要对经方的内涵有透彻理解，应用时便不会被相反的征象所惑乱、所拘泥。

100. 四逆散治手足热

在“99. 胸寒手热四逆散”文中介绍了以四逆散合栝楼薤白白酒汤治愈胸口冷而手足心热的患者。四逆散本来针对肝失条达，气机郁结，阳郁于里，不能布达四肢，致使四逆的证候；但是，气机失于条达，不仅可以阳郁于里、拒阴于末而致四逆，同样也可以阴郁于里、拒阳于末而致手足心热。手足不温和手足心热，症状虽反，病机则一。在运用经方之际，需要深刻悟察方证病机奥旨，可用同一方剂进行“反治”。以上体会得到临床实践的反复证实。

案 1　李女，71 岁，2009 年 9 月 15 日就诊。主诉：怕冷怕风一个月余，手心发热 2 周。伴有失眠，服安眠药后白昼但觉头脑昏沉，纳呆，近 2 日感冒，无发热，舌偏红，苔薄，脉细弦。素有高血压。营卫不和、卫表不固、气机郁滞在先，风邪外侵在后；处方以桂枝汤调和营卫、解肌发表，以玉屏风散卫表固外，以小柴胡汤和解枢机，更以四逆散疏肝理气，宣泄气机。

处方：桂枝 12g，白芍 12g，甘草 9g，红枣 7g，柴胡 12g，半夏 12g，防风 12g，白术 12g，黄芪 30g，黄芩 12g，川芎 12g，枳实 12g，六神曲 12g，7 剂。嘱其放入生姜 3 片同煎。

二诊（9 月 22 日）：怕冷怕风减半，手心热亦减半，头昏，睡眠欠佳，大便 2～3 日 1 次而量少。原方去川芎，加麦芽 15g，鸡内金 12g，枣仁 12g，决明子 30g，7 剂。

三诊（9 月 29 日）：已不怕风，怕冷稍存极轻，手心热继减几无，纳增，以前只能吃流质或半流质，现在可吃小半碗饭，大便隔日 1 次，头昏减而未除，舌偏红，苔薄黄，脉弦带滑。营卫已和，气机始畅，渐现阴虚肝阳上亢之端倪；治以养阴潜阳为主。

处方：生地 30g，玄参 15g，麦冬 12g，枣仁 20g，柏子仁 12g，当归 30g，川芎 15g，枸杞 12g，菊花 10g，蔓荆子 12g，白蒺藜 12g，白芍 40g，夏枯草 30g，六神曲 12g，麦芽 12g，夜交藤 30g，合欢皮 15g，羚羊角粉 0.6g（冲服），14 剂。

2009 年 12 月 20 日电话随访：患者诉服药后诸症均悉，再无手心热感。

在上案，笔者认为四逆散及小柴胡汤通过调畅气机、均匀阴阳分布，对消除患者手心热起到了关键的治疗作用。如是，则四逆散不仅可以治疗四逆，也可以治疗手足心热，只要它们同样属于气机郁滞、阴阳分布不均的病机便可。

案 2　周男，54 岁，2009 年 3 月 24 日就诊。诉：素患脑梗、高血压、糖尿病，顷诊晨起即倦，视力模糊而难以阅读或看电视，背冷，足心热，阴囊下垂，以上诸症已有数月，舌淡红，苔薄，脉细。病机属气血虚衰兼阴阳展布失和；治疗宜补益气血阴阳兼调畅气机以均和阴阳。

处方以十全大补汤合四逆散加味：黄芪 30g，附子 12g，肉桂 10g，黄精 30g，党参 15g，白术 12g，茯苓 12g，生地 12g，熟地 12g，赤芍 12g，白芍 12g，川芎 12g，当归 12g，柴胡 12g，枳壳 12g，甘草 6g，14 剂。

二诊（4 月 7 日）：背冷、足心热程度减轻、发生频度减少，视物疲劳改善，阴囊下垂亦有所改善。上方附子增为 15g，再予 14 剂。

三诊（4 月 21 日）：背冷、足心热进一步减轻，晨起精神好转，阴囊下垂明显改善。

处方改以肾气丸合四逆散为主：附子 20g，桂枝 12g，细辛 3g，熟地 12g，山药 12g，当归 12g，山茱萸 12g，茯苓 12g，泽泻 12g，丹皮 10g，柴胡 12g，枳壳 12g，白芍 12g，甘草 10g，红枣 7g，黄精 30g，14 剂。

5 月 22 日随访：患者诉服药后精神明显好转，背不冷，视物不模糊，阴囊不下垂。

患者督脉阳不足故背冷、元阴虚故足心热，阴阳展布不均缘于阴阳亏虚。何以知之？晨起即倦、视力模糊、阴囊下垂，均提示患者存在肝肾不足、气血两虚、阴阳双亏的基本情况。但用四逆散调理气机、伸阳布阴，恐巧妇难为无米之炊。故以十全大补汤补气血益阴阳，气血充而阴阳足，在此基础上加用四逆散方能更好地发挥通达阴阳的作用。

以上介绍运用四逆散调理阴阳气机治疗手足心热的案例，但是千万不要误解成四逆散是治疗手足心热的专方。事实上，手足心热属心肝经有热的病机更为多见，例如下案。

案3　陈女，54岁，2010年8月17日就诊。诉：两手心热几十年，头皮发痘疮伴瘙痒已有数年，平时怕热不怕冷，时口苦，汗出多，舌偏红，苔薄黄，脉细弦。手心热伴口苦，热在肝经；头疮瘙痒，热在血分。

处方以丹栀逍遥散、犀角地黄汤加减：丹皮20g，栀子15g，黄芩15g，柴胡12g，当归12g，青皮12g，橘皮12g，茯苓15g，茯神15g，白术9g，甘草6g，薄荷6g，生地30g，水牛角30g，地肤子15g，白鲜皮15g，苦参15g，7剂。

二诊（8月24日）：手心已不觉热；头皮痒与口苦尚存。原方加泽泻12g，车前子15g，紫草12g，7剂。

三诊（8月31日）：基本无手心热，口苦有所减轻。因患者将要返回香港，要求开中成药。予丹芩消郁合剂（曙光医院院内制剂，即以逍遥散加丹皮、黄芩）和谷维素予之。

总的来看，临床上手足心热以用逍遥散（包括丹栀逍遥散）、知柏地黄丸等滋阴清热方剂的机会为多。笔者遇到一些患者自幼即有手足心热，属于体质性的，治疗并不容易，逍遥散或知柏地黄丸等方剂的疗效也是十分有限的。更有手足心热属于中焦虚寒，营卫不和的病机，如《金匮要略·血痹虚劳病脉证并治》篇用小建中汤治疗虚劳之手足烦热，可谓开创了甘温除热治法的先河。可见，手足心热并不是容易治疗的，存在多种病机，不可不辨。

延伸及此，其意并不在于讨论手足心热的治疗问题，而在于强调治病之际辨别病机十分重要，相同的病机有时可以表现出相反的症状。四逆散不仅可以治疗四逆，也可以治疗手足心热，只要其属于气机郁滞而致阴阳不贯的病机。深悟方证病机奥旨，临证便可“翻手为云覆手为雨”而应用自如。

第三节　郁　　证

101. 不寐多因心事重

中医称失眠为不寐，主要表现为入睡困难，早醒，寐浅梦多，即睡眠时间与深度不足，重者彻夜不能寐。短暂阶段性不寐者较易治，长年累月甚至几十年不寐者为难治。

郁证即是七情不遂所导致的病证。所谓七情不遂，就是不开心、不舒畅、心事多、压力大，皆属于情志致病类因素；也有部分人或受遗传影响而天生具有焦虑抑郁、多思多虑的郁证性人格禀赋，多思多虑，这些人易患郁证。据笔者临床观察，不寐是郁证最多伴见的临床表现。理解这一点，对不寐的诊治至关重要。

案1　祝女，57岁，2016年1月29日就诊。近期睡眠不佳，凌晨3～4点早醒。家庭关系不和，心情抑郁，情绪低落。舌淡红，苔薄，脉细弦。心神不宁；治宜养心安神解郁。

甘麦大枣汤加味：淮小麦30g，大枣10枚，炙甘草12g，柴胡12g，枣仁15g，合欢花15g，合欢皮12g，夜交藤30g，郁金12g，黄芩9g，丹参15g，7剂。

随访：3月4日患者因他症前来就诊，告知服上药7剂后睡眠即转佳，现在情绪亦转佳。

案2　苟女，41岁，2017年11月21日就诊。主诉：近来入睡困难，失眠。觉浑身燥热，时有心悸、头晕、健忘，神疲乏力，情绪低落，每日工作长达12小时，精神压力大，纳呆，月经周期由28天变为23天、量少。舌淡红，苔薄，舌下静脉迂曲，脉细数。西医各科检查未见明显异常。心脾两虚；治宜补益心脾，解郁安神。

归脾汤、温胆汤合柴胡加龙骨牡蛎汤加减：生黄芪15g，太子参12g，丹参30g，远志9g，木香12g，柴胡12g，半夏15g，甘草9g，黄芩12g，茯苓神各12g，麦冬15g，五味子12g，竹茹12g，枳实12g，附子9g，合欢皮30g，夜交藤30g，枣仁15g，生龙牡各30g，灵磁石15g，当归30g，大枣10枚，14剂。

二诊（12 月 13 日）：夜寐改善，唯梦多，无心慌、纳可。上方再予 14 剂。

三诊（1 月 30 日）：睡眠时间延长，眩晕、纳呆、健忘、疲乏诸症均有改善，夜间不再燥热。上方去丹参、灵磁石、木香，加百合 30g，菖蒲 12g，益母草 15g，14 剂。

案 3　杨女，63 岁。2016 年 7 月 15 日就诊。主诉：失眠 20 余年。口苦，大便难，平素多思多虑，悲伤欲哭。既往有抑郁症、脂肪肝、肾囊肿、肺结节病史。舌淡红，苔黄腻，脉细弦。肝火扰及心神；治宜清泻肝火，佐以安神。

龙胆泻肝汤加味：龙胆草 12g，山栀 12g，黄芩 12g，柴胡 12g，生地 15g，当归 15g，泽泻 12g，车前子 15g，合欢皮花各 15g，酸枣仁 30g，柏子仁 12g，火麻仁 15g，桃仁 12g，7 剂。

后在上方基础上随症略作化裁，服药至五诊（9 月 30 日）时睡眠佳，口不苦，大便正常。

案 4　张男，65 岁，2012 年 6 月 5 日就诊。主诉：失眠 10 余年。每晚只能睡 2 小时，每 1～2 小时必醒一次，夜尿频多 3～4 次，心烦，精神状态不佳。患有慢性前列腺炎。舌淡红，苔薄白，脉细弦。病久血瘀，心肾不交；治以活血化瘀，交通心肾。

血府逐瘀汤合交泰丸加减：当归 15g，生地 12g，桃仁 12g，赤芍 12g，红花 12g，川芎 15g，柴胡 12g，郁金 12g，合欢皮 15g，夜交藤 30g，酸枣仁 15g，生龙牡各 30g，黄连 12g，肉桂末 2g（吞服），蒲公英 30g，丹参 30g，7 剂。另予翁沥通 2 瓶，每天 2 次，每次 3 粒，口服。

此后，继续用血府逐瘀汤为主并口服翁沥通治疗。

至 6 月 26 日就诊：睡眠可达 3 小时，夜尿 1 次。

至 7 月 3 日就诊：睡眠可达 4 小时，夜尿 1 次，精神好转。

至 8 月 3 日就诊：睡眠可达 6～7 个小时。

通过以上所举案例可知，不寐与郁证有着难分难解的“姻缘”关系。郁证患者或许未必都有不寐，但多数有不寐；不寐患者或许未必均有郁证，但多数有郁证。郁证愈后，不寐未必立即随之而愈；但在多数情况下，郁去则寐安。

中医在诊治不寐时，首先，一定要判断有无情志致病因素、有无郁证特质。诚如明代张介宾《景岳全书》云："无邪而不寐者，必营气之不足也。营主血，血虚则无以养心，心虚则神不守舍，故或为惊惕，或为恐畏，或若有所系恋，或无因而偏多妄思，以致终夜不寐，及忽寐忽醒，而为神魂不安等证。""凡人以劳倦思虑太过者，必致血液耗亡，神魂无主，所以不寐，即有微痰微火，皆不必顾，只宜培养气血，血气复则诸证自退。"明代秦景明《症因脉治·内伤不得卧》亦曰："肝火不得卧之因，或因恼怒伤肝，肝气怫郁，或尽力谋虑，肝血有伤，肝主藏血，阳火扰动血室，则夜卧不宁矣。"历代先贤均指明不寐多为七情相干所系。

其次，需要进一步分析郁证性不寐的具体病机，对证合机，选方施治。治疗原则诸如养心健脾补益气血、重镇安神定志、疏肝理气解郁、和解少阳枢机、清心泻肝、清胆化痰、活血化瘀、交通心肾等；常用方剂诸如逍遥散、柴胡疏肝散、甘麦大枣汤、归脾汤、柴胡加龙骨牡蛎汤、小柴胡汤、安神定志丸、酸枣仁汤、交泰丸、黄连阿胶鸡子黄汤、天王补心丹、温胆汤、血府逐瘀汤，等等。这些均属于从郁论治范畴的方药。除了药物治疗以外，还要重视非药物情志疗法，事半功倍。

酸枣仁、夜交藤、合欢皮等确是治疗不寐常用的有效药物，但是，如果不能深刻理解不寐的郁证属性并分辨病机论治，而将之视同西药安眠药一般来加味使用，事倍功半。

102. 心情不畅致心悸

西医学认为心悸是由多种原因引起的心律失常，如心动过速、心房颤动、房室传导阻滞、预激综合征、心脏神经官能症等。一些抑郁和焦虑患者通常以心悸为主诉前来就诊。2011 年欧洲心律协会《心悸诊疗专家共识》提出了"焦虑相关型心悸"概念，其机制是由于负性情绪激活下丘脑 - 垂体 - 肾上腺系统，进而交感神经功能亢进，促使儿茶酚胺分泌增多，导致心肌细胞自律性异常诱发心律失常而见心悸。中医认为情绪波动或劳倦过度可诱发心悸，常伴胸闷、气短、失眠、健忘、眩晕、耳鸣等症状，其病机有气血阴阳亏虚、痰瘀阻滞心脉不畅、心失所养，但多数情况下未必有心律失常等器质性疾病。

因此，心悸有郁证性心悸与非郁证性心悸二类，既可独立存在也可交互存在，后者谓之“病郁同存”。郁证性心悸是情志病因所引起的非器质性疾病，是披着“心悸”病证外衣的郁证。胸痹胸痛、心悸怔忡、气短同样都有这种情况存在。治疗郁证性心悸，可从解郁，包括补养气血、养心益脾、安神定志、重镇安神、疏肝解郁、清胆化痰以及活血化瘀等方面考虑。

案1 沈女，48岁，2018年11月3日就诊。诉：心悸，胸闷气短一年有余，乏力自汗，不寐，善悲易惊，常无故悲伤流泪，心情抑郁时诸证加重。舌淡红，苔白，脉细弱。细问其缘由，知其姐1年前因车祸离世，自幼胆小怕事，受此冲击后郁怀难释。心电图等实验室检查均无明显异常。证属惊恐伤心，治宜养心安神解郁。

养心汤加味：黄芪30g，党参15g，生晒参6g，茯苓12g，茯神12g，远志9g，当归12g，生地12g，五味子12g，生龙牡各30g，合欢皮花各15g，酸枣仁15g，柏子仁15g，14剂。

二诊（11月17日）：心悸、胸闷气短稍舒，不寐明显好转，仍有自汗。原方加用糯稻根15g，14剂。

诸证均有减轻。时值冬令，转服用膏方调理。

明代徐春甫于《古今医统大全·惊悸门》云：“人之所主者心，心之所主者血，心血一亏，神气不守，此惊悸之所肇端也，惊者恐也，悸者怖也，血不足则神不守，神不守则惊恐悸怖之证作矣。”故治以补心之气血以内守心神。

案2 何女，61岁，2016年9月2日就诊。诉：心悸，胸胁憋闷，气短，已1年有余，纳食不馨，口干口苦，心情抑郁时加重。舌淡红，苔黄腻，脉细弦。追问得知其1年前丧偶，悲思难以释怀。既往冠心病装过支架。他院考虑抑郁症，但未行抗抑郁治疗。证属肝火扰心；治宜清肝泻火，养心安神。

龙胆泻肝汤加味：龙胆草12g，柴胡12g，黄芩12g，山栀12g，当归12g，生地12g，生龙牡各30g，焦三仙各15g，苍白术各9g，合欢皮花各15g，五味子12g，酸枣仁15g，14剂。

二诊（9月20日）：心悸胸闷气短减少，口仍苦而纳稍开，睡眠仍欠佳。上方枣仁增至30g，加夜交藤30g，10剂。

随访得服上药后，心悸明显改善，睡眠转佳。

丧偶悲哀，心情抑郁时症状加重，舌苔黄腻而又口苦，肝失疏泄郁久化火上扰心神，母病及子，故以龙胆泻肝汤合养心安神解郁之品。明代王纶《明医杂著》云:“肝气通则心气和，肝气滞则心气乏”。明代虞抟《医学正传》云:“夫怔忡惊悸之候，或因怒气伤肝，或因惊气入胆，母能令子虚，因而心血为之不足，又或遇事繁冗，思想无穷，则心君亦为之不宁，故神明不安而怔忡惊悸之证作矣。”清代陈士铎《石室秘录》云:“心悸非心动也，乃肝血虚不能养心也……怔忡之证，躁扰不宁，心神恍惚，惊悸不已。”如此看来，清肝即是安神解郁。

案3　王男，62岁，2014年9月23日就诊。诉：因妻子重病而焦虑、紧张已有2个月，自觉心中动悸不安，心慌胸闷，口苦，虽纳可，但近2个月消瘦约5kg，脑中诸事缠绕，健忘，睡眠欠佳，每晚需服用安眠药助眠。舌淡红，苔黄腻，脉细弦。心电图、超声心动均无异常。气郁痰凝，痰热扰心；治以理气化痰，辅以养心安神。

黄连温胆汤合柴胡桂枝龙骨牡蛎汤、安神定志丸加减：半夏12g，陈皮12g，苍白术各12g，厚朴9g，竹茹10g，枳实12g，黄连9g，柴胡12g，黄芩12g，桂枝12g，白芍12g，生龙牡30g，夜交藤30g，合欢皮15g，远志9g，菖蒲12g，枣仁15g，14剂。

二诊（10月14日）：心悸怔忡几止，不服安眠药亦可睡眠。原方去桔梗、白芍，加茯苓神各12g，14剂以资巩固。

因妻病劳心多虑，痰热内扰影响心神。元代朱丹溪《丹溪心法·惊悸怔忡》云:“真觉心跳者是血少……假如病因惊而得，惊则神出其舍，舍空则痰生也。”明确指出情志病因致痰生而发为心悸。明代楼英《医学纲目·惊悸怔忡》云:“憺憺，因痰动也。心憺憺动者，谓不怕惊而心自动也。惊恐亦曰心中憺憺恐，谓怕惊而心亦动也。”故以上法治之。

案4　季女，61岁，2016年6月28日就诊。诉：自去年9月起心悸至今，入睡困难，纳差，反复口腔溃疡。诉说间唉声叹气，问及是否有不开心事，患者顿时泪水盈眶，言平素善恐易惊，常有悲伤欲哭之感。舌黯红瘀斑，苔薄黄，脉细弦。查心电图、心脏超声均未见异常。心脾两亏，肝气郁结；治宜补益心脾，疏肝理气活血。

归脾汤、柴胡疏肝散加减：黄芪 15g，党参 12g，白术 10g，炙甘草 12g，远志 9g，当归 12g，酸枣仁 30g，茯苓神各 12g，柴胡 12g，香附 15g，川芎 12g，百合 30g，生龙牡各 30g，合欢皮花各 12g，大枣 10 枚，7 剂。另予万应胶囊每次 1 粒，每日 2 次，口服，治疗口疮。

二诊（7 月 5 日）：心悸止，睡眠复常。今诉右侧乳房外周疼痛（既往双乳小叶增生）。原方加橘核 15g，荔枝核 15g，炙乳没各 9g，7 剂。

心悸不寐善叹息，悲伤欲哭，或有心虚胆怯，肝郁禀赋。参芪苓术草甘温脾益气，百合、枣仁、归身、川芎、远志养心补血安神，柴胡、香附、合欢皮花疏肝解郁理气，龙牡潜镇安神。全方宣畅气机，舒脾养心疏肝，调和气血。清代林珮琴《类证治裁》云："心脾气血本虚，而致怔忡惊恐。"清代冯兆张之《冯氏锦囊秘录》云："心藏神而生血，脾藏意而统血，思虑太过则两脏受伤，而血不归经，心血不足则健忘、怔忡，惊悸不寐，脾血不足则嗜卧少食，体倦肢痛。"此之谓也。

103. 治郁即可疗盗汗

教科书关于盗汗的证治主要有二种：一是阴虚火旺，用当归六黄汤；二是心血不足，用柏子仁汤。笔者喜用当归六黄汤治疗盗汗，无论其是否属于阴虚火旺病机证候，有效者十居七八。多年前，曾与某专家朋友谈及此临床心得体会，彼满脸疑惑地说，当归六黄汤为滋阴泻火剂，当用于阴虚火旺之证才对。我说：如若不信，您尽管可以在临床上试试看。过了年余又遇到那位专家，他对我说：听了你的话，对没有明显阴虚火旺的盗汗者也试用了当归六黄汤，果然获效者良多，始信不疑。大约也就是从那个时期开始，笔者对"方证对应"及"以方测证"的说法产生了一定的怀疑，这待以后再讨论（详见"139. 方证对应需慎重"文及"140. 以方测证难精准"文）。

当然，不等于说当归六黄汤可以治疗所有盗汗，也不等于说治疗盗汗只有教科书上所介绍的两种方法。事实上还有一些其他方药可用以治疗盗汗。

案 1　养心安神、疏肝泄热法　杭女，74 岁，2009 年 4 月 14 日就诊。主诉：盗汗 3 年。四季均有盗汗湿衣，甚时一夜需换 2 套衣物，多处就诊无果，今特前来。舌淡红，苔黄，脉细弦。先予当归六黄汤加糯稻根、瘪桃干敛汗之品，未见改善；继加用五倍子磨粉敷脐，内外合治，盗汗仍多。细询之下，患者才透露长期心情郁闷，时悲伤欲哭。舌淡红，苔薄黄腻，脉细弦。遂改以养心安神、解郁疏肝泄热为治。

甘麦大枣汤及丹栀逍遥散加味：淮小麦 30g，红枣 10 枚，炙甘草 12g，五味子 9g，石菖蒲 12g，枣仁 30g，丹皮 12g，栀子 12g，柴胡 12g，当归 12g，白芍 30g，茯苓 12g，茯神 12g，白术 9g，薄荷 6g，枳壳 12g，糯稻根 30g，瘪桃干 30g，煅牡蛎 30g，7 剂。

5 月 19 日：上药服至第 5 剂，盗汗明显减少。继用原方 14 剂。

6 月 2 日：盗汗减去八成，守方 14 剂。

6 月 16 日：盗汗减去九成。再予原方 14 剂后，盗汗终止。

本案盗汗属郁证所致。心神失养，心不敛营则汗液外泄；又肝气郁而化热，火热郁蒸则汗出，故用甘麦大枣汤合丹栀逍遥散养心安神、疏肝解郁而取效。

案 2　活血化瘀、养阴安神法　张男，64 岁，2015 年 3 月 20 日就诊。主诉：夜间盗汗，睡眠欠佳，每日只能睡 3～4 小时，早醒，窦性期前收缩，舌淡红，苔薄，舌下静脉迂曲，脉细弦。治以活血化瘀兼养阴安神。

桃红四物汤合生脉散为主处方：当归 12g，生地 12g，桃仁 12g，赤芍 12g，红花 12g，川芎 12g，川牛膝 12g，丹参 30g，麦冬 12g，五味子 9g，枣仁 15g，夜交藤 30g，合欢皮 15g，生龙牡各 30g，糯稻根 30g，大枣 10 枚，瘪桃干 15g，7 剂。

二诊（3 月 27 日）：早搏减少，睡眠好转，盗汗稍减。

改用当归六黄汤合牡蛎散为主处方：生黄芪 15g，生熟地各 12g，当归 12g，黄芩 12g，黄连 9g，黄柏 12g，糯稻根 30g，瘪桃干 30g，煅牡蛎 30g，浮小麦 30g，五味子 12g，枣仁 15g，7 剂。

三诊（4 月 3 日）：盗汗减半。原方 7 剂。

四诊（4 月 10 日）：盗汗量续减、但每日仍盗汗。仔细问询下患者告知自退休后情怀抑郁不舒。遂对患者进行心理疏导，上方再加麦冬 12g，夜交藤 30g，合欢花 12g，7 剂。

4月24日：患者家属前来告知，上药服用两剂盗汗即止，迄今未有复发。

首诊后盗汗稍减；二诊用当归六黄汤合牡蛎散后，盗汗量减但每晚盗汗频次不减。后得知其情怀抑郁，心血渐亏无以滋养心神，心液无所藏而致汗出。遂在心理疏导的同时，添加养心安神之品，两剂而愈。活血化瘀是治疗郁证法则之一，王清任主张用血府逐瘀汤治疗自汗、盗汗，故活血化瘀法也可治疗汗证，其理相通（见“115. 补阳还五治水病•盗汗案”）。

案3　和解泄热、重镇安神法　王女，38岁，2014年3月28日就诊。诉：盗汗湿衣，近半个月加重，每夜需换2套衣物，伴纳差，便稀，寐差。患者告知其上班即觉两膝酸胀，神疲乏力，目前为此辞职在家。追问得知平素心烦易怒，喜叹息，悲伤欲哭，身体诸多不适，如头晕头胀，痛经，怕冷怕风，既往慢性乙肝病史。舌淡红，苔黄腻，脉细弦。和解泻热，重镇安神为治。

当归六黄汤合柴胡加龙骨牡蛎汤加减：生黄芪15g，生熟地各12g，黄连12g，黄芩12g，黄柏12g，当归12g，柴胡12g，桂枝12g，白芍12g，半夏12g，生龙骨30g，煅牡蛎30g，糯稻根30g，枣仁15g，夜交藤30g，菖蒲12g，五味子9g，7剂。

二诊（4月4日）：盗汗止，睡眠改善，精神亦转佳。

当患者告知因神疲乏力而辞去工作时，意识到郁证的可能性；神疲乏力并非虚劳，属心理疲劳，郁解则乏力亦解。柴胡加龙骨牡蛎汤合当归六黄汤则和解清热、镇惊安神，故盗汗止。

案4　滋阴养血、补心安神法　金女，42岁，2016年9月20日就诊。诉：半年前父亲过世后即出现盗汗，心悸气短，时惊恐，神疲乏力。常想念其父，提及父亲即悲伤之情难以抑制，愁容满面。舌淡红，苔薄，脉细弦。滋阴养血、补心安神为治。

天王补心丹化裁：太子参12g，党参12g，丹参15g，柏子仁12g，枣仁12g，麦冬12g，生地12g，当归12g，茯苓神各15g，远志9g，菖蒲12g，瘪桃干15g，10剂。

二诊（9月30日）：盗汗几愈，仍有心悸。加用镇惊安神之品。上方加灵磁石15g（先煎），生龙牡各30g（先煎），珍珠母30g（先煎），生铁落15g（先煎），瘪桃干增至30g，7剂。

12月15日随访，盗汗止，心悸平。

情志不舒引发盗汗。忧虑悲伤，暗耗心血，心液不藏则汗出，血不养心则惊悸。故以养血宁心、重镇安神取效。

诸位看官读到这里不难明白，盗汗与郁证有着密切的关系。盗汗症实际多为七情不遂所致郁证性病证，故疏肝解郁、养心安神等从郁论治方药有效。当归六黄汤可清泄君相火旺，故可治疗心肝火旺之郁证性盗汗。治疗盗汗勿忘郁证可能性，这对选方用药及提高临床疗效必然大有裨益。

104. 肝气郁结"心为噫"

嗳气古称"噫"，是指胃中浊气上逆，经食道由口排出的病证。病机主要由于胃气上逆，病位主要在胃、脾、大肠。但是，嗳气的病机与肝、心等脏也有密切关系，这种特殊类型的嗳气并不属于脾胃病的范畴，而是属于情志不遂所致心、肝等与精神神经系统有关的郁证性疾患。

案1　肝气犯胃案　顾女，55岁，2006年11月7日就诊。诉：嗳气、胃脘胀满隐痛半年余，食后尤甚，情绪不舒，右胁痞胀，睡间流涎，晨起刷牙时恶心，乏力，头重，目眩，纳寐欠佳，小便频急，舌黯红，舌下络脉迂曲显露，苔薄黄，脉细弦。肝气犯胃；疏肝和胃。

柴胡疏肝散、越鞠丸合甘麦大枣汤加减：柴胡9g，香附15g，枳壳12g，川芎15g，白芍12g，山栀12g，苍术9g，茯苓12g，麦芽15g，神曲12g，淮小麦30g，炙甘草12g，大枣10枚，艾叶6g，7剂。

二诊（11月14日）：服至第2剂即胃不痞胀隐痛，现嗳气、恶心亦止，流涎不再。

《类证治裁》云："肝木性升散，不受遏郁，郁则经气逆，为嗳、为胀、为呕吐、为暴怒胁痛、为胸满不食、为飧泄……皆肝气横决也。"明确指出肝气郁结可以导致出现包括嗳气在内的很多症状。如本案肝气郁结的症状计有嗳气、脘痞胃痛、纳呆、晨起恶心、睡间流涎、情绪不舒、右胁痞胀、目眩、失眠、头重、乏力、小便频急等等。症状多种多样，包括消化系统（脾胃）的症状和精神神经系统（心肝）的症状两大类。其中肝气郁结是根本原因，脾胃系症状只是肝气郁结的部分结果罢了。因此，如果见其以"嗳气"为主诉而只知采用和胃降逆的方药进行治疗，这是舍本求末的做法，应该针对肝气郁结的基础病机疏肝解郁为先。方宗柴胡疏肝散、越鞠丸、甘麦大枣汤疏肝调气养心为治，不降胃逆而嗳气自除，并且嗳气以外的许多症状也随之一同消失了。

这种因肝气郁结而导致出现脾胃病症状的患者在临床上十分多见。另有一种嗳气，同样由于七情不遂所致，但更与心有关。

案 2　肝气郁结，心神失养案　姚女，55 岁，2008 年 8 月 12 日就诊。诉：嗳气、泛酸、胃脘嘈杂，已有 3 年，近来加重，口苦口干，易自汗出，胃纳一般，大便干结，舌质红，苔白腻，脉细弦。有慢性胃炎。

以香砂六君子汤合左金丸加味：党参 12g，苍白术各 12g，茯苓 12g，甘草 6g，香附 15g，砂仁 3g，半夏 12g，陈皮 12g，川连 9g，吴萸 3g，煅瓦楞 40g，厚朴 12g，干姜 10g，7 剂。

二诊（8 月 19 日）：泛酸嘈杂虽减半，但嗳气、口苦依旧。经详细问诊得知尚有悲伤欲哭，心烦易怒，每情绪不舒时则胃痛。重新诊断为肝气郁结，心失所养；养心安神，疏肝解郁；改投甘麦大枣汤合丹栀逍遥散合：淮小麦 30g，炙甘草 12g，大枣 7 枚，丹皮 10g，山栀 12g，柴胡 12g，白芍 12g，当归 30g，白术 12g，薄荷 6g，茯苓 15g，枣仁 15g，厚朴 15g，枳壳 12g，7 剂。

三诊（8 月 29 日）：嗳气、嘈杂几止，口苦减半。

《素问·宣明五气》云："五气所病，心为噫。"明确指出噫症可由心病所致。初诊信息采集时忽略了"口苦""口干""易自汗出"以及"舌质红"的含义，当作一般的脾胃病论治；用香砂六君子汤合左金丸治疗后，由于患者确实兼有脾胃病存在，故泛酸、嘈杂减半，但嗳气、口苦依旧。二诊时详加追问得知患者尚有悲伤欲哭、心烦易怒、情绪不舒等一系列精神神经系统的症状；还有一个反面的证据是，本案嗳气如果是因于脾胃病引起的，理应在初诊时与泛酸、嘈杂同时改善，现独嗳气未愈。综合以上，嗳气显系肝气郁结、心神失养所致。改投以甘麦大枣汤养心安神、丹栀逍遥散疏肝解郁泻火从郁论治后，噫竟自除。

《黄帝内经》所说的"心为噫"并不属于脾胃病。"心为噫"可以理解为心主神明和 / 或肝主疏泄情志的功能失常所导致的嗳气，其病理机制包括心：

凡肝气郁结，影响肝藏血的功能，或脾气虚弱，影响脾生血的功能，皆使心失所养；心之为病，如百合、脏躁"如有神灵者"，可以发生包括嗳气在内的多样症状；肝：情志失和，肝气郁结难以条达，使肝气上升太过而撞胃为噫；胃：恼怒忧郁，肝气横逆犯胃，使胃气失降为噫。

如果说，前两种情况属于单纯郁证，则第三种情况可属于肝胃同病、病郁同存。

脾胃病本身所致嗳气是属于脾胃消化系统的疾患；肝气犯胃所致嗳气是兼属消化系统与精神心理因素之病郁同存；肝气郁结、心神失养所致嗳气纯粹是属于精神心理因素的郁证疾患，其嗳气有以下临床特征：有肝气郁结的表现，更有心神失养的表现，即精神神经系统临床表现明显；虽然肝气郁结，但并无肝气犯胃，除嗳气外，其他脾胃症状甚少或阙如；由于嗳气的病机主要不是由于胃气上逆所致，因而治疗不需要和胃降逆，只要养心安神、疏肝解郁即可。

"心为噫"属于郁证范畴，多见于胃神经官能症。这类患者都有不同程度情绪抑郁的临床表现，嗳气因精神刺激诱发或加重。还有一个十分有用的鉴别方法是，即看其嗳气是否可以自主控制或受暗示影响。嗳气由内脏自主神经支配，是"不由自主"、无法由意志控制的，但部分这类患者却可以由本人的意志控制嗳气，欲噫则噫，欲停则停，嗳气连连有声，嗳气明显可受到暗示影响；部分患者以手按压胃脘辄噫，不按则不噫，诸如此类，可资鉴别。

105. 甘麦大枣乐逍遥

甘麦大枣汤，与其说是汤药，毋宁说是由食品做成的一道甜羹。虽然该方药物组成简单便宜，但疗效实不可小觑。仲景创制出这么一张奇方，令悠悠二千年的天下女性去悲还欢尽开颜。

甘麦大枣汤主治妇人脏躁，喜悲伤欲哭，象如神灵所作，数欠伸。其中"象如神灵所作"最值得把玩品味，此句提示本病症状可以包括"千奇百怪、应有尽有、不合情理、不符逻辑"的种种临床表现。事实上，本方可用以治疗性情抑郁、神经衰弱、神经官能症等精神障碍疾病，这些疾病的症状多彩多姿，难以尽述。

临床很少单独运用甘麦大枣治疗脏躁、郁证，经常可与逍遥散、柴胡疏肝散、越鞠丸、补心丹、安神定志丸等疏肝清肝、养心安神定志的方剂配伍，这样可以取得更好的效果。

案1 李女，53岁，2008年3月14日就诊。诉：情绪抑郁，易悲伤欲哭，颈部、背部觉冷，易出汗，自觉有风钻入眼瞳，眼睑及手足浮肿，晨起手胀难以握紧，便秘3～4日1次，舌淡红，苔薄黄腻，脉细弦。患者症状多样，其中“觉有风钻入眼瞳”即为“象如神灵所作”类症状，因其“不合情理、不符逻辑”。肝郁，脏躁；治以养心安神，疏肝解郁。

处方：炙甘草15g，淮小麦30g，大枣10枚，桂枝12g，白芍12g，山栀12g，黄芩12g，柴胡9g，车前子30g，泽泻12g，茯苓皮30g，厚朴10g，枳壳12g，决明子30g，7剂。

处方以甘麦大枣汤为主养心安神；加桂枝、白芍构成桂枝汤意，调和营卫以期针对颈部、背部发冷；所用其他药物也在某种程度上体现了逍遥散、龙胆泻肝汤的方义。治疗郁证调畅通气机最重要，笔者喜用厚朴、枳壳。

二诊（3月21日）：颈冷背寒以及有风钻入眼瞳的感觉消除，眼睑及手足肿消失，晨起手可握紧拳，无悲伤欲哭感发生，大便1日1次、但仍欠通畅，上方加当归30g，7剂。当归本是逍遥散与龙胆泻肝汤中药物，重用之尚指望其配合决明子发挥润肠的作用。

三诊（3月28日）：诸症均除。无悲伤感，大便通畅，无眼睑手足浮肿，背部不冷，出汗减少以致无汗。上方分两次再予24剂以资巩固。

后随访诸症均平。

案2 汤女，53岁，2007年2月6日就诊。诉：右上腹痞胀，全身不定疼痛，时悲伤欲哭，忧郁寡欢，舌质淡红，边红，苔薄，脉细弦。腹部B超检查示肝胆胰正常。胃镜及病理检查示：慢性浅表性胃炎，中度伴急性活动，幽门螺杆菌阳性。去年因子宫肌瘤而行全子宫切除术。“全身不定疼痛”，即一会儿说这里痛，一会儿又说那儿痛，可以看作是郁证脏躁的主要表现之一。

处方：炙甘草12g，淮小麦30g，大枣15枚，柏子仁15g，酸枣仁15g，天冬12g，麦冬12g，柴胡12g，香附12g，枳壳12g，白芍15g，川芎15g，7剂。

处方以甘麦大枣汤以养心，合柴胡疏肝散以解郁理气，配合补心丹部分药物以安神。

二诊（2 月 13 日）：悲伤欲哭等诸症改善，右上腹仍有不适，今又添诉口苦，纳呆，肠鸣。甘麦大枣汤合龙胆泻肝汤、己椒苈黄丸加减：炙甘草 12g，淮小麦 30g，大枣 15 枚，柴胡 12g，当归 12g，黄芩 12g，山栀 12g，半夏 12g，车前草 15g，神曲 12g，麦芽 15g，防己 9g，椒目 6g，葶苈子 9g，10 剂。

三诊（3 月 9 日）：口苦、右上腹不适、肠鸣诸症消失。今又添诉右胁下与左上胸隐痛不适。甘麦大枣汤、逍遥散原方加枳壳 12g，苏梗 12g，青陈皮各 10g，厚朴 12g，川连 6g，元胡 30g，7 剂。

四诊（3 月 23 日）：诸症好转，今又添诉中脘刺痛。甘麦大枣汤、逍遥散、越鞠丸原方加郁金 12g，檀香 6g，7 剂。

以上从二诊到四诊，患者新诉特别多，这边好了又诉说那边的不适，这其实也是郁证的特点之一。治疗总以养心安神、疏肝解郁为不变原则，适当“对症”处理，种种不适症状逐步减轻减少。

案 3　毕女，37 岁，2008 年 3 月 25 日就诊。主诉：上腹痞胀，偶尔隐痛，左肩胛麻木月余。夜咳，时悲伤欲哭，舌淡红，苔白腻，脉细弦。上述各种症状之间缺乏内在逻辑性，是肝郁脏躁的又一临床特征。所谓各种症状之间缺乏内在逻辑性，是指很难将各种症状以用某一证型来概括。治疗仍以疏肝解郁、养心安神为主。

甘麦大枣汤、逍遥散去薄荷、柴胡疏肝散加苏梗 12g，青陈皮各 12g，鸡血藤 30g，7 剂。

二诊（4 月 1 日）：左肩胛不再麻木，无悲伤欲哭感，脘胀减而未尽除。

106. 肾志为恐肝疏泄

2009 年 9 月 22 日门诊遇到一位疑难杂症患者。刘男，53 岁，诉：“每日夜间睡觉至深夜或凌晨，常自觉体内血液直往上冲至头部，为此而惊醒，并伴恐惧感，每夜血冲头而惊醒、恐惧好几次，此症已有 2 年左右。”

自觉有物上冲这个特征有些类似像奔豚气。但奔豚气也者，乃是患者自觉有气自胸腹某个部位上冲胸咽，须臾即消，虽或“发作欲死”，伴恐惧感者少，多在白昼发生，持续两年者更少。

且听患者继续诉说："平素怕冷，腰膝酸软无力。"

此症莫非有肾阳虚证？心在志为喜，肺在志为忧，脾在志为思，肝在志为怒，肾在志为恐，这在《素问·阴阳应象大论》中是已有叙述的。患者夜间觉血往头冲，惊醒而恐惧，怕冷，腰膝酸软，具有肾阳亏虚的证型特点。

患者还在补充诉说："沿耳下、颌及颈部觉僵硬，视力模糊，需按压几下耳垂下方才能使视力变得稍清，此疾已有五年左右；另有口苦，食后觉咽喉下方堵塞感。"

显而易见，患者还具有十分明显的肝胆经症状。根据《灵枢·经脉》记载，足厥阴肝经从腹部上贯膈后分布于胁肋，沿喉咙进鼻，上行连目系，出于额，上行与督脉会于头顶部。足少阳胆经起于目外瞳子髎，过听会，上至头角（颔厌），下耳后，折回上行，经头额至眉上，又向后折至风池穴，下行至肩，前行入缺盆。肝胆经脉互相络属。现患者耳下、颌及颈部僵硬、食后咽喉下方堵塞感，均系肝胆经脉密集分布区域，皆属于肝胆经脉系统的临床表现。

尤其有两点值得重视，一是视力模糊，肝开窍于目，视力模糊乃肝所藏之血或肝之经气不能上通于目所致。诚如《素问·五脏生成》云："肝受血而能视"，《灵枢·脉度》云："肝气通于目，肝和则目能辨五色矣。"令人益信其经络之客观存在。二是口苦，多为肝胆或少阳经的病变。

患者舌质红、裂纹，苔薄黄，脉细弦。

至此，中医证候大致已经可以清楚了：一方面，患者夜间觉血往头冲，为此惊醒而恐惧，平素怕冷，腰膝酸软无力，具有肾阳亏虚的证型特点；另一方面，患者沿耳下、颌及颈部觉僵硬，视力模糊，口苦，食后觉咽喉下方堵塞感，具有肝胆经气疏泄不利的证候特点，并有肝郁化火之象。

那么，以上两者之间有无内在联系呢？一是肝藏血，肾藏精，乙癸同源。肾精亏虚则肝血不足，肝血不足则视力模糊；另一方面，肝体阴而用阳，由于肝体不足，导致肝用之疏泄功能失常，胆汁不循常道而口苦；肝气肝火主升，夹血上冲。二是肝主疏泄，肾主封藏，两者相互制约，不仅表现在女子月经和男子泄精的生理病理方面，或许夜间血往头冲也与此有关？盖肾不藏精于下而生恐惧，肝疏泄失宜肝气太过则夹血上升冲头。

西医也许可以将此患者诊断为"自主神经功能紊乱"，中医病证名诊断则较困难，但不妨可以辨证为肾阳亏虚，少阳肝胆枢机不利。治疗原则定为温补肾阳，和解少阳，少佐清火，交通心神；方剂选定肾气丸合小柴胡汤为基本处方。

为什么治从肝肾？首先，肝主疏泄，肾主封藏，两脏阴阳相互制约为用。其次，恐者，作为情志异常的表现，往往在本人为“恐”，在旁人看来实为“胆怯”，是以恐虽为肾之志，实与肝胆疏泄失常有关；而且，心藏神，神伤则心怯而恐，是以恐虽为肾之志，实与心藏神的功能失常也有密切。

为什么治肝要用小柴胡汤而不用逍遥散？逍遥散长于疏肝解郁，小柴胡汤长于和解少阳、疏利气机。张仲景主张“有柴胡证，但见一证便是，不必悉具。”刘渡舟在应用小柴胡汤时，只要见到“口苦”一症，必用柴胡类方，曰：“小柴胡汤，少阳病主方也。少阳诸证，以口苦为第一证。”其在《伤寒论十四讲》中也指出：少阳病的提纲证，而以口苦在前，咽干，目眩在后，反映了口苦在辨证中的重要性。

思考及此，遂疏方于下：附子 12g，桂枝 12g，生地 15g，山药 12g，山茱萸 12g，茯苓 12g，丹皮 10g，泽泻 12g，柴胡 12g，半夏 12g，党参 12g，甘草 6g，黄芩 12g，龙胆 12g，黄连 10g，茯神 12g，葛根 15g，7 剂。

以上用了肾气丸与小柴胡汤原方、龙胆泻肝汤半方、交泰丸及加茯神、葛根而成。龙胆泻肝汤半方是为了补足小柴胡汤清解肝火之力有所不逮；因舌红有裂纹，心火亦炽，故加黄连清心，且与桂枝相合，类交泰丸有助于交通心肾，调整阴阳；加茯神以养心安神；加葛根针对颈部僵硬，且葛根性升，为反佐，图其升性与芩连龙胆等降火药同用，重新调整气机之升降。

二诊（10 月 27 日）：患者自 9 月 22 日初诊后，因工作繁忙未按时来就诊。今来诊诉服上药 1 周后，夜间血冲头及惊醒恐惧次数与程度明显减少。以往每夜都有好几次发作，现一周发作仅有 2～3 次，且惊醒恐惧的程度轻微，口苦消，余症如前，舌脉同上。原方再予 14 剂。

三诊（11 月 13 日）：夜间已不觉有血往头上冲，仅偶而夜间惊醒且程度轻微，怕冷改善。顷诉腰膝酸软，大便不成形，1 日 2～3 次，时稀如水样，舌尖红，苔薄白，脉细弦。证型已转变为脾肾两亏，脾虚蕴湿；治宜补脾肾，健脾化湿止泻。处方：杜仲 30g，桑寄生 30g，川断 15g，狗脊 12g，补骨脂 12g，白术 20g，茯苓 30g，六神曲 15g，炮姜 12g，泽泻 15g，车前草 12g，7 剂。

之后患者未再来诊。至2010年4月13日，患者因他病前来就诊时随访旧疾得知，去年服药至今，夜间自觉血上冲头并惊醒恐惧的症状再也没有发生过，持续2年左右的痛苦荡然若失。

此证肾阳虚于下，肝火升于上，少阳枢机不利于中，下虚上实，阴阳升降失调，寒热错杂，肝肾同病，累及心脾，症状表现怪异，脏腑辨证关系复杂，治疗相对较难，运用经方肾气丸与小柴胡汤为主治疗取得了比较满意的效果。整个辨证施治思维过程中，以“肾在志为恐”为线索，以肾、肝、心脏腑辨证为基础，以经络辨证及六经辨证为补充，以肝肾亏损于下、少阳枢机疏泄不利于中、肝气肝火夹血逆冲于上、心肾失交为病机，依法论治，所以取得了较好的疗效。

第四节 奔 豚 气

107. 肝郁奔豚还治心

案 杨女，45岁，2005年4月12日就诊。主诉：全身不定疼痛，胸腹部有郁热感，自觉有气上下走窜其间，尤其在左侧胸部为甚，感觉十分难受，此时本人可闻及气管内有痰鸣声，但不咳、无痰，伴便秘，夜寐差，察患者目光忧郁，舌黯红，边有齿痕，苔白腻，脉弦滑数。此疾已有10余年。据患者说，10余年前产后服膏方滋补后，遂出现此怪症。心肺检查无异常发现。既往经中药治疗，但无明显改善。诊断：奔豚气（神经官能症）；辨证：肝气郁结，气滞痰郁；处方以逍遥散疏肝解郁理气，以清气化痰丸、温胆汤、三子养亲汤等化痰，7剂。

二诊（4月19日）：服药后胸腹部郁热感减少，左胸处有气上下窜的感觉在用力吸气时有所减少，便秘改善。初见成效，前方去清气化痰丸，参入平胃散、礞石滚痰丸、双玉散，7剂。

三诊（4月26日）：胸腹部郁热感以及左胸部气上下窜进一步好转，大便日通，原方续服14剂。

四诊（5月10日）：服药4周，胸腹部郁热感已除，左胸部气上下窜减而未尽，大便日通。仍予逍遥散疏肝理气、三子养亲汤、礞石滚痰丸等方主要药物化痰，再以桂枝加龙骨牡蛎汤调和阴阳、潜镇摄纳，并加安神定志丸镇惊定志、养心安神。

处方：柴胡 12g，当归 12g，白术 12g，白芍 12g，茯苓 12g，薄荷 5g，苏子 12g，白芥子 6g，莱菔子 30g，礞石 15g，寒水石 12g，郁金 12g，降香 10g，沉香 6g，金沸草 12g，桔梗 6g，桂枝 12g，生龙骨 30g，生牡蛎 30g，石菖蒲 12g，远志 6g，酸枣仁 15g，柏子仁 15g，7 剂。

五诊（5 月 17 日）：至此，患者诉全身不定疼痛以及左胸部气上下窜改善明显，效果优于前药，睡眠较好。以后略作随症加减，治疗至 6 月上旬而诸症均除。

奔豚气具体证治始见于《金匮要略·奔豚气病脉证治》：“奔豚气上冲胸，腹痛，往来寒热，奔豚汤主之”；其发病原因为：“病有奔豚，有吐脓，有惊怖，有火邪，此四部病，皆从惊发得之”“奔豚病……皆从惊恐得之”。本案大致可以诊断为奔豚气。患者本人虽认为乃服 10 多年前的膏方过补所致，但这两者之间显然并没有逻辑因果关系。从患者目光忧郁、全身不定疼痛、睡眠欠佳、苔腻等临床表现及征象来看，属于肝气郁结、痰湿蒙蔽。其病起于情志不畅肝失条达，肝气郁滞郁久化热，肝郁乘脾脾失健运，湿浊内生凝聚为痰。肝郁痰滞是其主要病理关键。

因此在治疗上，自始至终紧紧抓住疏肝解郁、理气化痰这条主线不放松。前者用逍遥散，后者叠用清气化痰丸、三子养亲汤、平胃散、温胆汤、滚痰丸、双玉散等化痰方剂，并加郁金、金沸草等。患者并无有形之痰涎壅盛，之所以用三子养亲汤再加降香、沉香等，取其降逆下气化痰，意在化痰亦在平奔豚；为了更好地镇压逆气奔豚，稍用桔梗上行欲擒故纵，假上实下，调整逆乱之气机。

以上意图虽好，也取得了一定的效果，但尚嫌取效不显。因思以往临床凡治肝气郁结，单纯治肝不如心肝同治疗效为好。本案有痰不假，但是究竟在何脏何腑？种种怪症，非痰蒙心机则何？心智被痰所蒙，则任何怪症的出现都可以超出想象之外。肝郁在先，后必伤心。5 月 10 日天气晴朗灵感触动，四诊时处方合入了桂枝加龙骨牡蛎汤和安神定志丸。桂枝加龙骨牡蛎汤原治“男子失精，女子梦交”，其机制是调和营卫阴阳，使阳能固摄，阴能内守；今借其调和阴阳、潜镇摄纳的功用，与安神定志丸方理有相通之处，所以取得了较好的疗效。

108. 奔豚气病从血治

奔豚气病是一种发作性疾病，病名始见于《黄帝内经》，至于《难经·五十六难》中所说“肾积奔豚”是指少腹素有积块，发作时其痛可上下移动，但发作后积块仍在。真正的奔豚气病是指患者自觉有气从少腹上冲至胸咽，发作时痛苦欲死，发作后如同常人。具体证治始见于《金匮要略》，主要提出了以下治疗方法：奔豚汤（李根白皮、川芎、当归、芍药、半夏、黄芩、葛根、生姜、甘草），针对肝气郁结化热上冲；桂枝加桂汤，针对寒邪引动冲气；茯苓桂枝甘草大枣汤，针对心阳不足，水饮内动，欲作奔豚。但临床所见奔豚的病机远不止以上，更多见肝气郁结，气滞痰凝，扰动心神（见“106. 肾志为恐肝疏泄”“107. 肝郁奔豚还治心”文），瘀血也可导致奔豚发病。

案 卢女，52 岁。2009 年 12 月 25 日就诊。诉：近 1 个月来，每天后半夜约 2～3 点钟，自觉有气体自腹部上冲胸胁，有时直至咽喉部，持续时间短暂，白昼也有发作，伴心慌，夜寐欠佳，易醒，喉咙有异物堵塞感，舌黯红，苔薄，舌下静脉迂曲显露，脉细弦。2009 年 12 月 8 日胃镜示浅表性胃炎伴胆汁反流；病理示慢性萎缩性胃炎伴肠化。中医诊断：奔豚气；病机分析：瘀血阻滞，心神失养；治疗原则：活血化瘀，养心安神。

处方以血府逐瘀汤合安神定志丸加减：当归 15g，生地 12g，赤芍 12g，桃仁 12g，红花 10g，枳壳 9g，甘草 9g，柴胡 12g，川芎 12g，桔梗 9g，川牛膝 15g，枣仁 30g，远志 6g，五味子 9g，石菖蒲 12g，合欢皮 12g，夜交藤 30g，10 剂。

二诊（2010 年 1 月 8 日）：服药仅 3 剂，夜半即无腹部气体上冲至胸咽，所伴心慌、寐差等症亦随之明显改善。本应 1 月 5 日就诊，因症状改善明显，故迟至今日。顷诊仅有咽中异物堵塞感症状。治以疏肝解郁，理气化痰，降逆散结。

改用逍遥散合半夏厚朴汤加减：柴胡 12g，当归 12g，白芍 15g，香附

12g，茯神 15g，茯苓 15g，白术 9g，薄荷 6g，半夏 12g，厚朴 12g，枳实 12g，甘草 12g，紫苏叶 12g，石菖蒲 12g，南星 12g，川贝 6g，7 剂。

三诊（1 月 22 日）：患者因感觉在服上药期间症状明显改善，无奔豚气发作，遂于 1 月 15 日以后自行停药 1 周。近 2 日又觉有气从胃脘部上冲至胸咽，1 日发作凡七八次，伴心慌，寐差，舌脉同前。再次予 2009 年 12 月 25 日初诊原方，7 剂。

四诊（1 月 29 日）：服药数剂，逆气明显好转，近日无逆气，睡眠亦同时改善。今日妇科 B 超示子宫内膜增厚。守方 7 剂以资巩固。

随访：3 月 5 日，患者通过以上中医治疗的经历，体会到了中医的好处，故今介绍其母亲前来就诊。问其断药后情况，答曰：自 1 月 22 日续服 7 剂后，气自腹部上冲胸咽感消失，心不慌，胃口佳，睡眠亦明显改善。

本案饶有兴趣的是，奔豚气为气分病，凭什么认为有瘀血的病机呢？首先，发作时间主要在夜间，伴心慌、夜寐欠佳、易醒，系瘀血证的判断线索；直接证据是舌质黯红、舌下静脉迂曲显露；再从治疗结果来看，血府逐瘀汤仅服用 3 剂，困扰月余之奔豚即止；停药后奔豚又似欲作，再服再衰，临床循证依据符合“经典的 A-B-A-B 反转设计（classic reversal）”原理（见“21. 阳明头痛清空膏”文），结果可信度较高。即从治疗结果可以证明本案奔豚气确系瘀血作祟。

用活血化瘀方药治疗奔豚气病有效是偶然的吗？这引起了笔者的兴趣，遂让学生去查找文献。学生查到一篇邸贵作者以“活血化瘀治奔豚”为题的案例报道，刊载于《内蒙古中医药》杂志，其内容概要为：

王女，22 岁，气从少腹上冲心胸一年余，均于经期因外感发病，发作时腹痛，心慌，气喘，烦躁，甚则口唇发绀，发麻，双手抽搐，手足发冷，持续半小时，每日发作 4～5 次，月经色紫黑有块，寒热往来，恶心，厌食，寐差。辨证：气滞血瘀，少阳枢机不利；用少腹逐瘀汤合小柴胡汤治疗数剂而愈云云。

根据以上描述，患者是在月经期间并发奔豚。少腹逐瘀汤与血府逐瘀汤均为王清任的活血化瘀方剂，治疗奔豚有异曲同工之妙，可为佐证。

那么，瘀血究竟是通过怎样的机制引发奔豚气病的呢？

奔豚气发病与肝主疏泄情志功能失常有关。《金匮要略》指出：“奔豚病……皆从惊恐得之。”证之临床，奔豚气病患者或多或少都有肝气郁结及心神失养的临床表现，即多有不同程度神经衰弱或神经官能症的表现，甚至不妨可以认为奔豚气病本身就是神经官能症。沈金鳌《沈氏尊生书》有云：“有怫郁，当升不升，当降不降，当化不化，或郁于气，或郁于血，病斯作矣。”奔豚气病是气机升降失常的代表性疾病，沈金鳌的这句话精辟地提示奔豚气病可瘀血所致。即情志不舒，既可因肝气郁结而影响气机升降，也可因血液瘀滞而影响气机升降，从而发为奔豚。再从气血关系来讲，肝又主藏血，气为血之帅，肝气郁结或少阳枢机不利，可以影响血的正常运行；反之，血液瘀滞也可以影响气机升降，从而有导致奔豚发生的可能性。

奔豚是指气从少腹沿冲脉上逆至心胸或咽部使然。少腹乃胞宫所在之处，亦为冲任之处。《灵枢•五音五味》：“冲脉、任脉皆起于胞中。”冲为“血海”，又为“十二经脉之海”，乃总领诸经气血之要冲。胞宫及冲任脉皆易受到瘀血影响，并以此进一步影响气机升降而发为奔豚。《素问•骨空论》：“冲脉者，起于气街，并少阴之经，侠脐上行，至胸中而散”“冲脉为病，逆气里急。”《针灸甲乙经》：“冲脉任脉者，皆起于胞中，上循脊里，为经络之海。其浮而外者，循腹上行，会于咽喉，别而络唇口。”西晋王叔和《脉经》：“横寸口边丸丸，此为任脉，苦腹中有气如指，上抢心，不得俯仰，拘急。”以上表明：冲任尤其是冲脉，其循行路线自少腹起，至胸中，会于咽；其为病，逆气里急，上抢心。“逆气”也者，岂非可以理解为“奔豚气”？“上抢心”也者，岂非亦可以理解为“气上撞心”？奔豚气或冲心胸或逆至咽，为冲脉循行路线。

奔豚气病好发于妇女也是临床事实。女子以肝为先天，易于怫郁，多气病血病。奔豚气病患者或多或少都存在心慌烦躁、失眠、梅核气等肝气郁结或心神失养的临床表现，运用天王补心丹、甘麦大枣汤、安神定志丸、温胆汤、逍遥丸等疏肝解郁、养心安神的方药多有一定疗效。用活血化瘀方药治疗有效的奔豚气病患者，或多或少存在胞宫或冲任的病变，如在本案有子宫内膜增厚，在邸氏报道的病例有痛经的基础疾病。

血府逐瘀汤可以理解为《医宗金鉴》桃红四物汤合《伤寒论》四逆散衍化而成；四逆散又为柴胡疏肝散、逍遥散之祖方。故本方养血活血之外，兼有一定的疏肝理气之用。这是血府逐瘀汤治疗血瘀气滞奔豚气病的基础。

109. 寒气奔豚重附子

治疗寒气奔豚未必一定要降气平逆，如由寒邪所致，但散寒便可。

案　金女，56岁，2009年12月25日就诊。诉：胸背冷、膝关节及两下肢冷、少腹冷，自觉有阵阵寒气自胃脘上冲至咽部，稍食冷则觉胸脘中冷并逐渐渗透及背部。此疾已有二年多，即便在炎夏酷暑亦如此。寒气上冲时，如睡半小时许可逐渐减轻，伴神疲乏力，耳鸣，昼间尿频，平均1～2小时1次，量少排出无力，夜尿仅0～1次，睡眠欠佳，每晚仅能入睡4～5小时，舌黯红，苔薄白，脉细弦偏数。辨证：阳气虚衰，阴寒凝滞；治疗原则：补火助阳散寒。

四逆汤合金匮肾气丸加减：附子15g，干姜12g，细辛6g，桂枝15g，吴茱萸6g，熟地15g，山药12g，茯苓15g，茯神15g，山茱萸12g，五味子9g，枣仁15g，5剂。

二诊（2010年1月5日）：患者因故停药5日。服上药后，胸背冷、膝腿冷及胸脘冷并渗透至背等症状均减半，耳鸣轻；唯仍有寒气从胃脘上冲至咽部，白昼小便仍多。初见成效，今拟加大温阳散寒以及温补肾阳之力。

处方：附子60g（嘱先煎3小时），干姜15g，细辛6g，肉桂12g，吴茱萸10g，淫羊藿15g，仙茅15g，巴戟天12g，胡芦巴15g，黄芪30g，五味子9g，枣仁15g，甘草12g，14剂。

三诊（1月19日）：上药服至7剂，胸背腹冷减至九成，脘冷减至六成，耳鸣减至五成，白昼小便略减。服至10剂，胸背脘腹不再寒冷，再无寒气从胃脘上冲至咽部，手足始觉热。顷诊仍耳鸣，咽不适，乏力，易汗。寒证基本已除。

处方以王清任通气散及治疗耳鸣的验方为主：生熟地各30g，麦冬30g，玄参30g，柴胡12g，香附12g，川芎12g，黄芪15g，细辛5g，路路通12g，射干9g，桔梗12g，甘草10g，7剂。

四诊（1月26日）：耳鸣继续减轻，咽无不适。3天前又有寒气自胃脘上至咽，但程度较轻，不似先前严重。撤除温阳散寒之品后，体内寒邪又蠢蠢欲动。但以附子60g（先煎3小时）参入上方，14剂。

五诊（2月9日）：耳鸣已基本止，无寒气从胃脘上冲至咽。上方再予10剂。

六诊（2 月 23 日）：适逢春节放假休息，故迟至今日就诊。无寒气自胃脘上冲咽部情况发生，发作年余之耳鸣亦愈。顷诊白昼小便平均 3～4 小时 1 次，排出有力。虽然停药数日未见大碍。但吸取三诊教训，不敢停用附子。

处方：附子 60g（先煎 3 小时），细辛 5g，肉桂 10g（后下），山茱萸 12g，茯苓 12g，生熟地各 30g，麦冬 30g，玄参 30g，柴胡 12g，香附 12g，川芎 15g，党参 30g，7 剂。

七诊（3 月 2 日）：经过以上治疗，累计服药已有 8 周，现身暖不冷，无寒气上冲，无耳鸣，白昼尿频现象进一步减少，眼睑微有浮肿。

处方：附子 60g（先煎 3 小时），肉桂 10g（后下），山茱萸 12g，生熟地各 30g，麦冬 30g，玄参 30g，柴胡 12g，香附 12g，川芎 15g，细辛 5g，党参 30g，茯苓皮 30g，7 剂。

八诊（3 月 9 日）：近日因天气变冷，咽喉部偶感时冷时热（但非寒气自胃脘上冲而致），眼睑不肿，尿不频，无其他不适。再予原方 7 剂以巩固疗效。后随访病情稳定，再无身冷形寒与寒气上冲发生。

九诊（3 月 16 日）：无形寒怕冷及寒气上冲，耳鸣不再，睡眠改善，唯觉排尿无力。

处方：附子 30g（先煎 2 小时），肉桂 12g（后下），熟地 15g，山药 12g，茯神 15g，黄芪 30g，党参 30g，淫羊藿 15g，巴戟天 15g，予 14 剂以善后。

关于附子的用法：

（1）关于附子的用量与作用：如果寒证确需要用附子，考虑到该药药性甚强、副作用也不小，一般应从较小剂量开始。本案初诊用 15g 见效，二诊时才有把握一下子提高其用量至 60g，祛寒暖身作用果然显著。三诊去附子而不用时，四诊“又有寒气至咽”，再度起用附子后，五诊时知寒气又消灭。这个过程清楚地表明附子温阳祛寒真有效，并且散寒的功劳主要归功于附子而不是其他温补肾阳的药物，因为三诊以后并没有再用淫羊藿、仙茅、巴戟天、胡芦巴之类，照样祛寒有效。

（2）关于附子的配伍：用大剂量附子时，一般应用配合使用甘草，有缓解附子毒性的作用。在本案，为治耳鸣的验方需要用到通气散和较大剂量的增液汤等甘寒濡润之品，制约附子的温热之性，使得大剂量附子用至长达

8 周多也无弊端出现。使用大剂量附子时需要重视配伍。

（3）关于附子的煎煮时间：将 60g 附子先行煎煮 3 小时，为安全起见。笔者同时告诉患者两点：附子煎煮时间以尝之不麻舌为度；最常见副作用是眩晕。有趣的是，患者反映，有好几次将附子先煎至 2 小时 30 分钟时，尝之仍稍有麻舌之感，而煎至 2 小时 45 分钟以后方不麻舌。考虑到个体差异大，下煎药医嘱之际，预先告诉附子的副作用并让患者试尝味，不失为是预防和减少附子副作用的一个办法。

第五节　血　证

110. 治疗血证要法二

血证是指血液出于九窍或溢于肌肤的疾患，包括鼻衄、齿衄、咳血、吐血、尿血、便血、肌衄以及外伤出血。其病因包括感受外邪、饮食不节、情志过极、劳倦过度、种种热病以及跌打损伤。病变主要涉及肝、肺、胃、肠、脾、心等脏腑。关于治疗原则，《景岳全书·血证》提出治火、治血、治气三原则；唐容川《血证论》则提出止血、消瘀、宁血、补血四原则。笔者在临床上观察到，血证最为多见的病机是热迫血行，或为火热实证，或为阴虚内热虚证；因此，清热凉血止血与养阴凉血止血是治疗血证较为常用的两种方法。

清热凉血的止血药物较多，有栀子、黄芩、丹皮、赤芍、紫草、水牛角、地骨皮、大黄、椿根皮、地榆、槐花、侧柏叶、白茅根、紫珠、白头翁、马齿苋、地锦草、金银花、大小蓟草、大青叶、青黛、贯众等；养阴（血）凉血的止血药物主要有生地黄、玄参、阿胶、麦冬、沙参、百合、当归等。

当然，还有收敛止血药如白及、仙鹤草、棕榈炭、血余炭；化瘀止血药如三七、茜草、蒲黄、花蕊石、降香；温经止血药如炮姜、艾叶、灶心土等。收敛止血药可酌情用于各种血证。还有气虚血溢而须用补气摄血法的，但这类血证除用益气外，通常也还需要使用其他止血药物，才能获得更为理想的效果。

《中医内科学》将各种出血分了许多证型，有时病因病机及脏腑辨识亦颇不易。一般而言，辨证属于阴虚出血者较为多见，联合运用清热凉血止血法与养阴凉血止血法，可执简驭繁，使辨证论治变得简单易行且疗效满意。

案　何女，43 岁，2006 年 5 月 19 日就诊。素有原发性胆汁性肝硬化 10 多年，近来每日鼻衄 3～4 次，量不多；每日早晨刷牙时亦必牙齿出血，大便干结，余无不适，舌边尖红、苔薄黄腻，脉细。鼻衄、齿衄属于阴虚血热；治以清热养阴，凉血止血。

处方：麦冬 30g，生地 30g，栀子 15g，10 剂，嘱服用 2 周（每 2 剂药分 3 天服用）。

二诊（6 月 2 日）：2 周内仅有 1 次鼻衄，刷牙时牙齿出血虽减未尽，大便不干结，药后小便色黑，舌脉同前。原方加黄柏 12g，10 剂，仍服 2 周。

三诊（6 月 16 日）：近 2 周内无鼻衄，齿衄亦基本止，小便颜色正常。原方黄柏增量至 18g，10 剂，服用 2 周，以资巩固。

四诊（7 月 7 日）：服药期间无出血。但上周停药后，又有少量牙齿出血 1 次。原方加知母 12g，川牛膝 15g，薏苡仁 12g，10 剂，服用 2 周。

五诊（7 月 21 日）：无齿鼻衄。今日处方：麦冬 30g，生地 30g，栀子 15g，黄柏 12g，5 剂，嘱备用。

鼻衄之发，常见有肺经热盛、胃热炽盛、肝火上逆、肝肾阴虚、脾不统血等，但归纳起来不外虚、实两类，无论虚实，总由火性循经炎上所致。处方增液汤去玄参加栀子，栀子味苦气寒，入心、肝、肺、胃经，具有清热泻火、凉血止血之功，《本草纲目》载其“治吐血、衄血、血痢、下血、血淋损伤瘀血及伤寒劳复，热厥头痛，疝气，汤火伤”。《简易方论》有记载用一味栀子治疗鼻衄。生地、麦冬俱味甘苦而寒，合用有养阴凉血止血之功。《日华子本草》谓生地“治惊悸劳劣，心肺损，吐血、鼻衄、妇人崩中血晕”。《用药心法》谓麦冬“补心气不足及治血妄行”。以上 3 味药为主，初诊即见效，7 月初停药又有少量齿衄，再用再效。笔者以之治疗多例齿鼻衄患者，皆有效验。

以清热凉血止血与养阴凉血止血两原则结合治疗一般的血证具有较广的适应性，疗效可靠。古人就常用麦冬配生地治疗血证，值得重视。

111. 辨治便血分部位

在当今医疗水平条件下，不能仅仅满足于将便血分为远血近血或肠风脏毒，应该辨清便血的部位在胃、在肠、抑或在肛门，然后按部位论治。

出血在胃者多见于十二指肠溃疡或门脉高压胃底、食管静脉破裂，便血色紫黯，属远血脏毒者较多，分热证寒证、气虚阳虚，可选用黄土汤、泻心汤、十灰散、丹栀逍遥散、归脾汤、补中益气汤、附子理中汤以及建中汤等方治疗。自从西药雷尼替丁划时代登场以来，发展到质子泵抑制剂，现如今中医失去了很多治疗这类便血的机会。

出血在肠者多见于溃疡性结肠炎、细菌性痢疾、阿米巴痢疾以及肠道肿瘤，便血的“景色”比较多彩，有远血有近血、有肠风有脏毒。肠道出血多湿热和瘀血，可用于治疗的方剂也很多。

出血在肛门者，多为痔疮、肛裂，便血色鲜红，属近血肠风，有气虚血热、湿热瘀血，也有单纯出血，可用凉血地黄汤（《外科大成》）、脏连丸（《证治准绳》）、止痛如神汤（《医宗金鉴》）等进行治疗。

便血部位不同，病因病机各异，治疗原则及方药种类相去甚远。再者，便血在肠可以灌肠，便血在痔疮可以用外洗或栓塞剂，用药种类、给药途径也有不同。因此，诊疗便血时必须要辨清出血部位。

案 1　痔疮便血案　黄女，51 岁，2006 年 9 月 19 日就诊。诉：便血 2 天，大便鲜血，肛门疼痛，今日大便 3 次，曾有痔疮，舌红，苔薄，脉细弦。初步诊断：痔疮单纯出血，嘱去本院痔科检查确诊；姑治以凉血止血。

处方：地榆 30g，椿根皮 30g，茅根 30g，侧柏叶 18g，生蒲黄 12g，藕节 12g，生地 15g，桑白皮 15g，柿蒂 30g，7 剂（参见“42. 溃结验方源实践”文）。

二诊（9 月 29 日）：9 月 19 日当日随后去痔科检查，确诊为混合痔出血，并配外用栓剂。但患者未用栓剂，仅服中药。9 月 26 日进一步作肠镜检查示结、直肠未见器质性病变。中药服至第 4 剂，便血即消止至今。顷诊诉肠镜检查后少腹不适，肠风下血甫止，宜上方再予 7 剂巩固疗效。

案 2　结肠糜烂便血案　沈男，25 岁，2006 年 3 月 28 日就诊。诉：反复便中带血 3 年余，近期又出现便血。患者于 2003 年外出旅游时因饮食不慎而出现腹泻，当时日行 7～8 次，大便脓血，覆有黏液，有里急后重感，经治疗后好转。但去年 8 月开始又逐渐出现类似症状，肠镜检查示“左半结肠见糜烂”。刻下大便日行 4～5 次，量少，水样稀烂，含不消化物，带有脓血黏液，里急后重，便后肛门有灼热感，肠鸣，有畏寒发热感（刻下体温 36.5℃），口干，口淡，恶心，腰酸膝软，乏力，头晕，胃脘餐前隐痛，进食缓解，舌红，苔黄，脉软弦。便血属于肠道湿热。

处方：地榆 30g，椿根皮 30g，苦参 20g，金银花 30g，乌梅 30g，焦山楂 30g，元胡 30g，陈皮 15g，藿香 15g，神曲 15g，麦芽 15g，7 剂。

二诊（4 月 4 日）：服药 2 剂，大便即由每日 4～5 次减为 1 次，服至第 4 剂，大便脓血消失，黏液减少，里急后重几除，恶心除，仍怕冷、但无发热感。顷诊中下腹痞胀隐痛，便后痛减，咽喉疼痛，舌淡红，苔黄，脉软弦。

改投乌梅丸：乌梅 30g，当归 12g，党参 15g，川连 10g，黄柏 12g，细辛 3g，肉桂 10g，附子 5g，川椒 6g，炮姜 10g，7 剂。

三诊（4 月 11 日），咽喉疼痛及怕冷除，精神好转，大便 1 日 1 次，黏冻尚存四成，虽无脓血但偶尔见血丝，左下腹大便前后仍有疼痛。上方加地榆 15g，金银花 30g，槐花 10g，元胡 30g，大腹皮 15g，再予 14 剂。

四诊（4 月 25 日），大便 2～3 日 1 次，成形，余无不适，原方再予 14 剂，嘱服用 4 周；如无不适，可以终止治疗。1 个月后随访，诸症痊愈，遂停止治疗。

通过以上两个案例说明，同为便血，部位不同，治疗的着眼点与方剂用药也有不同。单纯痔疮便血，可采用相对单纯的止血药物；肠道便血，需要清理肠道湿热，有时需要重用清热解毒的药物。且肠道便血病情相对复杂，治随证变。如案 2 大便脓血，先清理肠道湿热；后因久痢、腹痛、口干、身热而畏寒、咽痛，已具厥阴病特点，故继以乌梅丸治疗。辨清便血部位，有助于提高用药的针对性及有效性。

内科医生也必须掌握外科痔疮的内科治疗方法，以免患者在不同专科间辗转而耽误治疗。

112. 区区鼻衄蕴大道

教科书上将鼻衄分成如下几个证型：

（1）邪热犯肺：鼻燥衄血，口干咽燥，或兼有身热，咳嗽痰少等症。舌质红，苔薄，脉数。治以清泄肺热，凉血止血；桑菊饮加减。

（2）胃热炽盛：鼻衄，或兼齿衄，血色鲜红，口渴欲饮，鼻干，口干臭秽，烦躁，便秘。舌红，苔黄，脉数。治以清胃泻火，凉血止血；玉女煎加减。

（3）肝火上炎：鼻衄，头痛，目眩，耳鸣，烦躁易怒，两目红赤，口苦。舌红，脉弦数。治以清肝泻火，凉血止血；龙胆泻肝汤加减。

（4）气血亏虚：鼻衄，或兼齿衄，肌衄，神疲乏力，面色㿠白，头晕，耳鸣，心悸，夜寐不宁。舌质淡，脉细无力。治以补气摄血；归脾汤加减。

那么，下案鼻衄该判为什么证型？该采用什么治疗原则及方剂呢？

案　赵女，33岁。2014年2月21日就诊。诉：鼻衄近10天。近10日患者每于傍晚或夜间发生鼻衄，自觉部分血流入鼻咽腔，可能有部分血被咽下，故无法准确估计出血量。上月亦有2次鼻衄。平素觉心慌，乏力，睡眠欠佳，早醒，舌淡红，舌下静脉迂曲，苔薄，脉细涩。

对照上述教科书鼻衄证候分型，则难以归类；如果勉强归类，因患者有心慌、乏力、睡眠欠佳等症状，与气血亏虚证较为接近，似乎应该用归脾汤治疗较为妥当。但是，如果不这样做，可以吗？

处方：玄参15g，生地15g，麦冬15g，白茅根30g，山栀炭15g，小蓟草15g，川牛膝15g，辛夷9g，7剂。

本方以增液汤养阴凉血，白茅根、山栀炭、小蓟草止血，川牛膝引血下行，辛夷为治鼻渊药，因患者"自觉部分血流入鼻咽腔"，表明出血部位较深在鼻咽部，不排除鼻部疾病，故用辛夷宣通鼻窍。

二诊（2月28日）：服药2剂，鼻衄即止，心慌亦止，睡眠改善，舌脉同上。

处方：玄参12g，生地12g，麦冬12g，山栀炭9g，小蓟草9g，川牛膝12g，辛夷6g，夜交藤15g，枣仁12g，7剂。

此方即上方诸药全面减量、去白茅根加夜交藤和枣仁。

随访：此后鼻衄未再发生。

此本区区鼻衄小疾，疗效也不能完全排除自愈的可能性，治疗用药虽有一点小心机，但也不值得一提。

但是，从这个区区小案的诊疗中，则折射出当今临床辨证论治的大问题、大困惑来。

首先，同为鼻衄，临床可以存在各种各样的表现，并不完全甚至压根不按照教科书的证型标准来表现。究竟应该如何判断这种类似“约定成俗”的证候分型论治的价值？证候分型有流行病学调查依据吗？

其次，如果按照常规的证候分型辨证施治效果不好，反而不按照常规辨证施治效果为好，那么常规的证候分型要来作甚？如果不按照常规辨证论治也能够取效，那么辨证分型论治就缺少了“权威性”。就以上案来说，如果一定要辨证分型论治，应该接近用归脾丸来治疗，可现在用自拟方效果也挺好，可能优于归脾汤。进一步分析自拟方中的麦冬、生地、牛膝都是玉女煎的组成药物（玉女煎生地换熟地，再加石膏、知母），而玉女煎所主治的“胃热炽热型”与本案临床表现一虚一实相去甚远矣。假设患者并没有心慌、乏力，睡眠欠佳、早醒，仅仅表现为鼻衄又该怎么办？如此单纯鼻衄在日常生活中十分常见，民间采用单服白茅根汤或用大蒜捣泥敷涌泉穴或用挂线等土办法也能对付。一定要分型论治吗？根据笔者经验，对上案即使仅仅使用生地、麦冬或白茅根或小蓟草也有止血作用。再退一步，如果不用上方，另用藕节、侧柏叶、黄芩炭、丹皮炭、花蕊石、棕榈炭、十灰散等药方也能取效。

再看文章开头所举教科书的鼻衄四种证型，虽肺热、胃热、肝火、气虚证候各不相同，但凉血止血则一，这是其共同点，是共性问题。按照笔者的观点，中医证型有中医证候与中医病证之分，鼻衄为“病”，肺热、胃热、肝火、气血亏虚为“证”。鼻衄可以有证也可以无证，有证时可以采取分型论治，但在依证施治时切勿忘使用止血治疗鼻衄之病之药物。辨证论治中往往隐藏着止血辨病用药。如果依证施治而忽视加用止血辨病用药，证型或有可能改善而鼻衄未必即止。有人以为，只要辨证论治准确，鼻衄自止。的确，当“证”与“病”存在内在逻辑关系时，此时属于“真性辨证论治”，由于改善了引起鼻衄的病理机制，的确可以使鼻衄自止。然而在临床上更多的情况是，在我们自以为是的辨证论治中有很多是属于“假性辨证论治”。“假性辨证论治”一定要注意加用针对鼻衄病的止血药物。鼻衄无证时无法也无需辨证论治，只要治疗鼻衄之病止血就可以了。临床实际情况有时就是可以如此简单。

治疗鼻衄是这个道理，治疗其他所有疾病或病证莫不是这个道理（参见“40. 五更泄泻非独肾”文）。明乎于此，即明乎于中医辨证治病用药之奥妙矣。也许有人还不明白这个道理，那就随手再举个例子吧，有人热衷于将便秘分成这个型那个型，但无论属于哪个型，不都离不开要选用一些润肠通便的药物吗？

第六节　汗　　证

113. 黄汗阴汗清湿热

黄汗是色汗症之一，《金匮要略·水气病脉证并治》将黄汗与风水、皮水、正水、石水并列论述，指出黄汗与风水有类似之处，其病机属于湿热交蒸而致，提出用黄芪芍药桂枝苦酒汤方治疗。但笔者用龙胆泻肝汤屡屡取效。

案 1　章女，64 岁，2005 年 9 月 13 日就诊。主诉：汗出沾衣色黄。潮热已有 7 年，午后为甚，其时伴有黄汗出、心烦不宁，平时心情抑郁；舌左侧溃疡 1 个，直径 2～3mm，疼痛；另有大便前脐周疼痛，大便 1 日 1～2 次、不成形，便后腹痛止，舌质红，苔黄腻，脉细弦数。辨证分析：肝气郁结则心情不舒；肝郁日久化火，故潮热、心烦、口疮，舌质红、脉数；肝失条达，横逆侮脾则腹痛欲解便；脾失健运则生湿，湿热交蒸，滞留于肌肤，阻碍营卫的运行，则发生黄汗、舌苔黄腻。治疗宜疏肝解郁清火，清利肝胆湿热，兼养心安神，敛汗。

龙胆泻肝汤合丹栀逍遥散、甘麦大枣汤加味：龙胆草 12g，山栀 12g，黄芩 12g，柴胡 12g，生地 12g，当归 12g，车前子 15g，泽泻 12g，通草 6g，丹皮 12g，白芍 12g，白术 12g，茯苓 15g，薄荷 5g，浮小麦 24g，大枣 10 枚，甘草 10g，煅龙骨 30g，煅牡蛎 30g，地骨皮 12g，7 剂。

二诊（9 月 20 日），服药后黄汗减少，脐周痛减，舌上溃疡第 2 天消失，大便基本成形，苔黄腻化薄。上方去丹皮、白芍、薄荷、浮小麦、龙骨、牡蛎、地骨皮，泽泻增加至 15g、白术和茯苓增加至 30g，以图进一步健脾御肝，再予 7 剂。

三诊（9 月 27 日）：黄汗止，大便正常，但潮热改善不明显。

阴汗是指外生殖器及其附近局部多汗，也多由肝经湿热所致。前阴为足厥阴肝脉所过之处，湿热循肝经之脉下注可引起阴汗。法当清利下焦湿热，同样用龙胆泻肝汤加减常可取得比较满意的疗效。

案2　陈男，36岁，2006年5月30日就诊。诉：5年多来，下午阴囊及肛周潮湿，连手足心也潮湿，尤以下午为甚；伴头胀，胃脘易胀，自幼易腹泻，寐差，舌边尖红，苔薄黄，脉细弦数。患胆囊炎和肛瘘。辨证分析：湿热循足厥阴肝经下注，故会阴一带潮湿，肛瘘亦与此不无关；脾胃素虚，易遭肝侮，故常胃痞腹泻；肝经气机郁滞，故头易胀。治宜清利肝经湿热。

龙胆泻肝汤加味：龙胆草10g，山栀12g，黄芩12g，柴胡12g，车前子15g，泽泻15g，通草6g，生地10g，当归12g，甘草6g，川椒目3g，远志6g，马齿苋15g，枳壳10g，7剂。

二诊（6月13日）：药后诸症明显减轻，顷诊大便泄泻3～4次、不成形，上方去龙胆草、通草、生地、当归、甘草、远志、马齿苋、枳壳等可能影响腹泻的药物，加厚朴12g，白术15g，茯苓30g，葛根15g，炮姜6g以加强健脾止泻的作用，7剂。药后阴囊不湿，泄泻止。

以上两例，一为黄汗，一为阴汗，病虽不同，病机则一，均为肝经湿热所致，用龙胆泻肝汤治疗都取得了较好的效果，体现了中医“异病同治”的精神。

114. 手心汗出治在心

《素问•阴阳别论》：“阳加于阴谓之汗。”但出汗既有病理性的，也有生理性的。《灵枢•五癃津液别》：“天暑衣厚则腠理开，故汗出。”《素问•热论》：“暑当与汗皆出，勿止。”讲的都是生理性出汗。除生理性以外的出汗都是病理性的，有多种表现：醒时出汗为自汗，睡时出汗为盗汗，肢冷神昏脉息微弱时大汗淋漓为绝汗，热病全身战栗随之汗出为战汗，汗色发黄为黄汗，风寒袭表营卫不和津液外泄为表（表证）汗，里热炽盛（包括湿热）为热汗。热病过程中伴随着汗出常可热退。精神紧张恐惧时出汗为冷汗，气急败坏或烦躁不安时出汗为躁汗，此两种汗与心境情绪有关。

全身各个有汗腺的部位都会出汗。其中有一种汗专门出在手心和足心，俗称手足心汗。

手心出汗也称手汗症，相当一部分人还可伴有有足底出汗或腋下出汗，是临床常见的局部异常多汗。手汗症的原因通常有几个方面：或是缘于甲亢、糖尿病等系统性疾病，或是缘于中枢系统的一些疾病，或是缘于交感神经的功能亢进。临床常可遇见自幼即罹患手汗症，到了青春期更严重，这种带有先天体质性因素的手汗症较为难治。如果手心出汗太多并影响日常生活及工作，西医治疗可采用胸腔镜下行交感神经干切断术。如果犯不着去试那个交感神经干切断术，可以试一试中医治疗。

案 1　罗男，35 岁，2009 年 5 月 12 日就诊。诉：两手心汗出量多，伴少量足心汗。另外，咳嗽已有 7～8 个月，痰不多，色白，舌淡红，苔黄腻，脉细弦。3 月 15 日 CT 示肺部有炎症。

处方：枣仁 20g，柏子仁 20g，黄芪 30g，茯神 20g，麦冬 12g，五味子 9g，煅龙骨 30g，煅牡蛎 30g，浮小麦 30g，麻黄根 12g，甘草 10g，款冬花 30g，紫菀 30g，鱼腥草 30g，金钱草 30g，7 剂。

二诊（5 月 22 日）：手足心汗明显减轻，基本不咳。原方去款冬花、紫菀、鱼腥草、金钱草，14 剂。

三诊（6 月 5 日）：服药已 3 周，手足心汗减去七成以上，不咳，原方再予 7 剂以资善后。

四诊（7 月 14 日）：因他病来就诊，诉手足心汗出已止。

案 2　赵男，54 岁，2010 年 11 月 12 日就诊。主诉：手心汗出伴足心微汗，已两个月有余。肩背板紧，受风则觉面部有麻木感，口苦，舌淡红，苔黄，脉细弦。

处方：龙胆草 9g，栀子 12g，黄芩 12g，柴胡 12g，生地 10g，泽泻 10g，当归 10g，车前子 15g，柏子仁 18g，酸枣仁 18g，麦冬 12g，五味子 9g，黄芪 30g，煅龙骨 30g，煅牡蛎 30g，浮小麦 30g，麻黄根 12g，7 剂。

二诊（11 月 19 日）：手足心出汗有所好转，自觉手心有热感，受风面部麻木感减轻，唯肩背板紧感无好转。原方加鸡血藤 30g，7 剂。

三诊（11 月 26 日）：手足汗继减，大便 2 日 1 次，觉难。原方加决明子 30g，火麻仁 30g，7 剂。

四诊（12 月 14 日）：大便日通，手足心汗进一步减少几近于无，原方 14 剂。

2011 年 1 月 7 日患者陪其儿子来就诊时诉说手足心已不再出汗。

以上两例均为手汗并伴足汗症，主要运用经络辨证、从心论治的方法。

《灵枢·经脉》:“心主手厥阴心包络之脉……入掌中，循中指出其端；其支者，别掌中，循小指次指出其端”“心手少阴之脉……入掌内后廉，循小指之内出其端”。手掌心为心经末端，故手心出汗多，可以认为是心经病变。何况《素问·宣明五气》说:“五脏化液，心为汗。”《黄帝内经素问集注》:“心主血，汗乃血之液也。”《类经》:“心主血，汗者血之余。”《医宗必读》:“心之所藏，在内者为血，在外者为汗。”心主血脉，“汗血同源”，是以“汗为心之液。”如果说汗液的异常是脏腑功能失调的表现，那么手心汗出也许可以看作是心功能失调的表现。

根据以上中医理论，治疗时均取枣仁、柏子仁、茯神、麦冬、五味子养心安神，以黄芪补气以摄汗液，以煅龙牡、浮小麦、麻黄根收敛止汗，如此则可标本兼顾。案1因肺炎咳嗽，加用紫菀、款冬、鱼腥草、金钱草以清肺止咳，案2因口苦肝胆有热，加用龙胆泻肝汤清泻肝胆之火。

或谓，止汗不可抹杀煅龙牡、浮小麦、麻黄根之功。此话不错。然而值得注意的是，龙骨归心、肝经，与牡蛎相须而用，具有宁心镇惊安神之效，有仲景之桂枝甘草龙骨牡蛎汤、柴胡加龙骨牡蛎汤功为证。浮小麦专入心经，《本草备要》甚至云“汗为心液，麦为心谷”。麻黄根功专止汗，现代药理研究表明其有减慢心率的作用。诸药入心，在养心安神之品的“带领下”，协同发挥了宁心安神、养阴补血、潜阳入阴、益气敛汗的作用，从而使手汗减少。根据笔者体会，如果在以上处方中不用枣仁、柏子仁、茯神、麦冬、五味子、黄芪等养心之类，而单用煅龙牡、浮小麦、麻黄根止汗治标之属，疗效恐怕会打折扣。

第七节　水　肿

115. 补阳还五治水病

补阳还五汤原是治疗气虚血瘀所致偏瘫的常用方，临床上可用于治疗许多具有气虚血瘀病机的疾患。能否用补阳还五汤治疗津液代谢失常的病变？答案是肯定的。

案1　顽固性水肿案　周女，58岁，2002年5月23日就诊。主诉：反复下肢浮肿伴乏力4年。患者四年前劳作后出现下肢浮肿，午后为甚，晨起面部微肿。刻诊：双下肢浮肿，按之凹陷，易鼻衄，舌体胖大，舌下络脉迂曲显露，苔薄白，脉沉细。查乙肝两对半示“大三阳”；B超示“胆囊炎、早期肝硬化”。证属血水同病；治宜活血利水。

补阳还五汤合五苓散加减：生黄芪30g，红花5g，桃仁12g，丹参15g，当归15g，桂枝6g，白术15g，猪茯苓各30g，泽泻15g，车前子15g（包煎），陈葫芦瓢（先煎代水）80g，玉米须30g，半边莲30g，陈皮12g，7剂。

二诊水肿大减。药中病机，效不更方，原方加牵牛子12g再进7剂后，水肿全消。

水肿为津液滞留，肝硬化、舌下络脉迂曲显露为瘀血。补阳还五汤益气活血通络；五苓散利水消肿。或谓本案利水退肿乃五苓散之功，无关乎补阳还五汤。殊不知血水相通，血水同治，可收倍效。且再看下例。

案2　淋巴水肿案　陈女，41岁，2006年12月1日就诊。主诉：右乳癌术后2年余。2005年7月结束化疗。顷诊右侧上臂明显肿于左臂约3cm，伴日夜针刺样疼痛和麻木感，甚则连及右侧肩胛部，稍恶寒，动则易汗出，舌淡红，舌下络脉迂曲，苔薄根部黄腻，脉细滑。另有2型糖尿病及子宫肌瘤手术后。乳癌术后淋巴臂肿属于气血（水）郁滞；治以益气活血，舒经通络。

补阳还五汤合黄芪桂枝五物汤加味：黄芪30g，地龙12g，桃仁12g，红花10g，当归15g，川芎15g，赤芍15g，桂枝10g，白芍15g，大枣10g，甘草10g，桑枝30g，丝瓜筋30g，鸡血藤15g，仙灵脾15g，苍术12g，白术12g，独活12g，细辛3g，附子6g，7剂。

二诊（12月8日）：右侧上臂不痛，其肿程度减轻，麻木、针刺感白昼无、夜间偶有；顷诊腰酸，右上肢酸楚不适。上方去细辛、桂枝；加杜仲15g，怀牛膝15g，木瓜12g，7剂。

三诊（12月15日）：虽右上肢仍粗于左上肢，但右臂淋巴水肿减轻一半以上，无麻无痛。

上臂淋巴水肿是乳腺癌根治术后常见并发症。因术中部分静脉及淋巴结切除，术后又多对腋窝行放射性治疗，使局部炎症水肿，淋巴液及静脉回流不畅而致。一段时间后自可消退，也有部分患者可经年不消。此症属中医“脉痹”范畴，乃术中创伤致脉络损伤，气血运行不畅，血瘀水聚而肿。疼痛、麻木、舌下络脉迂曲，治宜益气活血通络，补阳还五汤加黄芪桂枝五物汤通畅血脉，调和营卫；淋巴回流不畅似介于痰湿水蕴与血瘀之间，故用附子、细辛、仙灵脾、苍术、白术通阳散湿，桑枝、丝瓜筋、鸡血藤、独活舒筋通络。组方目的在于益气活血，调和营卫，去除脉络瘀阻，促使淋巴、静脉回流通畅，则肿胀痛麻减消。此非单纯利尿之品可以奏功。

津液的病证除了水肿外，还有汗证，也可用补阳还五汤治疗。

案3　盗汗案　鲍男，73岁，2006年11月7日就诊。诉：夜间偏身汗出二年余，侧卧时不受压肢体侧汗出，凡洗澡日、或半夜起床日则汗出甚多，平卧或将双脚伸出于被衾外时无汗出，余无其他不适。舌偏红，舌下络脉迂曲，苔中黄腻，脉细滑。气血运行不畅，心神失养；治以益气活血，兼养心安神。

补阳还五汤合归脾汤加减：黄芪30g，当归12g，地龙12g，赤芍12g，桃仁12g，红花9g，川芎15g，远志6g，菖蒲12g，茯苓12g，麦冬12g，丹参15g，酸枣仁20g，大枣10g，甘草9g，糯稻根30g，瘪桃干30g，7剂。

二诊（11月17日）：夜间汗出减少五分之二。原方去地龙，加煅牡蛎30g，五味子9g，7剂。

三诊（12月1日）：夜间基本无盗汗。

盗汗多见于阴虚火旺、心血不足，但本例舌下络脉迂曲，为血瘀之象。《医林改错·血府逐瘀汤所治之症目》提到“有补气、固表、滋阴、降火服之不效，而反加重者，不知血瘀也令人自汗、盗汗，用血府逐瘀汤。”但因汗出分布不均，侧卧时不受压肢体侧汗出，显为气血运行欠畅，补阳还五汤较血府逐瘀汤更适合病机。从洗澡、半夜起床、双脚伸于被外可影响盗汗程度等症状来看，患者尚有一定的心神不宁征象，所以配合使用归脾汤。事实证明二方合用效果颇佳。

中医认为“津血同源”。《灵枢·痈疽》说：“中焦出气如露，上注谿谷，而渗孙脉，津液和调，变化而赤为血。”血与津液都是液态物质，都有滋润濡养作用，血行于脉内，津液则行于脉内外，其中行于脉内的津液是血液的有机组成部分。在病理上，血与水的代谢异常密切相关，如津枯则血燥，“血不利则为水”。（《金匮要略·水气病脉证并治》）因此，补阳还五汤之类活血化瘀的方剂有时可以用来治疗津液代谢失常的疾患。

第八节　麻　　木

116. 肢体顽麻治痰瘀

徐女，67 岁，2001 年 7 月 5 日诉右下肢持续性麻木已有数月之久，大腿筋有抽掣感，伴耳鸣、目糊。患者体胖，舌质淡，边有齿痕、苔薄白腻。有高血压病史，实验室检查提示高脂血症。曾先后在多家医院行中、西医药物治疗，配合针灸理疗，迄无成效，遂来求治。观前医方多以活血化瘀、祛风散寒为治，其中不乏虫类搜剔之属。

临床凡遇经“前医”治疗尤其是经数名“前医”治疗均无效的，一般多是按“常规”辨证思维用药的，一定存在某种“虚假”的现象掩盖了真实的病机。对此需要过细望闻问切，仔细分析病情，确立新的治疗思路，切不可再走老路。

本案有三点需要注意：一是形体肥胖，“肥人多痰湿”要映入脑帘；二是察其舌，舌质淡，边有齿痕、苔薄白腻，基本可以印证痰湿的存在；三是患者诉说行走时右下肢麻木更甚，这一线索最为重要。肢体麻木属血痹虚劳居多，但气血运行不周或血虚血滞所致麻木，多为时轻时重，很少有持续性的，并且伴随着活动筋骨，由于促使了气血的运行，麻木会有所减轻。现云“行走时右下肢麻木更甚，大腿筋有抽掣感”，据此可以认为非血虚血滞，可能是痰阻经络。痰有两种，一为有形之痰，储之在肺，可随咳咯出；一为无形之痰，匿于脏腑经络，视而不见，推而得之。患者形肥、苔腻、下肢麻木于活动时加重，莫非痰湿作祟？

治疗单纯血痹大抵可以益气补血，调和营卫，活血化瘀，甚至搜风剔络等。该患者属痰滞血瘀，互阻经络，不化痰瘀无以取效。

遂予：川连 3g，半夏 12g，瓜蒌 15g，茯苓 15g，胆南星 12g，丹参 15g，郁金 12g，当归 12g，淫羊藿 15g，天麻 12g，桑枝 12g，丝瓜络 12g，鸡血藤 18g，土黄芪 30g，7 剂。

七日后复诊，诉右下肢麻木减轻约百分之七十，耳鸣、目糊也随之减轻。原方再加白芷 12g，川芎 18g，石菖蒲 18g，灵磁石 15g，7 剂。

再七日后来诉右下肢麻木又减，耳鸣消失。效不更方，8 月 9 日四诊时，诉右下肢麻木完全消失，行走自如，无耳鸣，舌脉皆平。以 7 月 5 日方加白术 12g，党参 18g，黄芪 30g 善后调养。随访至今未发。

处方以小陷胸汤加茯苓、胆南星、土黄芪化湿祛痰；丹参、郁金、当归活血化瘀；当归配淫羊藿，为治痹古方。《医学入门》云淫羊藿"补肾虚、助阳。治偏风手足不遂，四肢皮肤不仁"；《日华子本草》云其"补腰膝""治筋骨筋急"。《太平圣惠方》中仙灵脾散治风湿脚软、疼痛冷痹及四肢缓弱。天麻、桑枝、丝瓜络、鸡血藤养血疏通经络，也为引药入于经络。土黄芪长期服用可预防高血压患者"脑卒中"的发生，体现了"治未病"的精神。由于根据"行走时右下肢麻木更甚"这一证候特点，从痰瘀论治，所以取得了良好的效果。

第九节　小腿抽筋

117. 小腿抽筋屡效方

在临床上，小腿抽筋以中老年女性为多，以夜间发生为多。

案 1　陆女，55 岁，2005 年 9 月 13 日就诊。主诉：近来常小腿抽筋，以在夜间发生为多。伴有腰酸膝软，舌淡，苔薄，脉细弦。

处方药开两路：一路以黄芪、怀牛膝、桑寄生各 30g，杜仲、川断、狗脊各 15g，当归 12g，以补肝肾强筋骨；另一路以白芍 15g、甘草 12g、木瓜 12g、薏苡仁 15g，针对小腿痉挛，7 剂。

二诊：服药后小腿不再抽筋，腰酸膝软亦好转。原方加补骨脂 15g、骨碎补 12g，继服 7 剂。

后随访再无小腿痉挛发生。

案 2　周女，61 岁，2004 年 12 月 14 日就诊。诉：经常夜间小腿抽筋，伴有一阵阵升火，自觉全身有烧热感，口干，舌紫黯，苔薄，脉滑数。处方药分两路：一路以知柏地黄丸原方加熟地、太子参、麦冬各 12g，川石斛 15g，芦

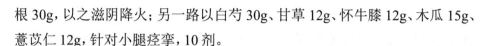

根 30g，以之滋阴降火；另一路以白芍 30g、甘草 12g、怀牛膝 12g、木瓜 15g、薏苡仁 12g，针对小腿痉挛，10 剂。

二诊：小腿抽筋大减，升火亦轻。继服 10 剂后小腿抽筋痊愈。

以上 2 例皆为女性，案 1 兼有肝肾不足，案 2 兼有阴虚火旺，在辨证治疗的基础上，均以白芍、甘草、怀牛膝、木瓜、薏苡仁专方“辨病”治疗小腿抽筋而愈。此乃笔者收集的专治小腿抽筋验方。方中主要含芍药甘草汤，该方载于张仲景《伤寒论》：“伤寒脉浮，自汗出，小便数，心烦，微恶寒，脚挛急……若厥愈足温者，更作芍药甘草汤与之，其脚即伸”。芍药甘草汤作为酸甘化阴之剂，原是针对阴虚不能濡润筋脉所致的脚挛急。木瓜，治霍乱吐利转筋之要药，能舒筋和络，治经脉拘挛。薏苡仁，《神农本草经》谓其“治筋急拘挛，不可屈伸，风湿痹，下气”。牛膝，《神农本草经》谓其“治寒湿痿痹，四肢拘挛，膝痛不可屈，逐血气”。现代药理学证明以上药物多有缓解横纹肌痉挛的作用。

笔者以此方治疗小腿抽筋者无数，均能取效，仅运用芍药甘草汤治疗也可取效。

118. 舒缓痉挛横纹肌

笔者以芍药甘草汤为主治疗多例小腿腓肠肌痉挛（俗称腿抽筋）的患者，所用皆效（见“117. 小腿抽筋屡效方”文），类案可以随手拈来。

案 1　小腿抽筋（腓肠肌痉挛）　江女，71 岁，2012 年 1 月 31 日就诊。主诉：纳呆、头昏痛半年余，目糊，久站则背部板紧，伴有口干、升火、乏力、心慌等症。舌偏红，苔薄，脉细弦。

以保和丸、增液汤加味：神曲 12g，焦山楂 15g，茯苓 12g，半夏 12g，陈皮 12g，莱菔子 15g，玄参 15g，麦冬 15g，生地 15g，川芎 30g，伸筋草 30g，鸡血藤 30g，7 剂。

二诊（2 月 14 日）：纳呆始开，头不痛。今患者添诉小腿抽筋已有一月余，每于夜间发作，略有手麻。舌脉同上。遂以原方去神曲、焦山楂，加白芍 30g，炙甘草 12g，木瓜 12g，7 剂。

三诊（2 月 21 日）：服上药 3～4 剂，持续月余小腿抽筋即止，头昏痛亦未再作。此后针对目糊、心慌、乏力等症继续调理月余，小腿抽筋再未复发过。

小腿抽筋即腓肠肌痉挛，是小腿部肌肉的一种自发性、强直性收缩。笔者临证喜用芍药甘草汤治疗小腿抽筋，或辅以木瓜、薏苡仁、牛膝等。

现代药理学证实芍药甘草汤对于表在性的躯体和四肢平滑肌痉挛具有较好的缓解作用[8]。芍药甘草汤不仅可舒缓小腿腓肠肌痉挛，对机体其他部位的横纹肌痉挛同样也有舒缓解痉的作用，例如眼肌痉挛。

案 2　眼皮跳动（眼肌痉挛）　龚女，59 岁。2014 年 4 月 22 日就诊。主诉：右眼下痉挛性跳动年余，呈持续性跳动，日间尤为明显。曾去神经内科就诊，被诊断为眼肌痉挛，予以注射腺苷钴胺粉针治疗 1 年多。目前仍在继续注射腺苷钴胺中，但是症状未有明显缓解。顷诊有眼下肌肉持续不断跳动，素患乳癖，乳房阵发性隐痛，咽痛，睡眠欠佳，大便欠畅。舌淡红，苔薄黄腻，脉细弦。诊断：胞轮振跳；乳癖疼痛。治疗原则：缓急舒筋解痉，疏肝理气止痛，兼顾利咽、安神。

芍药甘草汤加味处方：白芍 50g，炙甘草 12g，橘核 12g，荔枝核 12g，炙乳没各 9g，当归 12g，瓜蒌皮 30g，夏枯草 30g，射干 12g，山豆根 3g，夜交藤 30g，合欢皮 15g，7 剂。

二诊（5 月 13 日）：患者因家事不便就诊，停药 2 周。服上药后，右眼下痉挛性跳动减少、减轻三分之一，乳房阵发性隐痛明显减轻。唯仍咽痛未除、睡眠欠佳，舌脉同上。上方芍药甘草汤分量不变，橘核增至 15g、炙乳没各增至 12g，去夏枯草、射干、山豆根，加金银花 30g，连翘 30g，板蓝根 30g，7 剂。

三诊（5 月 27 日）：患者自行在他处抄方续服 7 剂。顷诊右眼下痉挛性跳动减轻八九成，乳痛几止，睡眠改善，唯有时有咽痛，舌脉同上。原方加射干 12g，山豆根 3g，去板蓝根、连翘，7 剂。

四诊（6 月 10 日）：自行续方 7 剂。药后右眼下仅偶有肌肉跳动。患者认为目前仍在继续接受腺苷钴胺注射治疗已有 1 年多，而疗效不著。自从服用中药 5 周以来，右眼下肌肉跳动减少、减轻至偶尔发生，认定为服用中药之效。要求继续服用中药调治。今添诉心慌，舌脉同前。二诊方去金银

[8] 细野史郎，萧友山．“芍药甘草汤”的临床药理 [J]．上海中医药杂志，1957，2（10）：17-21.

花、连翘、板蓝根，加枣仁 12g，丹参 30g，生牡蛎 30g，7 剂。

五诊（6 月 24 日）：患者因他症前来求诊，随访其病情，诉自 6 月 10 日药后，右眼下痉挛性跳动止，心慌亦除。

本案因还有乳痛、咽痛、睡眠不良等诉求，用药虽有点杂，但是，可以认为大剂量芍药甘草汤对舒缓眼肌痉挛起到了主要的治疗作用，其作用超过了营养神经西药腺苷钴胺。

芍药甘草汤具有调节平滑肌的作用已见诸大量临床报道及药理学研究报道，以上两种案例说明芍药甘草汤具有舒缓机体不同部位横纹肌痉挛的作用。芍药甘草汤对横纹肌、平滑肌的挛急，无论是中枢性的还是末梢性的，均有镇静作用。根据笔者经验，躯体横纹肌痉挛或功能障碍除了以上小腿抽筋、眼皮跳动以外，还可以表现为中医所谓的“筋惕肉瞤”。“筋惕肉瞤”是指筋肉抽掣跳动。传统病机多因血虚或津液耗伤，筋脉失养；或因伤寒寒湿伤阳，水气不化所致。若常规辨证论治无效，不妨也可投芍药甘草汤治疗。

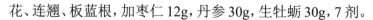

第十节　高脂血症

119. 辨病治疗高血脂

古代中医并无高血脂病之说，因此凡现代中医治疗高脂血症类病时，笔者认为应该提倡发扬中医重于继承中医，可以更多地参考现代中药药理学的研究成果或当代临床实践的经验；尤其当无证可辨时，不必过于拘泥是否采用了辨证论治的方法，可以直接根据临床经验以及药理研究的成果进行辨病论治。总之，疗效是检验治疗方药的唯一标准。

案　王女，56 岁，主妇，2006 年 11 月 7 日就诊。主诉：高血脂、脂肪肝 6 年余。2005 年 3 月肝功能检查基本正常，总胆固醇、甘油三酯轻度增高。医生嘱予饮食控制。及至 2006 年 10 月，检查结果为胆固醇尚可（6.1mmol/L），但甘油三酯明显升高至 11.15mmol/L。他医处方予口服西药降脂药，但服药后即出现肝区隐痛，停药后肝痛即止，又服又痛，再停再止。由于不能服降血脂西药，遂来求中医治疗。平时除易感乏力外，余无不适，舌质淡，边有齿痕，苔薄白，脉细弦。由于症状较少，难以进行传统的辨证论治，姑以降血脂经验方予治。

处方：柴胡 12g，白芍 12g，生首乌 30g，生山楂 30g，莪术 12g，片姜黄 12g，丹参 15g，泽兰 12g，郁金 12g，茵陈 15g，茯苓 12g，白术 12g，7 剂。当日尚未饮食，开出化验单复查血脂。

二诊（11 月 14 日）：11 月 7 日检查结果甘油三酯仍为 11.15mmol/L。上方不作加减，继续服用至 2007 年 1 月 19 日，复查甘油三酯降低至 2.10mmol/L。前后总计服中药约 70 剂。

按照传统方解，方中柴胡、白芍、首乌疏肝养肝，姜黄、莪术、丹参、生山楂、泽兰、郁金活血化瘀，茵陈清热利湿降脂，茯苓、白术健脾化湿。但这是勉为其难的方解。众所周知，处方所用中药大多经临床证实具有降血脂的作用。西医的肝病并非等于中医的肝病，似本案并无明显的肝郁脾虚、气滞血瘀以及湿滞痰阻的临床表现，如果要作出传统的中医病证名诊断、归纳辨证病机、确立治疗原则以及进行方解，均存在一定的困难。随着中医现代化的不断深入，当今中医业界正在直面这类问题。

就降低血脂而言，还有以下更为简单的治疗方法，同样可以取得一定的疗效。①取生山楂，打磨成粉，每次口服 10g，每日 2～3 次。经对比，此法较取山楂开水冲泡效果为好。②用生黄豆或生花生米，浸食醋中 7 日后，每日空腹取食 7～10 粒。③取黑木耳，用冷水浸泡后蒸熟，临用前以食醋炒热，每日服用一小碗。

长期用首乌尤其是生首乌，当观察肝功能，以防出现药物性肝损伤。

第十一节　纤　维　瘤

120. 痰瘀论治纤维瘤

多发性神经纤维瘤又称神经纤维瘤病（neurofibromatosis，NF），是一种少见的常染色体显性遗传性疾病，病变常累及中枢神经系统，多伴发皮肤、内脏和结缔组织等多种病变。依据临床表现和基因定位可分为NF-Ⅰ型及NF-Ⅱ型。NF-Ⅰ型主要表现为多发的牛奶咖啡色的皮肤色素斑和神经纤维瘤，瘤体呈孤立结节状或串珠状生长，大小不等，数量可达数十个甚至数千个以上，病变累及范围广泛。NF-Ⅱ型又叫中心性神经纤维瘤病或双侧听神经纤维瘤病，多表现为多发性神经鞘瘤或脑膜瘤病，常在10岁以后才出现明显的表现，可同时伴有皮肤病损和周围神经纤维瘤。双侧听神经瘤是NF-Ⅱ主要特征，常合并多发性脑膜瘤、神经胶质瘤等。少数病例可伴有智力减退、记忆障碍及癫痫发作等。

本病诊断一般并不十分困难，但由于其多发性和遗传性，西医治疗处理较为棘手。目前尚无有效的疗法能够预防或逆转NF的特征性病变。手术切除仅限于单个巨大瘤体以及引起疼痛、功能障碍和趋于恶性变的肿瘤群，且术后易复发。如病变在深部组织则难于全部切除，对多发性的更是束手无策。近年来，中医药治疗本病有一些零星报道，初步可以看出中药治疗有效的端倪。笔者运用中药治疗多发性神经纤维瘤Ⅱ型的患者取得了较好的疗效，其诊疗思路还在处于摸索阶段。

案　曹女，24岁。2010年12月21日初诊。患者全身长有肿物近20年。5岁记事起便生有此肿物，较大者位于颈部，那时周身不足10枚，生长缓慢。因无明显特殊不适，未予治疗。2008年起开始明显感觉肩部不适、有拘紧感，易疲劳，曾发癫痫一次。因逐渐头晕、头痛，于2008年2月23日在广东省东莞市某医院行头颅CT检查示：右侧脑桥小脑角区占位性病变，左顶部软组织内局限性包块。同年2月27日去广州市某三甲医院行头颅MR检查，其报告：

（1）左侧内听道区结节影1.5cm×1.4cm，考虑听神经瘤；右侧内听道岩骨区肿块影2.6cm×2.4cm，考虑脑膜瘤或听神经瘤；综合考虑为多发神经纤维瘤Ⅱ型。

（2）左侧顶骨局限性突起，T2W呈栅栏状，考虑颅骨血管瘤。

（3）矢状面示颈髓似有多发性占位。建议进一步检查。

继而于2009年4月24日在广东省某市人民医院（肿瘤医院）行颈部MRI检查，提示：颈椎椎管内及颈部多发异常信号，结合头部检查，考虑神经纤维瘤病。患者为消除头痛，遂于2009年5月在该院行头部神经纤维瘤手术（术中切除右侧1枚瘤体）。术后头痛止，癫痫未再发作，但不久即出现面瘫，口眼歪斜明显，偏向左侧，并且左眼内视逐年明显。另外，患者自诉手术后感觉身体状况明显较差，背部怕冷，易出汗，失眠。且近3年，周身瘤体数目明显增多。为求控制病情，寻中医药治疗。

经追问得知：其父头部曾长有此瘤，较大，早年已切去，余家属未有此现象。

顷诊查体可见：患者全身长有神经纤维瘤，共有30余枚，以前胸、腹部及后背居多，约20枚，四肢有散在分布。瘤体大小不一，最大者似蚕豆，小者似绿豆。其中，颈部后方左侧1枚较大，近圆形，直径大约17mm，以手触之，质不坚但有韧感，推之可移，按之无疼痛。左前臂处1枚，花生大小，深按可及。胸腹部及腿部数枚，均较小。同时，皮肤表面有数块儿浅棕色的色素沉着斑。左眼内视较剧，伸舌左歪。与之交谈，患者智商中等偏下，与人交谈显吃力，声音嘶哑，发音及吐字不甚清晰，诉记忆力减退，现已不能正常外出参加工作。舌偏红，苔黄，脉细弦。中医诊断为瘤赘；证属痰瘀互阻；确立以活血化瘀、化痰散结为治疗原则。

处方：丹参30g，当归12g，生地12g，桃仁12g，赤芍12g，红花12g，川芎15g，鳖甲15g，地龙12g，僵蚕12g，夏枯草15g，海藻15g，昆布15g，牡蛎30g，山慈菇12g。

此病宜缓图，暂且先予14剂，观察是否适应患者。以水煮之，日一剂，早晚温服。此后家属代诊，诉无任何不适，再予原方14剂。

服至28剂，因回原籍过年，其间停服中药1个月余。

二诊（2011年3月8日）：患者服药以后无特殊反应，原方14剂，嘱服28天。方法：嘱患者每剂中药煎煮2次共取汁约800ml，将头煎与二煎混合均匀后分成4杯，每日上下午各温服1杯（以下服用方法均相同）。

三诊（2011年3月29日）：添诉嘴角干裂月余，口干口苦，余症同前，舌脉同上。为加强涤痰通络、软坚散结之功效，遂原方加泽漆12g，白附子6g，白芥子6g，14剂。

四诊（2011年5月24日）：迄今已服中药56剂，历时5个月，患者自觉未发现有新生神经纤维瘤，已有的无长大趋势。舌脉同上。原方14剂。

其后，以上方为基础随症加减，继续服用。

2012 年 2 月 14 日：患者服药至今，共计 168 剂，历时 14 个月。根据患者及其陪伴家属反馈，总结如下：①在接受中医治疗之前，每 2～3 个月就会发现身上平均有 1～2 个新生的神经纤维瘤出现，不痛不痒，多于不经意间触及或看到。自服用中药以后，再无新发。②全身原有的神经纤维瘤逐渐缩小，个别较小者已悄然消退，平均缩小约三成。原颈部后方左侧曾有 3 个瘤，相距较近，现除了其中 1 个瘤体仍突出于体表外，另外 2 个已平坦化，仅剩 2 个不易察觉的浅棕色色素斑。其胸背部，腿部较小的瘤体也有类似表现。③接受中医治疗以前，患者疲乏劳累感明显，即便在平路上缓慢行走亦觉气短喘息；抵抗力较差，季节变化之际容易感冒发热。服用中药以来，体质及精神状态大为好转，面色红润有华，不再易疲劳，除登楼梯仍有气短外，平地步行不再有气短喘息感；抵抗力增强，感冒发热次数明显减少了。

治疗过程中检查肝肾功能、血常规，均无异常。

再予原方 14 剂，嘱 1 剂中药可分成 4～5 杯，服用 2～3 天，每日 2 杯；或可 1 日仅服 1 杯。目前患者仍在治疗中。

上案诊治有几个问题可以讨论。

（1）关于本病的中医诊断和病因病机：多发性神经纤维瘤的中医诊断因其以皮肤色素斑和多发性结节为特征性表现，可归为“筋瘤”“痰核”“瘤赘”“气瘤”范畴。病因乃先天禀赋不足，脏腑功能失常，气机失调，日久痰瘀阻于经络，壅塞脉道。病理过程颇长，终则痰瘀互阻成核，或大或小、数量或多或少，藏匿分布于肌肤腠理、皮里膜外甚至脏腑之间、大脑以内，凡体内体表、四肢百骸均可产生。

也有医家认为本病病机还存在气结、正虚、肝风内动、肝阳上亢、虚痰毒瘀并存以及脾胃虚弱等。但无论如何，痰瘀互阻是比较公认的最主要的特征性病机。因此，本病中医病名似以“筋瘤”“瘤赘”为宜。

（2）关于本病的治疗原则和选方用药：笔者认为活血化瘀、涤痰通络、软坚散结是本病最基本的治疗原则。在上述医案中，活血化瘀药用丹参、当归、生地、桃仁、赤芍、红花、川芎、鳖甲、地龙、僵蚕，化痰散结药选夏枯草、海藻、昆布、牡蛎、山慈菇、泽漆、白附子、白芥子。处方用药时需要注意以下几点：

①治疗原则要有灵活性。应针对痰瘀互阻的病机偏颇来调配化瘀药和化痰药的比例。根据有无存在其他复合病机而决定是否配合使用疏肝理气、平肝潜阳、补气血、益肝肾等治疗原则及相应的方药。

②化瘀药和化痰药的选择十分关键。化瘀药应选择善于消癥磨块的药物，以针对性地治疗癥瘕痞块，还可选用三棱、莪术、蒲黄等。同时，由于本病病程长，发展缓慢，久病入络，则可适当选用地龙、僵蚕等虫类药搜风剔络，有助于配合化瘀药以增强通络祛瘀散结的作用，还可选用全蝎、蜈蚣、䗪虫等。化痰药应选择具有软坚散结、善于祛除皮里膜外以及阻滞经络、关节之间的痰湿、痰核以治疗瘰疬瘿瘤的化痰药物，还可选用半夏、胆南星、贝母等。

③注意药物的不良反应。若如上述医案中长期使用泽漆等有毒药物时，需要观察药后症状反应与血常规及肝肾功能的变化。有报道白附子也存在潜在的毒性作用。当使用虫类药时，亦须注意个别过敏体质患者发生药疹等不良反应。

（3）关于本病的疗程与服法方法：本病发展缓慢，病程较长，故治疗只宜缓图不可急求。但是长期服用中药一是不甚方便，二是增加患者医疗费用。故笔者推荐以下慢性病中药服用方法：①将有效方药制成丸药，以便长期服用。②如难以做到上述一点，可采取将 1 剂中药煎煮成 3 杯或以上，1 日服用 2 杯或 1 日服用 1 杯与服用 2 杯交替，甚或 1 日 1 杯。在保证疗效的基础上，可以适当减少患者的医疗支出负担，还可能减少药物的不良反应。

（4）关于本病的疗效评价：如能以影像学资料来证明瘤体缩小乃至消失，最为客观。关键部位瘤体大小变化及所伴随功能障碍的改善程度是疗效评价的主要内容。需注意的是，服用中药以后，与瘤体变化无关的一般生活质量改善，并非中药治疗多发性神经纤维瘤有效的直接证据，不足以用来证明中药治疗本病有效。以肉眼或触摸辨别瘤体大小的变化与数量多少的改变能够说明疗效；如在治疗以前不断有神经纤维瘤新生，而在治疗以后再无新生或新生明显减少，亦当看作是治疗效果。在进行疗效评价时，需要医生、患者本人及患者家属共同进行判断，更为客观、全面。

第九章　妇科病证

第一节　闭　经

121. 血枯经闭神效方

妇人闭经有病理生理之分，本该绝经者，属于正常的生理现象，正如《素问·上古天真论》所说“（女子）七七，任脉虚，太冲脉衰少，天癸竭，地道不通”，属于生理现象；因病而致闭经者则属于病理现象。治疗病理性闭经，延长对妇人来说具有象征意义的月经生活，在心理精神层面上具有积极的作用。治疗闭经可以用西药激素，但其副作用不可忽视。部分闭经者用中医药治疗效果也不差。中医认为引起闭经的病理机制大抵有肝肾不足、气血虚弱、气滞血瘀或痰湿阻滞者，其中以气滞血瘀者尤为多见，诚如《素问·评热病论》云：“月事不来者，胞脉闭也。”古人称“血枯经闭”包含了两种情况，一是气血亏虚导致闭经，二是气滞血瘀导致闭经。譬如流水，一种情况是属于源泉枯竭（气血亏虚），另一种情况是属于管道堵塞（气滞血瘀）。在当代，较之气血亏虚，气滞血瘀导致闭经更为多见。

案 1　陆女，50 岁，2006 年 9 月 1 日就诊。主诉：经水未至已有 2 个月。上月检查出有脂肪肝、肝内胆管结石；顷诊餐后感右胁痞胀，时或隐痛，寐差，大便欠通畅，舌淡红、舌下静脉迂曲显露，苔薄，脉细弦。对照古说，患者年届七七，天癸或将尽，不治亦罢。但今人体质与古人不同，或许命中天癸未竭，只是胞宫一时凝滞？暂且拟行气活血，破瘀暖宫。

处方：莪术 12g，当归 30g，红花 10g，桃仁 12g，元胡 20g，肉桂 6g，川椒 6g，干姜 10g，青皮 10g，生大黄 10g，7 剂。

9月20日随访，服上药7剂毕，月经即至。11月10日再随访，自9月1日服药以来2个月，经水定期而至计有2次。

以上处方得之古方，体现了三个原则：一是活血破瘀；二是温宫暖胞，使血得温而行；三是理气，以助活血。再看下例。

案2 怀女，39岁，2004年11月23日就诊。主诉：患溃疡性结肠炎2年（参见“42. 溃结验方源实践”文），脓血便已持续2年余，经笔者用中药治疗后，现大便1日1次，基本成形，无脓血便，仅偶尔脐周腹痛。今忽诉经水未至2个月，之前相当一个阶段月经周期不规则，量少，有血块，平素怕冷，面色萎黄，舌质偏红、舌下静脉迂曲显露，苔薄黄腻，脉细弦。有痛经史和宫外孕史。此属于前述因病导致闭经者。中年妇人得溃疡性结肠炎者，屡见闭经。在治疗上，一方面要继续针对溃疡性结肠炎，另一方面还要针对闭经。

处方：苦参20g，金银花30g，连翘30g，椿根皮30g，生地榆15g，生蒲黄12g，茜草30g，莪术12g，当归12g，红花10g，桃仁12g，肉桂10g，川椒6g，干姜10g，青皮10g，生大黄5g，7剂。

2005年1月8日复诊得知，服药4剂而经至；2月12日复诊时又得知服药以来月经每月按期而至。

以上用苦参、金银花、连翘、椿根皮、生地榆治疗溃疡性结肠炎；他药治疗闭经。患者闭经前即有月经量少、血块、痛经、舌下静脉显露等瘀血表现，属血枯经闭。以茜草、莪术、桃仁、红花、蒲黄破血化瘀；青皮“主气滞，破积结（《珍珠囊》）”，气行则血行；平素怕冷提示素体阳虚，寒在胞宫则血凝涩而不通，以肉桂、川椒、干姜暖胞温宫；佐以当归养血和血，使邪祛而不伤正。

笔者以此方治疗血枯经闭，屡获良效。

122. 多重基线治闭经

在“21. 阳明头痛清空膏”文中，介绍了“简单的A-B时序设计”“经典的A-B-A反转设计”等适合用于中医个体化诊疗的临床疗效评价方法。但是，A-B-A-B设计存在以下缺点：除非是患者经过第一个“B”阶段的治疗，因病情好转而自行停止治疗，否则，医生为了证明治疗的有效性而撤销治疗或许有违反医学伦理之嫌。而且就某些治疗方法而言，要想在开始治疗后的某个阶段又将治疗完全去除，也是不太可能的。因此，A-B-A-B 设计的临床应用有一定的局限性。多基线设计（multiple-baseline design）方法可以克服上述设计的某些不足。

多基线设计分为不同患者的同一疾病的多基线设计和单个患者的不同疾病的多基线设计两种，这里让我们再来讨论第一种情况。

不同患者的同一疾病的多基线设计，简言之，就是用同一种方法来治疗不同患者的同一疾病，并判断每个患者的病情变化是否属于所期待的治疗效果。基线是指患者治疗前的病情状态，如果每个患者经过治疗以后病情都有减轻或痊愈，则可以比较科学地证明这种治疗方法是有效的（参见“31. 胃痛良方启示多”文）。

再以血枯经闭的治疗为例，借助于多基线设计的基本原理，可以说明其疗效的客观性和科学性。这样的案例其实不少，今再补充以下 3 个案例。

案 1　朱女，45 岁，主妇，2005 年 6 月 17 日就诊。经水未至 2 个月，原来月经量少并夹有血块，有痛经史，平素怕冷，左下腹痛已有 6～7 年，大便烂，日行 1 次，有紧迫感，舌淡红，苔白，舌下静脉显露，脉细弦。曾有便后鲜血，肠镜检查示有溃疡性结肠炎。以宫寒闭经论处；治以破血化瘀，暖宫，兼健脾、清理肠道湿热。

处方（1）：莪术 10g，当归 10g，红花 6g，肉桂 6g，青皮 12g，干姜 6g，桃仁 10g，川椒 6g，白芍 15g，元胡 30g，茯苓 30g，白术 30g，败酱草 30g，金银花 15g，7 剂；

处方（2）：茜草 210g，嘱每日用 30g，用水浸泡 30 分钟后，以黄酒和水按 1∶1 煎煮 30 分钟，忌用铁器，每次服 200ml，每日服 2 次。

二诊（6 月 24 日）：服药 5 剂经水即来，色、质、量均属正常。改治溃疡性结肠炎。7 月 24 日因肠病来诊时诉本月月事亦按期而至。

案 2　彭女，29 岁，2008 年 8 月 1 日就诊。诉：月经已 3 个月未至，之前经常 1 个半月才来 1 次月经，量少，舌淡红，苔白腻，脉细弦。

处方（1）：干姜 12g，莪术 15g，当归 15g，红花 15g，肉桂 12g，青皮 12g，元胡 15g，桃仁 12g，川椒 12g，生大黄 6g，怀牛膝 15g，川芎 15g，白芍 12g，

郁金 12g，枳壳 12g，茜草 40g，7 剂；

处方（2）：制大黄 70g，生地 70g，研末混合，每日用热黄酒吞服 10g。

患者 2009 年 7 月 14 日因他病来就诊时诉当时服完药后，月经恢复正常至今。

案 3　郑女，42 岁，2009 年 1 月 6 日就诊。诉：子宫内膜异位症多年，经常少腹痛，经前加重，月经 2～3 个月一行，量少，头晕，腰酸，舌淡红，舌下静脉迂曲显露，苔黄腻，脉细弦。妇科检查雌激素偏低，阴超示子宫腺肌瘤可能，后壁腺肌瘤可能，双侧卵巢未见明显异常。

处方（1）：红藤 30g，败酱草 30g，薏苡仁 30g，川芎 15g，干姜 10g，元胡 30g，五灵脂 12g，赤芍 30g，白芍 30g，甘草 10g，小茴香 6g，蒲黄 10g，乳香 9g，没药 9g，杜仲 15g，桑寄生 15g，川断 15g，14 剂；

处方（2）：肉桂粉 10g，嘱其于腹痛发作时吞服 2g。

二诊（2 月 3 日）：服上药后 1 月 12 日来月经，至 1 月 20 日止，经行略长，但经量正常，仍腹痛（患者未服肉桂粉）。

三诊（3 月 24 日）：停药后 2 月份来月经 1 次，但量少，顷诊月经又 1 个月未至，舌偏红，苔薄，脉细弦。

处方：莪术 12g，当归 12g，红花 10g，肉桂 10g，生大黄 3g，青皮 10g，干姜 10g，元胡 30g，桃仁 15g，川椒 10g，茜草 15g，黄芪 30g，14 剂。

四诊（4 月 21 日）：服上药后，4 月 12 日至 4 月 17 日来月经，量多，血块多，但无痛经发生。

需要申明的是，以上还算不上是属于严格意义上的“不同患者的同一疾病的多基线设计”。因为多基线设计原本要求在对第 1 个患者进行治疗的同时，对第 2 个、第 3 个患者进行基线观察，直到第 1 个患者治疗结束后，才开始对第 2 个患者进行治疗……以此类推。尽管如此，以上 5 个不同个体案例所患都是血枯经闭，都有基本类似的基线状态，每个患者的处方中都同样使用了部分特定的药物群（具体药物请各位看官自己寻找），治疗以后所有患者的闭经都有重通，这些特性都具备了多基线设计的基本要求。据此，患者的基线状态（闭经）随着中药治疗而出现了变化（月经又至），可以认定是中药治疗导致了这种改变，而不是在治疗期间内发生的巧合或其他因素（包括自愈）导致了这种改变，其结论具有多基线设计试验性质结果的支持，因此具有一定的科学性和客观性。

第二节 崩 漏

123. 血崩验方《墨宝斋》

某日读《墨宝斋集验方》见载“治血崩百药不效，一二服即愈方：升麻五分，柴胡五分，川芎一钱，白芷一钱，荆芥穗六钱，当归六钱。水二碗，煎一碗，食远服，即止，多不过五六服。”是方由寥寥六味常用药物组成，分量甚轻；观其疗效描述，振振然可期周内应手，绝无半点欲言又止拖泥带水的样子。惯见今人大话连篇、不敢轻信，但思古代民风朴实，绝不会为发表论文、晋升职称、捞取专家头衔或奖金而言过其实，既然敢如此肯定疗效，姑记之，待日后有机会试之。后来确有很多机会用到了此方。

案 1 朱女，52 岁，2011 年 11 月 29 日就诊。主诉：月经淋漓不尽已有 2 个月。每月经水仅 2～3 日，其余时间均为淋漓不尽。以前月经量、月经周期尚正常，时伴双乳胀痛，舌淡红，边有齿痕，苔薄，脉细弦。

处方：升麻 9g，柴胡 12g，川芎 12g，白芷 12g，荆芥 15g，当归 15g，地榆炭 12g，益母草 15g，凌霄花 10g，14 剂。

二诊（12 月 13 日）：服上药数剂后经水淋漓不尽即止，双乳仍胀痛，近日便秘，舌脉同上。原方加橘核 12g，荔枝核 12g，制大黄 3g，7 剂。

自此之后，因患者再无经水淋漓，转治乳房结节匝月。自服首诊方后，月经一般 5～7 日即净，未再有月经淋漓不尽之症发生。本案 52 岁已届天癸将竭之期，本以为月经淋漓为天癸将竭之兆，但运用《墨宝斋》血崩验方后月经重归正常化。

案 2 张女，47 岁，2012 年 11 月 20 日就诊。诉：末次经水 20 余日淋漓不断至今，少腹冷痛，时伴头痛，并右边头皮发麻。平素月经量、质、期均正常。舌淡红，苔薄，舌下静脉迂曲显露，脉细弦。

处方：升麻 6g，柴胡 12g，川芎 15g，白芷 12g，荆芥 12g，当归 12g，地榆炭12g，贯众9g，陈棡炭12g，7剂。

二诊（11月30日）：服上药2～3剂后，月经淋漓即止，少腹冷痛亦止，唯右头皮仍麻，时前额痛，舌淡红，苔薄，舌下静脉迂曲，脉细弦。

处方：柴胡12g，羌活9g，黄芩12g，防风12g，甘草12g，淫羊藿15g，当归12g，川芎30g，白芷30g，桂枝12g，赤白芍各12g，半夏12g，14剂。（参见“20.治疗头痛基本方”“21.阳明头痛清空膏”文）

本案服用《墨宝斋》血崩验方果然“多不过五六服”，淋漓即止。

案3 刘女，33岁，2012年12月25日就诊。诉：月经量少，淋漓不尽，经期7～8天偏长。伴有咽喉不适，咽痒咳嗽。舌淡红，苔薄，脉细弦。

处方：升麻9g，柴胡12g，川芎12g，白芷12g，荆芥12g，当归12g，防风12g，乌梅12g，蝉衣10g，土茯苓12g，白鲜皮12g，10剂。

二诊（2013年1月4日）：月经淋漓不尽止，咳减，舌脉同上。原方加僵蚕12g，金银花15g，7剂。

案4 陈女，34岁，2012年12月4日就诊。主诉：此次月经淋漓不断已20余日。患者于2012年9月行人流手术，术后无殊。但自11月起开始出现月经淋漓不尽。平素月经周期、月经量均正常。素有咳嗽变异性哮喘病史，平常服用激素治疗。舌淡红，苔薄，脉细弦。

处方：升麻9g，柴胡12g，白芷12g，荆芥12g，陈棡炭12g，贯众12g，地榆炭12g，防风12g，乌梅12g，白鲜皮15g，土茯苓30g，7剂。

患者因工作繁忙故未继续前来就诊，2012年12月中旬电话随访知其服上药2剂后，月经淋漓不尽即止，未再发作；并且停用激素后，居然连哮喘亦未发作过。

从以上数案，已可说明《墨宝斋》血崩方的确疗效非凡。笔者毕竟非妇科专业，运用此方竟也能如此“得心应手”，遂嘱抄方学生从门诊医案库中尽数找出运用《墨宝斋》血崩验方而不应的案例。答曰：“经查，用《墨宝斋》血崩验方而无效者，几乎没有”。虽然样本量还不够大，但已足证本方确实牛！

实际笔者在将此方用于临床之前，便已尝到了该方甜头。初，笔者有一位40多岁朋友患崩漏将近半年，服用西药无效（药名不详），痛苦不堪，遂求笔者介绍中医妇科专家为之诊治。一则该朋友身为领导，笔者就怕给熟人朋友、领导看病，倘若无效，脸面全无；二则对方明确要求介绍妇科专家，笔者自然难以对号入座。于是乐得介绍妇科专家为其诊治。隔七周左右，遇到她，问其情况。答：仍在服药中，崩漏改善不明显。此时，笔者不由得想起“一二服即愈、多不过五六服”的《墨宝斋》治血崩方，心里不由得痒痒起来。心想该是我出手的好时机了：如有效，脸上有光；如无效，妇科专家况且无效，其奈我何？于是对她讲：要不服我中药试试？她虽然在一瞬间流露出不易察觉的疑惑，并问：“蒋医生你也会看妇科病？”但或许想想反正也没有别的办法了，不如让我试试，便答应了我。

接下来的事或许大家猜到了，笔者第一次用到《墨宝斋》血崩方。但是，生怕无效，在《墨宝斋》血崩方的基础上又加了益母草、地榆炭、陈棡炭、熟地、阿胶、知母、党参、贯众、大蓟、花蕊石等多量药物。效果当然好！一周内见效，崩漏几止，堪称神奇。

或曰：大处方含有《墨宝斋》血崩方，安知起效者何？问得好！事实上从某种程度而言，处方用药越多，越是反映医生缺乏自信（一般情况如此，当然并非总是如此）。所以到后来在我诊疗过程中，在《墨宝斋》血崩方的基础上加药越来越少，如案3治崩漏就基本只用了《墨宝斋》血崩方原方。无论如何，《墨宝斋》血崩方的疗效是可以肯定的。

每用平时所收集到的古方在临床上获得效验，总会回忆起国医大师颜德馨先生身前曾对我的教诲：“中医是个宝库。你只要好好学习，进得宝库低头寻宝，必有所得。”善哉斯言。

《墨宝斋》血崩方中柴胡、川芎、当归调补气血；升麻、荆芥升清阳以止血，白芷亦能止血，《药性论》言其“主女人血崩，疗妇人沥血”。崩漏有脾虚不能摄血者，有热迫血行者（实热、虚热），有肾虚冲任失调者（肾阴虚、肾阳虚），有血瘀内阻者，按理应该辨证分型论治。其实在许多场合下，古人都不甚讲究辨证分型论治。以上所举诸案由于症状体征较少，实难辨证分型，所用亦效。只要《墨宝斋》血崩方的疗效不是百发百中、不是放之四海而皆准，似乎就有辨证分型论治存在的理由。

但是，辨证论治真的是出于同一疾病的不同证型需要吗？未必。西医妇科有许多疾病都可表现为崩漏，如功能失调性子宫出血（黄体功能不全、黄体萎缩）、多囊卵巢综合征、子宫肌瘤、宫颈癌、子宫内膜癌、子宫肉瘤、子宫内膜息肉、急慢性子宫内膜炎、慢性子宫肌炎（子宫肥大症），急慢性盆腔炎以及围绝经期综合征所引起的月经紊乱；此外还有诸如血小板减少、再生障碍性贫血等全身性疾病，当这些疾病引起非正常的子宫出血时，均可表现出中医之崩漏特征。因此，对于崩漏而言，最要紧的尚不是辨证论治，而是首先应该明确西医诊断。以上数案由于并未进行妇科B超等相关实验室检查，要明确西医诊断有一定困难，只能根据经验来判断，也许属于功能性子宫内膜出血及多囊卵巢综合征无排卵性功能失调性子宫出血的可能性为大。

当功能失调性子宫出血表现为急性大出血或存在子宫内膜癌高危因素的患者应进行手术；部分多囊卵巢综合征也许需用激素或促排卵药物治疗；子宫肌瘤大于10周妊娠子宫大小或症状明显致继发性贫血者需要手术；宫颈癌、子宫内膜癌、子宫肉瘤当以手术及放化疗为先；子宫内膜息肉以手术治疗为主；围绝经期综合征所引起的月经紊乱若为子宫内膜过厚，可采用诊刮术治疗。至于先兆流产、异位妊娠（属"胎动不安""胎漏"范畴）以及全身性疾病引起非正常的子宫出血，均需采取相应的措施，并非一概适合中医辨证分型论治。

所以，在今天看来，《墨宝斋》"治血崩百药不效，一二服即愈方"，需要在明确西医疾病诊断的基础上加以适当运用，不可不分青红皂白一概用之。

运用《墨宝斋》血崩方的临床指征为：首先排除妇科肿瘤等恶性疾病引起的崩漏；对于子宫肌瘤、子宫息肉等疾病可尝试采用本方治疗，但若一旦出现子宫肌瘤生长过速达到手术指征时，仍应进行手术治疗；对于有妇科器质性疾病的，如急慢性炎症、多囊卵巢综合征等，或者因全身性疾病引起的崩漏，如血小板减少、再生障碍性贫血，都不妨可先用本方止血，但仍应针对原发疾病进行相应西医治疗或中西医结合治疗，防止病情反复。

当用《墨宝斋》血崩方治疗血止以后，尚需根据病情澄源、复旧、调理冲任以治本，如此方为周全。

第三节 阴 吹

124. 阴吹隐疾知多少

案 倪女，64 岁。2014 年 1 月 10 日就诊。主诉：阴道内有气体排出三年余，加重半年。患者诉自 2011 年开始出现阴道内有气体排出，开始平均每个月发作 2～3 次。妇科检查无异常发现。半年前，因搬家劳累过度后，阴道内有气体排出加重，状如“矢气”，可闻及声响，难以自我控制。平均每天发作 2～3 次，主要发生于白昼。凡劳累及情绪欠佳时尤甚，有时食用萝卜后，矢气增多，同时阴吹亦有加重。无带下、外阴瘙痒等症状。阴吹与体位及排便无显著关联。睡眠欠佳，情绪抑郁。患者诉情绪欠佳时，阴吹似有加重。夜间小腿抽筋，纳呆，食后胃痞，大便欠畅，舌偏红，苔薄，脉细弦。中医诊断：阴吹；小腿抽筋（腓肠肌痉挛）。

当时之际，说实话，笔者并不十分清楚阴吹之症发生的机制以及应该如何进行治疗。所有的一点可怜的知识仅仅只是保留了大学时代遥远而淡薄的记忆，只记得张仲景在《金匮要略》中指出阴吹正喧用猪膏发煎治之。至于为什么其谓“胃气下泄”可以引起阴吹，以及为什么猪膏发煎可以治疗阴吹则不甚了了。作为内科医生又没有遇到过阴吹患者，平时也没有去好好学习，以至于遇到这例阴吹患者不知该如何治疗才好，一时束手无策。

作为一名“高年资”中医临床医生虽身经百战，遭遇此类不知该如何治疗的窘迫尴尬的场合也不少，有时需要“硬着头皮”去摸索。患者不是有小腿抽筋吗？《伤寒论》说“脚挛急”可予芍药甘草汤，“其脚即伸”。笔者用芍药甘草汤治疗中老年妇女小腿抽筋很多例了，积累了一定的经验（参见“117. 小腿抽筋屡效方”“118. 舒缓痉挛横纹肌”文）。不如暂将阴吹放在一边，先治疗小腿抽筋吧。这样，即便阴吹治不好，也不至于很对不起患者。于是，治疗姑以缓急舒筋、养心安神为主。

处方：白芍 50g，炙甘草 12g，薏苡仁 30g，川牛膝 12g，木瓜 9g，夜交藤 30g，合欢皮 15g，枣仁 12g，神曲 12g，枳实 12g，7 剂。

二诊（1 月 17 日）：舌脉同上。小腿抽筋有所减少，睡眠改善，中脘尚痞堵，纳不馨，大便每日 1 次变得不成形。接下来患者的话使笔者吃惊意外，患者说服用上药后阴吹改善最为明显。原先平均每天发作阴吹起码有 2～3 次，已持续有半年光景了，但在服药一周内阴吹发作共计仅有 4 次！正是：踏破铁鞋无觅处，得来全不费工夫！处方仍用芍药甘草汤及安神之品，另合入半夏泻心汤：

半夏 12g，黄连 9g，黄芩 12g，党参 30g，干姜 9g，甘草 12g，白芍 40g，夜交藤 30g，合欢皮 15g，甘松 12g，枳壳 12g，蒲公英 30g，7 剂。

三诊（2 月 7 日）：服药期间阴吹进一步减少乃至于消失。适逢春节，停药一周，停药期间阴吹亦不再发生，小腿抽筋续减，大便同前，纳呆，睡眠仍欠佳，舌淡红，苔薄，脉细弦。处方仍用芍药甘草汤及安神之品，另合入保和丸：

神曲 12g，焦山楂 12g，炒麦芽 15g，莱菔子 9g，连翘 20g，党参 30g，白芍 30g，炙甘草 12g，薏苡仁 30g，夜交藤 30g，合欢皮 15g，枣仁 12g，茯苓 15g，7 剂。

2 月 21 日：患者因足冷、午后左颧赤热继续求诊，随访得知阴吹未再有过发作，小腿抽筋亦止而不发。

通过本案得知芍药甘草汤治疗阴吹疗效确凿，但尚不知为何取效。遂查阅古今中西相关文献以求真相。

阴吹为妇人专有，指妇女阴道中经常有气排出，簌簌有声，连续不断，有如矢气，自己无法控制。该病名最早见于张仲景《金匮要略•妇人杂病脉证并治》："胃气下泄，阴吹而正喧，此谷气之实也，膏发煎导之。"即张仲景认为本病缘于腑气不通，导致浊气从阴道而出。尤在泾《金匮要略心典》补充说明道："谷气实者，大便结而不通，是以阳明下行之气，不得从其故道，而乃别走旁窍也"。膏发煎又称猪膏发煎，用猪膏半斤，乱发如鸡子大三枚，和膏中煎之，发消药成，分再服。猪膏即猪之板油，有润肠作用，期翼通过通畅腑气而止阴吹。

张仲景以降古代医书罕见论及此疾证治。其因诚如张璐玉所指出："阴吹正喧，乃妇人恒有之疾，然多隐忍不言，以故方书不载。"尽管如此，自明清之后，还是有几位医家逐渐认识到阴吹病机远非止于大便燥结腑实一端。

明代孙一奎认为阴吹的病机可缘于中气不足。其在《赤水玄珠》说道："但觉浊气下坠，屁从子户冲出，以补中益气汤加酒炒黄连调养而平。"

清代吴鞠通认为阴吹的病机可缘于痰饮。其在《温病条辨》载："饮家阴吹，脉弦而迟，不得固执《金匮》法，当反用之，橘半桂苓枳姜汤主之。"

清代吴谦认为阴吹的病机可缘于肾虚不固。其在《医宗金鉴·金匮要略注》道："肾虚不固，则气下泄，阴吹而正喧，谓前阴出气有声也，此谷气之实，谓胃气实，而肾气虚也，以诃黎勒丸，固下气而泻谷气也"（诃黎勒乃诃子，出于《金匮要略》，原治"气利"，乃大便随矢气而排出）。

清代王孟英在《温热经纬》中指出温热耗血、瘀血阻滞可引起阴吹。

近代名医陆清洁在《医药顾问大全·妇人科》指出：肝胆湿热下注，阻碍气机升降可以导致阴吹；朱武曹指出外风引动蓄湿可引起阴吹；钱伯煊提出可用滋阴泻火之玉女煎（石膏、知母、熟地、麦冬、牛膝）治疗阴吹。当代有人归纳总结出阴吹八因：一因外受风寒，二因痰湿滞留，三因湿热蕴郁，四因肝气郁结，五因气虚不运，六因气血两虚，七因火衰阳虚，八因阴虚火旺[9]。

阴吹究竟算不算病？其实，根据物理学力学的基本原理，阴道既然为一端开口的腔道，例如在性交等引起空气进入阴道的场合，偶尔发生阴吹一二声或数声，算不上是什么疾病。但是，如果经常、大量、连续（正喧谓其声连续不断）阴吹，即是病了。

阴吹究竟是什么病？本病多与阴道壁和盆底组织松弛、阴道感染、后天性阴道损伤如直肠阴道瘘、先天性阴道畸形及与神经官能症有关。

（1）阴道壁松弛：阴道壁在分娩时因被胎儿所扩张，使皱襞消失，阴道松弛，一般在产褥期紧张度可逐渐恢复，但不能完全复原，皱襞也较分娩前为少且较平坦，盆底肌肉组织与筋膜断裂或过度伸张而失去弹力。生育越多，阴道及盆底肌肉越松弛，阴唇不能遮盖阴道口，阴道前后壁亦不能紧密相接，尤其阴道的两侧沟处，当阴道形成负压时，如仰卧，吸气等，空气即进入阴道穹窿部，当动作或增加腹压时空气即从阴道排出，并带有声响。身体瘦弱者，由于外阴、阴道组织变薄，外阴及阴道不能完全闭合，更易形成阴吹。一般而言，阴道壁松弛引起阴吹最为常见。

---

[9] 张荣. 试析"阴吹"病机 [J]. 中华中医药杂志，2007（增刊）：184-185.

（2）阴道损伤：当会阴Ⅰ度、Ⅱ度裂伤时，使外阴及阴道口开，空气得以窜入，因身体动作而挤出阴门，发为阴吹。

（3）直肠阴道瘘：因阴道与直肠间有瘘孔，故直肠之气体可以从前阴出，若瘘孔较大或大便稀薄时甚至可从阴道漏粪。Ⅲ度会阴裂伤者，因直肠与阴道裂成了一个通道，故气与便皆从阴道出。《金匮要略·妇人杂病脉证并治》中用膏发煎通腑治阴吹，极有可能属于此种情况。

（4）阴道感染：由于感染阴道的微生物在繁殖过程中会产生气体并存于阴道内，当体位改变或增加腹压时，这些气体即可从阴道里排出。致病的微生物多数为厌氧菌或阴道滴虫。有报道指出“带下病”约有四成可以伴发阴吹。

（5）先天性畸形：正常情况下，阴道前庭（即两小阴唇之间的菱形空隙）只有阴道口和尿道口。如前庭肛门先天性畸形，因肛门与阴道均开口于阴道前庭，故肛门矢气时亦可从前阴而出。此极为罕见。

（6）神经官能症：精神因素也可引起阴吹，表现为自觉阴道出气，甚者如冷风飕飕，持续不止，以冷气居多，热气较少。多数患者只觉有阴道出气感，而听不到声响（或属于幻听），但医生检查均无声可闻。这类患者大多伴有不同程度的精神神经症状，如忧思不解，夜寐欠安，敏感多疑或抑郁叹息等。严格来讲，这类患者大多只是“自觉”阴吹，未必真有气体自阴道出。

根据以上有关阴吹的中医文献以及西医学病理机制所述，笔者以为，阴吹的中医病机及其治疗原则不妨可以大抵归纳为如下几种：一是气血脾肾亏虚，可用补益的方法进行治疗，包括益气举陷、补益脾肾、滋阴养血润燥，方如补中益气汤，十全大补汤之类；二是瘀血阻滞，可用活血化瘀的方法进行治疗，方如血府逐瘀汤之类；三是下焦湿热，可用清利湿热的方法进行治疗，方如龙胆泻肝汤、四妙散之类；四是肝气郁结，可用疏肝解郁、养心安神的方法进行治疗，方如逍遥散、甘麦大枣汤之类；五是肠腑积滞，可用导滞通腑的方法进行治疗，方如枳实导滞丸、承气汤之类。

以上仅是对阴吹病机与治疗原则的粗略归类，临证时尚需具体情况具体分析。再回头分析一下本案的诊疗经过。

本案患者为老年女性，罹患阴吹3年余，并无带下及外阴瘙痒等症状，推测其原因多缘于老年性阴道壁松弛。现代药理研究证实，芍药甘草汤对横纹肌、平滑肌有调节作用或双向调节作用，可明显升高痉挛大鼠模型脑内甘氨酸，γ-氨基丁酸，5-羟色胺水平，降低肌张力；提示芍药甘草汤对痉挛大鼠脑内与痉挛相关的抑制性和调节性神经递质有一定的影响，通过调节平滑肌、横纹肌的舒缩功能从而起到治疗作用。阴道肌层由两层平滑肌构成，腓肠肌乃横纹肌，芍药甘草汤除了可以解除腓肠肌（横纹肌）痉挛以外，当亦可调整子宫平滑肌的舒缩功能。当子宫平滑肌的舒缩功能恢复正常以后，阴吹症状自然而然就能告吹。

芍药甘草汤对胃肠平滑肌也有调节作用，不仅可以“缓急止痛”，由于可以增加胃肠道平滑肌蠕动，大剂量芍药甘草汤有时可以治疗便秘或引起腹泻。在本案，患者服用大剂量芍药甘草汤后，大便虽然仍然保持每日一次，但便质变稀，即是佐证。

笔者认为，本案阴吹告愈，主要是芍药甘草汤的功劳。除了得到阴吹病理机制和芍药甘草汤药理作用的支持以外，临床经过也支持这一点——诊疗 3 次的方药尽管不尽相同，但运用芍药甘草汤始终未变，而阴吹日少乃至于消失。

在诊疗过程中，察觉到患者长期存在情志不舒，且阴吹常因此而加重。阴吹可能与情志因素也有一定的内在关联，故予以养心安神之品亦属必要。患者阴吹多因劳累诱发，故二诊时加用党参 30g 以益气健脾，为改善阴吹提供“正能量”。以上这些药物对改善阴吹也可能起到了辅助的治疗作用。

第四节 阴 挺

125. 子宫脱垂升陷汤

升陷汤出自《医学衷中参西录》，由生黄芪、知母、柴胡、桔梗、升麻组成。功用益气升陷；主治大气下陷证。张锡纯谓：“治胸中大气下陷，气短不足以息，或努力呼吸，有似乎喘；或气息将停，危在顷刻。……其脉象沉迟微弱……或叁伍不调。”揣摩张锡纯的本意，此方似乎可用以治疗肺心病或心衰或呼吸将衰竭者。但该方益气升陷的功能自然也可以用来治疗脱肛、子宫脱垂、久泻久痢、崩漏等中气下陷的病证。

笔者以此治疗子宫脱垂屡获效验。正常位置子宫沿阴道下降，子宫颈外口达坐骨棘水平以下，甚至脱出阴道口外，称为子宫脱垂。常与分娩时用力太过，或产后劳动过早，或有慢性咳嗽，习惯性便秘，或长期从事蹲、站工作，迫使腹压增加，引起子宫向下移位。脾虚则中气不足，气虚下陷，冲任不固，无力系胞，致子宫下脱。“虚者补之，陷者举之”，升陷汤正适合之。

案 1　王女，59 岁，退休，2006 年 3 月 31 日就诊。子宫脱垂于外阴外已有 4 年，近 2 年加重，每日脱出，未曾内收过，形状为鸡蛋大，凡咳嗽或乏力时则突出尤甚，伴有痔疮，便秘，纳寐可，舌质淡，边有齿痕，苔薄，脉细。阴挺属于气虚下陷；治以补气升提。

处方：人参 6g，党参 60g，黄芪 60g，柴胡 15g，升麻 15g，桔梗 20g，知母 15g，3 剂。

二诊（4 月 14 日）：服药至第 2 剂即子宫内收，外无突出。患者喜出望外，诉为数年未曾有之象。再予 7 剂以资巩固。

案 2　史女，70 岁，2010 年 10 月 22 日就诊。主诉：中度子宫脱垂一年多，白昼几乎都突出，夜晚卧床睡眠时稍可缩进；宫颈糜烂，白带黏多；另患慢性尿路感染 5 年以上，一般每 2～3 个月即发作一次，稍过劳累即易诱发。患者甚至诉说拎一桶水、或买菜买多了拎着觉着重就会诱发尿路感染。顷诊尿频，尿道口胀痛，时常头晕，舌偏红，苔黄腻，脉细弦。在他院已服中药一年多无效，故来求诊。素患颈椎病，颈动脉斑块形成，脑供血不足。今日尿常规检查示：WBC 100 个 /HP，RBC 10 个 /HP；尿沉渣定量示 WBC 31 个 /μL。证属中气下陷，见有下焦湿热。治宜补中益气，清利下焦湿热。

宗升陷汤、四妙丸为主处方：党参 60g，黄芪 60g，柴胡 15g，升麻 15g，桔梗 20g，知母 12g，黄柏 12g，苍术 12g，薏苡仁 15g，海螵蛸 10g，地榆 12g，虎杖 15g，马齿苋 30g，蒲公英 30g，7 剂。

二诊（11 月 9 日）：上周因笔者出差，患者在本院自去抄方一周。今诉子宫脱垂情况开始有改善，白昼子宫可收进，劳作时仍有突出，但如平卧又可收进，白带减少，药后精神好转，觉全身轻松，不似以前身重。今日复查尿常规：WBC 25 个 /HP，RBC 10 个 /HP；尿沉渣定量示正常。再予原方 7 剂，嘱其自购红参，每日用10g另煎后，兑入煎药服用。红参渣则与下剂中药同煎。

三诊（11月16日）：子宫脱出现象进一步好转，一般只要不快走就不会脱出，即使脱出也比之前程度轻，白带进一步减少。尿常规检查：WBC（-）（3～4个/HP），RBC（-）（1～2个/HP）；尿沉渣定量正常。续服原方7剂（红参10g继续服用，下同）。

四诊（11月30日）：一般行走、站立亦无阴挺，白带进一步减少，长期尿道口胀痛之症，自服药后已不再有。由于患者曾经在他院中医治疗年余无效，而来此治疗3周病情有明显改善，重拾信心，遂于今日增诉：因宫颈糜烂，近半年来阴道常有少量出血，当子宫脱垂与内裤摩擦容易出血。尿常规正常。原方加藕节30g，侧柏叶15g，7剂。

五诊（12月14日）：无阴挺，白带不多；曾反复发作口疮，近日有口疮，舌红，苔黄变薄而不腻，脉细弦。尿常规正常。原方去薏苡仁、海螵蛸、虎杖、地榆、马齿苋、侧柏叶，加生地15g，麦冬15g，7剂；另予万应胶囊，一次2粒，一日2次，口服。

六诊（12月28日）：口疮愈，白带少，无阴挺，劳累时阴道尚有微量出血；12月24日因右上腹疼痛，B超检查示胆囊炎，在西医院静滴抗生素治疗2日，现右上腹不痛。尿常规正常。原方加白茅根30g，7剂。

七诊（2011年1月11日）：诸症均好转。原方7剂；另予五倍子15g，明矾10g，马齿苋50g，苦参30g，6剂，煎煮后外用洗阴部。

八诊（2011年1月25日）：因煎出药量较多，患者自行将1剂药分两天服。阴挺几愈，仅于疲劳时偶有轻度脱出，无阴道出血，舌脉同上。内服方10剂，嘱服两周；外洗方10剂。

九诊（2011年2月15日）：服药三个月，一般无阴挺，仅于疲劳时偶轻度脱出，用外洗药后阴道出血亦明显改善，出血次数与出血量较前均大为减少。

今日患者颇为高兴，不免话多，说自服中药以来，在以下几个方面发生了明显的变化：①子宫脱垂基本治愈；②白带基本消失、出血也止住，估计宫颈糜烂也好转；③尿路感染未复发，尿道口不再胀痛，尿常规检查也正常；④自65岁以后，每于季节交换时易发口疮，口腔溃疡发作时影响说话与进食，需用泼尼松、地塞米松贴片外贴以止痛，但自去年10月份就诊以来，仅发作过一次，口疮发作疼痛程度与持续时间均比以前大为减轻；⑤常年的头晕亦明显改善，现在基本头晕不再有；⑥觉得整个人有精神，不似先前易感疲劳。

处方作细部调整如下：党参 60g，黄芪 60g，柴胡 15g，升麻 15g，桔梗 20g，知母 12g，黄柏 12g，苍术 12g，蒲公英 30g，白花蛇舌草 30g，薏苡仁 30g，苦参 15g，土大黄（羊蹄根）15g，土茯苓 15g，贯众 15g，川牛膝 15g，红参 10g（用法同上），7 剂；另外继续给予上述外用药外洗。

上案给出如下几点启迪。

（1）升陷汤为治阴挺良方：其疗效经得起重复，可灵活加减运用以适应不同兼证。如王某表现为单纯的“气虚下陷”证而径用升陷汤治疗；本案史某则表现为“气虚下陷”兼“下焦湿热”证，可用升陷汤加载四妙丸类药，以治疗子宫糜烂、尿路感染、口腔溃疡。

（2）气虚下陷，重在补气：“气陷”是“气虚”的特殊类型。盖“气虚”未必“气陷”，而“气陷”必有“气虚”。凡治疗气虚下陷的病证，首先补气要补足到位。以上党参、黄芪均用 60g，史某再加红参 10g，这是取得疗效的关键所在。

（3）扶助正气，邪气自退：这是中医防治疾病的重要思想法宝。如史某经过大剂量补气扶正后，不仅子宫脱垂改善，而且对慢性尿路感染、反复发作性口腔溃疡以及长期头晕诸疾均显效，精神振奋，就是这个道理。

（4）升陷汤与补中益气汤的异同：两方均能补气升陷、主治气虚下陷的病证。升陷汤无补中益气汤中的人参、白术、甘草、陈皮、当归，所以若论健脾益中，升陷汤不如补中益气汤；升陷汤有补中益气汤所没有的桔梗、知母，且黄芪分量较重，所以若论抬举升陷，补中益气汤不如升陷汤。脾胃虚弱者可选补中益气汤；脾胃虚弱不明显而但“大气下陷”者可选用升陷汤。

第十章　外 科 病 证

第一节　乳　　癖

126. 乳癖病机痰瘀连

奇怪的是，乳癖不见于一般的中医妇科学而见于中医外科学教科书。其实本病在绝大多数情况下并非首选外科治疗。估计是被古代外科专家抢先取得了“商标注册权”，习惯沿用至今，无人敢冒犯其“知识产权”。

《简明中医辞典》（人民卫生出版社，1979 年 3 月第 1 版）论乳癖病机谓“多由思虑伤脾，郁怒伤肝以致气滞痰凝而成。”多数教科书也都采用这种论述，一般分为肝郁气滞型、痰气凝结型、冲任不调型而分别采用逍遥散、右归饮等治疗。

笔者认为，乳癖的病机不仅有肝郁气滞痰凝，还有血瘀。试想，乳房部明明已然出现了形状、大小、数量不一的慢性硬结肿块，按之疼痛，岂无瘀血作祟？就是从中医基本理论上来说，肝藏血，主疏泄，喜条达，恶抑郁，肝郁气滞可以导致痰凝，为什么不可导致血瘀？

之所以历来少谈或不谈瘀血的问题，恐怕有以下几个原因。一是乳癖乳房疼痛大多表现为胀痛而非刺痛，而现在的中医多被“胀痛属气滞，刺痛属瘀血”这样的说法所固化。二是乳癖这个病，的确与情绪变化有密切的关系，易伴有梅核气之类的表现，乳房结块还能随着情绪或月经的变化而变化，并且用疏肝理气化痰的方药能够取得不错的疗效，于是就不怎么去管有没有瘀血这档子事了。

笔者以为乳癖的病机主要属于肝郁气滞、痰瘀互阻。在疏肝理气化痰的基础上稍事活血化瘀，疗效将更加显著。

案1 严女，47岁，主妇，2005年7月12日就诊。诉：两乳房胀痛、压痛数月，均可扪及肿块，质硬，B超检查示乳房纤维腺瘤，伴有咽中如物梗阻感，右胁胀痛，就诊时倾诉多多为快，舌淡红，中有裂纹，苔黄，脉弦。气滞痰凝之乳癖（乳房纤维腺瘤）、梅核气；治以化痰散结。

橘核丸、神效瓜蒌散、消瘰丸合半夏厚朴汤加减：玄参12g，生牡蛎30g，浙贝母6g，橘核12g，荔枝核12g，全瓜蒌15g，昆布12g，海藻12g，炙乳香3g，炙没药3g，路路通10g，元胡15g，半夏12g，厚朴12g，茯苓15g，紫苏12g，苏梗12g，干姜6g，7剂。

二诊（7月19日）：乳房胀痛、压痛及梅核气均明显好转，再予原方17剂。

随访乳房胀痛及压痛大减，双乳肿块质地变软，梅核气消失。

案2 徐女，61岁，2005年5月11日就诊。诉：双乳结块压痛，大便1日1次不成形并有不消化物，胃脘嘈杂，恶心，舌淡红，苔薄白，脉弦。查左乳外上象限触及节结1.5cm×1.5cm，质偏硬，活动，压痛（+），与皮肤无明显粘连。右乳亦有结块稍小。乳房摄片诊断：双乳退化不全。素有慢性萎缩性胃炎。乳癖病机属气滞痰凝血瘀，治宜理气化痰、活血、软坚散结；佐以健脾益中以针对脾胃病。

神效瓜蒌散、蠲痛散、橘核汤合参苓白术散加减处方：瓜蒌皮12g，荔枝核15g，橘核15g，昆布15g，海藻15g，旋覆花10g，当归10g，炙乳香3g，炙没药3g，党参12g，白术15g，茯苓30g，山药15g，扁豆12g，莲肉12g，香附12g，砂仁5g，陈皮12g，车前子15g，蔻仁5g，藿香12g，麦芽12g，鸡内金12g，甘草3g。

此方稍事增减调治2个月余，B超复查示左侧乳房结块消失，右侧结块缩小一半。

案3 王女，63岁，2008年3月21日就诊。诉：乳房小叶增生，两乳均有结块疼痛，胸骨有后烧灼感，耳后痛，口苦，舌痛，舌质红，苔黄腻，脉细弦。以理气化痰、活血化瘀、清热解毒为原则。

处方：全瓜蒌30g（打），橘核15g，荔枝核15g，枳壳12g，丹参30g，当归12g，炙乳香3g，炙没药3g，降香10g，黄芩10g，蒲公英30g，党参15g，山药15g，白芍15g，金银花30g，麦冬15g，甘草6g，7剂。

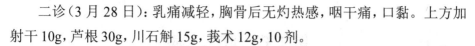

二诊（3 月 28 日）：乳痛减轻，胸骨后无灼热感，咽干痛，口黏。上方加射干 10g，芦根 30g，川石斛 15g，莪术 12g，10 剂。

三诊（4 月 18 日）：乳痛减半，按之乳块几消，唯胸骨后灼热感未除，舌痛。今日胃镜检查结果出来，无反流性食管炎，仅有慢性胃炎。上方去党参、山药、白芍、金银花、麦冬、甘草，加浙贝母 6g，煅瓦楞 60g，厚朴 12g，苏梗 12g，7 剂。巩固疗效。

案 4　王女，44 岁，2009 年 6 月 12 日就诊。主诉：双乳小叶增生，乳房胀痛。查体可触及双乳房结块，按之痛，穿衣服摩擦时亦觉乳头疼痛，值月经后期，量少有血块，少腹不适，大便秘结，舌淡红，苔薄，脉细弦。

处方：瓜蒌皮 40g，橘核 12g，荔枝核 15g，白芥子 15g，牡蛎 30g，玄参 30g，丹参 30g，当归 12g，乳香 6g，没药 6g，赤白芍各 12g，川芎 15g，虎杖 30g，柴胡 12g，香附 15g，夏枯草 30g，14 剂。

二诊（6 月 30 日）：服上药后乳房痛止，经量增多，血块减少，少腹无不适，大便通而欠畅，后在转治便秘过程中，自按乳块缩小几至于无，乳痛不再。

乳癖病名最早见于汉《中藏经》，清《疡科心得集》对该病有具体描述："乳中结核，形如丸卵，不疼痛，不发寒热，皮色不变，其核随喜怒为消长，此名乳癖"。《疡医大全·乳痞门主论》言："乳癖……多由思虑伤脾，怒恼伤肝，郁结而成也"。乳癖之为病，多由肝郁、气滞、痰凝、血瘀蕴结成块，本案也不例外。右胁胀痛为肝郁气滞；两乳房胀痛、压痛、肿块质硬为气滞血瘀；梅核气示有痰凝。橘核丸（《济生方》）原治疝气、睾丸肿胀等厥阴肝经之症，乳房亦处其经，故可变通运用，盖可以之疏通厥阴经之滞气；神效瓜蒌散（《寿世保元》）为专治乳痈、痈疽肿痛之方，具有活血化瘀的作用；消疬丸（《疡医大全》）、半夏厚朴汤（《金匮要略》）软坚化痰，降逆散结。四方合用，颇合气滞、痰凝、血瘀之乳癖病机，所以有效。

从以上几个案例可以看出，笔者治疗乳癖有相对固定的方药，喜用丹参、当归、乳香、没药等活血化瘀药。辨乳癖瘀血的直接依据就是乳房结块和乳房疼痛。将乳癖病机视为痰瘀互阻而化痰活血并举，有助于减轻疼痛、缩小结块、缩短疗程、提高疗效。

第二节 肛 痛

127. 肛痛洗液方法多

某方治疗某病证取得良效，来自于经验积累。因为有效，所以被沿用至今；因为沿用至今，所以被反复证明有效。于是，疗效确凿的方剂便这样被保留并继承下来。

对这些被继承下来的临床经验精华，还有没有必要进一步加以验证、浓缩甚至创新？答案是肯定的。笔者以为至少有两个比较主要的方法，一是通过随机、对照、双盲、多中心、大样本的临床试验，力求得出更加客观、科学、可以被重复验证的结论；另一是在此之前，尚需对有些方剂进行反复精练提炼，去伪存真，去粗取精，直至将之改造成为精品。

兹以治疗痔疮肛门疼痛的外洗方为例，进行临床摸索。

方1：马齿苋、槐角、五倍子、花椒、荆芥、防风、黄柏、蒲公英

案 倪女，73岁，2005年10月25日就诊。患者反复肛门痛10余年，昨日又起，大便日行1～2次，有不尽感；舌偏红、苔黄，脉细弦。今年7月肠镜示绒毛状管性腺瘤，病理示局灶轻度不典型增生。此乃痔疮；治以清热燥湿，凉血止痛。处方：马齿苋20g，槐角15g，五倍子15g，花椒15g，荆芥15g，防风15g，黄柏15g，蒲公英30g，6剂，煎煮后先熏后洗。

二诊（12月1日）：熏洗2天，即自觉痔疮软化、疼痛不再。

方2：马齿苋、槐花、五倍子、花椒、荆芥、防风、地骨皮、威灵仙

案 汤女，53岁，2007年4月13日就诊。主诉：痔疮。肛门胀痛，大便每日1～2次，不成形，无出血，舌黯红，苔薄白，脉细弦。处方：马齿苋15g，槐花15g，五倍子15g，花椒15g，荆芥15g，防风15g，地骨皮15g，威灵仙15g，4剂。煎煮后，趁热先熏后洗肛门。

4月27日来诊时诉：当时用药毕，肛门胀痛即止。

方3：马齿苋、槐花、五倍子、花椒、荆芥、防风、地骨皮

案　王女，59 岁，2006 年 3 月 31 日就诊。患者患内痔 4 年，肛门痛及出血 1 周；伴有便秘，子宫下垂；舌黯红，舌下静脉迂曲显露，苔薄，脉细弦。此乃痔疮；治以清热燥湿，凉血止痛。处方：马齿苋 20g，五倍子 15g，槐花 15g，花椒 15g，荆芥 15g，防风 15g，地骨皮 15g，5 剂，煎煮后先熏后洗。

二诊（4 月 14 日）：熏洗 3 日，肛门疼痛及出血症状顿失。

方 4：马齿苋、槐花、五倍子、花椒、荆芥、防风

案　姚女，75 岁，2006 年 1 月 6 日就诊。肛门疼痛 2 天，素有便秘，少腹胀，舌红，苔黄，脉弦。肛痛；治以清热解毒，祛风燥湿，凉血止痛；处方：马齿苋 30g，五倍子 15g，槐花 15g，花椒 15g，荆芥 15g，防风 15g，3 剂。煎煮后先熏后洗。

二诊（1 月 24 日）：熏洗 3 次，肛门疼痛即止。

方 5：马齿苋、槐花、五倍子、花椒

案　刘男，67 岁，2005 年 12 月 23 日就诊。肛门疼痛 3～4 日，大便 1～2 日 1 次，欠通畅而有不尽感，便后手纸带血，舌红，苔黄腻，脉弦。处方：马齿苋 30g，五倍子 15g，槐花 15g，花椒 15g，3 剂。煎煮后先熏后洗。

二诊（12 月 27 日）：熏洗 2 剂即肛门疼痛及出血消失。

方 6：马齿苋

案　丁女，61 岁，2007 年 7 月 13 日就诊。主诉：近日痔疮发作，肛门疼痛。舌淡红，苔薄，脉细弦。处方：马齿苋 200g，分为 6 等份，每日煎煮 1 份，服用 1 杯，余下药液熏洗肛门。

二诊（7 月 20 日）：肛痛即洗即效，现肛痛止。

从方 1 到方 6，组方药物在逐渐减少。方 1 和方 2 大同小异，来源于笔者所收集治疗痔疮疼痛（出血）的验方。方中药物具有清热凉血止血、祛风燥湿、止痛、收敛止血的作用。因在临床上屡用屡效，遂萌生一个想法：传统中药一抓一大把，在一个有效方剂中，是否真的其中每一味药都不可缺少？翻阅古代医学文献，个别方剂下面特意有注明“不可加减”，想必古人对这类方剂加减使用后的疗效变化已有观察。但是，就大部分的方剂而言，或许前人并没有做过此项加减观察工作，值得我们在临床作进一步的探索。

本文以上所记，目的并非仅以个案说明方6可以替代其他方剂，只是意在借此说明：对有效方剂进行反复提炼，不失为继承与发扬创新中医药的有效方法之一。

上文刊登于《上海中医药报》后，有好几位患者前来就诊时告诉笔者，他（她）们自行去中药店买药配成以上处方，如法外洗，无不获效。

第三节 刀疤痛

128. 化瘀解毒治疤痛

在临床上不时会遇到患者诉说腹部手术刀疤处疼痛，常见于脾切除、阑尾切除、胃部分切除、胆囊摘除术、肝脏以及妇科的一些手术后。有时候，几年之前的手术一直相安无事，但近阶段却发生刀疤处疼痛，或与体质开始变得虚弱有关也未可知。

以笔者十分有限的临床经验来看，治疗刀疤疼痛应该紧紧抓住两点，一是活血化瘀，一是清热解毒。刀疤处非正常组织，以瘢痕结缔组织为主，其中虽很少有血管，但中医认为这如同癥瘕痞块一样，是瘀血所致，瘀血导致经隧不通，不通则痛。从西医角度看，刀疤疼痛可能与内在炎症和/或粘连有关。

案1 谢女，34岁，2006年11月7日就诊。主诉：肝脏血管瘤手术切除术后，上腹部手术瘢痕处及脐周疼痛。舌淡红，苔薄黄，脉细弦。

处方：元胡30g，白芍30g，甘草12g，红藤30g，厚朴15g，枳壳12g，白豆蔻10g，7剂。

二诊（11月14日）：脐周不再疼痛，唯瘢痕处仍有疼痛，上方再加桃仁12g，红花9g，川芎12g，当归12g，14剂。

三诊（11月28日）：刀疤处疼痛止。

上案以元胡、桃仁、红花、川芎、当归及芍药甘草汤活血止痛，红藤清热解毒兼有活血作用，对治疗刀疤疼痛发挥了重要的作用。

案2 刘女，56岁，2007年5月18日就诊。主诉：脾切除术后刀疤疼痛。神疲乏力，久坐则腰酸，目糊，饮食不馨，舌质红，苔黄腻，脉细弦。前颈部见蜘蛛痣。有肝硬化病史。先拟补气提神、壮腰活血、理气增纳。

处方：黄芪 30g，黄精 30g，杜仲 15g，续断 12g，当归 12g，黄芩 15g，半夏 12g，枳壳 12g，神曲 12g，麦芽 12g，7 剂。

二诊（5 月 29 日）：精神略觉好转，腰酸似有减轻，刀疤疼痛依然。原方加炙乳没各 6g，蒲公英 15g，14 剂。

三诊（6 月 15 日）：服药数剂即刀疤处不痛，纳增。

其后随访至今，未再有刀疤疼痛复作。

上案以炙乳没加当归活血化瘀，蒲公英加黄芩清热解毒，对治疗刀疤疼痛发挥了重要的作用。

案 3 沈女，51 岁，2008 年 5 月 20 日就诊。主诉：2007 年 11 月行全子宫与双附件切除术后，乏力时易感手术刀疤（瘢痕长约 15cm）疼痛。顷诊该部疼痛压痛明显，自汗，每夜盗汗，经常头痛，头痛发作次数与盗汗量成正比、一般一周内发作 3～4 次，头痛甚则呕吐，大便硬，膝软。舌淡红，舌下静脉迂曲显露，苔薄，脉细弦。以当归六黄汤、玉屏风散加减治疗汗证，重用川芎、当归与芍药甘草汤以针对痛证。

处方：川芎 30g，当归 30g，白芍 30g，甘草 15g，白豆蔻 10g，厚朴 15g，皂角刺 30g，大枣 10 枚，防风 12g，黄芪 30g，生熟地各 12g，黄连 6g，黄芩 9g，糯稻根 30g，瘪桃干 15g，7 剂。

二诊（5 月 27 日）：刀疤疼痛与压痛均有所减轻；盗汗与头痛 7 天内均发生 2 次；大便通畅，右少腹时刺痛。上方川芎增加至 40g，加元胡 30g，生大黄 3g，黄柏 12g，煅牡蛎 30g，14 剂。

三诊（6 月 10 日）：服药后胃纳大增，1 周之内体重增重 1.5kg。诸痛止，刀疤处唯有雨天才略有不适，平时无异常；盗汗止，但自汗尚未痊愈。

上案以大剂量川芎、当归、元胡及芍药甘草汤活血止痛，借用当归六黄汤中诸黄以清热解毒，对治疗刀疤疼痛发挥了重要的作用。

129. 术后腹痛治瘀毒

在“128. 化瘀解毒治疤痛”文中介绍过肝脏血管瘤切除、脾切除以及全子宫与双附件切除术后刀疤疼痛的治疗经过。今再介绍2例术后长期非刀疤性腹痛的治疗经过。

案1 杨男，28岁，2009年3月27日就诊。主诉：自1996年行阑尾切除术以来，经常觉右少腹胀痛不适至今。腹痛甚时即行大便，便后痛减，大便1日3～6次，平均4～5次有时不成形；特别是不能吃西瓜，一吃西瓜必腹痛，故已经十数年未知西瓜味矣。舌淡红，苔薄白，脉细弦。临床表现如同肠易激综合征，但腹痛部位在右侧被切除阑尾的所在，手术之前无此病症，故治疗除可用痛泻要方外，还得留意术后腹痛的事实，渗入清热解毒、活血化瘀。

处方：红藤30g，延胡索30g，薏苡仁15g，败酱草15g，连翘30g，枳实10g，厚朴12g，白芍30g，炙甘草10g，白术15g，茯苓15g，7剂。

二诊（4月10日）：服至第3剂药，右少腹痛止，唯仍时觉痞胀，大便略减少为1日3次，仍不成形，舌淡红，苔白，脉细弦。前方减去败酱草、连翘，加佛手10g，六神曲12g，柴胡12g，香附12g，川芎15g，14剂。

8月12日随访得知患者药后右少腹痛止，仅疲劳时偶觉该处痞胀而已。

案2 朱女，54岁，2009年5月8日就诊。主诉：自20多岁阑尾切除术后，即有右少腹胀痛，至今已历20余年。一年中至少有半年辰光感觉到腹痛，站立及劳累时痛甚，大便基本正常，舌淡红，苔黄腻，脉细弦。湿热蕴结，气滞血瘀；治宜理气活血、清热化湿。

处方：白芍45g，炙甘草12g，延胡索30g，红藤30g，三棱12g，莪术12g，厚朴12g，7剂。

二诊（5月15日）：服至第3剂，腹即不痛，原方7剂。

三诊（5月22日）：上周仅一晚上有腹部隐痛，原方7剂，嘱服2周，即1剂药煮2次成3杯，1天服用2杯。

四诊（6月5日）：就诊以来，腹痛总体减去九成，以往两周中仅有几次隐痛且持续时间减轻减少。再予原方14剂，嘱服28天，即1剂药煮2次成4杯，1天服用2杯。

2010年6月20日随访：诉去年自从服中药停药后，至今再无腹痛发生过。

通过以上可知，无论是肠痈腹痛、腹部手术后刀疤处疼痛，还是术后手术部位腹痛，在治疗上一般均主要用了以下两类药：一是活血化瘀、缓急止痛药，如芍药甘草汤、延胡索、三棱、莪术、大黄、丹皮、桃仁、红花、川芎、当归、炙乳没之属；二是清热解毒（化湿）药，如蒲公英、红藤、黄芩、黄柏、败酱草、连翘、皂角刺、薏苡仁之属。这是最主要的两类药，此外根据需要可适当辅佐一些理气导滞药，如枳实、枳壳、厚朴、川楝子等。

山东民间中医郭永来在其所著《杏林集叶》书中提及“久痛之处，必有伏阳”的观点，释其意为：伏阳，病证名；阳气伏藏也，阳热之邪潜伏在体内。郭先生认为“伏阳”可以用“炎证”二字简释之，并举了数个其按辨证论治无效而用西医消炎药有效的医案，说明如果不用西药而加用清热解毒中药，也是可以取效的。笔者想要强调的是：久痛之处即便有“伏阳”，也别忽视了瘀血的存在，清热解毒之外，毋忘活血化瘀。

第十一章　皮 肤 病 证

第一节　痒　　疹

130. 麻桂各半治瘾疹

桂枝麻黄各半汤系张仲景《伤寒论》名方，由桂枝汤、麻黄汤两方各取三分之一组合而成。《伤寒论》第 23 条云："太阳病，得之八九日，如疟状，发热恶寒，热多寒少，其人不呕，清便欲自可，一日二三度发……面色反有热色者，未欲解也，以其不能得小汗出，身必痒，宜桂枝麻黄各半汤。"桂枝麻黄各半汤作为辛温轻剂，具有微汗解表，调和营卫之功效，适用于当汗却不宜过汗的表郁日久轻证。

临床多有报道以桂枝麻黄各半汤治疗荨麻疹有效。笔者试用之，果然验而不欺。

我们知道，临床将荨麻疹分为寻常性、物理性（包括肾上腺素能性、胆碱能性、寒冷性、局限性热性、迟发压迫性、日光性、震动性血管性水肿、皮肤划痕征、运动诱发的过敏反应性荨麻疹）、接触性荨麻疹以及荨麻疹性血管炎及血管性水肿。主要是由于各种过敏性物质刺激机体内产生各种炎性物质如组胺、5- 羟色胺等作用于 H 受体引起的变态反应。组胺是荨麻疹发病过程中最重要的介质，由肥大细胞产生和储存，可引起血管的内皮细胞收缩，使血管内液体从细胞间渗出到血管外，从而引起组织水肿和风团形成。

荨麻疹病因学分类包括食物（鱼、鸡蛋、牛奶、虾等）、食品添加剂（色素、亚硫酸盐等）、药物（水杨酸盐、抗生素等）、感染（细菌、病毒、真菌等）、吸入物（花粉、真菌孢子、粉尘等）、内在疾病（免疫性疾病、肿瘤等）、物理刺激（冷、热、光）、激素、遗传（妊娠、孕酮、家族性及遗传病）。

荨麻疹分为急性和慢性(持续时间6周以上)两种。中医认为急性荨麻疹多为风寒外袭型、风热袭表型、热毒炽热型;慢性荨麻疹多为气血亏虚型、风盛血瘀型、冲任失调型。

纵览以桂枝麻黄各半汤治疗荨麻疹的临床报道不难发现,桂枝麻黄各半汤对急慢性、寒冷性及非寒冷性(只要不是热性)、胆碱能性荨麻疹均有一定效果。

案1 李女,20岁,2011年8月2日初诊。皮肤屡发红色风疹块,风疹块色红而肿,瘙痒难忍。西医确诊为慢性荨麻疹。有过敏史,对花粉过敏。因其在中药店工作时经常需要打磨中药粉,辄致引发荨麻疹,迄今已有一年多。顷诊脸面、上身皮肤肿块色红,痒甚,舌嫩红,苔薄黄,脉细弦。一年多来,患者不断服用抗过敏西药,服时发作少,停服即发,不能断根。

处方以桂枝麻黄各半汤加味:麻黄9g,桂枝12g,白芍12g,杏仁9g,甘草9g,红枣7枚,生姜3片,皂角刺12g,金银花30g,蝉蜕10g,7剂。

二诊(8月16日):服上药后,荨麻疹发作频度明显减少、发作程度明显减轻。服药前每天都发,现2天发1次。因觉效果不错,患者自行于外院抄方续服7剂。今守上方,并再加柴胡12g,升麻12g,龙葵12g,黄连9g,浮萍12g,细辛3g,艾叶6g,槐花10g,予7剂。

三诊(8月23日):其母代诊。荨麻疹发作频度和程度进一步减少减轻,一周仅发作2次。再守上方7剂。

四诊(8月30日):服药时值4周,上周7天内未有荨麻疹发作,仅于情绪激动时皮肤可出现淡红色肿块,不痒,须臾消退,舌脉同上。效不更方,再予7剂。

五诊(9月13日):荨麻疹未有发作。再予7剂,嘱1剂药煎成3杯,交替日服1杯和2杯,7剂药服用14天。

六诊(9月27日):在减量服用期间,唯于食海鲜与受凉风后,皮肤稍有瘙痒,但并无风疹块出现。再予10剂,按上法服用20天,以资巩固。

数月后,患者因胃痞前来求诊时随访得知,中断治疗后,荨麻疹未有再发。

古代中医文献称荨麻疹为“瘾疹”。关于其病因病机,《诸病源候论·风瘙身体瘾疹候》谓:“邪气客于皮肤,复逢风寒相折,则起风瘙瘾疹。”《医宗金鉴·外科心法要诀》:“此证俗名鬼饭疙瘩,由汗出受风,或露卧乘凉,风邪多中表虚之人。”《金匮要略》:“风气相搏,风强则为瘾疹,身体为痒。”以上皆提示瘾疹主要因风邪引起。风邪郁于腠理,营卫失和,则发为瘙痒。桂枝麻黄各半汤可透其肌表风邪,调和营卫,是获效的原理。因患者慢性荨麻疹病情比较顽固,后伍以皂角刺、金银花、蝉蜕、柴胡、升麻、龙葵、黄连、浮萍、细辛、艾叶之类,进一步加强解肌疏风透邪、清热凉血的作用。

现代动物实验研究表明,桂枝麻黄各半汤以及上述加味所用大部分药物均有一定的抗过敏作用。

当然,桂枝麻黄各半汤治疗瘾疹并非都有效,特别是对于热性的荨麻疹。

案 2 杨女,65 岁,2013 年 1 月 25 日就诊。患者皮肤瘙痒色红半月余。患者年轻时即罹患慢性荨麻疹,但平时不经常发作,偶有发作时服用西替利嗪和咪唑斯汀则有效。本次发作时全身出现大团风疹块,色红,高出皮肤,瘙痒甚,划痕症(+)。按经验自行服用开瑞坦、西替利嗪和防风通圣颗粒等药物后,疹退痒止,但一旦停药则瘾疹必起。患者自觉荨麻疹发作与受风有关。伴泛酸、嗳气,五心烦热,口黏腻,纳呆,睡眠欠安,舌淡红,苔白腻,脉细弦。素有糖尿病,慢性萎缩性胃炎病史。因思受风起疹,营卫不和,以桂枝麻黄各半汤治之,兼以左金丸制酸并加安神之品。

处方:炙麻黄 12g,桂枝 12g,杏仁 12g,赤白芍各 12g,大枣 7 枚(自备),生姜 3 片(自备),炙甘草 12g,夜交藤 30g,枣仁 15g,黄连 12g,吴茱萸 2g,忍冬藤 15g,7 剂。

二诊(2 月 1 日):服上药后荨麻疹无明显改善,心烦,依然泛酸烧心,舌淡红,苔转黄腻,脉细弦。

改投笔者过敏煎:柴胡 12g,防风 12g,蝉衣 10g,乌梅 12g,土茯苓 30g,白鲜皮 15g,赤芍 12g,浮萍 15g,荆芥 12g,艾叶 10g,细辛 3g,夜交藤 30g,枣仁 12g,黄连 12g,吴茱萸 2g,煅瓦楞 40g,7 剂。

三诊(3 月 1 日):因春节停诊,故患者服完上方后自行在外院抄方,计服原方 14 剂。现在在未使用氯雷他定等抗过敏西药的情况下,荨麻疹发作频度、程度、面积均减半,原来每天必发,现隔天而发,荨麻疹消退时间亦较前加快。顷诊胃痞胀，泛酸，嘈杂，夜间胃脘隐痛，口黏，畏寒，舌淡红，苔腻黄白相兼，脉细弦。

继续投以过敏煎，并加半夏泻心汤：柴胡12g，蝉衣10g，土茯苓30g，白鲜皮15g，半夏12g，黄芩12g，黄连12g，吴茱萸2g，干姜12g，党参12g，甘草12g，煅瓦楞30g，炒麦芽15g，7剂。

本案初诊用桂枝麻黄各半汤治疗无效，改用过敏煎后才有了一定的疗效。究其原因，虽然患者荨麻疹发作与受风有关，但可能由于患者存在泛酸、烦热等热象，故桂枝麻黄各半汤无效。

131. 治风血行风自灭

中医有句名言："治风先治血，血行风自灭"。一般认为出自明代李中梓《医宗必读·痹》："治行痹者，散风为主，御寒利湿仍不可废，大抵参以补血之剂，盖治风先治血，血行风自灭也。"意谓风寒湿三气杂至合为痹，其中对风胜行痹的治疗，除了祛风辅佐散寒除湿外，应适当配合运用补血药，这样更有利于风邪的祛除而提高疗效。据资料，这句话实际上更早出自宋代陈自明《妇人大全良方·妇人贼风偏枯方论》："夫偏枯者，……古人有云：医风先医血，血行风自灭是也。治之先宜养血，然后驱风，无不愈者。"意谓中风半身不遂，虽为风邪入中，但病机血气不足，治疗应当养血为先，如此才能取得更好效果。

要全面理解"治风先治血，血行风自灭"意思，首先要搞清楚什么是风病？风病有哪些种类？哪些种类的风病需要治血？治血具体有哪些含义或方法？"治风先治血，血行风自灭"的机制是什么？有哪些方剂体现了"治风先治血，血行风自灭"的精神？应该如何理解"血""先""行""自"等字的意思？

风邪所致的疾病，有内风和外风之分。外风即外感六淫之一，寒、湿、燥、热等邪多依附于风邪而侵犯人体，故有"风为百病之长"之称。风性主动，善行数变开泄，具有升发向上的特征。根据风邪的性质，外风证有伤风、风寒、风热、风水、风湿、风疹、风痹、中风（真中风）等。风湿痹表现为肌肉筋骨关节呈游走性疼痛，风疹表现为皮肤瘙痒漫无定处此起彼伏；中风表现为口眼歪斜半身不遂，起病急骤，变化多而快，以上都有"风邪"的特点。

内风起于脏腑气血阴阳失调，表现为头目眩晕，四肢抽搐，角弓反张，震颤强直，猝然昏倒，不省人事，口眼歪斜，半身不遂等。这些临床表现同样具有风性善动速变的特征。主要有以下三种病机：一是肝阳化风，肝肾阴亏，水不涵木，阳亢化风；二是热极生风，邪热亢盛，燔灼肝经，内陷心包，煽动内风；三是阴虚风动，阴血亏少，筋脉失养。

显然并不是所有的风病都需要同时运用治血。但一般而言，内风病证，或多或少需要兼顾治血。

要搞清楚“治血”的含义，首先有必要搞清楚血病有哪些种类？曰血虚，曰血热，曰血瘀，曰出血，曰血寒，曰血燥。其中血燥与血虚相近，大致可以归并为一类。

既然是治血，就是治疗血的病证，理所当然地应该而且必须包括补血养血，包括凉血，包括活血祛瘀，包括止血，包括温血。温血通常通过温经散寒的治则体现；止血是指口鼻诸窍、前后二阴以及肌肤出血，治疗离不开清热凉血、补气摄血、祛瘀止血等方法。因此，最重要的治血方法主要有以下三种：曰养血补血，曰凉血，曰活血化瘀。李中梓说治血是“补血”，陈自明说治血是“养血”，都只是举例说明而已。陈自明“医风先医血，血行风自灭”，用一个“医”字，包括了以上种种治血的具体方法，是最为妥帖的提法。

治风先治血、血行风自灭的机制是什么？一定是风病导致了血病，或是血病招致了风病。也就是说“治风先治血，血行风自灭”有两层含义，一是通过补血、凉血、活血化瘀等治血的方法，祛除风邪；二是通过治血以使气血充足、平和、流动，使内风不能生，外风不能入。盖风邪入侵，可导气血不和；反之，气血不和，易致风邪入侵。诚如清代王清任所说：“治病之要诀，在明白气血，无论外感内伤……所伤者无非气血。”

有很多治风的名方体现了治风治血的精神。例如，治疗行痹的防风汤（《宣明论方》）、蠲痹汤（《医学心悟》），治疗风邪中经络致使口眼歪斜的大秦艽汤（《素问病机气宜保命集》），治疗肝阳化风的羚角钩藤汤（《通俗伤寒论》）、镇肝熄风汤（《医学衷中参西录》），治疗虚风内动的大小定风珠（《温病条辨》）、治疗喑痱的地黄饮子（《黄帝素问宣明论方》），治疗风疹湿疹的消风散（《外科正宗》）等等，不胜枚举。以上治疗各种内外风证的著名方剂都或多或少配伍了治血的药物。

应该如何理解“治风先治血，血行风自灭”中的“血”“先”“行”“自”字？“血”——血属阴，阴血同类，养血补血的药物一般具有养阴滋阴的作用，反之亦然。故推而广之，“治血”中的养血补血也包含了滋阴、育阴、养阴、敛阴诸方药。“先”——从字面上可理解为先治血而不是先治风，但对此需灵活理解。既可以理解为先治血而后治风，也可以理解为治血与治风同时并举，无非是起强调的作用，在方药配伍时需要根据实际情况调配两类药物的比例。“行”——血虚则无力以行，血瘀则闭塞难行，血热则迫血妄行，故补血、活血、凉血皆可有助于正常的行血。“自”——可以理解为先治血或仅仅治血，即便不去治风，有时风亦自可随血行而灭，也是起到一个强调的作用。

风疹瘙痒等许多皮肤疾患的中医治疗，经常需要遵循“治风先治血，血行风自灭”的原则，这样才能取得较好的疗效。

笔者遵循“治风先治血，血行风自灭”的理论诊疗风疹瘙痒，亦曾取得未料之功。

案1　瘾疹　刘男，55岁，2009年10月27日就诊。诉：最近2个月来，每于晚上睡觉时发风疹块，每次发作全身不定处，色红成片，瘙痒难忍，影响睡眠，但过一会儿便可自愈，下肢静脉曲张已有数年，左甚于右，双下肢肿，立久肿甚，左小腿近脚踝处皮肤黯黑干燥，舌淡红，苔薄白，脉细弦。诊断为荨麻疹（风疹风痒）；证属风邪客表，营卫失调，气虚血瘀；治宜祛风解表，调和营卫，益气活血。

处方：桂枝12g，赤白芍各12g，黄芪15g，荆芥12g，防风12g，柴胡15g，蝉蜕9g，川芎12g，生地15g，当归12g，地龙12g，细辛3g，路路通30g，泽泻30g，茯苓皮30g，7剂。

二诊（11月3日）：服药以前差不多每日要发，服上药1周期间内仅发作1～2次，且范围更小，程度亦轻，唯双下肢肿未减，舌脉同上。原方加桃仁12g，红花10g，再予7剂。

11月13日，患者介绍其弟来我处求诊，让其弟转告说，自服二诊药1剂以来，未再发作过风疹块瘙痒。

上案初诊主要有桂枝汤或黄芪桂枝五物汤、玉屏风散以及补阳还五汤的踪影。桂枝汤及黄芪桂枝五物调和营卫，玉屏风散益气固表，以固筑藩篱；用荆芥、防风、柴胡、蝉蜕疏散风邪；遵“治风先治血，血行风自灭”之训，更用补阳还五汤益气活血。当时用此方的想法很简单：患者白昼不发风疹块而偏于夜间发，莫非夜间阴始盛而阳始衰，鼓动血流不力；还有一个依据是，因患者患有下肢静脉曲张，腿近脚踝处皮肤黯黑干燥，也可以看作是瘀血的征象。所以还特意再加用了一味细辛，借其辛窜之力，合黄芪、桂枝温通血脉。二诊既然初见成效，放胆再加桃红以强化活血祛瘀之力。结果持续两个月的风疹瘙痒，轻易得愈。本案诊治即尝到了“治风先治血，血行风自灭”的甜头。

案 2　痒疹　杨女，53 岁，2001 年 12 月 20 日首诊。主诉：皮肤瘙痒三年余。夜间尤其瘙痒难忍，影响睡眠，有继发性皮损，口干。苔薄白，脉细弦。1999 年 2 月体检时发现肝功能异常。2001 年 12 月 10 日肝功能检查：ALT 66U/L，AST 96U/L，AKP 468U/L，γ-GT 723U/L。患有原发性胆汁性肝硬化。姑活血凉血、祛风止痒为治。

处方：生地 30g，丹皮 12g，丹参 12g，赤白芍各 10g，玄参 10g，白鲜皮 10g，生甘草 10g，白蒺藜 10g，蝉蜕 6g，首乌 12g，凌霄花 5g，威灵仙 12g，苦参 12g，胡麻仁 15g，7 剂。嘱忌饮酒类，少吃鱼、虾、蟹类动风发物。

二诊：诉皮肤瘙痒减半。原方加防风 3g，继服 7 剂。

三诊：诉咽干痛，原方加芦根 30g，射干 3g，山豆根 3g，继服 7 剂。

皮肤瘙痒止。咽痛止。

本案风热内淫，血虚风燥，故全身瘙痒，治以养血润燥，凉血祛风。治疗用药思路受清代名医孙震元影响，其在《疡科会萃》中说：“身上虚痒，血不荣于腠理也”；“血虚风痒者，宜四物汤加浮萍、蒺藜、防风主之”。孙氏治疗瘙痒还常用凌霄花或苦参或蝉蜕单味治疗，笔者合为复方以图效验。

第二节　蛇串疮

132. 蛇串疮遗用仙方

带状疱疹由水痘 - 带状疱疹病毒所引起，累及神经及皮肤的急性感染性皮肤病。临床表现以红斑及成簇疱疹沿神经支配的皮肤区呈带状分布，伴有显著神经痛为特征。在感染初期，西医抗病毒、消炎、止痛及营养神经，中医清泻湿热、凉血解毒、通络止痛治疗，常能取得较好的疗效，使皮损较快消失。但有将近 20% 的患者在皮损消退后遗留顽固的神经痛，疼痛超过 1 个月者，即可称之为带状疱疹后遗神经痛（postherpetic neuralgia，PHN）。PHN 发生率随着年龄的增长而上升，据说在超过 50 岁的带状疱疹患者中可高达 50%。

PHN 的发病机制可能与水痘 - 带状疱疹病毒引起外周及中枢神经系统的病理改变有关，造成外周感觉传入纤维活性增高、异位冲动、中枢敏化和脊髓神经元自发性痫样放电。临床以顽固的持续性隐痛伴阵发性剧痛为特征，剧烈疼痛可分为刀割样、撕裂样、火烧样、针刺样疼痛。病程可持续 3 个月甚至数年、数十年，严重影响患者生活质量，成为目前临床亟待解决的一大难题。

对于 PHN 的治疗，西医主要采取止痛、营养神经药和抗抑郁药，以及氦氖激光照射、高压氧等方法来缓解疼痛。较为有效的是三环类抗抑郁药如阿米替林，通过阻断抑郁 - 疼痛循环，达到镇痛的效果；抗痉挛药如卡马西平，通过抑制高频放电的离子通道从而对于阵发性锐痛、刺痛有较明显的缓解。这两种药物虽能在短期内起到较好的镇痛作用，但都存在较多禁忌证和明显的副作用，加之疗效不稳定，多有复发，临床上并不广泛用于治疗带状疱疹后遗神经痛。目前西医对于带状疱疹后遗神经痛仍无满意的治疗方法或疗效不确定。

带状疱疹在中医称为“缠腰火丹”“蛇串疮”。但有关带状疱疹后遗神经痛在古代文献记载甚少。近些年来，中医药在治疗带状疱疹后遗神经痛方面的报道逐渐增多，现代中医对其病因病机的认识主要可以归纳为湿热余毒稽留、气血涩滞成瘀以及气阴亏虚兼气血凝滞。笔者在临床上常用仙方活命饮、血府逐瘀汤及龙胆泻肝汤治疗，实践下来，似乎以仙方活命饮疗效稍好。

案 1 张女，71 岁，2011 年 4 月 1 日初诊。诉：2009 年 8 月 1 日开始发作带状疱疹，迄今右胸胁肋并延及背部仍然持续疼痛不止，左胸胁亦感疼痛但轻于右侧曾经西药及激光治疗，止痛效果不著。同时两三年来，每于夜晚

9～10点钟辄发小腿抽筋，两下肢酸痛，近来加重。舌淡红，苔薄黄白腻，脉细弦。西医诊断为带状疱疹后遗神经痛；中医诊断为“缠腰火丹”“蛇串疮”遗留的胁痛；证属热毒未尽、气滞血瘀；以清热解毒、活血化瘀止痛为治疗原则。

以仙方活命饮为主加减：金银花12g，连翘12g，蒲公英12g，蚤休12g，当归12g，陈皮6g，浙贝母6g，皂角刺9g，天花粉9g，白芷9g，防风9g，紫花地丁9g，乳香15g，没药15g，白芍40g，炙甘草12g，木瓜12g，薏苡仁30g，7剂。

二诊（4月8日）：右侧胸疼痛明显减轻，近2天基本不觉痛，左侧胸胁痛也同时减轻；服至第2剂，小腿抽筋即减少，现小腿抽筋止，下肢不酸痛。近日感冒咳嗽，纳差，口酸，舌淡红，苔黄，脉细弦。原方白芍减为30g，加六神曲15g，麦芽15g，14剂。

4月28日电话随访：带状疱疹后遗胸胁疼痛消失，无小腿抽筋，下肢酸痛明显缓解。

案2　钱女，66岁。2011年12月9日初诊。诉：患者5个多月前无明显诱因，感到右胸部刺痛，继而右胸胁部及后背部出现红斑及簇集水疱。遂于2011年7月2日就诊于上海市某医院皮肤科，确诊为带状疱疹。经使用抗病毒、激素、维生素等药物常规治疗大约10天后，皮损基本消失，但胸背部持续疼痛，未有减轻。患者自服消炎止痛类药物，效果欠佳。其后曾至某家民营医院就诊，服用该院自制药物（成分不详）。虽花费大量金钱，但疼痛迁延难愈，未有好转，十分痛苦。后为求疼痛能得以缓解，经人介绍来笔者处求治。

顷诊自带状疱疹发病起已5个月余，右胸胁至后背部仍疼痛不已，以胸前部痛势较剧。疼痛为刺痛，痛如针扎，并且触衣即痛，活动时牵拉此处皮肤则疼痛加剧，难以忍受。疼痛日夜发作不休，夜间无法安然入眠，每日须服止痛药才可稍微缓解。患者诉此疾病已严重影响到其正常的饮食起居，心情较为压抑。查体可见：患处皮肤略有散在轻微色素沉着，无丘疹、水疱，且患处皮肤较为敏感，拒触碰。舌淡红，苔薄，脉弦。

仙方活命饮为主处方：金银花15g，陈皮6g，当归12g，防风12g，白芷

12g，甘草 9g，浙贝母 6g，天花粉 12g，没药 12g，皂角刺 12g，紫花地丁 12g，蚤休 12g，连翘 30g，蒲公英 30g，7 剂。嘱患者忌食辛辣刺激和海鲜等发物，尽量保持饮食清淡；令着棉质柔软衣物，以减轻对患处的摩擦。

二诊（12 月 16 日）：服药后自觉疼痛减轻至可忍受程度内，故患者自行停服止痛西药，仅依靠中药治疗。

处方：将原方中金银花、紫花地丁、蚤休均增至 20g；另加穿山甲 12g，元胡 30g，五灵脂 15g，贯众 15g，4 剂。

三诊（12 月 20 日）：在停服止痛西药的情况下，疼痛频率减少、疼痛持续时间减少、疼痛程度减轻，心情亦因之好转。

处方在仙方活命饮的基础上略作调整：五灵脂 15g，延胡索 30g，甘草 6g，浙贝母 6g，天花粉 12g，没药 12g，皂角刺 12g，紫花地丁 20g，蚤休 20g，蒲公英 30g，连翘 30g，贯众 15g，穿山甲粉 2g（吞服），7 剂。

四诊（12 月 27 日）：患者诉疼痛总体上已减三成，日渐好转。原方加蜈蚣 2 条，全蝎粉 2g（吞服），14 剂。

患者因事无法按时就诊，于他处抄方，再服用上方 7 剂。

五诊（2012 年 1 月 17 日）：病情基本稳定，再予原方 7 剂。

此后因适逢春节，患者自行停药 9 天。

六诊（2012 年 2 月 3 日）：至今服用中药计 46 剂，历时约一个半月。患者服药至第 3～4 剂即感疼痛程度减轻至可耐受，可不再依赖止痛西药；此后胸胁疼痛持续时间、程度、频度逐步减少减轻。依患者本人评估，疼痛程度、持续时间以及发展频度均已减四成；现以阵发性刺痛为主，夜间因疼痛引起的睡眠障碍也得以改善。久病必瘀，遂改以血府逐瘀汤为主处方：当归 15g，生地 15g，桃仁 12g，红花 12g，赤芍 15g，枳壳 12g，柴胡 12g，桔梗 9g，甘草 9g，五灵脂 15g，没药 15g，乳香 15g，杏仁 12g，川牛膝 15g，蒲公英 10g，地鳖虫 12g，地龙 12g，制半夏 15g，黄芩 15g，7 剂。

笔者认为，带状疱疹后遗神经痛的中医病机主要为毒瘀滞留经络，治疗主要采用清热解毒与活血化瘀法则，仙方活命饮组方恰恰能够体现出上述两种治疗原则。但在具体运用时，可以酌情再加用清热解毒药和活血化瘀、通络止痛药，或增加其用量，非此不能克敌。即便如此，以体现清热解毒和活血化瘀原则的仙方活命饮加减治疗本病，其疗效还是有限的，恐与病程相关。许多临床医生越来越关注带状疱疹的早期治疗以预防带状疱疹后遗神经痛的发生。若能在急性早期即进行充分、足量的抗病毒治疗或中医理气、清热解毒、活血止痛的治疗，有助于降低带状疱疹后遗神经痛的发生概率及其疼痛程度。相反，如果病程愈长，治疗愈棘手。

据说火针治疗本病的疗效要胜于服药。

133. 带状疱疹治毒瘀

笔者在“132. 蛇串疮遗用仙方”文中曾指出，“带状疱疹后遗神经痛的中医病机主要为毒瘀滞留经络，治疗主要采用清热解毒与活血化瘀法则，仙方活命饮组方恰恰能够体现出上述两种治疗原则。……即便如此，以体现清热解毒和活血化瘀原则的仙方活命饮加减治疗本病，其疗效还是有限的，恐与病程相关。”

案1 王女，72岁。2013年12月13日就诊。主诉：带状疱疹遗留左侧肩胛部神经痛已有8个多月。2013年4月罹患带状疱疹，发于左侧肩胛部、腋下及前胸，现疱疹皮损基本已愈，局部皮肤可见疱疹遗留的皮损色素沉着，色黯红而平坦。但患处遗留剧烈疼痛，伴有抽痛，日夜均痛，无法耐受，白昼不能做家务，夜间无法入眠，严重影响正常生活。曾于多处求诊，口服维生素 B_{12}、维生素 B_1、甲钴胺等营养神经西药以及配合针灸、膏药等治疗，均告罔效。素有糖尿病、高血压病史。舌淡红，苔薄白腻，脉细弦。

按笔者老思路，以仙方活命饮、芍药甘草汤、止痉散为主处方：金银花15g，连翘30g，蚤休12g，蒲公英15g，陈皮9g，当归12g，皂角刺12g，防风12g，炙乳没各15g，白芷12g，天花粉12g，紫花地丁15g，五灵脂15g，元胡30g，白芍60g，甘草12g，全蝎粉2g（吞服），蜈蚣粉2g（吞服），7剂。

二诊（12月20日）：服上药后左侧肩胛骨处抽痛已止，但剧烈疼痛未有减轻，舌脉同上。改以血府逐瘀汤、芍药甘草汤、止痉散并加重清热解毒。

处方：桃仁12g，红花12g，生地12g，川牛膝12g，当归12g，蒲公英30g，金银花30g，瓜蒌皮15g，龙胆草12g，山栀12g，黄芩12g，五灵脂15g，炙乳没各15g，徐长卿15g，元胡30g，白芍50g，炙甘草9g，全蝎粉2g（吞服），蜈蚣粉 2g（吞服），水蛭粉 2g（吞服），7 剂。

三诊（12 月 27 日）：诉止痛效果较首诊明显，现左侧肩胛骨处疼痛减轻约两成，夜间因疼痛减轻已可入睡。上方徐长卿增至 20g，再加生黄芪 30g、参三七粉 2g（吞服），7 剂。

四诊以后，因疼痛无进一步减轻，且左侧肩胛部、腋下及左侧前胸部抽痛又作，又分别换用血府逐瘀汤、芍药甘草汤、止痉散、大剂量补气（生黄芪 50～100g，党参 30～50g）及安神之品至七诊（1 月 24 日），疼痛并无丝毫减少。患者告之：比较下来，还是以二诊方止痛效果相对为显，遂再予二诊方 14 剂。

八诊（2014 年 2 月 7 日）：再服二诊方后，日夜疼痛均减三分之一以上。现白昼忙碌时已感觉不到明显疼痛，唯于安静或空闲时觉疼痛，夜间痛减可安眠。思二诊处方用药唯清热解毒药物较重，其余略同。

遂作以下处方：蒲公英 40g，金银花 30g，连翘 30g，黄柏 12g，瓜蒌皮 30g，柴胡 12g，黄芩 12g，龙胆草 12g，五灵脂 15g，没药 15g，红花 20g，白芍 30g，甘草 12g，乌药 9g，青皮 12g，木香 12g，枳壳 12g，7 剂。

九诊（2 月 14 日）：患者诉上方效果颇佳，目前疼痛程度及持续时间已减三分之二，已可耐受，寐安。后以上方服至十诊（2 月 21 日），患处皮肤有痒感如虫蚁行走，虽然疼痛尚未全部消除，因经治后有明显减轻，于 2 月底停止治疗。

本案二诊处方的药物组成，与他诊方不同之处在于用了较大剂量的蒲公英、金银花，还有瓜蒌皮、龙胆草、山栀、黄芩等清热解毒药物。八诊在此基础上进一步再加连翘、黄柏及疏肝理气药，止痛效果更见明显。提示清热解毒治法的重要性。

之所以花费这么长的时间摸索才取得些许疗效，也许与笔者的“认识误区”有关。笔者原先认为，带状疱疹初中期由于急性感染疱疹病毒而需清热解毒为主，至于病程较长的后遗神经痛与神经系统病理改变有关，似应以活血化瘀、益气养阴（以营养神经）为主，清热解毒退居为辅。通过本案认识到，以上观点缺乏足够的依据，即便如本案已有 8 个月之久的带状疱疹之后遗神经痛，仍然需要用足够的清热解毒来进行治疗。仙方活命饮非不能治此，而是其清热解毒药力尚嫌不够。

案2 贾女，66岁。2014年1月3日就诊。主诉：带状疱疹遗留右上半侧面部及头顶部疼痛月余。患者2013年11月25日患带状疱疹，发于头顶部、右上半侧面部，现患处遗留神经痛，疼痛剧烈，日夜均痛，未见明显皮损。曾于华山医院及我院神经内科就诊，予以牛痘疫苗致炎兔皮提取物注射液静滴，疼痛有所缓解，但停药后疼痛复作。顷刻，头顶部、右上半侧面部疼痛，程度较剧，口苦，神疲乏力，气短，时有咽痛，舌偏红，苔黄，脉细滑。

以龙胆泻肝汤、止痉散为主处方：龙胆草12g，山栀12g，黄芩12g，柴胡12g，生地12g，当归15g，泽泻12g，车前子15g，射干10g，山豆根3g，川芎40g，羌活12g，防风12g，徐长卿10g，全蝎粉2g（吞服），蜈蚣粉2g（吞服），7剂。

二诊（1月10日）：服上药后，右上半侧面部及头顶部疼痛程度同前，但疼痛面积已有缩小。咽痛止，口苦未减，乏力，舌红，苔黄腻，脉细弦。原方去射干、山豆根，徐长卿增至20g，再加苍术9g、水蛭粉2g（吞服），7剂。

三诊（1月17日）：右上半侧面部疼痛程度减轻约五成，头顶部不触不痛，口苦减，舌红，苔黄腻，脉细弦。二诊方加半夏12g、白芷20g，7剂。

四诊（1月24日）：头顶部及右上半侧面部疼痛减轻约八九成，偶有刺痛，伴患处皮肤痒感。舌淡红，苔黄腻，脉细弦。三诊方苍术增至12g，再加威灵仙15g，14剂。

五诊（2月7日）：患处疼痛减轻九成以上，头顶部偶有压痛。

本案始终以龙胆泻肝汤、止痉散及大剂量川芎为主进行治疗，仍然贯彻联合运用清热解毒与活血化瘀止痛的治疗原则。清热解毒并未用仙方活命饮而用了龙胆泻肝汤。案1也用了龙胆泻肝汤中的部分清热解毒药物。这也许与以上患者带状疱疹后遗神经痛发于足少阳胆经和足厥阴肝经循行部位有关。

案3 金女，58岁。2013年12月13日就诊。主诉：带状疱疹遗留右侧面部疼痛3年余，伴右侧耳后疼痛4个月余。患者3年前曾罹患带状疱疹，发于右侧面部三叉神经处，带状疱疹愈后遗留神经痛至今。今年8月疼痛逐渐由右侧面部向耳后转移，呈搏动性疼痛，伴有显著的右侧耳后颈动脉搏动声，患者本人可闻及动脉搏动声，借助听诊器也可闻及该处搏动性血管杂音（患者本人为医生，自带听诊器前来就诊）。曾于沪上某知名医院神经内科就诊，行血管造影及颈动脉超声检查，均无异常发现。曾服用过各类止痛西药、中药及藏药，皆罔效。因疼痛及耳后颈动脉搏动声剧烈，以致严重影响睡眠，时觉神疲乏力，情绪低落。顷诊右耳及耳后疼痛，伴随明显的颈动脉搏动声，且搏动声随疼痛的加重而加重。舌淡红，苔薄，舌下静脉迂曲，脉细弦。

以荆芥连翘汤、止痉散为主处方：柴胡 12g，荆芥 12g，山栀 12g，黄芩 12g，川芎 50g，当归 15g，白芷 12g，连翘 30g，炙乳没各 15g，五灵脂 15g，白芍 15g，甘草 9g，桔梗 12g，防风 12g，枳壳 12g，全蝎粉 2g（吞服），蜈蚣粉 2g（吞服），7 剂。服法：每剂药煎煮 2 次成 3 杯，一日分 3 次服完。

二诊（12 月 20 日）：服上药后右耳疼痛几止，耳后搏动性疼痛减轻，现已可停用止痛西药，舌脉同上。原方川芎减为 30g，14 剂。

三诊（12 月 31 日）：右耳已不痛，右耳后搏动性疼痛及颈动脉搏动声减轻约两成。今添诉时有耳鸣，舌脉同上。上方川芎减为 12g，加桃仁 12g，红花 12g，7 剂。

四诊（2014 年 1 月 7 日）：服药已有 4 周，右侧耳后搏动性疼痛及其伴随的颈动脉搏动声较初诊已减轻三分之一。自觉有一股气从右侧颈部上冲至右耳。后以血府逐瘀汤加减治疗有所减轻。

荆芥连翘汤原治耳痛有特效（见“22. 莫名耳痛有妙方”文）。伴随耳痛消失，带状疱疹后遗右耳搏动性疼痛亦有所减轻。荆芥连翘汤其实也是不外乎由清热解毒药和活血化瘀药共同组成。

无论是运用仙方活命饮还是运用龙胆泻肝汤、荆芥连翘汤以及其他方药治疗带状疱疹及其后遗神经痛，不难看出，联合应用清热解毒药和活血化瘀药可以说是治疗本病非常重要的治疗法则。如果带状疱疹及其后遗神经痛止痛效果不明显，即便其病程较长，仍然可以试用足量的清热解毒药物进行治疗。可以配合使用五灵脂、乳香、没药、元胡、徐长卿、全蝎、蜈蚣等搜风剔络止痛药物。

第十二章　证治探微

第一节　证候辨证

134. 辨证调态中医神

有一位杨姓患者，在几个月内接二连三地先后提出以下几种病情要求中医治疗：嘴唇发抖，双手发抖，筋惕肉瞤，前额两侧跳痛，夜间肛门出水，小腿抽筋，黄汗等等，实验室检查均无法对上述症情提供有意义的西医诊断线索。

这些病情或症状在西医看来几乎无法诊断为什么病，因而也就缺乏有效的治疗方法和手段，于是便对患者说：请去看看中医吧！就这样把患者打发走了。

要是这类患者来求中医诊治，中医能推脱吗？当然不能！要是再推，患者就无路可走了。但说句实话，中医就能包治一切吗？当然也不能！于是，中医医生往往怀着仁慈之心将患者接诊下来，即使没有治愈的把握，也要积极地想办法。治好了，应该的；治不好，要兜着。谁让我们是中医呢！

话说回来，患者这些令人眼花缭乱、目不暇接、时时变化的病候证情，确是中医个体化辨证论治的优势与特色之所在。丰富多彩的中医理论为治疗各式各样奇奇怪怪的病证提供了有力的学术思想武器。兹以该患者的诊治过程为例，说明中医辨证论治的特色和优势。

案　以“19. 唇瞤可以从脾治”文中的杨女为例来说，治至三诊时（5 月 5 日）：唇动不再，筋惕肉瞤亦止，手抖进一步减轻。表明处方用药思路基本对头。患者今又增诉胸闷，前额偏两侧时时跳痛，舌偏红，苔黄腻，脉细弦。

胸痹多为痰瘀互阻，血脉不和；肝风未平。

治以丹参饮活血，仿小陷胸汤、瓜蒌薤白半夏汤化痰、半夏白术天麻汤化痰湿而平肝：丹参 30g，檀香 5g，砂仁 3g，川芎 15g，瓜蒌皮 12g，附子 6g，半夏 12g，茯苓 12g，白术 12g，珍珠母 30g，天麻 12g，潼蒺藜 12g，枳壳 12g，厚朴 12g，7 剂。

四诊（5 月 12 日）：唇仍不动，手已不抖，前额跳痛止。胸闷仍有，上方再加薤白 12g，青皮 12g，7 剂。

五诊（5 月 22 日）：因已有 2 周手不抖，胸闷稍减，前额跳痛偶尔有之，上方去天麻、潼蒺藜、枳壳、厚朴；加黄连 6g，赤芍 12g，黄精 30g，当归 12g，红花 6g，14 剂。

六诊（6 月 16 日）：前额跳痛未再发生，胸闷仍未尽；患者今又增诉夜间肛门出水。最近 3 周肛门经常出水，每于深夜 2～3 点发生，水清，无臭味，量多可湿被单，大便偏烂。患者因症状过多而“不好意思”全部说出来，现因一些症状经治后消失，故今“补充”而诉之。处方仍保留化痰瘀平肝药物，再加苓术健脾。

处方：丹参 30g，檀香 5g，砂仁 3g，附子 12g，茯苓 30g，白术 20g，枳壳 12g，半夏 12g，天麻 12g，珍珠母 30g，川芎 15g，潼蒺藜 12g，厚朴 12g，薤白 12g，青皮 12g，泽泻 15g，14 剂。

七诊（7 月 10 日）：除肛门仍然出水外，其他症状均除，大便溏薄，1 日 1 次，无黏液，舌偏红，苔润，脉细弦。肛门出水经用较大剂量苓术后无效，究竟应该如何治疗呢？忽然想起有一次在龙华医院聆听国医大师颜德馨先生作的学术报告，颜老讲到曾遇一患者，经年累月常流清涕不止，在别处久治不愈，经人介绍请颜老治疗。颜老认为证属脾气虚弱，经用益气健脾方药治愈。现肛门出水与鼻流清涕虽然病位上下迥异，但或许气虚不能摄津液的病机则一。想到此，感觉有必要进一步加强补气健脾的药力，同时清理肠道。

遂处方：丹参 30g，附子 15g，党参 30g，白术 30g，茯苓 30g，莲子肉 12g，山药 15g，地榆 15g，椿根皮 15g，连翘 30g，马齿苋 15g，乌梅 15g，白芍 15g，甘草 12g，7 剂。

八诊（7 月 24 日）：服药后大便即开始成形，肛门已有 5 天不出水；惟改服上药后又现胸闷；且患者今又增诉近来夜间小腿抽筋。舌淡红，苔薄，脉细弦。在上方基础上加用丹参饮与治疗小腿抽筋的经验方。

处方：党参 30g，白术 30g，茯苓 30g，地榆 15g，椿根皮 15g，白芍 30g，甘草 12g，薏苡仁 30g，怀牛膝 15g，木瓜 15g，丹参 30g，檀香 3g，砂仁 3g，当归 9g，川芎 15g，14 剂。

九诊（8 月 21 日）：今日患者欣喜地诉说服药 2 周期间肛门无出水，加上前面 5 日，已经连续有将近 20 日肛门无出水了，并且大便成形不溏；小腿也不再抽筋；自服麝香保心丸可缓解胸闷。笔者闻之亦喜出望外！心中深谢颜师一席话，胜读十年书。奈何患者今又增诉出汗色正黄，如柏汁染白衣且难以洗净，已有三个月了，并伴手足心热，舌质红，苔薄，脉细滑。前数次就诊时未告诉医生，实在也是“因为毛病太多，给医生添麻烦，不好意思。”患者这样补充道。笔者曾用龙胆泻肝汤治愈多例黄汗，相对比较有把握。

处方：龙胆草 12g，栀子 12g，黄芩 12g，柴胡 12g，生地 12g，车前草 15g，泽泻 12g，通天草 10g，甘草 6g，当归 12g，麦冬 12g，7 剂。

9 月 18 日随访：药后黄汗渐止。且在服药过程中，患者发现原来黄汗染内衣难以洗净，后数日黄汗染内衣可以洗净，最终黄汗停止。停药至今亦无黄汗。

笔者不厌其烦详细介绍本案的诊治过程是想要说明：根据患者不断变化的病情，随机应证进行治疗，这是中医辨证论治的精髓。无论患者病情如何变化，只要准确把握其病机用药，往往可以期待获效。辨证论治是一个高度个体化治疗的过程，重视与讲究的是调整患者机体的“状态”，使之达到“阴平阳秘”的平衡境界。

一些中西医同道只相信双盲、随机、对照、大样本的临床研究结果，骨子里对于“随机化”和“个体化”治疗是反感的，认为缺乏循证依据。但是，如果不分青红皂白地一概要求运用双盲、随机、对照、多中心、大样本的方法来研究中医，不啻于是以“行刑逼供”的野蛮方法对中医进行“屈打成招”，必将使中医辨证调态的特色优势“蒙冤屈死”而最终使中医逐渐消亡。对此，不能不引起反思和警觉。

135. 经络辨证显神威

中医辨证有八纲辨证、气血津液辨证、脏腑辨证、六经辨证、卫气营血辨证、经络辨证等多种方法，最常用到的是脏腑辨证方法。其中“经络辨证”方法也十分有用。经络辨证方法是指利用人体经络系统概念，根据经络循行部位及其功能变化判断疾病并进行治疗的一种方法。经络辨证方法被广泛应用于针灸、推拿按摩诊疗方面，内科运用相对较少。由于经络辨证论治方法有时可以起到其他辨证论治方法所不能及的作用，因此同样值得内科医生的重视。

案1　口苦案　赵女，54岁，2005年10月18日就诊。主诉：口苦伴口臭数月。口干，胸闷，背痛，乏力，纳少，晨起手指关节肿胀，舌淡黯，苔黄厚腻，脉弦滑结代。

龙胆泻肝汤加味处方：龙胆草12g，栀子12g，黄芩12g，柴胡12g，生地12g，当归12g，车前子30g，泽泻30g，通草10g，连翘30g，茯苓皮30g，芦根30g，7剂。

上药服至4～5剂，持续数月之口苦即消失殆尽。

《黄帝内经》曰：“此人者，数谋虑不决，故胆虚气上溢，而口为之苦”，“肝气热则胆泄口苦筋膜干”。可见口苦多为肝热胆泄循经上乘所致，况口干、胸闷亦属胆经循行部位异常，肝与胆相表里，所以用清利肝胆经湿热的龙胆泻肝汤治疗有效。

案2　阴汗案　叶女，62岁，2009年6月2日就诊。主诉：腹股沟处、阴部及会阴处多汗伴肛周潮湿。汗质黏腻，阴部常发红色丘疹，瘙痒，夏季易发，口苦，舌淡红，苔薄，脉细弦。此疾已有多年，曾多方求治未果。患者说身为女性，对人说私处所患，颇觉难为情。所以后来干脆不去求医了。最近患者因读到笔者刊登在《上海中医药报》的“113. 黄汗阴汗清湿热”文，重燃希望，故前来就诊。

龙胆泻肝汤合四妙丸处方：龙胆草12g，栀子12g，黄芩15g，柴胡12g，生地12g，车前子12g，泽泻15g，当归12g，黄柏12g，牛膝15g，薏苡仁15g，苍术12g，椒目3g，甘草6g，7剂。

二诊（6月9日）：服至第5剂，阴部潮湿黏汗及肛周潮湿明显减轻，红色丘疹亦大为减少，口苦基本消失。再予原方7剂。

三诊（6月16日）：初诊所诉症状全部消失，数年顽疾，愈于一旦。

阴部为足厥阴肝经所经之处，阴汗、肛周潮湿、阴部红色丘疹瘙痒均乃湿热循厥阴肝经下注所致，故用龙胆泻肝汤合四妙丸治疗有效。

由于经络运行全身气血，联络脏腑肢节，有时脏腑辨证与经络辨证难以截然划分。以下两案则几乎必须完全依靠经络辨证来进行治疗。

案3 腋下热案 沈女，52岁，2010年1月12日就诊。2009年12月15日因胃脘嘈杂，大便含有不消化物残渣，口苦，口疮，梅核气等不适来就诊，经先后用龙胆泻肝汤、香砂六君子汤加减治疗数周以后，胃脘不再不嘈杂，口不苦，梅核气消失，大便不烂。顷诊忽增诉腋下热，失眠，中脘时有痞闷感、叹气为舒，咽间痰黄稠但不多，舌尖红，苔薄，脉细弦。问患者何时开始出现腋下热？答曰：已有数年，曾经在别处接受中医治疗无效，所以已不抱希望；因前几周在你处中药治疗，觉得效果相当不错，所以今特提出，希望试试你开的中药处方云云。

笔者从未治疗过腋下热者，不知该如何进行治疗。察患者独舌尖红，提示心经有热，忽然来了灵感：手少阴心经经过腋下，莫非手少阴心经有热？不妨可以用专清心经热的导赤散试试。遂根据患者病情，确立了清心经热和疏肝和胃这两个治疗原则。

用导赤散合柴胡疏肝散加减处方：生地15g，淡竹叶10g，通天草10g，甘草梢9g，黄连6g，寒水石15g，柴胡12g，当归12g，白芍15g，香附15g，枳壳12g，六神曲12g，7剂。

二诊（1月19日）：服完上药7剂时，除中脘痞闷尚未尽除外，腋下热则完全消失，数年痼疾，竟然轻轻愈于一旦！实是运用经络辨证论治的意外收获。

案4 手心汗案 参见“114. 手心汗出治在心”文中案1。临床上经常会遇到手足心汗等躯体某局部出汗的病例。《灵枢·经脉》：“心手少阴之脉，起于心中……其直者，复从心系却上肺，下出腋下，下循臑内后廉，行太阴、心主之后，下肘内，循臂内后廉，抵掌后锐骨之端，入掌内后廉，循小指之内出其端。”手少阴心经直抵手部，至小指内侧端（少冲），交于手太阳小肠经。今手心出汗，乃属于心经之热循经外泄，相当于西医的交感神经兴奋。故起用天王补心丹中主药酸枣仁和柏子仁，加茯神、麦冬、五味子益阴养心安神，这些药物直入心经治本，黄芪、龙骨、牡蛎、浮小麦、麻黄根益气敛汗治标，标本同治，所以取效。

经络辨证对其他辨证方法可以起到拾遗补缺的作用；经络辨证论治的作用有时甚至是不可替代的，在内科领域应用经络辨证论治方法是十分有价值的。

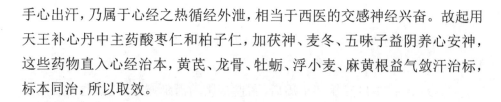

第二节 证候转换

136. 治随证变疗胃病

患者在治疗过程中又发生一些新的症状，大抵有三种原因：一是患者在前诊时忘了诉说；二是经过治疗待主要症状解决后，未曾被患者留意的次要症状变得表面化起来；三是在治疗过程中的确产生了新的症状（也包括药物纠偏所产生的反应或副作用）。如果基本证型不变，在原有治疗原则下作一些“随症加减”即可。可是如果在诊疗过程中，患者的病情变化表现出了性质不同的证型，即发生了“证候转变”或“证候转换”，这时已属于“质”的变化，需要调整治疗原则，称之为“治随证变”。“治随证变”与“随症加减”是有本质区别的。

案 施女，57 岁，2007 年 4 月 3 日就诊。主诉：胃脘痞胀、隐痛伴烧灼感半年余，泛酸。喜热饮，长期失眠，舌质淡红，苔薄腻，脉细弦。胃镜检查：“胆汁反流性胃炎，糜烂，出血，增生”。中医可以诊断为“胃痛”或“痞满”或“泛酸”；辨证属于“肝胃郁热”；治疗原则定为“清泄肝胃郁热”（当然因患者反喜热饮，或也可认为其属于“寒热错杂”的证型；笔者结合舌象与胃镜检查所见，宁以热证来治）。

以《外科说约》四妙汤合左金丸加减：黄芪 18g，当归 12g，金银花 20g，甘草 9g，白术 10g，桔梗 6g，煅石膏 12g，蒲公英 9g，川连 10g，吴茱萸 3g，煅瓦楞 60g，柴胡 12g，黄芩 9g，木香 12g，枳壳 12g，金钱草 15g，夜交藤 30g，合欢皮15g，7剂。

方中四妙汤清热解毒，左金丸及柴胡、黄芩、木香、枳壳、金钱草泄热疏肝以利胆。

二诊（4月27日）：服药1周后，胃脘痞胀消而隐痛止，泛酸与胃脘灼热感减半；今诉肠鸣矢气。上方去桔梗，加防己10g，椒目6g，葶苈子9g，即己椒苈黄丸去大黄以祛肠间水饮，14剂。

三诊（5月11日）：泛酸与胃脘灼热感几止，肠鸣减轻，睡眠明显改善。诉前日发生胸痛1次，现胸闷。上方去己、椒、苈，加半夏12g，全瓜蒌30g，降香10g，构成小陷胸汤以化痰宽胸，14剂。

四诊（5月18日）：胸闷消失，睡眠佳，唯大便欠畅通、矢气臭。上方再加连翘30g，葶苈子15g，7剂。

在以上治疗过程中，患者每次都有一些新的症状发生，但其"肝胃郁热型"的基本证型未变，所以在基本方基础上，药物作一些"随症加减"而已。但是，接下来的情况则明显与上述有本质上的不同。

五诊（6月29日）：服上药至5月25日结束时，诸症消失。之后自行停药已月余。最近因多食过饱，胃脘隐痛又作，泛酸，喜热食，舌质淡红，边有齿痕，苔薄白，脉细弦。这次胃病发作症状除无胃脘痞胀、烧灼感及失眠外，余几同前。由于没有胃脘烧灼感，结合舌边有齿痕，苔薄白，难以判为胃热，毋宁应判其为胃寒；治宜温胃散寒，缓急止痛为主。

处方：白芍30g，甘草12g，肉桂10g，白芷50g，神曲12g，麦芽12g，煅瓦楞50g，枳壳12g，黄芩12g，7剂。

六诊（7月17日）：服上药数剂后胃即不痛，泛酸减轻。停药3日，昨夜空调受凉，又感胃痛不适，右半身肩、膝关节疼痛不适，右手麻木，平素右侧颈腋淋巴结易肿痛，舌质淡红，苔薄，脉细弦。

处方：高良姜12g，香附15g，肉桂10g，毕澄茄10g，吴茱萸6g，黄芪30g，赤白芍各20g，川芎15g，当归12g，地龙10g，桃仁12g，红花10g，14剂。服药之后胃痛止。由于疾患转至右半身关节疼痛不适，后证治略。

本案有以下提示：

（1）患者4月初诊时证型属热，故清之；6月底五诊时证型转寒，故温

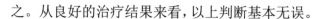

之。从良好的治疗结果来看，以上判断基本无误。

（2）同属胃病，造成前后两次证型不同的要素，主要是胃脘有否“烧灼感”而已。换言之，构成证型属性不同者，除舌脉外，有时仅仅取决于关键的一二个症状而已。中医辨证能力，主要体现在是否识得这些影响证型性质判断的关键症象。

（3）常说中药治疗有“多靶点”“多种作用途径”的特点，在同一患者同一疾病的特定前提下，如果将“治随证变”与中药“多靶点作用”放在同一个语义环境下进行思考的话，是否可以认为，本案前后两次不同的治疗及其效果与“证型转变”无关，而是不同治则中药的“多靶点作用”发挥了治疗作用？比方说，诊至四诊治疗主要是通过抑制胃黏膜的炎症，而五诊及其以后的治疗主要是通过保护胃黏膜、促进胃动力学及止痛而起作用？中药的“多靶点作用”也许是“同病异治”的现代生物学基础之一？假如是这样的话，“治随证变”与“多靶点作用”，究竟哪一种解释更接近事实真相呢？这是中医在现代化进程中需要解明的问题。显然，这个过程还有很长的路要走。

137. 证型转换科学观

在“136. 治随证变疗胃病”文中介绍一例施姓胃病患者在诊疗过程中由胃热证向胃寒证的转变，类似案例并不少见。

案　滕女，53 岁，2009 年 6 月 16 日就诊。主诉：不能食冷，稍食冷则胃痛，甚至食凉性菜（如苦瓜等类）亦易发生胃痛。泛酸，易发口疮，舌黯红，苔黄，脉细弦。综合患者主诉，辨证颇伤脑筋：食冷胃痛当属“寒证”，在“136. 治随证变疗胃病”案中就是根据患者后来出现“胃脘隐痛、喜热食”而判断为证型由热转寒的。但在本案，尚有“泛酸、易发口疮、舌黯红、苔黄”等可以提示为证候当属“热证”的表现，有“寒热错杂”型的表现。但寒象热象两者相较，似乎当以脾胃积热为主。遂宗清代吴谦《医宗金鉴》之清胃射干汤主之。清胃射干汤由射干、升麻、犀角、麦冬、元参、黄芩、栀子、竹叶、大黄、芒硝组成，原方主治“胃痈中脘穴肿疼，不咳不嗽吐血脓，饮食之毒七情火，候治肠痈大法同。[注]此证初起，中脘穴必隐痛微肿，寒热如疟，身皮甲错，并无咳嗽，咯吐脓血。由饮食之毒，七情之火，热聚胃口成痈。脉来沉数者，初服清胃射干汤下之。”

现代具有“胃痈”典型临床表现者不多了，大凡具有胃脘压痛并有口疮（口疮不妨也可以理解为“热聚胃口成痈”在口舌的表现）或其他热象者，大致可用该方的治疗。遂弃原方中大黄、芒硝不用，以水牛角代犀角，再加肉桂、香附、瓦楞子。肉桂性温，与大队寒药相伍以钳制过偏，同时还有“引火归原”之意。

处方：射干 6g，升麻 6g，水牛角 15g，麦冬 9g，玄参 12g，黄芩 9g，栀子 15g，淡竹叶 10g，肉桂 9g，香附 12g，瓦楞子 60g，7 剂。

患者接方之后，并未再来续诊。转眼间到了 9 月 11 日又因胃痛来诊。诉服上方仅仅 1 剂即诸症痊愈至今，也未有口疮反复发作。但近日又稍食冷则胃寒而痛，夜间左鼻塞而不通，舌红，苔薄，脉细弦。此次所诉，除了舌质红以外，其余均符合寒证表现，治疗原则姑以温胃散寒为主。

以良附丸与吴茱萸汤处方：香附 15g，良姜 10g，干姜 10g，党参 15g，吴茱萸 6g，红枣 10g，甘草 10g，7 剂。

9 月 18 日：胃冷痛明显减轻，以前连打嗝嗳气时都觉得气如同从冰库里出来一般冷，现在没有那种感觉了；左鼻塞亦明显改善，鼻通的时候多于鼻塞的时候。顷诊又诉自觉讲话缺乏宗气，气不够用。上方再加黄芪 30g，升麻 6g，白术 12g，柴胡 6g，当归 9g，7 剂。

本案令人感兴趣的所在是，在患者两次就诊胃冷痛始终存在的情况下，首用寒凉、后用温热的药物进行治疗，所投皆效。这是什么道理呢？从理论上来讲，可能有以下几种情况可以解释：

（1）证型发生了由热转寒的转换，如同“136. 治随证变疗胃病”文中所记情况一样。但是，由于患者胃冷痛始终都是存在的，所以这样的解释显得勉强。

（2）患者一直有“寒”证的情况存在，首诊之所以有效，是因为处方中用了一味“肉桂”。但是，难道处方中的一味温药可以抵挡大队寒凉药物所代表的“清热养阴”之原则吗？这种解释也欠完美。若如此，方剂配伍中的“反佐”岂非成了方剂中的“主角”？

（3）中药治疗具有“多靶点”“多种作用途径”的特点。即如同在“136. 治随证变疗胃病”文中讨论分析的那样，本案前后两次不同治疗原则的中药因作用“靶点”不同而发挥了“殊途同归”的治疗作用。但是，如果承认这种说法，那么是否意味着诸如“寒者温之、热者寒之”等中医传统理论体系还可以有重新认识的可能性和必要性？是否还有必要那么认真地辨证分型治疗？

以上几种解释都是带有问号而不能确定。感觉中医理论中还有许多内容有待于通过深入过细的研究，使之进一步精细化、客观化、科学化。对此，中医学人必须保持清醒的头脑。

第三节 方证对应

138. 辨证关键在辨“症”

同一患者在不同时期表现出“不同”的病情，能否用相同的治则方药进行治疗？在一定的条件下是可以的。

案 在“71. 肝系胸痛理所然”文中介绍过的孟男，2009 年 6 月 26 日初诊时表现为心悸、心前区胸部压痛、脚底热烫、流涎色深如酱湿枕，口臭口苦、苔黄腻，治疗以龙胆泻肝汤清利肝胆湿热为主。时隔 3 个月的 9 月 29 日来诊随访得知，服药后诸症均瘥。

光阴荏苒，不觉到了 2010 年 3 月 12 日，患者又前来就诊。诉去年服药仅仅 7 剂之后，诸症顿愈，胸部压痛、足心热、夜间流涎以及口臭诸症均告消失，至今未有复发。今日来是想求治阴囊潮湿，甚是恼人；又诉素患痛风、高尿酸血症、肾结晶。察舌淡红，苔仍黄腻如旧，脉弦细。此次主诉阴囊潮湿，虽然与 2009 年的情况不同，但阴囊潮湿多见于中老年男性，以前列腺炎及其增生肥大为多见，中医辨证则以肝经湿热较为多见。脉症合参、病史合参，辨证仍属肝胆湿热证候，仍以龙胆泻肝汤为主处方：龙胆草 12g，山栀 12g，黄芩 12g，柴胡 12g，生地 12g，泽泻 12g，车前草 30g，当归 12g，花椒目 12g，杜仲 30g，粉萆薢 12g，土茯苓 30g，7 剂。

次诊（3 月 19 日）：阴囊潮湿有所减轻，续以原方 14 剂。

又诊（4 月 16 日）：阴囊潮湿已明显改善。续以此方调理至 5 月 28 日，阴囊潮湿不再。

证候是由一个一个具体的症状所构成，因此，辨症是辨证的基础、是辨证的关键、是辨证过程中不可或缺的重要组成部分。不善辨症者，必不善辨证。同一患者在不同时期出现不同的症状，只要其症状所反映的证候病机相同，便可采用相同的治则方药进行治疗。本案结合以往病史，仍然判为肝胆湿热证而以龙胆泻肝汤治疗而愈，判断的依据除了舌苔黄腻外，就是阴囊潮湿（阴汗）一症而已，因阴囊潮湿大多是肝胆湿热证的常见症状之一。

但是另一方面，仍然是同一患者，有时仅仅是关键性个别症状和 / 或其性质发生了变化，就可判断为证候病机发生了转换，所以前后治则方药不一、需要治随证变。如“136. 治随证变疗胃病”文中施女慢性胃病在 2007 年 4 月初诊时“胃脘灼热感”到了 6 月“喜热食”症状突出，前证属热而用加味四妙汤合左金丸清之，后证属寒而用良附丸为主温之，寒热虽殊，所用皆效。

以上，一则判断为证候病机未变，故治疗不变；一则判断为证候病机已变，故治疗随之而变。辨证论治根据仅为个别症状发生了有无增减或性质的变化而已，临床表现差别如此细微，而证候病机、治则方药却云泥如此，是什么道理呢？

原来，某证候群的一系列症状无论如何多且杂，如果都是出于相同的证候病机，比如腰酸、膝软、耳鸣、头晕、遗精、阳痿等都是出于肾精亏虚证的表现，便都可以补肾治疗。本案孟男就是属于这种情况，在 2009 年 6 月 26 日初诊时表现为心悸、胸痛、脚底热烫、流涎如酱、口臭口苦、舌苔黄腻；在 2010 年 3 月 12 日仅诉阴囊潮湿，舌苔依然黄腻不变，都是属于肝胆湿热证候病机，故都可用龙胆泻肝汤治疗而取效。相反，“136. 治随证变疗胃病”施女初由“胃脘灼热”转为“喜热食”，这一症状的变化反映了证候病机发生了由寒转热的改变，所以治则方药也需随之而改变。打个不恰当的比喻，虽然只是一症之异，对前一种情况而言，无论是青苹果还是红苹果，总归是长在同一颗苹果树上的苹果；对后一种情况而言，症状的变化意味着证候病机由“老母鸡变成了鸭”。

更有甚者，各位看官是否还记得在“62. 顽固咳嗽有验方”和“63. 顽咳症治今非昔”文中所记载的同一栾姓患者顽固咳嗽的治疗经过吗？甚至就是同样一个单纯咳嗽的症状，这个咳嗽症状前后也没有什么明显性质上的变化，2006年服之有效的方剂，2007年却服之无效；而2007年服之有效的方剂却在2006年时服之无效！当时勉为其难所能做出的解释是，前者为久咳伤阴故或需用大剂量生地、麦冬等养阴，后者为初咳邪恋故可用苏沈九宝汤宣肺清热。同一患者同一病证同一症状，仅仅病程短长不同，治则方药及其疗效可以不同如此。

呜呼哀哉！“辨证论治”说说容易，似乎中医谁都会辨证论治，但是为什么在临床上明明已经做到了“辨证论治”，却时常在疗效上颗粒无收？可见辨证论治很难，无异于“蜀道难，难于上青天！”要真正搞懂弄清辨证论治的奥妙所在，很不容易。以前我以为“不为良相，便为良医”只是个人理想的择业目标而已，现方明白这话还有一层意思，即良医需要不亚于良相的夙慧才学。中医真是太难学了。不过也正因为难学，所以学习中医很有趣。

139. 方证对应需慎重

当代中医界流行一种观点：凡是应用某方治疗有效，通过该方“约定俗成”的功能主治适应证，便可推测所治病证的证候性质或病机本质。四君子汤有效者就是“脾气虚弱证”，四物汤有效者就是“血虚证”，八珍汤有效者就是“气血两虚证”。谓此曰：“方证对应”。有没有道理根据？有，但远非绝对。因为“方证对应”这一学术观点想当然地以为“方”与“证”之间存在特异性的对应关系，这其实并未经过科学的验证与论证。

下面以当归六黄汤治疗盗汗为例加以说明。当归六黄汤出自李杲《兰室秘藏》，功用滋阴泻火，固表止汗；主治阴虚火旺盗汗证。季楚重、汪讱庵、吴谦、徐大椿、陈修园、唐容川等历代医家对此方评价虽各略有发挥，但对其主治阴虚火旺盗汗证的认识则未有敢越雷池半步者。

案1　阴虚火旺盗汗案　孟男，25岁，2007年10月23日就诊。诉：盗汗，伴口苦、口臭、口干，每日饮水量多，口中含水时方觉口干有所改善，心烦易怒，尿臊，前额痤疮，舌红，裂纹，苔黄腻，脉细弦。

处方：当归12g，生地15g，熟地15g，黄连10g，黄芩12g，黄柏12g，黄芪15g，4剂。

二诊时盗汗明显减少；但口苦口干、尿臊未见明显改善，再予龙胆泻肝汤调治而愈。

本案盗汗兼有比较典型的阴虚火旺表现，故用当归六黄汤原方治疗，果然有较好的疗效。

但是以下盗汗案例均非阴虚火旺型盗汗证，用具有滋阴泻火作用的当归六黄汤治疗，照样有效。

案 2　肾虚湿胜盗汗案　高男，50 岁，2007 年 11 月 13 日就诊。诉：盗汗，夜间眼睑浮肿、腰膝酸软乏力，舌淡红，苔灰黄腻，脉弦。

处方：当归 12g，生地 12g，熟地 12g，黄连 3g，黄芩 9g，黄柏 12g，生黄芪 50g，车前子 30g，泽泻 15g，茯苓皮 30g，川牛膝 15g，怀牛膝 15g，杜仲 30g，狗脊 15g，川断 12g，木瓜 12g，7 剂。

二诊（11 月 20 日）：盗汗止，唯夜间眼睑浮肿、腰膝酸软乏力未有明显改善。

本案肾虚湿胜，并无阴虚火旺，以当归六黄汤加补肾化湿利水之品治疗后，补肾化湿却未见功效，当归六黄汤治疗盗汗反见效果。

案 3　痰热瘀阻盗汗案　叶女，72 岁，2008 年 3 月 11 日就诊。诉：盗汗已久，耳鸣，胸闷，失眠，舌质红，苔黄腻，脉细弦。在他院求治盗汗，迭用糯稻根、瘪桃干、浮小麦、煅牡蛎等药无效。

处方：当归 12g，生地 12g，熟地 12g，黄连 6g，黄柏 9g，黄芪 15g，丹参 30g，檀香 6g，砂仁 3g，麦冬 12g，五味子 9g，半夏 9g，全瓜蒌 15g，7 剂。

二诊（3 月 21 日）：盗汗止，胸闷减。后专调治耳鸣、失眠。

本案证属痰热瘀阻，以小陷胸汤、丹参饮、生脉散以益阴活血化痰；以当归六黄汤专治顽固盗汗，盗汗随止。

案 4　肾亏案　宋男，51 岁，2008 年 3 月 18 日就诊。诉：盗汗已有年余，无论春夏秋冬，每日均有盗汗，严重到湿透衣衫，伴健忘、耳鸣，舌淡红，苔薄，脉细弦。在他处服中药治疗盗汗不减反多，故来求诊。

处方：当归 12g，生地 12g，熟地 12g，黄连 10g，黄芩 12g，黄柏 12g，黄芪 15g，瘪桃干 30g，糯稻根 30g，7 剂。

二诊（4 月 8 日）：服药期间盗汗减半，停药期间盗汗又多，依然耳鸣，乏力，上方加川芎 15g，菖蒲 12g，茯苓 12g，远志 6g，酸枣仁 30g，细辛 3g，柴胡 12g，灵磁石 15g，7 剂。

三诊（4 月 22 日）：服药期间盗汗续减，停药期间盗汗又多，耳鸣改善不明显。

虽是肾亏盗汗，但用当归六黄汤治疗，屡投屡效。

以上除案 1 外，其余盗汗病机均非属于阴虚火旺，然用当归六黄汤治疗盗汗均有效；并且其有效性与病证虚实属性关系似亦不大，对实证（案 3）、虚证（案 4）以及虚实夹杂证（案 2）的盗汗均有效。别的专家也验证过我的这一临床经验（参见“103. 治郁即可疗盗汗”文）。这一临床事实难以经典的辨证论治理论加以解释，不免令人顺便还对“方一证一效”或“方证对应”理论产生了怀疑。事实上，之所以对案 3 和案 4“不加辨证”地用当归六黄汤治疗，恰恰是因为这些患者均在他院经过正确的辨证施治无效以后，不得已才来我处求治的，如果我脑子一根筋不转弯地继续进行常规的辨证论治，岂非飞蛾扑灯？用当归六黄汤治疗结果均取得了“意外的（其实是在笔者的意料之中）”疗效。案 4 在诊疗过程中虽依从性差些，但服药有效，停服效减，再服再效，具有“21. 阳明头痛清空膏”文中所说“A-B-A-B”的类型性质，充分说明了当归六黄汤对顽固性、难治性盗汗的有效性。

依笔者观点，就阴虚火旺型盗汗而言，不妨可以将盗汗看作是“病”，而将阴虚火旺看作是盗汗病所伴随的“证候”。如此一来，中医病证存在三种情况：①有病有证；②有病无证；③有证无病（处于某种状态，主症不明显不突出）。治疗也有三种方法：①辨证论治与辨病论治相结合；②辨病论治；③辨证论治。病证兼具的疗效判断存在四种可能：①病与证均愈；②病愈而证未愈；③证愈而病未愈；④病与证均未愈。

以上所有案例的盗汗均被当归六黄汤治愈了，暗示当归六黄汤除了可以辨证论治阴虚火旺证（无论是否具有盗汗）外，似乎在某种程度上也可辨病论治盗汗。即当归六黄汤治疗盗汗，不仅具有辨证论治的属性，亦且具有辨病论治的属性，尽管疗效并非百分之百。

当归六黄汤可以如此，其他方剂何尝不可如此？

迄今为止，我们其实在临床很多方面还远远没有充分把握住辨证论治的本质内涵，或者至少，我们对方剂主治证候的本质还并没有透彻的了解。中医还有许多荒芜的未知领域有待进行细致的临床观察与科学实践的验证与论证，“方证对应”需慎重。

140.“以方测证”难精准

龙胆泻肝汤主治为：①肝胆实火上炎证，症见头痛目赤，胁痛，口苦，耳聋，耳肿等，舌红苔黄，脉弦数有力；②肝胆湿热下注证，症见阴肿，阴痒，阴汗，小便淋浊，或妇女带下黄臭等，舌红苔黄腻，脉弦数有力。仅就龙胆泻肝汤治疗肝胆湿热证而言，常可用于治疗泌尿生殖系炎症、急性肾盂肾炎、急性膀胱炎、尿道炎、睾丸炎、腹股沟淋巴腺炎、急性盆腔炎等疾病。

四妙丸主治为湿热下注证，症见筋骨疼痛，或两足痿软，或足膝红肿疼痛，或湿热带下，下部湿疮等，小便短赤，舌苔黄腻者。常可用于治疗湿热痿证、痹证、脚气、带下、下部湿疮、关节炎、阴囊湿疹、阴道炎等病证。

在《方剂学》上将龙胆泻肝汤归在清脏腑热类，将四妙丸归在清热祛湿类。按照“以方测证”的理论和观点，两方虽有共同点、但有不同之处。笔者在临床上发现，在治疗下焦湿热证方面，有时两方差别不大。例如治疗阴汗。

案1 朱男，56岁，2010年3月26日就诊。诉：小便将尽时尿白如米泔，疲乏时更易出现。6年前膀胱癌手术后，即出现阴囊潮湿，小便无力，淋沥难尽，白昼尿频，会阴不适，腰膝酸软，舌淡红，苔中根黄腻，脉细。阴汗症属于下焦湿热。

四妙丸加味：苍术12g，黄柏12g，薏苡仁30g，川牛膝15g，蒲公英40g，败酱草20g，王不留行10g，车前子15g，泽泻12g，杜仲30g，槲寄生30g，川断15g，狗脊12g，川楝子12g，当归20g，4剂。

二诊（3月30日）：服药2剂后，阴囊潮湿明显减轻，阴汗减少七成以上，小便有力而尿频淋沥减轻减少，仍有腰酸，舌脉同上。原方继予7剂以资巩固。

案2 梁男，56岁，阴囊潮湿伴口苦多年，颈部及手心易出黏汗，盗汗，舌偏红，苔灰黑腻，以龙胆泻肝汤合四妙丸加味而愈（详见“83. 前列腺炎表现多”文中案 3）。

以上 2 案都是阴汗，案 2 用龙胆泻肝汤合四妙丸加味治疗有效，案 1 用四妙丸加味治疗有效，从表面看似乎有所不同，但实际案 1 与案 2 的病机并无本质上的差别，都是属于下焦湿热，所以都用了四妙丸，这是共同点；只不过案 2 尚有口苦，容易令人想到肝经湿热而加用了龙胆泻肝汤。其实，如果对案 1 也用案 2 的处方药物，或者对案 2 也用案 1 的处方药物，估计对阴汗都会有效，笔者有多量类似案例可以实证。

这就产生一个问题，“以方测证”难以厘清类方之间的细微差异。除了龙胆泻肝汤与四妙丸外，诸如木香槟榔丸与枳实导滞丸等类方也是如此。“以方测证”难以做到精准测定；一个方剂如有一个以上的适应证，更无法做到精准测定。

“以方测证”在很大程度上沿袭用药习惯、囿于一家之言、定于固化思维、缺乏临床科学论证。“以方测证”不仅难以做到精准，有时甚至可能是错误的。例如在“139. 方证对应需慎重”文中介绍用当归六黄汤治疗多例盗汗，即并非属于“阴虚火旺”证。

第四节　病 证 合 参

141. 证病合参可增效

不懂辨证论治、只会辨病论治，根本算不上是中医；只知辨证论治、不识辨病论治，不算是真中医；长于辨证论治，又精于辨病论治，病证合参，才真是现代中医应该去努力的方向。

笔者所说的“辨病论治”包含二种不同的概念：一种是中医之“病”，历代中医一直就有据病用药的传统，这方面的例子不胜枚举，谁也不能睁着眼睛去否定。另一种是西医之“病”，西医疾病又存在两种情况：有病有证者与有病无证者，对于有病有证者则有病辨病、有证辨证，对于有病无证者则只能运用中药辨病论治。所以这里所说的“辨病论治”并不是指在运用中药治疗的同时再用西药治疗，而是指根据西医学疾病的发病机制和 / 或现代中药药理的知见，百分之百运用中药进行治疗。兹以胃黏膜脱垂症和贲门失弛缓症的中医治疗为例加以说明。

案1　胃黏膜脱落　夏男，63岁。2009年3月24日就诊。诉：胃镜检查示胃黏膜脱落，饱食后痛甚，不能行走，大便干结，舌淡红，苔薄黄，脉细弦。中医诊断：胃痛。西医诊断：胃黏膜脱垂症。治疗原则：益气健脾为主。

处方以四君子汤：党参30g，黄芪30g，黄精30g，白术15g，茯苓12g，莲子肉12g，山药12g，六神曲12g，白芍30g，香附12g，枳壳12g，吴茱萸6g，丹参30g，甘草9g，7剂。

二诊（4月7日）：胃痛减少三分之一，大便日行通畅。原方14剂。

三诊（4月28日）：服药3周，胃基本不痛，惟快速行走时觉胃隐痛，大便通畅，睡眠质量提高。今增诉房颤，时胸闷气短，舌脉同上。原方加檀香3g，砂仁3g，当归12g，川芎12g，7剂。

四诊（5月5日）：胃不痛、并快走时亦不痛，惟胸闷。处方：党参30g，黄芪30g，白术15g，茯苓12g，白芍30g，甘草9g，丹参30g，檀香3g，砂仁3g，当归12g，金银花9g，红花6g，附子10g，川断6g，7剂。

案2　胃黏膜脱落　陆男，26岁，2007年8月14日就诊。主诉：胃镜检查示慢性浅表性胃炎，胃黏膜脱垂。经常胃痛，以夜间为甚，饮食时亦胃痛，嗳气，舌质偏红，苔薄，脉细弦。中医诊断：胃痛。西医诊断：慢性浅表性胃炎，胃黏膜脱垂症。治则：益气健脾为主。

处方以四君子汤、芍药甘草汤加减：党参30g，白术15g，茯苓15g，白芷50g，白芍30g，甘草12g，大枣10枚，柴胡10g，蒲公英15g，14剂。

二诊（9月18日）：服药4～5剂，胃不再疼痛，但饮冷即不适。再予上方10剂，嘱咐每剂药煮2次分成3杯，每日服用2杯，共服用半月。

正常胃壁结构中的黏膜层与深层的肌层之间并无坚固的连接，而是通过疏松的黏膜下层与肌层连接，相互间有一定的移动度。当胃、十二指肠发生炎症或其他病变时，胃黏膜下层变得更加疏松，胃黏膜移动度更大；同时胃、十二指肠蠕动功能紊乱，如胃窦蠕动增强，则黏膜皱襞很易被送入幽门，形成胃黏膜脱垂。一切能引起胃剧烈蠕动的因素，如精神紧张、烟酒、咖啡刺激等，均可为本病的诱因。本病常与胃及十二指肠炎症并存。

胃黏膜脱垂症是由于胃黏膜下层过于疏松，无力将黏膜下层与肌层相对紧密地相连，致使胃黏膜移动度加大。这种机制十分类似于中医所谓的“虚证”。通过益气补虚，促使黏膜下层与肌层相对紧密地相连，或可通过改善胃黏膜脱垂的病理机制而减轻疼痛。在此假说下，以上两例均以四君子汤为主进行治疗，参芪用量宜大，并配合使用芍药甘草汤，除缓急止痛外，还可调节胃平滑肌的蠕动节律。

案3　贲门失弛缓症　颜女，26岁，2009年8月18日就诊。诉：素有胃脘痞胀，不知饥，嗳气，从德国回上海1周加重，舌偏红，苔薄黄，脉濡。患者在德国学习，在德国检查示：贲门中度功能不足。但是德国医生告诉她没有什么治疗的药物可以服用。现利用回上海休假数周的机会，想接受中医治疗试试看。中医诊断：“胃痞”。西医诊断：贲门失弛缓症。胃痞的病机无非痰湿食气阻滞或脾胃虚弱，治宜健脾益气、和胃降逆、消积导滞。

以四君子汤、旋覆代赭汤及木香槟榔丸加减处方：党参30g，黄芪15g，白术12g，茯苓12g，白芍15g，甘草12g，木香12g，槟榔12g，青皮12g，橘皮12g，枳实12g，厚朴12g，莱菔子12g，旋覆花10g，代赭石15g，六神曲12g，麦芽15g，7剂。

二诊（8月25日）：服上药诸症似有所改善。原方加半夏12g，苍术9g，黄芩12g，7剂。

三诊（9月1日）：服药2周，总的来说中脘仍然痞胀如旧，嗳气，纳呆，大便虽通但质干。处方以四君子汤和芍药甘草汤为主，加大党参、黄芪、芍药分量：党参50g，黄芪50g，白术12g，茯苓12g，白芍50g，炙甘草12g，木香12g，莪术12g，枳壳30g，佛手10g，木蝴蝶5g，六神曲12g，麦芽15g，鸡内金12g，焦山楂15g，7剂。

四诊（9月8日）：嗳气止，中脘痞胀明显减轻，患者诉说从未有如此轻松爽快过。纳仍呆滞。原方党参、黄芪进一步增至100g，再予7剂。

五诊（9月11日）：嗳气止，中脘痞胀较之初诊前明显减轻，但未比上次进一步减轻，大便1日1～2次。患者5天后将去德国。

处方：党参50g，黄芪50g，白芍50g，炙甘草12g，六神曲12g，麦芽15g，焦山楂 15g，鸡内金 12g，木香 15g，槟榔 15g，青皮 12g，橘皮 12g，枳壳 30g，厚朴 20g，莱菔子 12g，甘松 12g，九香虫 10g，予 4 剂以资巩固。嘱患者如服药有效，可以此方在德国继续配方治疗。

贲门失弛缓症包括贲门迟缓及食管松弛。通常由于暂时性神经调节失去平衡，食管下端括约肌缺乏肌张力，贲门松弛，以致经常开放，致使贲门迟缓。其主要特征是食管缺乏蠕动，食管下端括约肌高压和对吞咽动作的松弛反应障碍。本病的病因迄今不明，目前被广泛接受的是神经源性学说，抑制性神经元或神经纤维的缺失是贲门失弛缓症的病理基础，导致食物不能顺利地进入胃内；加上食管的推动性蠕动不能，不能推动食物前进。主要临床表现吞咽困难、疼痛、食物反流、体重减轻、气道症状等等。初起症状轻微，仅在餐后有饱胀感觉而已。

本案治疗的有趣之处在于三诊（9 月 1 日）。经过前二诊健脾益气、和胃降逆、消积导滞治疗以后，实际治疗效果并不十分明显。三诊时因思治疗原则并无大误而收效甚微，恐贲门迟缓依然。食管下端括约肌缺乏肌张力致贲门迟缓，也许类似重症肌无力一般，需用大剂量补气升提之品；同时用大剂量芍药甘草汤以促使胃食管平滑肌加强蠕动。于是在四君子汤的基础上，提高党参、黄芪、白芍的分量均至 50g，外加用消积导滞理气药不变，弃降逆止嗳之药不用。

四诊（9 月 8 日）时患者感觉胃脘痞胀明显减轻，嗳气已止，或提示大剂量补气药物提高了贲门功能，故即使撤除了和胃降逆之药，反见其嗳气止。以上两个症状的同时改善是可以相互印证以上推理的。虽然五诊时未见参芪剂量与痞满减轻程度之间的“量效关系”，也不能否定三诊的疗效。以上在治疗过程中，参考了贲门失弛缓症的西医学发病机制，经加大参芪及芍药甘草汤用量后而见效。如果没有结合辨病论治的思维，不可能用如此大剂量参芪及芍药甘草汤，从而也不可能取得较好的疗效。

在辨证论治时结合辨西医疾病的发病机制和 / 或中药的现代药理作用进行治疗，还算不算是“纯粹”的中医？是不是有“废医存药”之嫌？属不属于“中西医结合”的范畴？中医究竟应该朝着哪种方向发展？仁者见仁智者见智。但说实话，笔者对这些理论、概念、理念性问题并不十分在意，重要的是，在坚持运用中药治疗的前提下，通过病证合参，有利于为中医确定治疗原则、有利于为处方选药及定量提供思路启发，并最终有利于提高临床疗效，这就足够了。实践是检验真理的唯一标准，疗效是检验中医的唯一标准，能解除或减缓患者的痛苦便是硬道理。继承与发扬中医药应与时俱进，解放思想，转变观念，丢下包袱，轻装上阵，敢于质疑，守正创新。

142. 辨病论治愈痰核

案 2012 年 5 月 7 日：双侧腹股沟见肿大淋巴结，右侧较大者约 15mm × 5mm，左侧较大者约 12mm × 4mm。

2012 年 8 月 14 日：双侧腹股沟见肿大淋巴结，右侧较大者约 16mm×5mm，左侧较大者约 17mm × 6mm。

2012 年 9 月 26 日：双侧腹股沟见肿大淋巴结，右侧较大者约 18mm×5mm，左侧较大者约 17mm × 5mm。

2013 年 4 月 9 日：双侧腹股沟见肿大淋巴结，右侧较大者约 19.5mm × 6.6mm，左侧较大者约 21.6mm × 5.7mm。

以上是 62 岁的施女于 2013 年 4 月 16 日就诊时带来的几张浅表淋巴结 B 超检查报告单。在过去的一年里，患者双侧腹股沟淋巴结在逐渐增大，并伴疼痛。患者最初于 2012 年 5 月初发现双侧腹股沟淋巴结肿大，可明显触及，伴间歇性刺痛，按与不按皆痛，疼痛发作频繁。初曾就诊于西医内科，被诊断为“淋巴结肿大待查（淋巴结炎？）”。予抗生素头孢地尼治疗后，腹股沟淋巴结不仅未见缩小，反而还出现乏力、腰酸等不适。后又辗转于肾内科、血液科及中医外科等处就诊，运用中西药物治疗近 1 年（中药以健脾化湿为主，西药具体不详），病情丝毫无改善，腹股沟淋巴结依然日渐增大。今特来我处求诊。

顷诊双侧腹股沟多个淋巴结肿痛，拒按，余无不适，舌淡红，边有齿痕，苔薄，脉细弦。治以清热利湿，解毒散结。

处方以四妙散合薏苡附子败酱散加减化裁：薏苡仁 30g，败酱草 30g，蒲公英 30g，夏枯草 30g，橘核 12g，荔枝核 12g，黄柏 12g，苍术 12g，川牛膝 15g，红藤 30g，7 剂。

二诊（4 月 23 日）：药后腹股沟淋巴结疼痛稍有减轻。初见成效，续予原方14剂。

三诊（5月7日）：疼痛又减轻，舌脉无变化。拟去四妙散，加大化痰散结之力。

处方：薏苡仁30g，败酱草20g，蒲公英30g，夏枯草30g，橘核12g，荔枝核12g，白芥子12g，山慈菇12g，茯苓15g，山药15g，丹参30g，炙乳没各3g，7剂。

四诊（5月14日）：服药至今，共计已有4周。患者诉觉上周中药效果似最为明显，自觉淋巴结有所缩小、疼痛亦有进一步减轻。上方炙乳没各增至6g，再加半夏12g，胆星12g，14剂。

五诊（5月28日）：腹股沟淋巴结进一步缩小，偶隐痛。续予四诊方14剂。另嘱患者复查浅表淋巴结B超。

六诊（6月18日）：停药数天。昨复查浅表淋巴结B超：双侧腹股沟可见淋巴结，右侧较大者约10mm×5mm，左侧较大者约12mm×6mm，较之4月份B超结果，淋巴结显著缩小；淋巴结疼痛轻微。续予四诊方14剂。

七诊（7月2日）：症稳。续予四诊方14剂。七诊后未再复诊。

2013年10月随访：腹股沟淋巴结未有再增大，偶尔轻微疼痛而已。

引起淋巴结肿大的原因有很多。

（1）感染：细菌、病毒等各种病原体感染引起急慢性淋巴结炎、非特异性化脓性淋巴结炎、组织细胞性坏死性淋巴结炎、结核性淋巴结炎。致病菌从损伤破裂的皮肤或黏膜侵入，或其他感染性病灶处侵入，经组织的淋巴间隙进入淋巴管累及淋巴结。

（2）肿瘤：如假性淋巴瘤、恶性淋巴瘤（包括霍奇金病与非霍奇金病）、白血病、转移癌，多发性骨髓瘤、原发性巨球蛋白血症、重链病等。

（3）反应性增生：如传染性单核细胞增多症、血管滤泡性淋巴结增生、坏死性增生性淋巴结病、血清病及血清病样反应、变应性亚败血症，系统性红斑狼疮、风湿病、成人斯蒂尔病。多由生物、化学、变态反应性刺激等因素引起淋巴结内淋巴细胞单核巨噬细胞反应性大量增生所致。

（4）细胞增生代谢异常：如恶性组织细胞增生病、朗格汉斯组织细胞增生症（包括勒-雪病以及骨嗜酸性淋巴肉芽肿）、脂质沉积病（包括鞘磷脂沉积病）、葡糖脑苷脂沉积病、结节病。多由淋巴结内大量组织细胞增生所致。

腹股沟淋巴结肿大一般多由慢性淋巴结炎、结核性淋巴结炎以及恶性淋巴瘤所致。本案除淋巴结肿大、疼痛外，并无全身症状，基本属于慢性淋巴结炎可能性为大。

中医一般将慢性淋巴结肿大归于“痰核”范畴。中医将痰（饮）分为有形与无形两类，本案淋巴结肿大视之可见、触之可及，属有形之痰在经络筋骨皮里膜外。一般系由感湿热（或热毒）之邪阻滞气机，气滞痰凝，湿热痰浊相互交结，甚至进而痰瘀互结而成。初诊以四妙散合薏苡附子败酱散加减，以清热利湿解毒，化痰散结。药后初见成效；三诊加大化痰散结之力，患者反映取效更著。

三诊处方有以下特点：①治疗经络筋骨皮里膜外痰核，用白芥子、山慈菇、半夏、南星、橘核、荔枝核之类，具有消癥软坚、散结消肿功效。②夏枯草、蒲公英同样具有散结作用，可治疗瘰疬瘿瘤、痈肿，更有清热解毒作用，合败酱草对炎症引起的淋巴结肿大似有“审因论治”的作用。③气滞痰凝日久岂无血瘀？故以丹参、乳香、没药活血化瘀，且乳没合橘核、荔枝核同用，祛痰化瘀作用更强，还可发挥止痛作用。④薏苡仁、茯苓、山药健脾渗湿（前医单纯健脾化湿，故无效；三诊前以四妙清利湿热而轻于化痰软坚，故效亦欠著），以断其成痰之源。全方功效构成化痰软坚散结、清热解毒、活血止痛、健脾渗湿。

经治 3 个月虽费时，但痰核之形日积月累而成，治疗只宜缓图。从治疗结果来看，疗效是肯定的，而且疗效超过了西药。

本案提示：根据中医病机，结合参考西医学发病原理并进行辨病论治是可行的。从一个侧面可以旁证“141. 证病合参可增效”文中所讲的道理。

第五节 同病异治

143. 手麻同病异治效

如同“异病同治”一样，“同病异治”也是中医学的特色之一。根据笔者的体会，“同病异治”在临床上大抵有三种情况：第一种情况是病同而证型不同，所以治疗有区别，这是众所周知的，毋庸赘言；第二种情况是病同证型也同，但医生可以采用同类主治功效类的不同药物构成处方进行治疗，如某病某证属热毒内蕴而需清热解毒，甲医生擅用清热解毒药A、B、C，而乙医生喜用清热解毒药D、E、F；第三种情况仍然是病同证型也同，但医生可以从相同病机的不同侧面或角度用药处方，比如治疗血虚，甲医生直接用补血药，乙医生在“气可生血”的理论指导下着重采用补气以生血的方法，丙医生却从“乙癸同源”的观点出发，着眼于通过补益肾精、精血互化以最终达到补血的目的。“同病异治”的第二种情况和第三种情况在临床上是客观存在的，试以一例“手麻”的诊治过程加以说明。

案　杨女，42岁，2007年11月27日就诊。主诉：两手发麻，夜间常常因麻而醒。同时患有肠易激综合征，大便1日1～2次、基本成形、含有不消化食物残渣，时腹疼痛，舌淡红，苔薄，脉弦。

治疗从两方面着手，一方面以补阳还五汤为主益气活血化瘀治疗手麻：黄芪30g，赤芍12g，川芎15g，当归10g，地龙12g，红花6g，桃仁6g，元胡18g，淫羊藿15g，鸡血藤30g；另一方面以健脾消食等品治疗肠易激综合征：茯苓30g，山药30g，葛根30g，炮姜12g，车前子30g，马齿苋30g，神曲20g，麦芽30g，鸡内金20g，焦山楂20g，以上两类药物组成处方，7剂。

二诊（12月28日）：服药后手麻减去大半，大便正常化，因此自行停药2周。今诉素有之偏头痛近日又发作，咽痛，舌偏红，苔薄，脉细弦。原方去山药、葛根、炮姜、车前子、马齿苋、神曲、鸡内金、焦山楂，加金银花30g，射干6g，予7剂。

三诊（2008年1月22日）：服上药过程中，手麻续减、轻微几至于无，偏头痛及咽痛亦止。但停药十数日后，近来晨起又觉右手指麻木，精神紧张时大便日有2次、成形，含有不消化物，腹痛，偶泛酸，舌淡红，苔薄，脉细弦。

治疗仍从两方面着手，一方面以黄芪桂枝五物汤加味益气温经、和血通痹：黄芪15g，桂枝12g，白芍30g，大枣6枚，生姜3片，甘草6g，当归9g，元胡30g，淫羊藿12g；另一方面以痛泻要方加味治疗肠易激综合征：防风12g，白术15g，茯苓15g，神曲15g，麦芽15g，以上两类药物组成处方，予14剂。

四诊（2月12日）：手指麻木大为改善，大便基本正常。患者反映原来月经量少而黯红色，服药后现经量增多而色鲜红，偏头痛发作次数明显减少。原方去元胡、防风，加赤芍12g，鸡内金12g，14剂。

五诊（3月18日）：手麻几无。

本案撇开肠易激综合征不谈，单就手麻木的治疗而言，由于与之相关的临床表现较少，较难辨证分型论治。患者在这期间，证型并没有发生明显的转换。首诊用补阳还五汤、三诊改用黄芪桂枝五物汤进行治疗，结果均可取得比较满意的疗效。补阳还五汤功用补气活血通络，主要治疗中风后遗症半身不遂；黄芪桂枝五物汤功用益气和血、温经通痹，主要治疗血痹。两方药物组成及其作用机制不同，中医方剂学将前者归于活血化瘀类，将后者归于温经散寒类。但两方组方立意都有一定的共通之处，即都有益气活血的功效。即使以肠易激综合征的治疗用药来看也是这样，初看好像一诊三诊用药有所不同，但其实都运用了健脾化湿止泻的治疗原则。

总而言之就“同病异治”而言，如果是病同而证候病机不同则另当别论，如果是病同证也同，尤其是对同一患者的同一病证进行治疗的方法或方药，常常可因医生不同而不同；甚至即使是同一医生也可因诊疗时间不同而不同。因此中医的治疗有时是仁者见仁，智者见智，方药迥异，殊途同归。体现出了中医药学的博大精深。但是从理论上讲，在众多“同病异治”有效的治法方药中，应该存在一种相对而言最佳或是最经济的方药，如果我们事先就已经能够很明确地知道这一点，就必然会去选择它。因此反过来讲，在“同病异治”的理论下，有时可能掩盖着我们知识的不周全之处，掩盖了不同医生医术的差别之处。这就需要现代中医人进行深入的对比研究，找出“最佳”的治疗方案。仅仅满足于津津乐道中医“同病异治”的优点是远远不够的，因为西医同样也有“同病异治”的医疗实践。

144. 异治皆效为哪般

对同一患者的同一症状（主症），分别采用两种不同的治则方药，结果都有效果，对此究竟该作如何解释？笔者以一例主诉口甘口咸患者的治疗为例说明。

案 季女，62岁。2014年3月21日就诊。主诉：口咸口甘3～4个月。

兼有胃痞，泛酸，神疲乏力，夜寐欠佳。舌黯红，苔薄黄，脉细弦。

以半夏泻心汤加消食和胃之品处方：半夏 12g，党参 12g，黄芩 12g，黄连 9g，甘草 6g，干姜 9g，陈皮 12g，煅瓦楞 30g，莱菔子 9g，枳实 12g，焦三仙各 15g，夜交藤 30g，7 剂。

二诊（3 月 28 日）：服上药后口甘减大半，口咸减半，胃痞几止。唯仍觉神疲乏力，睡眠欠佳，舌脉同上。原方加炮姜 12g，合欢皮 15g，14 剂。

三诊（4 月 11 日）：服药期间口甘、口咸又见反复。近日较易腹泻并伴有腹痛，舌淡红，苔薄，脉细弦。

以保和丸合芍药甘草汤为主处方：党参 15g，神曲 12g，焦山楂 12g，茯苓 12g，炒白术 12g，炮姜 12g，白芍 30g，炙甘草 12g，马齿苋 12g，14 剂。

四诊（4 月 25 日）：口甘口咸稍减，觉咸多甘少，腹泻止，但肠鸣。舌淡红，苔白腻，脉细弦。

三仁汤、平胃散合己椒苈黄丸加减处方：砂仁 6g，白豆蔻 10g，薏苡仁 15g，厚朴 9g，半夏 15g，陈皮 12g，苍白术各 12g，佩兰 12g，六一散 15g，防己 12g，椒目 12g，葶苈子 12g，14 剂。

五诊（5 月 9 日）：口甘止，口咸减大半。近日又易腹泻腹痛，舌淡红，苔薄黄，脉细弦。以乌梅丸为主进行治疗。

以上诊疗过程表明，初诊半夏泻心汤加味及四诊三仁汤、平胃散合己椒苈黄丸加减处方对口甘口咸均有一定的效果。

其实临床类似情况常可遇到。如“143. 手麻同病异治效”文中杨女案手麻，常常夜间因手麻而醒，先以补阳还五汤治疗有效，后以黄芪桂枝五物汤治疗也有效；如“136. 治随证变疗胃病”文中施女案胃脘隐痛、泛酸、喜热食，先以加味四妙汤合左金丸加味有效，后以白芷、肉桂加芍药甘草汤加味也有效；如“137. 证型转换科学观”文中滕女案胃冷痛，先用清胃射干汤治疗有效，后以良附丸合吴茱萸汤治疗也有效。以上皆属“异治皆效”，这种临床事实如何解释是好？

第一种，用“同病异治”理论来解释（如手麻案）。季女口干口咸在初诊伴有胃痞泛酸，故用半夏泻心汤治疗；四诊舌苔白腻、肠鸣，故用三仁汤、平胃散合己椒苈黄丸治疗。证候有所不同，故治疗随之而异。但是杨女手麻案前后证型无甚差别；施女胃脘隐痛、泛酸、喜热食前后证型也无差别（初诊有胃脘烧灼感而已）；滕女食冷胃痛前后证型也无甚差别。显然用“同病异治”理论难以解释此类情形的全部。

第二种，用“证型转换”理论来解释。

第三种，用“中药作用多靶点”理论来解释。这种理论认为，一味中药（饮片）尚且含有多种成分，何况复方也哉！患者服用了中药复方汤剂后，里面有各种各样物质成分作用于机体多个靶点，这些靶点可以从不同侧面发挥出治疗的作用。

第四种，用“中药作用相似”理论来解释。如同西药奥美拉唑和法莫替丁都能治疗消化性溃疡一样，中药当归和川芎都能活血化瘀、蒲公英和金银花都能清热解毒、木香槟榔丸和枳实导滞丸都能导滞通腑，以上所举案例所用方药也都有相同或相似的治疗作用。补阳还五汤与黄芪桂枝五物汤益气通阳与活血化瘀、调和营卫方面尚有一定的共通之处；半夏泻心汤与三仁汤、平胃散都算是治疗脾胃病范畴的方剂。但是对胃痛患者先用寒药后用热药，药性相反而所用皆效，用此说解释就有点勉强了；还有如果以“中药作用相似”能够解释得通，那么同类药物、同类方剂之间的区别到底在哪里？

第五种，用“安慰剂效应”理论来解释。据说安慰剂疗效可以高达百分之六七十左右。这种理论认为药物本身是无效的，现在之所以有效，是出于患者的心理因素。中医个案治疗的安慰剂效应的确是不能够完全排除的，因此还需要多中心、大样本、随机、双盲对照的临床研究。但是反过来讲，中医临床都是以患者个体为诊疗对象，数千年来的临床实践有无数事实足以证明中医治疗是有效的，这是毋庸置疑的。因此不必过于放大安慰剂的效应。

第六节 处方运用

145. 药物加减非等闲

中医在诊治过程中的药物加减，并非等闲之事。针对病证的治疗决策，只是确定了治疗原则或大致的用药方向与路数，具体处方对某方进行适当的药物加减，是常有的事，有时甚至是“必须的”。在一个连续的治疗过程中，也需要根据治疗以后的反应，不断地进行药物的加减调整。中医辨证论治的个体化、机动性和灵活性正是通过处方药物的加减来体现的。中医治疗的优点在此，难点也在于此。

（1）药物加减是摸索有效治疗方案的需要：例如，在“41. 胆源泄泻治琢磨”文中经过长达十诊的过程中，治疗方药不断有加减变化，通过反复比较，最终得出“党参 30g，黄芪 50g，白术 20g，茯苓 20g，山药 15g，神曲 12g”方对胆源性泄泻有效。在“42. 溃结验方源实践”文中，经过五诊药物加减变化，得出“苦参 20g，金银花 30g，连翘 30g，椿根皮 30g，生地榆 15g”这几味药对消除溃疡性结肠炎脓血便发挥了重要的作用。

（2）药物加减是提高主证疗效的关键：例如，在“65. 一味附子点龙睛”与“66. 附子作用真神奇”文中，介绍了对胸痹患者加用了一味附子以后，胸闷、气短或心悸等症状便立马得到缓解。这类例子还有很多，其中有一件令我难忘。

案 足脱疽加减地鳖虫 殷女，57 岁，2009 年 3 月 31 日就诊。诉：胃脘不适伴灼热感，嗳气，舌淡红，苔薄，脉细弦。胃镜示胃窦炎。证属胃热气逆；治宜清热降逆，兼顾养阴。

以旋覆代赭汤合麦门冬汤加减处方：蒲公英 20g，石膏 15g，黄连 6g，黄芩 12g，象贝 6g，瓦楞子 30g，旋覆花 10g，代赭石 15g，柿蒂 15g，半夏 12g，莱菔子 6g，太子参 12g，石斛 12g，麦冬 12g，7 剂。

二诊（4 月 7 日）：胃中灼热感减半，嗳气减轻。但今日患者补诉左足第三、四足趾疼痛，曾在本院中医外科诊断为足脱疽而服用活血通脉胶囊；但服用活血通脉胶囊后即觉胃脘不适，故上周停服活血通脉胶囊后特来我处转治胃疾。现在由于停服了活血通脉胶囊，足趾疼痛又作。便在方中渗入活血化瘀之品以兼治足脱疽。上方去黄芩、瓦楞子、旋覆花、代赭石、柿蒂、半夏、莱菔子、太子参、石斛、麦冬，加枳壳 12g，木香 12g，香附 12g，莪术 12g，川芎 15g，当归 12g，地龙 12g，地鳖虫 12g，7 剂。

三诊（4 月 14 日）：足趾疼痛减半，胃灼热感及嗳气减而未尽，上方再合入清胃射干汤。

处方：蒲公英15g，石膏15g，黄连10g，黄芩9g，瓦楞子30g，川芎15g，当归12g，地龙12g，地鳖虫12g，射干6g，升麻6g，麦冬9g，玄参9g，栀子15g，淡竹叶10g，香附12g，生地12g，7剂。

四诊（4月21日）：足趾疼痛止，胃脘灼热感继减。惟日前因饮食不慎致胃脘隐痛，脘腹痞胀，大便不成形。改投香砂六君子汤辅以清热理气益阴。

处方：蒲公英12g，黄连6g，象贝6g，太子参15g，白术18g，茯苓30g，砂仁3g，香附12g，半夏12g，青皮12g，橘皮12g，佛手10g，枳壳12g，木蝴蝶5g，炒麦芽15g，石斛30g，芦根30g，7剂。

五诊（4月28日）：胃脘诸症基本消失，大便成形；但足趾疼痛又起。上方加川芎15g，当归12g，地龙12g，7剂。

六诊（5月5日）：足趾刺痛无明显减轻。原方去木蝴蝶，加地鳖虫12g，7剂。

七诊（5月12日）：足趾不痛，胃脘诸症亦除，原方12剂以资巩固。

脱疽病名首见于南北朝《刘涓子鬼遗方》，是指发生于四肢末端，严重时趾（指）节坏疽脱落的一种慢性周围血管疾病，主要包括血栓闭塞性脉管炎，闭塞性动脉粥样硬化，糖尿病性坏疽和冻伤坏死等病。一般是由于气血凝滞、脉络阻遏所致；治疗当以活血祛瘀为原则。

二诊时考虑到既然活血通脉胶囊对脱疽足趾疼痛有一定效果，便在治疗胃疾的方中加入川芎、当归、地龙、地鳖虫这四味活血药，果然三诊时足趾疼痛减半、四诊时足趾疼痛止。四诊改处方为香砂六君子汤为主，五诊时患者足趾痛又起，重新启用除地鳖虫以外的三味活血化瘀药后，足趾痛无明显减轻。六诊时一旦再加入地鳖虫后，止足脱疽疼痛的效果立竿见影。

本案在治疗过程中，即使诊断与辨证正确、并且运用活血化瘀的治疗原则也对头，但以上诊疗过程强烈提示，似乎只要不选用地鳖虫，止痛效果就是不灵。患者说此前曾在本院外科接受上海市名中医孙世道老先生的治疗，服其药足趾痛立消。即索其门诊记录处方观之，其所用活血药类同，唯地鳖虫为笔者所时用时不用。使我猛然省悟到地鳖虫对于足脱疽止痛有独到效果，非其他一般活血化瘀药可以替代或比拟。在以后的临床中，笔者主要用地鳖虫治疗足脱疽疼痛，屡效。提示地鳖虫对止足脱疽疼痛似有“专属性”疗效。

地鳖虫又称䗪虫、土鳖虫，《千家妙方》中治脱疽之茜草通脉汤用地鳖虫；近代有用大黄䗪虫丸治疗血栓闭塞性脉管炎等周围血管病，通脉片（水蛭、地鳖虫等）治疗血栓闭塞性脉管炎疗效亦佳。贾鸿魁谓治脱疽不论何种证型均可服其验方通络止痛胶囊，该方中即有（土鳖虫，可知地鳖虫确实是治脱疽的要药。

（3）药物加减是治疗复合病证中另一病证的需要：在“117. 小腿抽筋屡效方”“118. 舒缓痉挛横纹肌”“134. 辨证调态中医神”等文案中均有小腿抽筋（腓肠肌痉挛）的表现，或为主症或为兼症，治疗用了小腿抽筋的验方之后，均获效验。验方直接关乎小腿抽筋症的疗效。

中医界对药物加减在治病过程中的重要性或尚缺乏充分而足够的认识，似乎以为所谓药物加减，主要是指在治则大法基本不变的前提下，针对治疗次要的、局部的、个别的、临时的、偶然的、有变化的兼症或次症而进行的药物调整，也许正因为这个缘故，又称“随症加减”。通过以上案例可知，药物加减的要求、目的、作用及意义远非如此简单。药物加减绝非雕虫小技，有时可以解决重要的临床问题。笔者有几点体会：

第一，应该科学化、客观化、精细化观察药物加减后的临床变化。要像判断药物不良反应一样判断药物加减后的临床药效，并分析其中是否存在逻辑关系。药物加减要以中医理论及药性为指导，也要以临床实际疗效变化为依据。

第二，药物加减可以充分体现出中医具有“辨病治病”的能力，不妨可以视作具有“辨病论治”的属性。如失眠加酸枣仁，食积加焦三仙，便秘加火麻仁，诸如此类。

第三，药物加减并分析药物加减后的病情变化，是积累临床经验的有效途径。南齐褚澄《褚氏遗书·辨书》提出了“屡用达药”的观点，这是医生积累临床经验和提高医术的主要途径与方法。

146. 超大剂量值推敲

自古有言：“中医不传之秘在于药量”。药物剂量得当或是否足够，是确保疗效的重要前提。假设某病证是属于中医能够治疗而且能够取效而结果却没有取得疗效者，原因无非有两个：一是治疗错误，二是尽管治疗用药正确，但可能缘于药物剂量不够。在选用药物正确的前提下，足够的剂量往往是取效的关键。例如，在“13. 扶正祛邪治乳蛾”文中对董女案用了金银花60g；在“20. 治疗头痛基本方”文中对马男案用了川芎 40g；在“63. 顽咳症治今非昔”文中对栾女案用了紫菀和冬花各 50g；在“82. 金钱草排肾结石”文中对孟男案用了金钱草 90～120g；在“125. 子宫脱垂升陷汤”文中对史女案用了党参和黄芪各 60g，等等。兹再举例如下。

案 1　大剂量马齿苋、蒲公英治疗淋证　马女，29 岁，2009 年 9 月 1 日就诊。主诉：慢性尿路感染反复发作 1 年多。顷诊尿频、尿急、尿痛，淋沥不净，舌淡红，苔薄黄，脉细弦。当日尿常规示：白细胞(+++)，红细胞(+)。西医诊断：慢性尿路感染；中医诊断：淋证；证属湿热下注，蕴结膀胱；治宜清热利水通淋。

处方：马齿苋 100g，蒲公英 60g，7 剂。

二诊(9 月 11 日)：服上药 4 剂后，尿频、尿急、尿痛及尿淋沥不净等症状全部消失，并无腹泻等副作用。今日尿常规示：WBC 0/HP，RBC 1～3/HP。原方再予 7 剂。

三诊(9 月 18 日)：仍无尿频尿急尿痛等尿感症状，当日尿常规检查全部正常。

蒲公英味苦性寒，世人多知其清热解毒、消痈散结的作用，却甚少知其利湿通淋功效甚巨。《本草备要》谓其“亦为通淋妙品”。马齿苋清热通淋，《本草纲目》言其可“解毒通淋”。大剂量蒲公英与马齿苋合用，清热解毒通淋之力倍增，药仅两味，药量奇大，力专效宏，为笔者经验方(参见“80. 淋证诊断需辨病”文)。

案 2　大剂量附子治疗严重畏寒怕冷　杨女，59 岁，2011 年 9 月 27 日初诊。诉：形寒肢冷、怕冷畏风 6 年有余，四季均如此，近半年畏寒加重，伴头晕，耳鸣，腰酸腿痛，肢体乏力，夜尿频多，至少 4 次，舌淡红，苔薄，脉细弦。尿常规检查无异常。四诊合参，证属虚劳，以肾阳虚为主；治宜补肾助阳，温中祛寒；金匮肾气丸合当归四逆加吴茱萸生姜汤加减。

处方：附子 12g，干姜 12g，甘草 12g，桂枝 15g，熟地 12g，山萸肉 12g，

山药 12g，茯苓神各 12g，丹皮 12g，泽泻 12g，当归 12g，吴茱萸 6g，细辛 6g，覆盆子 12g，14 剂。

二诊（10 月 11 日）：诸症未见减轻。上方附子增至 60g（先煎 3 小时）、熟地增至 30g；加生地、麦冬、玄参各 30g，柴胡、川芎、香附各 12g；去桂枝、当归，7 剂。

三诊（10 月 18 日）：怕冷畏风减半，腰腿酸痛减轻，耳鸣头晕稍有好转，夜尿 2 次。上方再加杜仲、川断、怀牛膝各 15g，益智仁 30g，14 剂。

四诊（11 月 8 日）：怕冷减去六成，耳鸣、腰痛较前减轻。因自行停药数日，夜尿又增至 6～7 次，伴口干，大便正常。

处方：附子 120g（先煎 3 小时），干姜 12g，甘草 15g，杏仁 9g，火麻仁 6g，枳实 9g，厚朴 9g，制大黄 6g，白芍 9g，乌药 9g，益智仁 30g，覆盆子 15g，7 剂。

五诊（11 月 15 日）：怕冷较前进一步有所减轻，夜尿又减少至 2～3 次，耳鸣、腰痛进一步减轻，口干反好转，大便质软日行 2～3 次，舌淡红，苔白腻，脉细弦。续方 14 剂。

六诊（11 月 29 日）：诸症进一步减轻，夜尿 1～2 次，有时甚至可以无夜尿。续方 14 剂。

七诊（12 月 13 日）：怕冷、夜尿频多及耳鸣均进一步减轻。

处方：附子 120g（先煎 3 小时），生熟地各 30g，麦冬 30g，玄参 30g，柴胡 12g，川芎 12g，菖蒲 12g，香附 12g，生黄芪 30g，7 剂。

八诊（12 月 27 日）：怕冷几除，夜尿 1～2 次，唯耳鸣减而未尽。上方 14 剂，再加服耳聋左慈丸（以下同样）。

九诊（2012 年 1 月 17 日）：怕冷几除，耳鸣较轻，夜尿 1～2 次。上方加当归、桃仁、红花、赤芍各 12g，枣仁 15g，14 剂。

十诊（2012 年 2 月 3 日）：服药至今，畏寒怕冷与治疗前比较总体减少了将近九成，耳鸣明显改善，夜尿 1～2 次；头晕、腰酸腿痛、肢体乏力等症均告消失。

处方：附子 120g（先煎 3 小时），吴茱萸 10g，干姜 12g，细辛 6g，甘草 12g，生熟地各 30g，玄参 30g，麦冬 30g，柴胡 12g，仙灵脾 15g，川芎 15g，香附 12g，菖蒲 12g，7 剂以资巩固。

本案主要表现为长达 6 年的形寒肢冷、怕冷怕风，伴有夜尿频多，耳鸣，腰酸腿痛，头晕，肢体乏力，显现出一派肾阳式微的征象。处方主要运用了金匮肾气丸、四逆汤或当归四逆加吴茱萸生姜汤、增液汤、缩泉丸、通气散、脾约麻仁丸等方剂进行治疗。其中，附子用量逐渐增加、最高达 120g，似对本案的诸症改善作出了重要贡献。

运用超大剂量药物引出以下讨论。

（1）当今习用常规剂量也许偏低：临床运用中药饮片的剂量主要依据药典，可是《中华人民共和国药典》（后文简称《药典》）仅仅给出一个用量范围，一般不指明“用法与用量”同“功能与主治”的关系。上海中医药大学柯雪帆教授对各地出土的汉代衡器和量器直接进行称量，所得结果为汉之一两相当于今 12～18g，经其论证为 15.625g。由此或可折射现今习用的中药常规剂量可能偏低。然而，如果超过《药典》剂量却有可能要冒一定风险，这是医生所面临的尴尬处境。

（2）准确把握病机者可用大剂量：只要病情病机把握准确，便可放胆使用大剂量药物，虚实寒热可通过适当的药物配伍加以制约。如案 2 大剂量附子用久了就配用大剂量增液汤以制约其燥热之性。

（3）病情顽固难愈者可用大剂量：病程较长、病情较重、病势胶着难愈者，可以考虑用大剂量药物治疗；历经前医“正确的”诊治无效，可以考虑加大关键药物的剂量。

（4）小方者可用大剂量：《伤寒明理药方论·序》中说：“制方之用，大、小、缓、急、奇、偶、复七方是也。”《素问·至真要大论》谓：“君一臣二，制之小也。”一般认为，“小方”是指药味少或用量小，以治疗病浅邪微的轻剂。其实不然。小方药味固少，但用量未必小，所治疾病未必轻，如十枣汤、独参汤等。正因为药味少，小方正需要加大剂量来发挥治疗疾病的作用。如案 1 尿路感染方只有二味药，但剂量很大。此乃柯琴所谓“一药而系一人之安危者，当大其量而独用之”。

（5）今人今病今药者可用大剂量：由于现代大气、水质、气候、食品卫生、生态环境、生活条件、饮食习惯的改变，疾病谱古今有不同，患者体质古今有不同，药效药性古今有不同，机体对药物的耐受性古今有不同。另一方面，人工快速栽培的药材饮片质量每况愈下，影响药性发挥。以上种种原因，有时使用大剂量药物进行治疗实出无奈。

（6）使用大剂量药物的注意事项：主要有以下几点：透彻地了解药性；正确地辨证论治；合理地进行配伍；逐渐增量，中病即止；以疗效进退为依据；密切注意药物的不良反应。对于现代临床报道易出现副作用的药物，尽量别用、更要杜绝大剂量运用。

上海石氏伤科传人石印玉名老中医曾对笔者建议，必要时在门诊病历本上写明需用超过《药典》剂量的原因，并让患者签名以示同意，相当于是一份“知情同意书”，或可预防发生医患纠纷。此说颇可爱。

有一回，笔者到国医大师裘沛然先生府上拜访时请教：处方药物剂量超过《药典》规定怎么办？裘老告诉我说，他治疗本人顽固咳嗽吐痰，重用细辛至 15g，结果痰涌盈盂，痰咳病霍然而愈。裘老说：“你只要辨证正确，放胆去用。”

许多年前，得知张伯礼院士负责主持重新修订《中国药典》，笔者问他在重新修订《药典》时，能否在用药剂量范围方面放宽一些？张院士固然十分了解临床实际用药的剂量问题，但他答说，由于种种原因，新版《药典》有关用药剂量问题，暂且维持旧版不作大的改动，留待以后积累更多的资料之后，再来考虑这个问题。我十分能够理解张院士的“苦衷”。

笔者感觉有必要在此慎重申明：关于药物剂量，在一般原则上应该遵守《药典》所规定的剂量。超过规定剂量，万一发生不愉快的结果，由处方医生本人负责；看官如采用笔者所曾采用的大剂量而发生不愉快的结果，亦由看官医生本人负责，笔者概不负责；笔者只对自己所诊治的患者负责。

147. 两方合用益处多

为了提高临床疗效，外科、妇科或皮肤科医生有时需要同时运用口服与外用药物进行治疗。中医内科医生通常用一张处方进行治疗，即使属于复杂病机的疾病或存在夹杂症，也还是可以在一张处方内通过药物配伍来搞定。似乎没有必要让患者同时服用两种不同处方的药物。其实是否善于用两种处方治疗同一病证，可以体现医生的智慧与技巧，既有助于提高临床疗效，又有助于提高医生的诊疗水平。

(1)同时运用两种处方药物，提高整体疗效

案1 口疮 郑男，47岁，2005年10月21日就诊。诉：反复口腔溃疡5年余，刻下口腔溃疡1块，疼痛，影响饮食，平素易感乏力，稍劳累则腰背酸，近期体重减轻，四肢困重，右胁隐隐胀满不适，舌淡红偏黯，苔薄，脉细。热毒内蕴，正气亏虚；清热解毒，扶正固本。

处方(1)：万应胶囊2盒，每日3次，每次2粒，口服；

处方(2)：螺旋藻胶囊4盒，每日3次，每次4粒，口服。

二诊(10月28日)：口腔溃疡消除。

复发性口腔溃疡可能与感染、营养缺乏、免疫功能低下或紊乱有关，多属中医正虚邪实之证。万应胶囊属万应锭改变剂型品种，主要成分有黄连、熊胆、麝香、牛黄，功效清热、镇惊、解毒，治疗口舌生疮、牙龈咽喉肿痛、小儿高热、烦躁易惊等，清热解毒以治标。螺旋藻胶囊由天然螺旋藻组成，具有益气养血、化痰降浊的功效，临床用于气血亏虚或病后体虚、贫血、营养不良等，益气养血以治本。两者配合，标本兼顾。可治疗口疮并减少其反复发作。

笔者经常用以上方法治疗反复发作性口腔溃疡，发作时服用万应胶囊解毒治标，平时(口腔溃疡不发作时)服用螺旋藻胶囊之类扶正治本。有助于使口腔溃疡发作频次减少、发作持续时间缩短、发作程度减轻。这种治疗思路与方法不仅适用于中成药，也适用于汤药的形式。

例如，在“45.白术止泻又通便”文中，对便秘者张男用了处方(1)：黄芪60g，白术120g，当归30g，桑椹子30g，桑叶30g，4剂；处方(2)：生首乌120g，每日30g，用滚开水泡茶饮用；亦属此类。

同时运用两种处方药物包括两种情况：一是，病证有复合病机存在，以一种处方针对病机之一，以另一种处方针对病机之二(如口疮案)。二是，病证并没有复合病机存在，用两种处方是为了其中一种处方配合另一种主要处方以提高疗效(如便秘案)。

(2)先后运用两种处方，通过疗效比较明确有效处方

案2 咳嗽 李男，54岁，2009年7月3日就诊。诉：咳嗽已有半年，日夜均咳，日甚于夜，干咳无痰，6月曾咳出血丝及鲜血各1次，唇红，大便2

日1次，干燥如羊屎，舌淡红、裂纹，苔薄，脉细。今年2月份胸片检查无异常发现。经治2周，夜间不咳，日间亦可持续半天无咳嗽，但若咳嗽发作，则咳甚气急而喘，大便每日2次。诊疗三次(周)，疗效乏善可陈。

四诊(7月21日)时予以下两个处方。

处方(1)：麻黄12g，杏仁12g，石膏30g，甘草12g，紫苏子12g，薄荷6g，桑白皮15g，桂枝10g，大腹皮20g，橘皮12g，乌梅12g，地龙15g，6剂；

处方(2)：紫菀50g，款冬花50g，生地50g，麦冬50g，地龙12g，桑白皮15g，乌梅15g，4剂。

嘱其先服处方(1)，再服处方(2)。

五诊(7月31日)：诉服处方(1)效不显，服处方(2)后咳嗽减半。于是予处方(2)再加桔梗12g，半夏12g，杏仁12g，川贝母9g，干姜15g，7剂。

六诊(8月7日)：咳减七成，原方加鱼腥草50g、柴胡15g、百部12g，7剂。

七诊(8月14日)：咳嗽进一步减少，但仍偶有血丝咳出。

顽固咳嗽已有半年，前三诊治疗效不显。因此四诊时用了两个处方进行试探性治疗。因患者咳急而喘，四诊处方(1)用苏沈九宝汤与麻杏石甘汤加地龙；又因患者长期咳嗽存在肺阴亏虚的病机，处方(2)采用了一张养阴润肺止咳的验方。结果证明处方(2)更为有效。

在初诊时即嘱患者需作肺部CT检查，因患者认为2月份胸片检查无异常而不愿意做。后坚持让患者进行CT检查，结果确诊为肺癌，后住院进行治疗。

在临床上辨证论治有时十分困难，有时即使按常规辨证论治也无效。在这种尴尬的情况下，不妨先后运用两种处方，通过疗效比较，寻找其中更为有效的治疗方药。这也是属于试探性的治疗方法，有助于在较短时间内摸索或找到有效的治疗方药。早在汉代，张仲景就曾用过试探性治疗方法。西医学也用此方法明确诊断或提高疗效。

(3)减去一个大处方中的小处方，通过疗效比较明确有效部分

案3　灼口症　高女，57岁，2009年7月10日就诊。诉：今年4月以来，舌之前半、上腭、上下唇内感觉麻辣疼痛，痛剧催泪，外院诊断为“灼口综合征”，舌淡红，苔薄，舌下静脉迂曲显露。经多方求治中西医无效故来诊。中

焦热伏，瘀血内阻；清热泻火，活血化瘀。

处方：栀子 15g，黄连 10g，荆芥 12g，黄芩 12g，连翘 30g，生地 15g，石膏 30g，升麻 15g，丹皮 10g，玄参 12g，麦冬 12g，藿香 10g，当归 12g，桃仁 10g，赤芍 12g，红花 10g，川芎 12g，川牛膝 15g，地鳖虫 12g，甘草 6g，7 剂。

二诊（7 月 17 日）：舌痛稍有减轻，麻辣依然。

处方（1）以清热解毒为主：栀子 15g，黄连 10g，荆芥 12g，黄芩 12g，连翘 30g，生地 30g，石膏 40g，升麻 15g，丹皮 12g，玄参 30g，麦冬 20g，藿香 12g，天冬 20g，太子参 15g，川石斛 30g，知母 12g，通天草 10g，甘草 6g，6 剂；

处方（2）以活血化瘀为主：当归 12g，桃仁 12g，赤芍 12g，红花 10g，川芎 15g，川牛膝 15g，地鳖虫 10g，甘草 6g，生地 15g，枳壳 12g，柴胡 6g，淫羊藿 15g，凤凰衣 6g，7 剂。

嘱其先服处方（1），再服处方（2）。

三诊（7 月 31 日）：服处方（1）期间舌痛未减，反似更甚；服处方（2）期间，舌痛逐步减轻。处方（2）去柴胡加地龙 12g，蜈蚣 2 条，14 剂。

四诊（8 月 14 日）：舌麻明显减轻，偶有辣感，无明显疼痛，患者诉总体感觉舌麻辣痛之感较前减少七成，再予上方 14 剂。

初诊处方过于庞杂，含有清胃散、泻黄散、增液汤以及血府逐瘀汤等方剂，主要体现了清热解毒、活血化瘀两个治疗原则；在二诊时拆分为清热解毒方（处方 1）和活血化瘀方（处方 2），目的是想通过疗效比较以明确有效处方。三诊时可知主要是活血化瘀的血府逐瘀汤疗效更好一些，所以再加地龙、蜈蚣继续治疗。

案 4　溃疡性结肠炎　高男，81 岁，2007 年 8 月 10 日就诊。诉：2003 年 9 月肠镜诊断为“溃疡性结肠炎”。曾长期在他院服用柳氮磺吡啶，双歧杆菌嗜酸乳杆菌肠球菌三联活菌，香连丸以及中医辨证论治治疗，疗效不显著。2006 年曾就诊于予，经治后病情缓解而停药。时隔近年，顷诉将近 20 多天以来，每日解黏液脓血便至少 4～5 次，多则达 8 次，矢气则利出，时腹痛腹胀，舌质黯红偏紫，苔黄腻，脉弦。粪常规示隐血（+）。湿热久痢；清利湿热为主。

处方：炒地榆 50g，乌梅 50g，焦山楂 30g，椿根皮 50g，苦参 20g，金银花30g，石榴皮10g，诃子10g，黄连10g，肉桂10g，细辛3g，黄柏12g，当归10g，附子10g，川椒10g，干姜10g，5剂。每剂药煮2次，每日分3杯服用。

二诊（8月14日）：服1剂即脓血便消失，无黏冻，矢气利出愈，滑泻倾向止；服至3剂，大便1日2次，无腹痛腹胀。

处方（1）：即以上原方再予6剂，先服；

处方（2）：炒地榆50g，乌梅50g，焦山楂30g，椿根皮30g，苦参15g，此即处方（1）中抽出以上5味药，7剂，后服。

三诊（9月18日）：服用处方（1）和（2）期间，疗效并无差别，大便每日1～2次，无脓血，无矢气利，偶尔有滑泄倾向及脐周疼痛。遂以处方（2）加金银花30g，石榴皮6g，白芍30g，元胡30g，10剂。

四诊（9月28日）：大便1日1行，无矢气利，无腹痛，唯略有腹胀。上方加枳壳12g、木香12g，10剂。

初诊处方乌梅丸加味，经治后疗效颇显著。在一般情况下，医生就此可以满足了。但是由于处方药物相对较多，如果进一步追问究竟是乌梅丸还是乌梅丸以外的药物对疗效作出了主要贡献？则难以作出判断。所以二诊时先予初诊原方（处方1）6剂以巩固疗效，避免病情反复；继而以从处方（1）中抽出乌梅丸以外的5味药（参见“42.溃结验方源实践”文）作为处方（2）继续进行疗效观察，结果疗效依然不错。

运用某方治疗已经取得一定的效果，如果进一步试图了解方中的哪部分药物发挥了主要的治疗作用，可以通过“临床拆方研究”。

（4）交替使用两种处方，使患者获得最佳受益/风险比

案5　腹胀　王女，51岁，2007年9月30日就诊。诉：今年3月开始出现从脘至腹痞胀，食后尤甚；在他院予吗丁啉始则有效，现已无效；伴嗳气，便秘，5～7天排便1次，大便后重感；背部麻木，大便通畅则麻木感减；常夜间因腹胀而醒；腹部有物聚起，自行按揉后可消退；肠鸣，矢气臭，时头晕，夜尿3次；舌淡红，苔薄，脉细弦。肠道痰食积滞；导滞通腑。

处方（1）：木香15g，槟榔15g，青皮12g，陈皮12g，枳实15g，川连3g，三棱12g，莪术12g，牵牛子15g，全瓜蒌30g，葶苈子15g，生大黄10g（后下），2剂；

处方（2）：木香 15g，槟榔 15g，青皮 12g，陈皮 12g，枳实 15g，川连 3g，三棱 12g，莪术 12g，牵牛子 15g，瓜蒌皮 30g，莱菔子 15g，神曲 12g，麦芽 15g，路路通 12g，香附 12g，厚朴 12g，紫苏子 12g，藿香 12g，乌药 9g，肉桂 9g，5 剂。

服用时间与方法安排如下：第一、四天服用处方（1），其余天服用处方（2）；并嘱头煎于晨起空腹服用，半小时后早餐，二煎临睡前服用。

二诊（10 月 6 日）：大便隔日 1 次，不尽感较前减轻，腹胀及背麻亦减轻。患者诉服用处方（1）后觉肠中蠕动感增强，翌日即可排便。再予处方（1）2 剂；处方（2）加虎杖 30g，肉苁蓉 30g，5 剂，服法同前。

三诊（10 月 13 日）：前 3 日大便少，后 4 日大便日行，但量少欠畅，腹胀。处方：木香 30g，槟榔 30g，青皮 12g，陈皮 12g，枳实 12g，莪术 12g，瓜蒌皮 50g，莱菔子 15g，神曲 12g，麦芽 15g，路路通 12g，香附 15g，厚朴 12g，当归 30g，火麻仁 30g，7 剂。

四诊（10 月 20 日）：大便基本通畅。

处方（1）和（2）均以木香槟榔丸为底，惟处方（1）加用生大黄，推荡之力更甚；处方（2）合入“神仙一块气”方（参见“35. 腹胀神仙一块气”文），药味虽多而药力稍缓。第一、四天服用处方（1），意在荡涤肠道积滞痰食；继以处方（2）趁势行气消导，如此交替使用，祛邪尽量不伤正。三诊时察知“后 4 日大便日行”，意味着仅服处方（2）亦可得手，遂停服处方（1），并将处方（2）略作变化，也能奏功。通过以上处方交替使用，一方面需要把握病情轻重缓急，另一方面，也有利于尽早找到有效并恰到好处、不至于使用过多的治疗处方。

案 6　便秘　朱男，71 岁，2006 年 8 月 8 日就诊。诉：便秘腹胀数年，需用开塞露才能通便，腹胀甚，夜尿 5～6 次，舌偏红，苔黄，脉细弦。肠镜示升结肠息肉、管状腺瘤。气滞便秘；通腑泄热，消导积滞。

处方（1）：生大黄 10g（后下），厚朴 15g，枳实 15g，芒硝 6g（冲），3 剂。

处方（2）：生地 30g，生首乌 30g，肉苁蓉 30g，瓜蒌皮 50g，莱菔子 30g，牵牛子 15g，木香 30g，槟榔 30g，枳实 15g，路路通 12g，桑叶 30g，虎杖 30g，4 剂。

嘱其处方(1)与处方(2)交替服用。

二诊(8月15日):大便通畅,腹胀除。再予处方(1)6剂;处方(2)8剂。服法同上。

三诊(8月29日):大便通畅,腹不胀,甚觉舒坦。再予处方(1)4剂;处方(2)10剂。嘱其服处方(1)1剂后,连续服用处方(2)2剂。

四诊(9月19日):以上服法保持大便日通。

本案乃顽固便秘,非大承气汤难以取效。处方(1)为大承气汤,通便之力最巨,但不宜多用久用;处方(2)由润肠理气导滞之品组成,通便之力不如大承气汤,但兼具补益作用。两方交替服用,使得祛邪而不伤正,既能保持大便通畅,又不至于引起腹泻。尤其三诊以后,处方(1):处方(2)的服用剂数由3:4剂变至2:5剂,尽可能地使患者得到最佳受益。

交替使用两种处方的治疗方法古已有之。通常一种处方祛邪,药性相对峻猛,多用恐其伤正,故与另一种药性相对平和的处方交替使用,这样可以达到祛邪而不伤正的目的。

(5)以一种处方为主,以另一种处方作为备用

案7 便秘 王女,59岁,2006年3月24日就诊。主诉:便秘2年余。年轻时大便无规律,2年前起便秘加重,发展至今,每日非用开塞露或手抠不可,为羊屎状,服过各种通便药均告罔效,舌黯红、舌下静脉迂曲,苔薄,脉细弦。津枯肠燥;养阴润肠通便;增液汤加味。

处方(1):玄参20g,生地30g,麦冬20g,柏子仁15g,郁李仁15g,火麻仁30g,草决明30g,桑椹子30g,肉苁蓉15g,当归30g,瓜蒌皮50g,枳实20g,皂角刺12g,4剂;

处方(2):生首乌120g,每日30g代茶饮用;

处方(3):生大黄10g(后下),芒硝6g(冲),厚朴12g,枳实15g,1剂。

嘱其服用处方(1)和(2);如若大便仍不通,则服用处方(3)。

二诊(3月31日):服用处方(1)和(2),每日有大便,唯量少,但可不用开塞露,未用处方(3)。处方(1)去皂角刺,玄参、麦冬、枳实各增至30g,7剂;处方(2)生首乌210g,每日30g泡茶饮用。

三诊(4月7日):大便7日间有6次,通畅,效不更方。

不妨将处方(1)和(2)看作是1张“复合”处方。初诊时患者诉说便秘需每日用开塞露或手抠，是严重便秘，唯恐“复合”处方不能取效，故以处方(3)大承气汤1剂作为备用。

以一种处方为主，以另一种处方作为备用，这种方法是“交替使用两种处方”的另一种表现形式，区别仅仅在于另一种处方是“备用”的。当医生对主要处方的药效判断没有把握时，可以用药效较强的处方作为备用处方，以保证患者在服药期间避免万一主要处方无效时的痛苦。

综上所述，用两种(或以上)处方治疗某一病证有以下益处：①同时运用作用相乘的两种处方，互相配合以提高疗效；②先后运用作用不同的两种处方，通过疗效比较以明确有效处方；③减少一个大处方中的小处方(诸种治则的组成部分之一)，通过疗效比较以明确原处方中的有效部分；④交替使用功能缓峻不同的两种处方，使患者获得最佳受益 / 风险比；⑤以一种处方先行试验性治疗，以另一种作用峻猛的处方以备不时之需。

148. 成方化裁用“灵魂”

就方剂治疗的目标适应证而言，总有对治疗起关键作用的某些关键药物，关键药物便是方剂取得疗效的前提基础，是方剂的“核心”或“灵魂”所在。

方剂虽由君臣佐使组成，但有时起关键治疗作用的药物并非总是君药。例如《太平惠民和剂局方》参苓白术散可以治疗脾虚型泄泻，全方由10味药物组成，在临床使用时，笔者往往只采用其中的茯苓、白术、山药等味而不用人参(君药或君药之一)即可起到止泻作用。茯苓、白术、山药等就是参苓白术散中的“灵魂”药物。笔者将方剂中起到关键治疗作用的药物称之为“方剂之眼”。在辨证施治之际，如能驾轻就熟地抓住方剂中的“灵魂”药物，运用“方剂之眼”，便易获效。尤其当需要使用二个或以上方剂组方进行治疗时，如不知使用“方剂之眼”，会使处方变得很大很杂。

案 孙女，40岁，2009年8月14日就诊。诉：低热37.5℃左右，至今已有一周，无怕冷、汗出，无咳嗽咯痰，近几日不大便，纳差；一周前搬家时搬重物牵拉腹部肌肉疼痛。舌淡红，苔薄白，脉细弦。8月14日血常规示：白细胞正常，中性白细胞75.2%。

处方：香薷 12g，藿香 12g，金银花 30g，胡黄连 10g，秦艽 10g，六神曲 12g，麦芽 12g，枳实 12g，白芍 30g，甘草 9g，7 剂。

二诊（8 月 25 日）：服药第 2 天即低热除，大便日通，腹痛减八成，纳增，原方加徐长卿 15g，再予 7 剂以资巩固。

在首诊中，分别运用了新加香薷饮、清骨散、保和丸、枳实导滞丸及芍药甘草汤等方剂中的主要药物。

新加香薷饮出自《温病条辨》（香薷、金银花、鲜扁豆花、厚朴、连翘），功效祛暑清热，化湿和中，主治暑热发热无汗。香薷饮中君药是香薷，以扁豆花易白扁豆，再加金银花、连翘便成新加香薷饮，该方灵魂药物或谓“方剂之眼”乃为香薷与金银花。连翘的作用或可被金银花覆盖。

清骨散出自《证治准绳》（银柴胡、胡黄连、秦艽、鳖甲、地骨皮、青蒿、知母、甘草），功效清虚热退骨蒸。清骨散中君药是银柴胡，但胡黄连何尝不是“方剂之眼”！

保和丸出自《丹溪心法》（山楂、神曲、半夏、茯苓、陈皮、连翘、莱菔子），功效消食和胃。保和丸中君药是山楂，但神曲、麦芽可以取而代之。

枳实导滞丸出自《内外伤辨惑论》（枳实、大黄、神曲、茯苓、黄芩、黄连、白术、泽泻），功效消食导滞，清热祛湿。枳实导滞丸君药是大黄。但笔者长期以来一直很疑惑：枳实导滞丸和木香槟榔丸同属消食化滞类方剂，虽然前者擅长清热祛湿，后者擅长行气，但两方都是治疗食积、痢疾、脘腹胀满疼痛、大便秘结、里急后重的方剂，两方都有大黄，凭什么在枳实导滞丸选一两大黄做君药，而在木香槟榔丸选木香和槟榔做君药而大黄重至三两反而屈居为臣？既然连木香和槟榔在木香槟榔丸中可做君药，为什么枳实在枳实导滞丸中不可做君药？论功效，枳实导滞的力量似要强于木香和槟榔的。

芍药甘草汤出自《伤寒论》（芍药、甘草），功效缓急止痛。

在以上处方中虽然药仅 10 味，却来自于以上 5 个不同的方剂，所选药物基本上是以上 5 个方剂的灵魂药物、方剂之眼，综合体现了各方剂功能——祛暑清热、化湿和中、消食导滞、缓急止痛。盖时值八月盛夏酷暑，暑夹湿袭表，同时饮食积滞肠胃，故患者见低热、无汗、纳差、便难、腹痛等症，处方用药正对病机证候，服药仅 2 剂，低热即止，腹痛大减，纳增便通，疗效满意。

辨证定法，择方选药而成处方，有成方化裁，有自拟遣药组方。成方化裁时，由于仅仅抽出方剂中的“灵魂”药物而重新组方，打破了原方剂“君臣佐使”的秩序关系，这也是不得已。因为在临床上极少能遇到与原方剂功能主治恰恰对应的病证，使得“方证对应”难以做到“无缝对接”。我们在临床上总是遇到部分与某方剂对应、部分与另一方剂对应的病证。因此，中医个体化治疗的特征，赋予以每一次辨证论治都需具有“创新的基因”特质，不具备创新基因特质重组处方的中医，恐成不了好中医。

由此可见从某种意义上来讲，所谓中医临床诊治能力，就是善于发现“方剂之眼”的能力，就是运用方剂中的“灵魂”药物随机处方的能力。这与元帅善于发现并起用骁勇的士兵，与管理者知人善用，是一个道理。古人讲，做人做学问需“世事洞明皆学问，人情练达即文章”；做中医则需“病证通晓皆学问，方药练达即文章”。在这方面，张仲景为我们树立了榜样，读其所著《伤寒论》和《金匮要略》，许多方剂的组成都是运用数个其他方剂的灵魂药物组成的。就拿乌梅丸（乌梅、细辛、干姜、黄连、当归、附子、蜀椒、人参、黄柏、桂枝）的组成药物来说，可以看出分别来自于大建中汤（干姜、蜀椒、人参）、当归四逆汤（细辛、当归、桂枝）、四逆汤（干姜、附子）、黄连汤（干姜、黄连、人参、桂枝）、干姜芩连人参汤（干姜、黄连、人参），是以上数个方剂的灵魂药物、方剂之眼组成了乌梅丸。只有明白这一点，才有可能在临证之际灵活化裁，不仅可用以治疗蛔厥证、久泻久痢，还可用以治疗其他许多的相关病证。将乌梅丸用活。

149. 药效分析甲乙丙

案 马男，15 岁。2014 年 2 月 21 日就诊。主诉：手足冰凉 8 年余。患者 7 岁时在一次发高烧后，出现手足冰凉至今。即使身热如燔，依然手足冰凉，一年四季均如此。此非仅患者本人自觉症状，家族他人触之亦如触冰（患者祖母在傍补充道）。凡运动、泡脚或使用暖水袋，虽可使手足温于一时，须臾片刻则又冰凉如初。与此同时，患者手足心出冷汗严重，经常处于湿冷状态，平素需用手巾不断擦拭手心冷汗，足心亦汗多湿袜。顷诊，视患者双手心明显潮湿，汗出涔涔；触患者双手感又冷又湿。舌淡红，苔薄，脉细弦。四逆，手足心汗；病机属于阳穷寒起于末，气郁津血敷布失常；治则拟解郁伸阳，温阳救逆，温经养血通脉。

处方以四逆散、四逆汤、当归四逆汤加减：柴胡 12g，枳壳 12g，赤白芍各 15g，甘草 9g，附子 9g，干姜 9g，当归 12g，桂枝 12g，细辛 3g，川芎 12g，7 剂。

手足冷属于张仲景所谓“四逆”范畴，其病机一般有三条：一是肝气郁结，气机不利，阳郁于里，不能布达四肢，如“少阴病，四逆，……四逆散主之（《伤寒论》）”，故用四逆散疏肝条达气机；二是血虚寒厥，如“手足厥寒，脉细欲绝者，当归四逆汤主之（《伤寒论》）”，故用当归四逆汤养血通脉，温经散寒；三是阳虚阴盛，如“吐利汗出，发热恶寒，四肢拘急，手足厥冷者，四逆汤主之（《伤寒论》）”，故用四逆汤回阳救逆。

二诊（2 月 28 日）：患者因学校上课，无法亲自来复诊，由其祖母代诊。诉服药至今，手足似稍觉有暖意，但症状改善不甚明显，手足心冷汗仍甚。原方加生黄芪 15g，柏子仁 12g，枣仁 12g，麻黄根 12g，7 剂。

汗为心液，赖气统摄，且手少阴心经入掌中，与手心汗有关。是以加黄芪益气敛汗，柏子仁、枣仁养心敛汗，麻黄根收敛止汗。

三诊（3 月 7 日）：祖母代诊。本周患者觉手足心冷汗似有减少，冷汗减少则手足冷感即随之减少。

处方：生黄芪 30g，柏子仁 12g，枣仁 12g，麻黄根 12g，麦冬 15g，五味子 9g，生龙骨 30g，煅牡蛎 30g，甘草 6g，7 剂。

三诊用药主要从治手足心汗角度出发。去初诊方，在二诊所加药物基础上，复加麦冬、五味子、龙骨、牡蛎。

四诊（3 月 14 日）：祖母代诊。服上药后，手足冰凉之感与手足心冷汗均减轻约三分之一，患者自觉服药后舒适。

考虑到四逆还是存在，还用初诊方守方治疗以观后效。

五诊（3 月 21 日）：祖母代诊。服上药 3 剂仍觉诸症如旧，服至第 4 剂时，手足心冷汗戛然而止，随即手足亦觉温暖。祖母诉现触摸孙儿手足，已无冰凉感觉，实为迄今所未曾有。续予原方 10 剂，以资巩固。服法：1 剂药煎煮 2 次成 3 杯，1 天分次服用 2 杯，2 剂药服用 3 天。10 剂药可服用 2 周。

根据患者反馈及其家族评价，本案疗效比较明显而且客观。

五次诊疗实际共用了三个处方，其中初诊、四诊、五诊所用方药完全相同，二诊方与初诊方、三诊方与二诊方部分药物相同。在前三次共用过以下三组药物：

A：柴胡、枳壳、赤白芍、甘草、附子、干姜、当归、桂枝、细辛、川芎。

B：生黄芪、柏子仁、枣仁、麻黄根。

C：麦冬、五味子、生龙骨、煅牡蛎、甘草。

从理论上来讲，取效有以下六种可能性：

（1）A（柴胡、枳壳、赤白芍、甘草、附子、干姜、当归、桂枝、细辛、川芎）。

（2）A+B（柴胡、枳壳、赤白芍、甘草、附子、干姜、当归、桂枝、细辛、川芎）+（生黄芪、柏子仁、枣仁、麻黄根）。

（3）A+B+C（柴胡、枳壳、赤白芍、甘草、附子、干姜、当归、桂枝、细辛、川芎）+（生黄芪、柏子仁、枣仁、麻黄根）+（麦冬、五味子、生龙骨、煅牡蛎，因A中已有甘草，故C中甘草删去）。

（4）B+C；（生黄芪、柏子仁、枣仁、麻黄根）+（麦冬、五味子、生龙骨、煅牡蛎、甘草）。

（5）B（生黄芪、柏子仁、枣仁、麻黄根）。

（6）C（麦冬、五味子、生龙骨、煅牡蛎、甘草）。

所幸本案并未一一试验便已发现明显显示疗效的是A。然则A仍是一个大处方，A中还可以再分出——A=A'（四逆散）+B'（四逆汤）+C'（当归四逆汤），是以A取效可能又有以下六种可能：

（1）A'（四逆散）。

（2）A'+B'（四逆散+四逆汤）。

（3）A'+B'+C'（四逆散+四逆汤+当归四逆汤）。

（4）B'+C'（四逆汤+当归四逆汤）。

（5）B'（四逆汤）。

（6）C'（当归四逆汤）。

现在，本案的治疗到A为止了，没有再继续探讨下去。如果再进一步，以处方A中A'四逆汤为例，还可再分A'=a（附子）+b（干姜）+c（甘草），则取效可能又有以下六种情况：

（1）a：附子。

(2) a+b: 附子+干姜。

(3) a+b+c: 附子+干姜+甘草。

(4) b+c: 干姜+甘草。

(5) b: 干姜。

(6) c: 甘草。

A’是如此,B’和C’也是如此。

更进一步,假设以A中A’中a附子(主要有效成分为乌头类C_{19}双酯型二萜类生物碱)为例,还可再分: a=a’(乌头碱Aconitine,AC)+b’(新乌头碱Mesaconitine,MA)+c’(次乌头碱Hypaconitine,HA),则取效可能又有以下六种情况:

(1) a’: AC

(2) a’+b’: AC+MA

(3) a’+b’+c’: AC+MA+HA

(4) b’+c’: MA+HA

(5) b’: MA

(6) c’: HA

a’是如此,b’和c’也是如此。

如此看来,要如此“科学地”分析出中药的有效成分与部位,一是难上加难,而是实无必要,二是搞到最后的有效成分或有效部位,再以之用于临床,未必有效矣。

之所以有人说中医不科学,可能包括临床疗效机制还没能得到科学的解释。中医药现代化就是一个不断地对中医药进行科学解释和验证的过程。我们正在朝这个方向星夜兼程不懈努力。但是另一方面也别忘了,一旦按西药模式搞清楚了有效部位或有效组分,用于临床很可能反而无效。我们应该尽力避免出现最糟糕的情况是长期处于这样一个中间过程——既离传统中医愈来愈远,又距现代科学有十分漫长的路。

150. 药损临床粗判法

药物的副作用一般离不开实验室检查判断。但基于临床表现以大致判断中药的不良反应,也还是值得探讨的,毕竟方便易行,随时随处可行。

（1）停药观察法

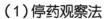

案1 赵女，58岁，2012年8月10日就诊。主诉：胆囊切除术后泄泻20余年。每日泄泻2～3次，质稀不成形，食生冷瓜果更甚。素有肩周炎，肩周关节疼痛不能活动。舌淡红，苔薄黄腻，脉细弦。脾虚泄泻；治以温运健脾，渗湿止泻。

处方：炒白术15g，茯苓30g，炙鸡内金12g，石榴皮9g，制川草乌各12g，葛根30g，14剂。

二诊（8月24日）：腹泻改善，肩周关节疼痛减半；唯服药期间觉唇麻，自行服用一半剂量或停药则此症可消。考虑唇麻可能为川草乌的不良反应，况且肩周疼痛已减故处方调整为：炒白术15g，茯苓20g，石榴皮9g，泽泻15g，车前草15g，葛根30g，川芎30g，鸡血藤30g，山萸肉20g，14剂。

去除制川草乌后，未再发生唇麻。

本案以制川草乌欲兼顾治疗肩周炎疼痛。川乌、草乌有毒性，《药性论》载川草乌："味辛苦，大热，有大毒"。其中毒症状为口腔灼热，口咽部、胃部有烧灼痛，流涎，恶心呕吐，舌麻，四肢及周身发麻，严重者心脏停搏等。其成分主要是乌头碱等双酯型二萜类生物碱，具有箭毒样作用和严重的心脏损害，口服0.2mg即可令人中毒。临床报道敏感患者用制川草乌各2g即可出现口唇麻木、胸闷等不良反应。川草乌同用时应注意毒性累加。对初诊患者应从小剂量开始，延长煎煮时间，关注药后反应，中病即止。本案川草乌起始用量偏大，药后唇麻符合其不良反应特点，减量或停药后即消失。

（2）减量试观法

案2 周女，58岁，2014年6月3日就诊。主诉：偏头痛30余年。患者头部两侧绞痛，每于饮酒后痛甚，曾多处求诊无果。MRI、脑电图等多项检查未见明显异常。每日服阿咖酚散（成分含阿司匹林230mg，咖啡因30mg，对乙酰氨基酚126mg）数次但头痛仍无法缓解，遂求治于中医。患者吸烟、饮酒史近20年。顷诊偏头痛每日发作，疼痛颇剧，伴恶心、呕吐、冷汗淋漓，服用阿咖酚散4包亦无止痛效果。舌偏红，苔黄腻，舌下静脉迂曲显露，脉细。偏头风；治以活血行气祛风、缓急止痛。

救破汤合芍药甘草汤、止痉散加减化裁：川芎60g，白芷50g，细辛10g，当归30g，白芍50g，炙甘草12g，全蝎粉2g（吞服），蜈蚣粉2g（吞服），7剂。

二诊（6月10日）：头痛程度有所减轻。但患者诉每次服药后，即刻出冷汗、胸闷、心悸，需平躺约5～10分钟后才能缓解，如不平躺则恶心欲吐。原方细辛减至6g，加制川草乌各12g，7剂。

三诊（6月17日）：服用二诊方后，再无冷汗出、胸闷、心悸等不适现象出现。除晨起头痛需服用4包阿咖酚散外，其余时间不再头痛。再予7剂以资巩固。

宋代陈承《本草别说》："细辛若单用末，不可过一钱，太多则气闷塞，不通而死"。细辛有呼吸抑制作用，灌服大剂量细辛散剂后可引起家兔呼吸先兴奋后抑制，过量服用可导致中枢神经系统陷入麻痹状态，使随意运动和呼吸减慢，反射消失。细辛对心肌也有直接抑制作用，过量使用可引起心律失常。细辛汤剂的副作用较散剂为少。本案初诊服药后出现的诸种不适只能以药物不良反应来解释；如属药物不良反应，数细辛可能性大。将细辛减量后，果然不适即消失，以此可知确是细辛引起了不良反应。药物有无不良反应因人而异，存在很大的个体差异。一般患者用10g细辛没问题，但本案却不能忍受；相反，案1用川草乌各12g出现了唇麻，本案却能忍受之。

（3）密切留观法

案3 黄女，54岁。2014年8月1日就诊。诉：腰痛，双腿冷麻近1年，近来加重而出现跛行。平时双腿冷麻以膝关节以下为甚、左膝为重；近日右下肢毛细血管出血（疑似脉管炎待查）后，右膝冷麻也加重，伴右足背疼痛麻木。下肢冷如冰水浇灌，夏季膝盖以下仍需覆盖两条被子方觉稍舒。1996年因脊髓空洞症及脑疝进行过两次手术。舌淡红有裂纹，苔黄腻，脉细弦。下肢周围血管病待查，属寒湿痹证。

治以温寒除湿，疏通气血：杜仲30g，制南星30g，川断30g，当归30g，苍术30g，川牛膝30g，怀牛膝30g，红花25g，附子12g，细辛6g，桂枝15g，7剂。

二诊（8月12日）：右膝及小腿冷痛程度减轻、冷痛面积缩小。但腰部及右足背疼痛无明显改善，舌脉同上。

处方：全蝎粉2g，蜈蚣粉2g，地龙粉1g，地鳖虫粉1g，水蛭粉1g，吞服，7剂。

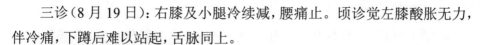

三诊（8 月 19 日）：右膝及小腿冷续减，腰痛止。顷诊觉左膝酸胀无力，伴冷痛，下蹲后难以站起，舌脉同上。

处方：川牛膝 60g，怀牛膝 60g，7 剂。

四诊（8 月 26 日）：右膝冷痛进一步减轻，左膝亦较前灵活有力，下蹲后可以慢慢站起。但服药至第 3 剂后，患者述出现胸闷、心慌，自行停药后即除；再服 2 剂则未再出现胸闷、心慌。顷诊左腿及臀部有酸胀感，舌淡红，苔黄腻，脉细弦。

处方：川牛膝 60g，怀牛膝 60g，木瓜 9g，黄柏 12g，苍术 12g，7 剂。

嘱患者服药后如再出现胸闷、心慌等不适即停药。但服药后左肢冷胀感症状均进一步减轻，痛已全止；服药过程中未再出现胸闷、心慌等症状。

三诊时用大剂量川怀牛膝（合计 120g）后所出现的胸闷、心慌症状，自行停药一二日后即可消除，不能排除不良反应的可能性。现代药理表明怀牛膝煎液可使家兔的血压立即下降；牛膝醇提取物对心脏有抑制作用。药后胸闷、心悸或属“一过性不良反应”。考虑到患者继续服用上药后未再出现胸闷、心慌，或属机体出现类似“脱敏”样反应也未可知？故四诊继续在三诊方的基础上加味，但需慎重嘱咐患者：如服药后再出现胸闷心悸类不适，必须马上停药，密切观察。

（4）虫药注意法

案 4　陈女，36 岁，2013 年 10 月 4 日就诊。诉：罹患咳嗽变异性哮喘 2 年，一直服用中药调理。近日因感冒后引发哮喘，咽痒咳嗽伴气喘，遇刺激性气味或食用海鲜类食物后发作更甚。喉间有痰色白，量不多，夜间喉间有痰鸣声。舌淡红，苔薄白，脉细弦。咳嗽变异性哮喘；证属寒包热哮证；治以解表散寒兼清化痰热为主。

以小青龙汤合麻杏石甘汤加减：炙麻黄 18g，桂枝 15g，干姜 12g，细辛 3g，白芍 30g，甘草 15g，五味子 9g，生姜 5 片（自备），杏仁 12g，瓜蒌皮 18g，石膏 15g，白前 24g，石韦 50g，7 剂。另予阿斯美，每日 3 次，每次 2 片，口服；酮替芬，每晚 1 次，每次 1 粒，口服。

二诊（10 月 8 日）：上药服用 4 日，因余下周出差故提前就诊。上药服至第 4 日起，咽痒咳嗽、气喘均有所减轻。原方加蝉衣 10g，僵蚕 12g，3 剂。

继续服用阿斯美、酮替芬。

三诊（10 月 15 日）：患者诉服上药 3 剂后，哮喘发作加重，气急不能平卧；改服初诊剩余 3 剂中药后，则咳嗽、哮喘并止。今再予二诊方 7 剂。嘱患者如再次哮喘发作或加重，则取出其中僵蚕、蝉衣二味药，继续服用。

四诊（10 月 22 日）：二诊方服至第 3 剂，果然哮喘再次大发作。患者遵嘱取出僵蚕、蝉衣后继续服用后，哮喘即止。今予首诊方 7 剂。其后咳嗽、哮喘均止。

动物药含异体或异质蛋白，可诱导人体产生抗体，并与组织中的受体结合，使机体进入致敏状态；当再次接触该药时，就会引发变态反应。

僵蚕和蝉蜕作为虫类药，有可能引起诸如荨麻疹、呼吸道梗阻、循环系统症状以及腹痛等Ⅰ型变态反应。本案二诊加用蝉衣、僵蚕后哮喘发作加重，改服不含蝉衣、僵蚕的初诊方后，哮喘即止；四诊再服含蝉衣、僵蚕方后，哮喘又发作；取出蝉衣、僵蚕后哮喘又止。说明是蝉衣、僵蚕致使本案发生了哮喘过敏反应。笔者以为其中极有可能是僵蚕在作祟。僵蚕为家蚕幼虫感染白僵菌致死的干燥体，具有息风止痉、祛风止痛、化痰散结的作用。但据了解，一些无良蚕农或饮片商将一般死蚕冒充僵蚕混杂其间，而死蚕最易发生不良反应甚至中毒反应。提醒各位同道使用僵蚕时充分注意这个问题。中药的疗效已受到中药饮片质量下降的严重影响，这已是不争的事实。

（5）既往用药参考法

案 5 邓女，63 岁，2011 年 4 月 15 日就诊。主诉：右上腹、两胁及脘腹作痛近十年。1999 年行胆囊切除术，2011 年 1 月 24 日内镜逆行胰胆管造影（ERCP）检查示慢性胰腺炎（轻度水肿性）。顷诊脘腹、胸胁疼痛，头痛，情绪不佳则易作痛。舌淡红，苔黄腻，脉细弦。慢性胰腺炎腹痛；治以疏肝利胆，清热化湿、消食。

大柴胡汤、四君子汤合金铃子散化裁处方：柴胡 12g，川芎 30g，香附 12g，金钱草 20g，黄芩 15g，制大黄 6g，枳实 15g，厚朴 12g，半夏 20g，白芍 30g，当归 12g，党参 15g，茯苓 12g，白术 12g，甘草 12g，大枣 10 枚，7 剂。

二诊（4 月 22 日）：药后脘腹疼痛反而加重。此时患者告知以前所服中药中如有厚朴则必有腹痛、腰痛史，说 2008 年因脘痛在他处服中药后不减反重，去除方中厚朴后则疼痛减轻，如是者再。遂于上方去厚朴后再予 7 剂。

三诊（4 月 29 日）：脘腹疼痛明显减轻。

长期服用厚朴对小鼠有肾脏损害作用，但未见厚朴可致腰腹痛的临床报道。本案从自身经历得知厚朴对其不利，根据患者既往用药史可获得判断药物不良反应的有效信息，曾有三次（含本次）服用含厚朴的中药后出现腰腹痛增加、停服厚朴则痛减。鉴于厚朴有引起肾损害的潜在可能性，为安全起见停用为好。去掉厚朴后，果然脘腹疼痛明显减轻。

根据患者的既往史判断药物不良反应还有一个重要内容，即患者服用中西药物尤其是西药后，有无出现过易过敏或易出现肝肾功能损害？如有，对这类患者尽可能选用平和无毒的中药进行治疗，并在诊疗过程中加以密切观察。

（6）“容忍”观察法

案 6 潘女，54 岁。2013 年 10 月 8 日就诊。诉：素有慢性鼻窦炎，鼻塞欠通畅，咽中有痰，黄白相间，咯之不出，咽之不下。另外，右中下腹时有条索状物聚起，伴痞胀不适，大便一日 2 次成形，无不尽感。舌黯红，苔黄，脉细弦。慢性鼻窦炎；中医病证为鼻渊、聚证；治以宣通鼻窍、行气导滞。

苍耳子散合木香槟榔丸加减：辛夷 9g，苍耳子 9g，桔梗 12g，炙甘草 12g，干姜 20g，木香 12g，槟榔 12g，枳实 12g，莱菔子 12g，莪术 12g，大腹皮 12g，7 剂。

二诊（10 月 15 日）：服药 2 剂后，吐痰多量，咽中痰感减半；右中下腹聚起次数及程度减少八成。唯服药 1 剂后，即出现双前臂局限皮疹，似风疹团，色红，高出皮肤，伴有瘙痒感。患者坚持服药未停，皮疹未退亦无新发。睡眠欠佳，舌脉同上。原方加夜交藤 30g，再服 7 剂。嘱患者如有新发皮疹或皮疹加重，即停药来医院诊治。

三诊（10 月 22 日）：服药期间未再有新皮疹出现，原有皮疹逐渐消退。现咽中有痰未尽除。腹部再无聚起。上方去大腹皮，辛夷、苍耳子各增至 15g，加胆南星 12g、半夏 12g、桂枝 20g、川芎 15g，7 剂。

此后以上方加减，既有皮疹退尽，未有新发皮疹。

服药 1 剂即出现双前臂皮疹，不能排除药疹的可能性。之所以并未换药、停药、减量，而是采用了“容忍”态度，首先是因为药疹局限轻微、继续服药亦未见有加重和新发；其次疗效还算不错，风险 / 收益比尚可；第三是考虑到处方药中凡苍耳子、辛夷、木香、桔梗、大腹皮等多种药物均有引起不良反应的可能性，难以大面积停药。苍耳子多见接触性皮炎、全身性皮疹等皮损；辛夷、木香、大腹皮均可引起皮肤瘙痒、荨麻疹等；桔梗、槟榔也可引起多种不良反应。本案初服药出现的皮疹并未在继续服药过程中加重、反呈消退自愈倾向，其机制或与案3脱敏相似。

毫无疑问，中药副作用比西药少得多、安全性高。但也应该坦承，中药是存在不良反应或副作用的。除了个体差异外，中药不良反应还与饮片质量下降、剂量过大、辨证有误、配伍失当等因素有关。对于既往有过不良反应者、肝肾功能障碍者、孕妇妊娠哺乳期者以及小孩、老人等特殊人群者，用药选药尤需注意，不可掉以轻心。